浙江省普通高校"十三五"新形态教材

全国高等学校教材

供临床、基础、预防、护理、口腔、麻醉、影像、药学、检验等专业用

生理科学实验

混合式教学教程

U0285002

主　审　夏　强

主　编　沈　静　陆　源

副主编　厉旭云　梅汝焕　齐宏妍　王梦令

编　委　（以姓氏笔画为序）

于晓云（浙江大学基础医学实验教学中心）　　应颂敏（浙江大学医学院基础医学院）

卫　振（浙江大学实验动物中心）　　　　　　沈　静（浙江大学医学院基础医学院）

王芊芊（浙江大学实验动物中心）　　　　　　陆　源（浙江大学基础医学实验教学中心）

王会平（浙江大学医学院基础医学院）　　　　陈若宁（浙江大学实验动物中心）

王晓东（浙江大学脑科学与脑医学学院）　　　陈莹莹（浙江大学医学院基础医学院）

王梦令（浙江大学基础医学实验教学中心）　　金明娟（浙江大学医学院公共卫生学院）

王琳琳（浙江大学医学院基础医学院）　　　　郑　燕（浙江大学基础医学实验教学中心）

厉旭云（浙江大学基础医学实验教学中心）　　胡薇薇（浙江大学医学院基础医学院）

刘怿君（浙江大学脑科学与脑医学学院）　　　徐贞仲（浙江大学脑科学与脑医学学院）

齐宏妍（浙江大学医学院基础医学院）　　　　梅汝焕（浙江大学基础医学实验教学中心）

孙岑岑（浙江大学基础医学实验教学中心）

人民卫生出版社

·北京·

图书在版编目（CIP）数据

生理科学实验：混合式教学教程 / 沈静，陆源主编
. —北京：人民卫生出版社，2022.7
ISBN 978-7-117-33236-1

Ⅰ.①生⋯ Ⅱ.①沈⋯ ②陆⋯ Ⅲ.①生理实验 - 医
学院校 - 教材 Ⅳ.①R33-33

中国版本图书馆 CIP 数据核字（2022）第 101474 号

人卫智网	www.ipmph.com	医学教育、学术、考试、健康，购书智慧智能综合服务平台
人卫官网	www.pmph.com	人卫官方资讯发布平台

生理科学实验——混合式教学教程
Shengli Kexue Shiyan——Hunheshi Jiaoxue Jiaocheng

主　　编：沈　静　陆　源
出版发行：人民卫生出版社（中继线 010-59780011）
地　　址：北京市朝阳区潘家园南里 19 号
邮　　编：100021
E - mail：pmph @ pmph.com
购书热线：010-59787592　010-59787584　010-65264830
印　　刷：北京市艺辉印刷有限公司
经　　销：新华书店
开　　本：787 × 1092　1/16　印张：26
字　　数：633 千字
版　　次：2022 年 7 月第 1 版
印　　次：2022 年 8 月第 1 次印刷
标准书号：ISBN 978-7-117-33236-1
定　　价：69.00 元

打击盗版举报电话：010-59787491　E-mail：WQ @ pmph.com
质量问题联系电话：010-59787234　E-mail：zhiliang @ pmph.com
数字融合服务电话：4001118166　　E-mail：zengzhi @ pmph.com

前　言

现代医学人才的培养离不开综合素质的提升和创新能力的塑造。作为人才培养的关键环节,实验教学在促进学生理论联系实际、认知客观规律、培养探索创新精神、增强专业技能和综合素质中都具有重要作用。因此,实验教学的重心应逐步从传统的验证性实验转向综合性、设计性和研究性实验,注重启发学生的探究性学习和自我导向式学习,在发现问题和解决问题的过程中促进能力和素质目标的达成。

同时,随着信息技术不断赋能教育教学,越来越多的混合式教学策略和方法被应用于课堂,促进了从"以教师为中心"向"以学生为中心"的教育理念的转变,克服了传统教学在时空上的限制。与课堂教学改革相配合,融合数字资源的新形态教材可以为学生提供个性化学习、自我导向式学习的资源和平台,对教育改革创新具有重要作用。生理科学实验课程有机整合了生理学、病理生理学和药理学的实验教学内容,并进一步融入了医学科研基础理论和实践训练,有利于新时代创新型医学人才的全面培养。《生理科学实验——混合式教学教程》以生理科学实验课程国家级教学团队为编写主体,凝练浙江大学生理科学国家级精品课程、国家级精品资源共享课程十余年线上线下混合式教学的经验和资源编写而成。教材内容包括近年来重点实验项目课题化设计,将教学前移,强化自主学习,对课前环节的实验理论、实验方法和实验准备给出明确目标,学生可以通过包含医学科学与临床问题、实验设计、操作视频和自测题的线上资源进行在线学习和自测反馈。教材的线上和线下资源可灵活对接翻转课堂(flipped classroom)、基于团队的学习(team-based learning, TBL)、基于问题的学习(problem-based learning, PBL)等多种混合式教学策略。同时,为进一步促进基础与临床知识的融合,培养临床实践和思维能力,教材在以临床案例导入实验内容的基础上,增加了涵盖主要器官、系统的人体生理功能实验及人体疾病相关虚拟仿真实验。在医学科研训练方面,教材提供了从实验研究基本程序、常用实验设计与统计、文献检索到研究论文撰写的实验研究基础理论,在传统实验基础上提供大量探究性实验选题和设计思路,并提供了创新性实验的详细教学要求和教学示例。教材中还包括小动物行为学仪器的介绍和动物行为学实验在迅速发展的神经科学研究中的典型应用,进一步拓展传统教学实验范围,接轨医学研究前沿。教材首次探索生理变化规律的数学表达,为未来人工智能时代播下希望的种子。

　　本书的编写在实验教学内容、教学策略、实验方法和实验技术等方面进行了积极的探索和创新,以期达成"知行为基,能力为本,求实创新"的课程理念。受编者的水平和能力所限,加之新兴信息技术正在推进教育变革不断深化,书中难免存在不足,恳请读者和同行提出批评和建议,以便修订时进一步提高。

编写组

2022 年 1 月

目　录

第一章
绪　论

第一节　生理科学实验概述

生理科学实验是一门主要用实验方法研究机体在正常、疾病和药物作用下的功能和代谢（改变）规律及机制的课程。它有机整合了生理学、病理生理学和药理学的实验教学内容，并进一步融入了医学科研基础理论和实践训练，是医学及相关专业在基础医学阶段的重要必修课程。

现代医学的发展离不开实验研究。从实践到理论，再从理论到实践的探索和应用过程推动着现代医学的不断发展。生理科学实验课程旨在通过基本实验理论和技能的学习、探究性及自主创新性实验的开展，让学生能将理论应用于实践，解决实际问题，又能从医学科学问题出发验证、探索和创新医学科学知识，从而逐步具备逻辑分析、科学表述和团队协作的能力，培养尊重生命的人文精神、实事求是的科学态度和积极探索的创新精神。

生理科学实验涵盖了机能学动物实验、人体生理功能实验和虚拟仿真实验。根据教学内容和能力培养的递进原则，课程和教材构建了四个教学梯度：基本理论和基本技能训练，基础性实验，综合性实验和创新性实验。

第二节　生理科学实验课程的教学内容和教学形式

生理科学实验课程的主要教学内容和教学组织形式如图 1-1 所示。

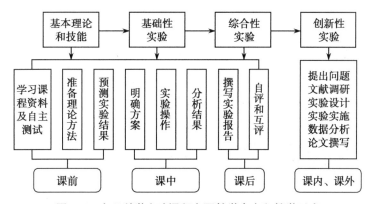

图 1-1　生理科学实验课程主要教学内容和教学形式

一、教学内容

(一)基本理论和基本技能训练

包括机能实验研究和医学科学研究的基本理论和实验技能训练。理论内容涵盖实验设计、实验数据的统计处理、科学文献检索、实验研究论文的撰写、实验动物基本知识、动物实验技术、常用仪器的原理和使用方法等。技能训练包含动物实验常用技术培训和仪器操作基本培训等。通过这部分内容的学习,使学生能具备基本的实验研究理论和技能,为后续的阶梯式实践训练过程打好基础。

(二)基础性实验

以基本理论、基本知识、基本方法技术的学习、训练、应用为主要内容。主要涉及单一因素、单一观察指标的实验,以离体组织、器官和整体动物实验为主,实验形式可采用虚实结合的方式。教学重点是通过具体实践来应用实验研究的基本理论和技能,使学生初步掌握课程基本理论应用、实验设计方法、数据统计分析和科学表述,掌握课程的基本实验方法和技术,培养团队学习和团队协作的能力。

(三)综合性实验

以理论综合性应用、用实验设计方法解决科学和临床问题为主要内容。以多因素、多指标的实验及探究性或设计性实验为主。教学重点是进一步强化基于器官、系统的实验理论和复杂操作技能,进一步训练课题化实验的设计和实施、结果分析和论文式实验报告的撰写能力,并培养学生针对实验现象提出科学问题、分析问题及通过实验设计解决问题的能力。探究性或设计性实验以问题或假说为导向,以提高学生实验设计能力为目标,引导学生综合运用已有知识和技能开展自主实验设计和实践。

(四)创新性实验

创新性实验涉及的理论、方法及技能不再局限于学生已有的知识和经验,学生需要自主查阅文献资料,进入科研小组或科研平台进行理论知识和科研技术方法的学习,在教师引导下,自主解决科学和临床问题,着力培养学生的自主学习、探索研究和创新能力。创新性实验项目以学生自主创新选题为主。建议由教师指定某一专业领域的课题方向或研究热点、前沿,引导学生提出具有创新性的科学问题,并在教师指导下以小组和团队形式完成文献调研、实验设计、实验实施、数据统计分析、论文撰写、论文展示和论文答辩。通过对医学科学研究全过程的实践,使学生初步具备综合应用医学理论和实验技能、自主开展科研和创新实践的能力。

二、教学形式

生理科学实验课程的内容涉及多学科知识,相关实验对象及仪器设备的操作较复杂,对学生能力培养的要求也较高。因此,课程采用以学生为中心的主动学习策略,基于线上线下混合式教学,开展翻转课堂(flipped classroom)、基于团队的学习(team-basedlearning,TBL)、基于问题的学习(problem-based learning,PBL)等多种教学形式。课程对课前、课中和课后的主要教学要求如下。

(一)课前准备

1. 线上自主学习和小组学习 学生通过线上和线下课程资料的自主学习和小组学习,

明确实验目的和要求,理解实验设计原理,熟悉实验方案、操作步骤、观察项目,用理论知识对实验结果进行预测,知晓注意事项。如为探究性或设计性实验,应提前凝练科学问题,做好初步的实验设计。

2. 分工协作 学生明确实验小组内成员的分工和协作。

(二)课堂程序及要求

1. 实验前翻转课堂 学生以实验小组为单位讨论实验的相关理论、方法技术要点,预测结果及可能的理论依据。教师点评引导。

2. 实验准备 实验小组讨论并核对实验方案和操作步骤,检查实验器材和药品等是否齐备。

3. 精心实验 在小组成员分工协作下有序进行实验。认真观察实验现象,如实记录实验过程和实验数据。秉承实事求是的科学作风,保存原始实验记录和数据。禁止编辑原始记录和数据。

4. 实验后翻转课堂 实验完成后统计分析实验数据结果,结合相关理论知识进行积极思考,以实验小组为单位展开讨论。对非预期结果,应分析其可能的原因。教师点评引导。

5. 优良的工作作风 爱护仪器设备,按需、按要求使用实验材料,不得浪费,避免污染,善待实验动物。实验全部结束后清洁整理实验器具并归原位,养成优良的工作作风。

6. 遵守规章 实验期间应遵守实验室规章,注意实验安全,依规分类处理、投放实验垃圾。班干部、值日生应起模范带头作用,负责管理实验室有关事务,养成自我管理的良好习惯。

(三)课后要求

1. 整理实验资料 整理实验记录和数据。

2. 撰写报告 按要求认真完成实验报告或论文,并按时递交。注意应独立撰写,不得抄袭或臆造。

第三节　实验室守则

实验室是开展实验教学和科学研究的场所,学生进入实验室必须严格遵守实验室的各项规章制度。

一、安全教育

实验前必须接受安全教育,实验时注意安全,防止人身和设备事故的发生。

二、着装和纪律

进入实验室要穿实验服,注意保持环境安静和整洁,不得喧哗,不能在实验室内饮食,不进行与实验无关的活动。

三、物品管理

不得将与实验无关的物品带入实验室,不得将实验室物品带出实验室。

四、仪器操作

使用仪器设备时,应严格遵守操作规程,若发现异常现象应立即停止使用,并及时向实验指导人员报告。如违反操作规程或不听从指导而造成仪器设备损坏等事故者,按学校有关规定进行处理。

五、实验安全

增强安全环保意识,严格按相关规定存取生化试剂、放射性及剧毒物品、病菌和动物等实验用品。

六、实验善后

实验完毕,应及时清理实验场地,并将仪器、工具等放还原位,实验垃圾分类投入指定的垃圾箱,经指导老师同意后,方可离开实验室。提倡自我管理,值日生应监管全班实验善后工作。实验结束,关闭水电气,打扫实验室,并将实验垃圾投放到指定地点。

（陆 源 沈 静）

第二章
实验研究基础

第一节　医学科学研究概述

医学科学研究(medical research)是通过科学实践和理论思维对人体生命本质、疾病发生发展规律进行探索,从而发现疾病预防与治疗措施的过程。和其他科学研究一样,医学研究也具有明显的探索性和创新性,需要对医学领域的未知或未全知的事物或现象的本质进行探索,最后获得新知识,阐明新规律,创建新理论,发明新技术等,完成创新的过程。同时,医学科学研究还具有很强的实用性,所有研究成果最终都要转化为可促进人类健康的理论、技术、方法和手段等。

医学科学研究的研究对象包括人、动物、离体组织、细胞以及生物体赖以生存的自然和社会环境。根据研究性质可以分为基础医学、临床医学、预防医学和卫生事业管理学研究等。按研究活动的类型又可以分为基础研究、应用研究和发展研究。

一、基础研究

基础研究(fundamental research)旨在通过科学研究及实践来发现自然规律、发展科学理论,又可分为纯基础研究和应用基础研究。纯基础研究不考虑近期的实用目标,以纯理论研究为主,以增加新的医学科学知识为主要任务。应用基础研究会设定一定的应用目的,通过研究人体生理和病理变化,为疾病的诊断、预防、治疗和康复等提供理论依据。基础研究的探索性强,研究周期长,对研究手段的要求一般比较高。

二、应用研究

应用研究(applied research)是指为特定的应用目的或解决某种实际问题而进行的研究。医学应用研究通常旨在解决临床疾病防治中的各种实际问题,如用于特定疾病的诊断、预防、治疗和康复的新方法和新技术,新药的筛选、药理和毒理研究等。其特点是需以基础研究作为指导,研究周期相对较短、成功率较高。

三、发展研究

发展研究(experimental development)又称开发性研究。主要指运用基础研究和应用研究的成果,对疾病相关诊断、预防、治疗和康复等进行重大改进的系统的创造性活动,目的是研制出产品性物质。如新药、新医疗器械的研制开发和试验,对医用微生物、药用植物进行性能改良等。

医学科学研究的方法有很多，根据其设计类型大致可分为观察性研究、实验性研究和理论性研究。其中实验性研究又称实验研究（experimental study），是基础医学中常用的研究方法，是指将若干实验对象随机抽取或分配到两个或多个处理组，进而观察比较不同处理因素的效应的研究。实验研究的特点是：研究者能人为设置处理因素，避免了外来因素的干扰；研究对象接受处理因素的种类或水平是由随机分配决定的。因此，与其他研究方法相比，实验研究在控制误差上更为有效，适合对各类假设进行验证。广义的实验研究包括动物实验、临床试验和社区干预试验。本章后续内容主要针对实验研究进行介绍。

第二节　实验研究的基本原则和程序

一、实验研究的基本原则

（一）需要性原则

要选择在科学上有重要意义，与人的健康密切相关，特别是医学工作中亟待解决的科学问题。很多重要的医学科学问题都来源于临床的实际工作。医学生尤其应注意结合临床实际，将自己的研究工作与人民的健康需求紧密连接。

（二）创新性原则

创新是医学研究的中心，是衡量研究水平高低的重要标准。在研究领域的选择上，要重点关注尚未解决或未完全解决的重要医学科学问题，要善于捕捉有价值的研究线索，找准源头创新的突破口，并且勇于积极探索。

（三）目的性原则

研究的目的一定要明确，应经过深入调研和反复凝练后聚焦重要问题、核心问题。切忌设置过于宏大的目标，或者含糊、笼统的目标。

（四）科学性原则

研究的选题必须"有理、有据"，选题内容要符合客观实际和已被证明的科学原理和法则，应坚持以事实为依据，反映客观规律。研究的整体设计和评价体系也必须做到科学、合理，要符合逻辑规则和学术规范。

（五）可行性原则

研究的可行性制约甚至决定着整个研究的最终成果，除研究设计、研究方案和技术路线科学可行外，还要充分考虑是否具备完成所选课题的客观和主观条件，如人员、技术、设备、动物、试剂、经费等。

二、实验研究的基本程序

科学研究是探索未知的认识活动，其实质就是提出问题、解决问题的过程。虽然医学研究有各种类型，但基本程序大致相同，一般包括提出研究问题、文献调研、形成假说、实验设计、实验与观察、实验结果的处理分析、研究结论、总结报告、成果推广应用等过程。

（一）提出研究问题

提出研究问题是科学研究的第一步，也是研究成败的关键环节，具有重要的指导作用。

提出一个问题往往比解决一个问题更为重要,因为问题的解决过程更多依赖研究技能,而提出一个真正有价值的问题则需要具备坚实的理论和研究技能,在前人研究成果的基础上再进行创造性的思辨突破或迸发出灵感。研究问题的来源包括医学实践、实验观察中的具体问题,文献资料总结的学科进展、热点问题以及学术交流中获得的信息和启示等。选题应满足需要性、创新性、目的性、科学性、可行性等原则。

(二)文献调研

应围绕提出的问题进行全面、系统的文献查阅,并对得到的文献资料进行整理。通过文献调研,一方面可以充分了解问题的历史和研究现状,找出创新的切入点,另一方面可以借鉴他人经验,进一步启发思路和完善设计。

(三)形成假说

根据已知的科学事实和科学原理,围绕研究问题中未知的事物及其规律做出假定性的说明和推断性的解释就是形成假说的过程。提出假说一定要有科学依据,要有科学思维作为基础,需要运用类比、归纳、演绎、分析、综合等方法来进行逻辑推理。同时应注意,假说并非科学理论,还有待实践检验,如果被检验为真实可靠的则发展为理论,如果被证明为错误的则被淘汰。

(四)实验设计

实验设计包括研究的具体内容、研究方案(材料方法、技术路线、实验手段、关键技术等)、预期结果、时间安排、人员分工和经费预算等。实验设计应力求严谨而周密,能有效控制干扰因素,保证实验数据的准确性、可靠性和完整性,尽量提高实验效率。

(五)实验与观察

1. 理论准备　包括对实验理论基础的准备,以及对实验方法、实验技术等相关文献资料进行查阅的准备工作。

2. 实验准备　初步选定实验所需的仪器设备、药物试剂和剂量,建立实验方法和指标,对实验对象进行准备。

3. 预实验　在正式实验前应进行预实验,为课题和实验设计提供直接依据。通过预实验还可以熟悉实验技术,修正实验动物的种类和数量,改进实验方法和指标,调整处理因素的强度或确定用药剂量等,为后续正式实验做好充分准备。

4. 实验及其结果的观察记录　按照预实验确定的方法和步骤有序进行正式实验。记录整个实验过程和实验中产生的原始数据、图形、照片等。原始记录应做到及时、完整、精确和整洁,不得撕页或涂改,并予以妥善保存。

(六)实验结果的处理分析

根据实验设计时确定的统计学方法,将原始数据整理成文字、图或表格,进行数据处理和统计学显著性检验。

(七)研究结论

根据实验结果得出研究结论。注意结论的推导过程应逻辑严谨、客观准确,避免主观性、猜测性的结论。最后根据结论检验假说的正确性,回答最初提出的研究问题。

(八)总结报告和成果推广

在得到完整的实验结果和结论后,应进行阶段性或终结性总结,以实验报告或论文的形式请专家审核和评议,并酌情通过汇报、期刊发表、学术活动等形式进行交流和推广。

三、实验设计的基本要素和基本原则

在整个实验研究的基本程序中,实验设计起到"承上启下"的枢纽作用。一方面,实验设计要能完整体现研究问题和形成的假说,另一方面,实验设计要能对整个研究的预期目标、研究内容、研究方法、研究进度等进行具体安排和总体布局。实验设计是否可行直接关系到科研工作的科学性、先进性和合理性,关系到实验研究的成败。

(一)实验设计的三大因素

1. 受试对象(experimental subject)　医学实验研究中受试对象主要包括实验动物、离体器官组织、细胞、亚细胞结构或细胞外基质等成分。受试对象应满足对处理因素敏感、反应稳定等特点。以实验动物为例,其选择要点包括:

(1)根据实验要求选择合适的实验动物种类和品系:如人源细胞或组织异种移植时可以选用免疫缺陷动物。

(2)以医药为目的的研究,实验动物的生物学特性应尽量接近人类。

(3)实验动物的健康状态和整体营养状况良好。

(4)实验动物的年龄和体重应一致或尽量接近。一般选择发育成熟的年轻动物。

(5)对动物性别要求不高的实验可雌雄混用,分组时注意雌雄搭配。与性别有关的实验,只能用单一性别的动物。

(6)实验动物的数量要满足统计学要求,可通过公式计算或查表进行确定,也可根据参考文献确定。同时须符合实验动物伦理的"3R"原则要求。

2. 处理因素(treatment factor)　处理因素是指研究中拟观察的给受试对象施加的或对象所遭受的各种因素。处理因素包括物理、化学、生物等因素,受试对象本身的某些特征(如性别、年龄、遗传特征等)也可作为处理因素来进行观察。

(1)确立研究因素:研究中对实验效应有影响的因素很多,应根据研究目的确定一个或几个主要因素作为研究因素进行研究。主要因素是在以往研究基础上提出的某些假设和要求决定的。

(2)确定因素的水平和个数:只有一个研究因素施加于受试对象的称为单因素实验,有多个研究因素施加于同一受试对象的称为多因素实验。一次实验涉及的处理因素不宜太多,否则会使分组和受试对象的例数增多,增加控制实验误差的难度;相反,处理因素过少,则会影响实验的广度和深度。实验中除确定因素的个数以外,还要确定因素的水平,即因素的状态、等级或强度。单因素单水平的优点是目的明确,实验操作相对简单,研究条件更易控制,缺点是研究效率相对低,能说明的问题少。如果想研究某个因素的多个水平,可设计单因素多水平研究,有利于节约对照组和研究时间。如果同时观察多个因素,每个因素又具备不同的水平,则称为多因素多水平研究。其操作难度和误差水平也会相应增加。因此,通常需要根据研究目的和实施可行性等综合确定合适的处理因素和水平。

(3)处理因素的标准化:处理因素的强度、频率、持续时间和施加方法等,都要通过查阅文献和预实验找出最适的条件,并使之固定。如药品的性质、成分、厂家、批号、保存条件、给药途径和时间等,仪器的规格、性能、精密度等,实验的温度、湿度等条件,具体的监测方法等。此外,实验操作人员也应尽量固定。

(4)控制非处理因素:凡能影响实验结果的非研究因素都称为非处理因素,如实验对象

的个体差异、实验误差、实验现象的自然变化、难以完全控制的影响因素等。非处理因素所产生的效应会对处理因素的效应产生影响,因此在实验设计时应设法予以控制,在实验中应尽量降低其干扰,减小实验误差。

3. 实验效应(experimental effect)　实验效应是指处理因素作用于受试对象所显示出的结果,通常由实验中所选用的观察指标来反映。通过指标(观察项目)所获得的各项资料,可以用于归纳研究结果。指标可分为计数指标和计量指标,主观指标和客观指标等。选择合适的指标时需要综合考虑以下基本条件:

(1)特异性:指标应能特异性反映所观察事物(现象)的本质,而不与其他现象相混淆。如监测血中葡萄糖的水平可作为糖尿病的特异性指标。

(2)客观性:由于主观性指标(如目力或听力判断)易受主观因素影响而造成较大的误差,因此应尽量选用可通过精密设备或仪器测定的客观指标(如心电图、血压和呼吸波形、生化检测指标等),更能真实显示实验效应的大小或性质。

(3)重现性:保证科研结果的可重现非常重要。重现性高的指标其偏差和误差更小,更能正确地反映实际情况。重现性不佳时要注意排查仪器的稳定性、操作误差、受试对象的状态和实验环境的影响,如果排除后重现性依然较小,则该指标不宜使用。

(4)灵敏度:通常是由该指标所能正确反映的最小数量级或水平来确定的。指标测量的技术方法或仪器灵敏性会影响指标的灵敏度。

(5)精确性:是指指标的精密度和准确度两个方面。两者均优是最好的,如果准确但精密度不理想可酌情采用,但如果精密度高而准确度低则不宜采用。指标的精确性除与检测方法、仪器、试剂和实验条件有关外,还受研究者的技术水平和操作情况所影响。

(6)有效性:由该指标的敏感度和特异性决定。应结合实际情况选择最佳效果。

(7)认可性:采用已被既往研究所普遍认可的指标,应有可靠的文献依据。采用自己创立的指标必须经过专门的实验鉴定。

(8)可行性:在符合上述条件的同时,应考虑本单位设备和研究者的操作水平等实际情况。

(二)实验设计的基本原则

1. 对照(control)　对照原则在实验研究中十分重要,其意义在于减少和抵消各种非处理因素的干扰,以便正确分析处理因素的作用。对照的基本要求是除了实验因素以外,实验组和对照组的其他条件应尽量保持一致。根据研究目的和研究内容的不同,可针对性地选用一种或多种对照。常见对照介绍如下:

(1)空白对照:对照组不施加任何处理因素。如蒸馏水组、生理盐水组。

(2)自身对照:指对照组和实验组都在同一受试对象上进行,不另设对照。如动物在某项处理前后的血压变化。这种对照可最大限度地减少抽样误差,但应考虑处理的后效应问题。

(3)实验对照(假处理对照):不进行实验特定的处理,其余处理相同。如溶剂处理组、假手术组。

(4)标准对照(阳性对照):用现有的标准方法或典型同类药物作为对照。如研究新的抗生素时,可以与已经被证明有抗菌作用的抗生素进行比较。

(5)相互对照:处理组间互为对照。如某一药物治疗不同疾病的疗效研究,各疾病治疗组间可以相互比较疗效。

(6)历史对照:用以往的研究结果或历史文献资料作为对照。由于时间、地点和条件的较大差异,历史对照在动物实验中一般不采用。

2. 均衡(balance) 均衡原则要求实验各组除了待观察的处理因素之外,其他一切条件应尽可能均衡一致。均衡性越好,就越能显示出实验组处理因素所产生的效应,从而可以减少非处理因素的影响。均衡是保障对照科学有效的基本方式,有对照但没有遵循均衡的原则也无法得到正确的结论。在实验设计和实施过程中应从研究对象的同质性、实验条件(实验环境、仪器、试剂等)的一致性、研究者或操作者的一致性和实验过程(各组实验的时间和顺序等)的可比性几个方面考虑组间的均衡性。实现均衡性的手段包括随机化、配对与分层、盲法等。

3. 随机化(randomization) 随机是指被研究的样本是从所研究的总体中任意抽取的,每一个受试对象都有完全均等的机会被抽取。用随机化的原则进行抽样和分配是保证均衡对照的重要手段,是缩小抽样误差的基本方法。实验中可能影响结果的实验顺序也应该遵循随机化原则。随机化的操作方法很多,如抽签法、计算机产生的随机数字等。

4. 重复(replication) 重复原则要求实验中应有足够数量的样本或实验过程的重复,以保证实验结果并非偶然现象。一般来说,样本数目越大,重复次数越多,结果的可靠性就越大。但样本所含数目过大或实验重复次数很多也不符合经济原则,实验设计时应该使重复数减少到不影响实验结果的最小限度。决定样本的例数取决于:

(1)处理因素:处理效果越明显所需重复数越小。

(2)实验误差:误差越小所需样本数越少。

(3)抽样误差:受试对象的个体差异越小,反映越一致,所需样本数就越少。

(4)资料性质:计量资料所需样本数相对少,计数资料则相对多。

(沈 静 陆 源)

第三节 资料类型及常用实验设计与统计分析

一、资料类型及统计分析

(一)计量资料

又称定量资料或数值变量资料,是对每个观察单位某项指标的汇总结果,表现为数值大小,通常有度量衡单位,如心率(次/min)、血压(mmHg)、红细胞数(10^{12}/L)等。根据其观测取值是否连续,可进一步分为连续型或离散型两类。连续型数值变量资料,可在实数范围内任意取值,如身高、体重、血压等;离散型数值变量资料只取整数值,如细胞培养的细胞计数、某地某传染病的感染人数等。定量资料可以采用统计表、统计图和统计指标来进行统计描述:统计表(如频数表)可以反映不同组段内个体数目的分布特征,包括分布的对称性、有无离群值等;统计图可以描述样本不同侧面的信息,如直方图在大样本条件下可以展现变量的总体分布特征,箱式图可对比不同组之间的取值水平和取值范围,误差限图可以用于比较多组间平均水平的高低;统计指标一般描述平均水平、变异度两方面的变量特征,如正态分布资料用均数、标准差,非正态分布资料可以用中位数结合四分位数。

(二)计数资料

又称定性资料或无序分类变量,亦称名义变量,是将观察单位按某种性质或类别分组计数,然后分组汇总各组观察单位数得到的资料。其变量值是定性的,表现为互不相容的属性或类别,可进一步分为二分类和多分类计数资料,前者如某些检验结果的阳性和阴性,后者如人的血型可分为互不相容的 A 型、B 型、AB 型与 O 型四个类型。计数资料对观察单位只研究其分类数量的多少,而不具体考虑某指标的质量特征。它也可采用统计表、统计图或统计指标来进行统计描述:利用频数表可以呈现各属性类别内观察单位数目的分布特征;条图可以进行组间对比,百分条图或饼图可以反映各属性类别的构成比例;常用统计指标包括率、构成比和相对比。

(三)等级资料

又称半定量资料或有序分类变量,是指将观察单位按某种属性的不同程度区分等级后分组计数,所得各组的观察单位数。如尿糖测定结果有不同阳性程度的等级区别,可计算每个等级有多少例。这类资料与计数资料的不同是属性的分组有程度的差别,各组按照一定顺序进行排列;与计量资料的不同是每个观察单位没有确切定量,因而具有半定量性质,表现为等级大小或程度。等级资料的常用统计指标包括率和构成比等。

统计分析方法的选择,是与资料类型密切相关的,不同类型的统计资料运用的统计方法有所不同。在资料整理分析过程中,根据统计分析需要,各类资料在一定条件下可以互相转化。例如,以人为观察单位观察某人群的血红蛋白水平(g/L),是计量资料;但若根据医学专业理论,将血红蛋白水平区分为"正常"与"异常"两个互不相容的类别分别清点两类不同的人数,汇总后就转化为计数资料;若进一步分类为"过高""正常""过低"三个等级分别清点各个等级的人数,汇总后就转化为等级资料。前述例子是先获取计量资料,而后向计数资料、等级资料的转化,只要在专业理论的支持下,采用合理的不同属性或不同等级的数量界值,转化不难实现。反之,若原有资料为计数或等级资料,在分析过程中,为满足统计分析方法的要求,有时也要在相关理论方法的指导下设法转化为计量资料,具体可参考专业统计书籍。

二、常用实验设计方法

良好的实验设计需要对处理因素进行合理安排,提高实验效率,从而以经济有效的方式达到实验目的。实验设计的方法很多,可根据具体的研究目的、处理因素和专业要求进行选择。以下简单介绍几种常用的实验设计方法,具体设计原理及统计分析请参考有关的专业统计书籍。

(一)完全随机设计

完全随机设计(completely random design)又称单因素设计,是考察单因素两水平或多水平的实验设计方法。该设计将合格的受试对象按单纯随机化的方法分配到各个处理组或对照组中,然后观察各组的实验效应。完全随机设计比较简单,是医学科研中最常用的一种研究设计方法。

1. 设计步骤

(1)确定研究因素和水平:根据研究目的确定研究因素及研究因素的水平数。水平数可以是两水平(两组),也可以是多水平(多组)。

(2)确定研究对象和实验效应指标:根据研究目的和研究方案确定合适的研究对象和

实验效应指标，一般要求研究对象的同质性较好。

（3）随机化分组：完全随机设计分组时可以采用随机数字表或计算机软件产生随机数等方法，出现重复或随机数为00时舍弃。举例说明如下：

例1：试将14只性别相同、体重相近的小鼠随机分成两组。

先将小鼠依次编为1、2、3……14号，然后从专业统计书籍的随机数字表（也可用Microsoft Excel或SPSS等软件生成）中任意确定某一行某一列的某个数字开始从左往右（所在行不够则从第二、第三行依次补充）抄录14个数，记录在小鼠编号下方（表2-1）。然后预先设定分组规则，例如按照抄录到的随机数字从小到大排序，排在偶数位的分入A组，排在奇数位的分入B组。如表2-1所示，赋予1～14号小鼠随机数字后，按从小到大排序，依照位次奇、偶数分组可将小鼠随机分到A组和B组。

表2-1 完全随机设计实验动物分组（2组）

编号	1	2	3	4	5	6	7	8	9	10	11	12	13	14
随机数	42	17	53	31	57	24	55	6	88	77	4	74	47	67
排序	6	3	8	5	10	4	9	2	14	13	1	12	7	11
组别	A	B	A	B	A	A	B	A	A	B	B	A	B	B

例2：试将15只性别相同、体重相近的小鼠随机分成三组。

先将小鼠按体重依次编为1、2、3……15号，然后从专业统计书籍的随机数字表（也可用Microsoft Excel或SPSS等软件生成）中任意确定某一行某一列的某一个数字开始从左往右（所在行不够则从第二、第三行依次补充）抄录15个数，记录在小鼠编号下方（表2-2）。然后预先设定分组规则，例如按照抄录到的随机数字从小到大排序，把1～5号位动物归入A组，6～10号位动物归入B组，11～15号位动物归入C组。如表2-2所示，对1～15号小鼠赋予随机数字后，按从小到大排序后，依照位次可将小鼠随机地等分为三组。

表2-2 单纯随机设计实验动物分组（3组）

编号	1	2	3	4	5	6	7	8	9	10	11	12	13	14	15
随机数	65	29	36	17	30	32	55	67	15	20	70	78	88	49	44
排序	11	4	7	2	5	6	10	12	1	3	13	14	15	9	8
组别	C	A	B	A	A	B	B	C	A	A	C	C	C	B	B

2. 数据统计分析　完全随机设计的数据为计量资料，且满足正态分布、方差齐性时，两组比较可采用t检验，多组比较可用方差分析（analysis of variance, ANOVA）；当不能满足正态分布与方差齐性时，应采用t'检验或Wilcoxon秩和检验（Wilcoxon rank sum test）或Kruskal-Wallis H检验。数据为无序分类变量时，2×2分类资料可依数据条件选择Pearson χ^2、校正χ^2或Fisher确切概率检验，多个样本率（$R\times2$）、2个样本构成比（$2\times C$）、多个样本构成比或双向无序（$R\times C$）分类资料可采用行 × 列表χ^2检验。数据为有序分类变量时，可采用Ridit检验或成组设计的秩和检验。

3. 优缺点　该方法的设计和处理都比较简单，处理数和重复数不受限制，可以充分利用全部受试对象。其基本要求是受试对象的同质性较好，如果受试对象的变异度较大，则不提倡使用。此外，由于该设计主要靠随机化的方法对各处理组进行平衡，当样本量较小时，各组间的均衡性较差。

（二）配对设计

配对设计（paired design）是将受试对象依据一定条件配成对子，再将每对中的两个个体对象随机分配到实验组与对照组。应以能影响实验结果的主要的非处理因素作为配对条件，如研究对象的年龄、性别、实验环境或条件等，不要以实验因素作为配对条件。配对设计的效率主要取决于配对条件的选择和要求。动物实验中，常根据窝别、年龄、性别和体重等因素进行配对。人体试验中，常根据种族、性别、年龄、工作与生活环境等因素进行配对。

根据受试对象的来源不同，配对设计可分为同源配对（homogenetic matching）和异源配对（heterogenetic matching）。前者又称同体配对（homobody matching），指实验措施和对照措施均在同一受试对象身上进行的一种设计，又可分为前后配对设计、左右配对设计等。前后配对设计也称自身配对（self-matching），指同一受试对象先后接受两种不同的处理，即受试对象要接受前后两个阶段、两种不同的措施，如研究比较同一受试对象在对照药物与实验药物处理前后的血糖变化。左右配对设计（left-right paired design）是指两种不同处理分别作用于同一受试对象两个对称部位或器官的设计，如在小鼠的两侧背部皮下分别注射药物溶液和对照溶液。

1. 设计步骤

（1）确定研究因素和水平：根据研究目的确定研究因素，并将其分为两个水平，即实验组和对照组。

（2）确定研究对象、实验效应指标和配对条件：根据研究目的和研究方案确定合适的研究对象和实验效应指标，并确定对实验结果有潜在重要影响的非处理因素作为配对条件，将研究对象配成对子。

（3）随机化分组：配对设计分组也可以采用随机数字表或计算机软件产生随机数等方法，以异源配对随机化分组为例，举例说明如下：

例3：试将20只小鼠按配对设计随机分为甲、乙两组。

先将20只小鼠按性别相同、体重相等或非常相近的要求配成10对，每对小鼠进行编号，第1对的第1只编为1-1，第2只编为1-2，依此类推。然后从随机数字表中任意确定某一行某一列的某一个数字开始从左往右（所在行不够则从第二、第三行依次补充）抄录10个数，记录在小鼠对子编号下方（表2-3）。然后预先设定分组规则，例如按照抄录到的随机数字从大到小排序，奇数位按先甲后乙顺序分配，偶数位按先乙后甲顺序分配。举例分组结果如表2-3所示。

表2-3　配对设计实验动物分组

配对号	1	2	3	4	5	6	7	8	9	10
动物编号	1-1	2-1	3-1	4-1	5-1	6-1	7-1	8-1	9-1	10-1
	1-2	2-2	3-2	4-2	5-2	6-2	7-2	8-2	9-2	10-2
随机数字	93	22	53	64	39	07	10	63	76	35
排序	1	8	5	3	6	10	9	4	2	7
组别	甲	乙	甲	甲	乙	乙	甲	乙	乙	甲
	乙	甲	乙	乙	甲	甲	乙	甲	甲	乙

2. 数据统计分析

（1）同源配对设计：数据为计量资料，且满足正态分布、方差齐性时，可采用配对 t 检验；若不符合正态分布、方差齐性，则采用 Wilcoxon 符号秩检验。数据为分类资料时，可采用配对 χ^2 检验。

（2）异源配对设计：异源配对设计与同源配对设计数据分析思路和方法类似，但注意进行数据分析前应比较组间的均衡性。

3. 优缺点

该方法可以事先对可能影响实验结果的主要潜在混杂因素进行匹配，然后在每一个对子内进行随机分组，因此比单纯随机设计更能提高组间均衡性，降低实验偏倚，提高实验效率。其主要缺点是在配对的挑选过程中易损失对象。此外，自身前后配对时，两次测定的时间间隔不能太久，否则可能影响对象自身前后的可比性。

（三）配伍组设计

配伍组设计又称随机区组设计（randomized block design），是配对设计的扩大。该方法是将受试对象按相同或相近的条件（实验动物的性别、年龄、体重等对实验结果有影响的非处理因素）组成若干个配伍组，然后将每个配伍组中包含的受试对象随机分配到不同处理组。每个配伍组里受试对象的个数等于分组数。

1. 设计步骤

（1）确定研究因素和水平：根据研究目的确定研究因素及其水平数（三组及以上）。例如，比较 A、B、C、D 四种不同药物对实验性糖尿病小鼠空腹血糖的降低效果，则该研究因素为四个水平。

（2）确定研究对象、实验效应指标和匹配条件：根据研究目的和研究方案确定合适的研究对象和实验效应指标，并确定对实验结果有潜在重要影响的非处理因素作为匹配条件。

（3）随机化分组：采用随机数字表或计算机软件产生随机数等方法，举例说明如下：

例4：试将 48 只糖尿病小鼠按配伍设计随机分到 A、B、C 和 D 四个处理组。

先将 48 只小鼠按性别相同、体重相等或非常相近的要求配成 12 个伍，对每个伍的每只小鼠进行编号，如第 1 伍的 4 只编为 1-1、1-2、1-3、1-4，依此类推。然后从随机数字表中任意确定某一行某一列的某一个数字开始从左往右抄录 12 个数，记录在每伍小鼠编号下方（表 2-4）。然后预先设定分组规则，例如按照抄录到的随机数字从大到小排序，被 4 除余数为 0 的伍，按 1~4 号编号依次分入 A、B、C 和 D 四个处理组；余数为 1 的伍，按 1~4 号编号依次分入 B、C、D 和 A 四个处理组；余数为 2 的伍，按 1~4 号编号依次分入 C、D、A 和 B 四个处理组；余数为 3 的伍，按 1~4 号编号依次分入 D、A、B 和 C 四个处理组。举例分组结果如表 2-4 所示。

表2-4 配伍设计实验动物分组

配伍号	1	2	3	4	5	6	7	8	9	10	11	12
	1-1	2-1	3-1	4-1	5-1	6-1	7-1	8-1	9-1	10-1	11-1	12-1
动物编号	1-2	2-2	3-2	4-2	5-2	6-2	7-2	8-2	9-2	10-2	11-2	12-2
	1-3	2-3	3-3	4-3	5-3	6-3	7-3	8-3	9-3	10-3	11-3	12-3
	1-4	2-4	3-4	4-4	5-4	6-4	7-4	8-4	9-4	10-4	11-4	12-4

续表

配伍号	1	2	3	4	5	6	7	8	9	10	11	12
随机数字	88	56	53	27	59	33	35	72	67	47	77	34
排序	1	6	7	12	5	11	9	3	4	8	2	10
组别	B	C	D	A	B	D	B	D	A	A	C	C
	C	D	A	B	C	A	C	A	B	B	D	D
	D	A	B	C	D	B	D	B	C	C	A	A
	A	B	C	D	A	C	A	C	D	D	B	B

2. 数据统计分析　当数据资料为计量资料，且满足正态分布与方差齐性要求时，可采用两因素方差分析；不满足正态分布或方差齐性要求时，可用数据变换方法转换为正态分布或者采用 Friedman 秩和检验。当数据为分类资料时，也可依数据条件选择合适的 χ^2 检验方法。

3. 优缺点　配伍组设计在随机分组之前有一个配伍设置过程，保证了每个配伍组内研究对象具有较好的同质性，因此处理组间的均衡性较好，与单纯随机设计相比更能真实地评价处理因素的实际效应，研究效率较高。并且，配伍组设计不仅能分析处理组间有无差别，还可以分析各配伍组间有无差别，分析更全面。但是该设计在统计分析时假定配伍组与处理组间无交互作用，所以不能分析交互作用的影响。同时，与单纯随机设计不同，配伍组设计的研究结果中观察数据必须是完整的。如有缺失则信息损失较大，会引起该配伍组其他对象数据也无法分析。在无法重做实验的情况下只能采用统计方法对个别缺失项进行估算。

（四）析因设计

医学研究中，实验效应往往是多个因素共同作用的结果，因素之间可能存在交互作用（即一个因素的水平改变时，另一个或几个因素的效应也随之变化）。此时，除了需要评价研究因素的独立效应以外，还要评价研究因素之间的交互效应。析因设计（factorial design）是常采用的多因素实验设计方法，设计时将两个或多个因素的各个水平进行排列组合，交叉分组进行实验。析因设计对各种因素不同水平的全部组合进行实验，因此全面性与均衡性都较好。

1. 设计步骤

（1）确定研究因素和水平：析因设计的研究因素及研究因素的水平数都可以是两个或两个以上。

（2）确定实验的处理因素和组数：析因设计的组数为各因素各水平的全面组合数，即各因素与各水平的乘积，如 4 个两水平因素的实验，它的分组为 $2^4=16$ 个，即形成 16 个处理组。

（3）确定各处理组的重复数和受试对象的分配方法：各处理组的重复数应根据受试对象的同质性和观察指标的误差情况等选择相应的样本量估计方法来确定。受试对象的分组方法有单纯随机法和随机区组法等。

2. 数据统计分析　常采用析因设计的方差分析方法对各因素的主效应和因素之间的交互作用进行分析。

3. 优缺点　析因设计的优点在于它不仅可以检验每个因素各水平之间是否有差异，而且可以检验各因素之间是否存在交互作用,比较各因素的作用大小,同时还可以找到各因素各水平的最佳组合。因此析因设计是一种全面的、高效率的多因素实验设计方法。但其缺点在于当因素过多、因素的水平划分较细时,这种全部实施的设计工作量很大,相应实验结果的解释也比较复杂,此时则宜选用其他多因素实验设计,如正交设计、拉丁方设计等,具体请参考专业书籍。

三、不同研究设计和数据类型的常用分析方法

不同研究设计和数据类型的常用分析方法总结如表2-5所示。

表2-5 常用研究设计和数据类型的分析方法

	两组比较		三组及以上比较		
	单纯随机设计	配对设计	单纯随机设计	配伍设计	析因设计
计量资料					
统计学描述	频数分布表和/或频数分布图				
	直方图、箱形图、误差线图				
	正态分布:算数平均数 Mean ± 标准差 SD				
	对数正态分布:几何均数 G,几何均数标准差				
	非正态分布:中位数 M,四分位数间距 $Q_L \sim Q_U$				
统计学假设检验					
正态分布、方差齐性	t 检验	配对 t 检验	单因素方差分析	两因素方差分析	析因设计方差分析
非正态分布、方差齐性	t' 检验或 Wilcoxon 秩和检验	Wilcoxon 符号秩检验	Kruskal-Wallis H 检验	Friedman M 检验	
分类资料					
统计学描述	频数分布表				
	条图、百分条图、饼图				
	观察单位绝对数、率、构成比、相对比				
统计学假设检验	χ^2 检验	配对 χ^2 检验	无序分类变量:χ^2 检验		
			有序分类变量:Ridit 检验或秩转换的非参数检验		

四、实验效应规律的数学分析

在生理科学实验中,有些机体功能和代谢变化规律可以用数学方法来表达,如:药物的量效关系往往呈现为"S"型曲线,可以用 $Y=K/[1+e^{(a+bx)}]$ 方程表达;药物在一室模型下的时量关系呈指数曲线,可以用 $y=ae^{bx}$ 表达;等等。但大多数情况下实验效应规律采用文字和图表来表达,很少用数学模型表达。

例如:兔 50mmHg 恒压股动脉失血 140s 内的心率变化,通常用文字配合二维坐标点线图表达(图 2-1,图中圆点是观察值,连线是回归方程曲线)。这个变化规律可以用回归方程:$y=311.47+0.743\ 6x-0.011\ 8x^2-3.986\ 5^{-5}x^3$ 来表达。用数学方法表达机体功能和代谢变化

规律,可以在观察域内(内延)确定观察点外的效应数据,在一定条件下,可以预测观察域外的效应。

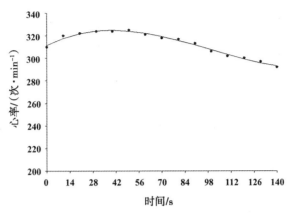

图2-1 兔50mmHg恒压失血140s内的心率变化

理论上,任何一种连续变化的机体功能和代谢变化规律的数据都可通过回归分析、数学建模等方法,建立数学模型来表达。探索机体功能和代谢变化规律的数学表达,或许能为未来人工智能解析机体功能和代谢变化规律提供一种可能。

(沈 静 金明娟 陆 源)

第四节 文献检索与积累

科学研究建立在对已有知识信息进行总结、吸收和利用,进而创造、整理和修改知识,以及发展知识新用途的基础上。科技文献作为科技知识保存和传播的主要载体,是科学研究活动的重要组成部分。本节将介绍实验研究中文献资料检索、阅读和管理的基本要求。

一、文献检索与积累的意义

文献信息的获取和利用对科学研究的全过程都有重要意义,尤其体现在研究项目的选题和立题、设计、实施及总结4个阶段。

(一)选题、立题阶段

从研究问题的提出到最后假说的形成都离不开文献资料的查阅、积累和提炼。一部分问题直接来源于文献资料总结的学科进展和热点问题,另一部分问题虽然来自医学实践或实验观察,但要从中找出知识的空白点、问题的症结所在,依然需要对相关领域的研究现状展开深入的调研。如果在选题和立题阶段掌握的文献资料不够全面,就极可能重复别人已做过的工作,使课题的创新性大受影响,造成人力、物力和时间的极大浪费。

(二)实验设计阶段

实验设计包含了验证假设、回答研究问题的所有实验方案和技术路径。对现有研究资料进行充分查阅,将有助于借鉴前人经验、启发研究思路,并遴选出最佳的研究方案。一方面,可靠的、科学的研究结论的得出有赖于多维度实验结果的逻辑支持,哪些实验得出的证据最充分,哪些实验受到科学共同体的广泛认可,这些信息都要通过文献阅读和整理来获得;另一方面,科学研究技术的发展日新月异,只有不断追踪最新的科研工作,才能紧跟研究前沿。

(三)实验实施阶段

在按照研究设计方案进行具体实验的阶段,依然需要及时查阅相关的文献资料。科研探索是一种创新工作,出现不符合预期的意外现象或问题非常常见。在排除技术层面的原因后,更多的是需要从理论层面进行合理的分析和判断。此时,借助文献资料,从他人的经验中获取有益信息、启迪思维,可以帮助研究者走出困境或者另辟蹊径。

(四)结果总结阶段

当研究工作取得阶段性成果时,往往需要进行全面的分析和总结。这一阶段的文献查阅主要围绕研究工作的补充和论文的撰写展开。根据所得到的研究结果,要更有针对性地检索相关领域的最新进展,尤其注意开展该课题研究以来的新理论、新方法和新数据,进而对自己的研究结果进行完善和补充。进入论文撰写阶段时,对于缺乏医学研究论文写作经验的初学者来说,通过学习高水平文献提高自己的文字描述、写作技巧水平也是一种很有效的方法。

二、文献资料的检索

(一)文献信息的类型

根据文献资料的信息加工程度及其作用,可将文献信息分成几个级别:①一次文献,是指以研究者本人的研究工作为基础而创作或撰写的文献,不管是否参考或引用了他人的著作,也不管该文献以何种物质形式呈现,都属于一次文献。如专著、期刊论文、科技报告、学位论文等。一次文献记录了最新的知识进展(新的见解、理论、方法等),目前已成为科学研究工作最主要的信息来源。但由于一次文献的体量大、分散而无序,其查找和利用非常不便。②二次文献,为了便于管理和利用一次文献,文献工作者对其进行加工、整理、排序、提炼和压缩后形成的工具性文献称为二次文献,具体包括索引、文摘、目录及相关数据库等。因其往往具有检索功能又被称为检索工具或检索系统。目前互联网上的主题指南、搜索引擎等集合了数据库和网页信息,其功能与二次文献类似,所以也被称为网络检索工具。③三次文献,是指对有关的一次文献和二次文献进行广泛深入的分析研究和综合概况,形成新的文献,或综述已取得的进展、存在的问题,或进一步评论、分析和预测发展趋势。三次文献主要包括在科技期刊上发表的综述性文献,如综述(review)、评论(comment)、进展(progress)等,也包括参考工具书,如词典、指南、百科全书等。

(二)常用医学文献数据库

医学文献数据库可分为书目型数据库、事实型数据库、全文数据库等。随着网络信息资源的日渐丰富,网络检索工具同时集合数据库和网页信息内容,形成的网络资源数据库也成为非常便捷的信息获取渠道。由于医学文献相关数据库种类较多,更新较快,这里仅简单介绍几个常用的数据库及检索途径。

1. Medline 与 PubMed　Medline 是由美国国家医学图书馆(NLM)创建的综合性生物

医学信息书目数据库，收录信息来源于 1966 年至今 70 多个国家和地区约 5 200 种期刊。PubMed 是 NLM 下属美国国家生物技术信息中心（NCBI）编制的网上检索系统，可用于从 Medline 等数据库中检索文献。PubMed 的检索途径多样，并提供自动匹配检索功能，使用者只需在检索区输入框内输入检索词（关键词、主题词、作者名、期刊名等），系统会自动按照 MeSH 主题词表、作者索引、期刊目录等的顺序进行转换和检索。PubMed 提供检索文献相关的全文数据库链接、相关文献链接、相关图书链接，还提供用于访问 NCBI 分子生物学、基因和遗传学等数据库的链接。

2. Embase　Embase 是爱思唯尔出版公司建立的生物医学与药学文摘数据库，收录了 1947 年以来 90 多个国家和地区约 11 000 种期刊的药物及医学文献，以及超过 11 500 次会议的摘要，每天新增记录达 6 000 条。该数据库有近一半文献涉及药物研究，包括约 2 900 种 Medline 未收录的杂志。数据库检索使用 EMTREE 主题词，包含了 MeSH 主题词。

3. OVID　OVID（OVID Technologies 公司）是全球著名的数据库提供商之一，于 2001 年与美国银盘（Silver Platter Information）公司合并，成为全球最大的电子数据库出版公司。OVID 平台目前包涵 300 多个数据库，涉及人文、科技等多个领域，其中生物医学数据库超过 80 个，包括临床各科专著及教科书、循证医学、Medline、Embase 以及医学期刊全文数据库等。OVID 电子期刊数据库（Journals@Ovid Full Text）汇集了来自 60 多个出版商出版的科学、技术及医学类期刊 1 000 多种。OVID 的更新速度快，检索功能强，资源的来源包括 Lippincott Williams & Wilkins（LWW）、英国医学会（BMJ）、牛津大学出版社等。

4. 中国生物医学文献数据库（CBM）　CBM 是中国医学科学院医学信息研究所开发的综合性中文生物医学文献数据库。该数据库收录了 1978 年至今的 1 600 多种中国生物医学期刊，以及汇编、会议论文的文献题录，内容涉及基础医学、临床医学、预防医学等生物医学的各个领域。该数据库具有多种词表辅助检索功能，包括主题词表、中英文主题词轮排表、分类表、期刊表、索引词表等，与 PubMed 具有良好的兼容性。

5. 中国知网数据库（CNKI）　中国知识基础设施工程（China National Knowledge Infrastructure, CNKI）由清华大学、清华同方发起，始建于 1999 年。CNKI 的内容非常全面，以《中国学术期刊（光盘版）》全文数据库为核心，纳入的文献类型包括期刊、报纸、会议论文、学位论文、年鉴、图书等。除医疗卫生领域的文献外，也包括经济、文化、教育、农业等多个领域。数据库收录自 1994 年以来的 8 000 多种中文期刊，超过 5 000 种为全文收录期刊。

6. 万方数据库　万方数据库由万方数据公司开发，涵盖期刊、会议纪要、论文、学术成果、学术会议论文等。该数据库收录了 1998 年以来 8 000 余种中文期刊，包含北京大学、中国科学技术信息研究所、中国科学院文献情报中心、南京大学、中国社会科学院收录的核心期刊 3 000 余种，涉及领域包括自然科学、工程技术、医药卫生、农业科学、哲学政法、社会科学、科教文艺等各个学科。

7. 维普数据库　维普数据库由维普资讯有限公司建立，收录了 1989 年以来国内出版发行的 14 000 余种科技期刊、5 600 万篇期刊全文，几乎涵盖全部国内中文出版物。收录内容以自然科学、工程技术、医药卫生、农林牧渔、人文社科为主。可提供全文、文献引证关系、文献计量分析等服务。

（三）文献检索的基本原则和方法

目前全球的科技论文数量猛增，根据 Web of science 数据库统计，仅 2020 年发表的论文就达 320 多万篇。如此海量的文献,任何个人想进行通读都是不可能的。为了节省时间和精力,提高积累文献资料的效率,遵循一些基本原则和方法可起到事半功倍的效果。

1. 文献检索的基本原则

(1)先近后远:即从最新的资料入手,再追溯以往的文献。通过这样的方式可以迅速了解当前本领域的整体水平和最先进的理论观点和方法手段。如将检索时间设置在近 3 年或近 5 年,从中找到重要的文献资料后,可根据其参考文献查阅更早的研究信息。

(2)先综述后单篇:文献综述通常总结概括了发表时间点之前相关领域的研究概况,通过查阅综述文章,可以快速熟悉有关课题的历史和现状,以及存在的问题和展望。高水平的综述往往由该领域顶级的科学家撰写,其独到的看法、深入的剖析可加深研究者对所研究问题的全面认识,启发创新思维。同时,综述所引用的文献也可以作为下一步查阅资料的有用线索。

(3)先图书后期刊:对于初级研究者或者刚刚接触某个新领域的研究者来说,直接查阅期刊文献可能会因为太多陌生的专业内容而导致阅读效率低下。此时可以通过先查阅有关教科书、专著、会议文集、进展丛书等图书资料,尽快掌握相关领域的基本理论、基本研究方法和常用技术手段。由于图书为二次或三次文献,论述的问题比较集中,对进一步查阅期刊有指导意义。

2. 文献检索的常用方法

(1)普查法:是利用各种检索工具进行文献检索的方法。一般根据研究课题的要求和所在领域的范围进行检索。该方法的特点是检索范围全面,不易遗漏,但通常需要投入较多时间。根据检索要求又可以分为顺查法、倒查法和抽查法三种。①顺查法:按照时间顺序,由远及近、从旧到新地进行文献信息检索。这种方法能保证查全率,但花费时间较长,比较适用大项目的文献检索。②倒查法:与顺查法相反,是由近及远的查找法。该方法能迅速获得最新资料,相对省时省力,但不易保证查全率。③抽查法:是指针对学科或课题的特点,选择相关文献信息最可能出现或最多出现的时间段,重点检索某段时间的文献。该方法可以在较短时间内获得较多文献,检索效率高,但前提是必须非常熟悉学科或课题的特点,否则难以实现预期效果。

(2)追溯法:该方法是以文献所附的参考文献为线索,进一步追踪查找相关文献的方法。其优点是即便不使用检索工具,也能通过原始文献获得一部分所需文献,但缺点是检索效率不高,容易出现漏检和误检。该方法不适合用于科研选题或论文撰写,可作为补充方法使用。

(3)分段法:也称为循环法。该方法是对普查法和追溯法的综合使用,既利用参考文献进行追溯,又利用检索工具进行查找。两种方法根据实际需要分段分期使用,直到查到所需文献为止。该方法可使所搜集的资料在深度和广度上都较为可靠。

三、文献资料的阅读

获得所需的文献资料后,接下来需要对文献进行有效阅读才能提取和利用有用的信息。在前期检索阶段,研究者一般会通过阅读文献的摘要来进行初筛。然而,即使经过初筛,通常得到的文献数量依然较多,其中有一部分是与研究主题密切相关的,有一些可能只是涉及部分相关的理论或方法,还有一小部分可能最终发现与研究主题关系不大或者研究质量不高、与其他文献存在重复等。如果每一篇文献都需要从头至尾通读才能进行判断，不仅费时费力，也不利于聚焦问题。因此，在阅读文献时，应该注意以下几个方面。

（一）文献归类，区别阅读

由于获得的文献在研究水平、学术价值和与主题的相关性之间存在差异，因此首先应对其进行区分，并对应不同的阅读策略。如果通过阅读文献的摘要已经可以将该文献归入大主题下的某一分类，比如与课题的某个分支领域相关，与某个技术方法相关等，则可以对其进行主题归类，进而通过重点阅读感兴趣的部分进行信息的快速获取。如果通过阅读摘要无法判断其价值，则需进入全文阅读模式，通常分精读和泛读两类形式。与主题关系密切、学术价值高的文献需要认真细致地通读，准确分辨其研究的内容、获得的结果、技术路线、分析路径和阐述的结论，属于精读范围。而对相关的一般文献，则主要采用泛读的方式，重点阅读与研究主题相关的部分，其他部分略读即可。一般建议综述的阅读最好先了解作者的研究背景、在该领域中的影响力，进而浏览各级标题及整体内容框架，初步判断其是否需要全文精读。而对研究性论文，则建议先通过浏览前言和研究结果及结论对其核心科学问题和主要发现进行理解，初步判断其阅读价值，再根据实际需要选择是否要深入阅读。

（二）文献标注，及时记录

科学文献包含大量专业信息，如研究结果、结论、技术方法等。阅读时要对关键的内容进行标注，添加注释，或者摘记在卡片、笔记本上。这样不仅能对文献的关键信息进行提炼便于后期查找和回顾，还能为以后的论文撰写积累宝贵素材。记录的形式可以多种多样，如完整摘录某一部分重要资料的摘录式，对全文进行归纳总结的摘要式，按某一主题进行总结的主题式，重点记录启发、收获的心得式等。

（三）边读边想，多疑多问

阅读文献资料和产生好的科学问题之间并不是一个从量变到质变的过程，如果只是单纯收集信息、记录信息、复述信息，那么再多的文献到头来也只是资料的罗列而已。因此，在阅读文献时一定要积极思考其研究的意义、论述的逻辑、尚存的不足等，从中启迪思维、汲取经验，并最终内化为自身的研究积累。同时，对于文献资料不能一味盲从盲信，应该认真分析其结论的可靠性，对有矛盾的结果要能提出合理的质疑，如有必要可通过科学的实验方法进行研究和判定。

四、文献信息的管理

对于搜集到的文献进行筛选和阅读后，可以通过文献信息管理工具对文献资料进行存储、管理和输出。目前，常用的文献管理软件有 EndNote、Reference Manager、NoteExpress 等，其核心功能基本一致。主要包括：①管理文献：对已获得的文献，可以通过链接方式导入软件，建立个人的文献数据库。软件可同时记录文献的基本信息，如题名、作者、收录期刊、年、卷、期、页码、关键词及摘要等。通过对文献进行分类、组织、存储和提取，对文献信息进行管理。②联机检索：软件通常还内置常用数据库的搜索引擎，如 PubMed、Web of Science 等。通过直接联网对不同数据库来源的文献进行检索，自动剔除重复信息，将对应的文献信息直接导入到软件中的个人文献数据库。③辅助引用：软件可以以插件形式与 Microsoft Word 等文字处理软件直接对接。在撰写论文时通过选择个人文献数据库里的相应文献条目,可以方便地进行引文的整理、标注和排序,并能按不同出版单位的格式要求自动生成参考文献。

(沈 静)

第五节 实验研究论文的撰写

一、基本原则

总体而言,科学研究论文应该选题恰当、目的明确、方法科学、获取资料客观准确、图表规范、分析推论方法正确、结论可靠。作者在撰写时必须坚持严肃的态度、严谨的学风和严密的方法,并注意遵循以下基本原则。

(一)科学性

科学性是研究论文的立足点,也是对论文进行评判的重要条件。主要体现在 4 个方面:①真实性:研究的取材要确凿可靠、客观真实,实验设计合理,方法先进正确,实验结果要基于事实和原始资料,数据分析准确,论据真实有效。②准确性:选题、数据、引文、用词都要力求准确,论点要客观准确。③重复性:实验结果要具有可重复性,即他人在相同条件下可重现实验结果。④逻辑性:要用科学的逻辑思维方式,对实验结果进行分析、综合、概括和推理,依靠严格的科学论据来论证所研究问题的本质。

(二)创新性

创新是科学研究活动的中心,在科研论文中应予以充分体现。创新性的高低在一定程度上决定了论文质量和研究水平的高低。在论文表述中,要对创新的内容和程度有明确说明,具体体现在与以往同类研究的比较或对全新理论、技术、方法等的阐述中。

(三)实用性

论文的研究成果要具有一定的实用价值,如研究理论对临床实践的指导意义,研究方法和技术对疾病诊疗的促进作用,研究结果和结论对阐明疾病发病机制的具体贡献等,能推动医学发展或提高临床诊疗水平的论文具有较高的实用性。

(四)可读性

论文的撰写和发表是为了传播、交流和储存医学科技知识,为读者或人类社会所利用。因此,研究论文应具有良好的可读性。要求论文的结构严谨,内容充实,论述完整,语言的表达清晰易懂,专业词汇准确规范,文字与图表搭配合理等。

(五)规范性

医学科学研究论文应按统一规范和固定格式进行撰写,正确使用专业名词术语、符号、缩略语、检索词等,准确使用法定计量单位,并符合各期刊的具体要求。

二、论文的格式与内容

常见科研论文都有比较固定的撰写格式,主要包括前置部分、主体部分和附属部分等,每个部分又由若干内容组成。

（一）前置部分

1. 题目 题目（title）是整篇论文核心内容的高度综合和概括。题目中的关键词或关键信息不仅要能反映论文的主题和核心结论，还要能对读者产生足够的吸引力，并为文献检索提供必要的信息。因此，题目应力求简洁、鲜明、确切，并有特异性和可检索性。通常是在论文框架确定后先明确题目中的关键词（可以指导引言的撰写），然后在论文全部完成后再经过反复推敲最后确定。论文的题目以短语或句子的形式呈现，长度一般不超过 20 个汉字，最多 30 个汉字，英文题目以 10 个实词以内为宜。避免使用化学分子式及非公认的或同行不熟悉的缩略词语、字符和代号。题目中的数字宜采用阿拉伯数字，但作为名词或形容词的数字仍应使用汉字。

2. 作者 作者（author）应该是参加论文研究工作，能对论文内容负责、解释论文有关问题，并最终同意论文发表的人员。作者署名应遵循实名制原则，按对论文贡献大小进行排序并没有争议。署名后应该列出作者的单位全称，并至少提供通讯作者的联系方式，方便读者在需要时与作者联系。

3. 摘要 摘要（abstract）是论文核心内容的高度概括，应简明扼要地描述研究目的与意义、材料与方法、主要结果、结论和讨论中的重要内容，着重说明主要的研究发现和创新内容。摘要在论文中的作用十分重要。读者除浏览题目外，其次就是通过摘要迅速了解论文的概括。摘要部分不列图表，无需引文，字数以 300 字左右为宜，一般不超过 500 字。结构式摘要（structured abstract）由目的、方法、结果、结论 4 个部分组成。

（1）目的（objective）：简要说明研究要解决的问题及其意义。

（2）方法（methods）：简介所采用的研究方法、研究对象、主要指标及测量方法、统计分析方法等。

（3）结果（results）：简要列出主要的研究结果（具体数据）。如果结果较多，可进行总结，或着重呈现有意义的，或新发现的研究结果。

（4）结论（conclusion）：在对结果进行科学分析和逻辑推理的基础上得出的主要研究结论或论点，并指出其理论或实用价值，也可以提出尚待解决或有争议的问题。

4. 关键词 关键词（key words）应反映论文中的关键性专业术语信息，可供主题索引和计算机检索。关键词一般列 3～5 个，中英文均需提供。

（二）主体部分

论文的主体部分又称正文，是具体展现研究工作成果的部分。通常包括引言、材料与方法、结果和讨论。

1. 引言 引言（introduction）也称前言，是论文的起始部分，应简述研究的背景、目的和意义。引言一般要能回答：论文要研究什么问题？该问题来源于哪里？为什么选择该问题？准备解决哪些具体问题？解决之后对理论和实践可能产生什么影响或具有什么意义？引言一般先对相关领域的文献进行简单综述，说明前人已做过的工作和尚未解决的问题，进而点明本课题的创新点和价值。引言的篇幅通常比较短小，因此要求语言精炼，突出重点。

2. 材料与方法 材料与方法（materials and methods）是对论文研究设计及实施方法的介绍，对论文质量起关键作用，因此应具体、准确，以便他人学习或重复验证。其中材料包括实验对象、实验仪器、实验药品和试剂等基本内容。

（1）实验对象：如实验动物的年龄、性别、品系及其他重要特征。

（2）实验仪器：包括仪器的型号、主要参数、制造国和厂家等。

（3）实验药品和试剂：材料的来源、制备方法、选择标准等。

（4）方法：包括实验对象的分组，实验仪器和试剂的选择，实验环境和条件的控制，样品的制备方法，实验动物的饲养条件，药物、试剂的配置过程和方法，实验步骤或流程，操作要点，观察方法和指标，记录方式，资料和结果的收集整理和统计学方法的选用等。

3. 结果 结果（results）是论文的核心部分，是科研成果的汇总。一般包括真实可靠的观察和研究结果、测定的数据、导出的公式、取得的图像和效果的差异（阴性或阳性）等。它反映了课题水平的高低及其价值，是获得重要结论的依据。实验数据应进行相应的统计描述和统计处理，标明显著性差异。结果的表述一般围绕研究主题有逻辑、有层次地展开，与主题无关的内容不列入。结果的表达形式包括文字叙述、表格和图片。一般能用简要语言表达清楚的，应该用文字叙述，包括对处理因素、处理水平、处理方法、处理对象、处理效应（结果）的统计描述和统计分析结果等的精炼叙述。用文字不易讲清的可用图表来补充说明。要注意图表的规范性：表格要有表序、表题，数据保留相同位数，表内不留空格，横标目和纵标目之间应有逻辑上的主谓语关系，一般采用三线表；图要有图序和图题，且应具有自明性，即读者看到图和图注，就能理解图的含义。还要注意同一组数据不要既用图又用表来重复说明。

4. 讨论 讨论（discussion）主要是对实验结果做出理论性分析，并由此得出相应的研究结论。讨论的内容一般包括：

（1）应紧密结合研究结果以及从中引出的结论进行讨论，不要简单复述结果部分的内容。讨论宜简明叙述结果（结果用文字简明叙述，不重复结果部分的统计描述和统计分析结果），并围绕结果进行逻辑分析推理，可引用相关理论或文献佐证结果的正确性或作为分析推理的依据，分析出结果的规律或机制，总结出结论。

（2）应论证所得结果和所提出假设的正确性。

（3）与国内外同类研究的结果进行比较，对本研究做出恰当的评价。不要引用与课题相关性弱或完全无关的文献。

（4）指出结果和结论的理论意义，以及对实践的指导作用与应用价值等。

（5）讨论本研究的不足和缺陷，并提出进一步的研究方向、展望、建议或设想。

以上内容可根据论文的具体研究内容和研究目的选择部分或全部进行表述，注意要紧扣主题，围绕一个至几个观点进行集中阐述。

（三）附属部分

1. 致谢 致谢（acknowledgement）的对象包括参加过本研究工作讨论或提出过指导性建议者，协助或指导本研究工作的实验人员，为本文绘制图表和为实验提供样品者，提供实验材料、仪器以及给予其他方面帮助者。

2. 参考文献 引用参考文献（references）的目的在于对他人的研究成果、观点表示赞同和尊敬，同时也为读者提供了有关原文信息的出处。参考文献应符合以下要求：

（1）尽可能引用最新（3～5年内）和最权威的文献。

（2）必须是作者亲自阅读过的或对本科研工作有启示或较大帮助的。

（3）与论文中的方法、结果和讨论关系密切的、必不可少的。

（4）以公开发表的原著为主。

3. 附录 附录（supplementary information）可提供补充信息，如次要的材料、方法、图、表等信息。

三、实验报告和创新性实验论文撰写要求

实验报告和创新性实验论文是对实验的全面总结，建议按照实验研究论文的格式和内容要求进行撰写。通过书写报告和论文，可以学习科学论文撰写的基本格式、图表绘制、数据处理和文献资料查阅的基本方法，训练逻辑思维，提高科学表述和创新能力，为今后撰写和发表科学论文打下良好的基础。

（沈　静）

第三章
生理科学实验常用仪器和设备

科学技术特别是信息技术的迅猛发展使医学科研和教学快速进入信息化、数字化时代,各种现代生命科学仪器不断被引入科研和教学实验室。数字化、信息化仪器是生理科学实验教学的主流仪器,如生物信号采集处理系统、血气分析仪、血细胞分析仪、心电图仪、脑电图仪、肌电图仪、动物行为学仪器和图像分析系统等,这些仪器极大地提高了实验水平和效率,并为研究性、创新性实验教学提供了有利条件。掌握生理科学实验常用实验仪器的原理及正确使用方法是顺利开展实验的基础和前提,也是课程"三基"要求之一。

第一节 生物信号特性及处理技术

机体时刻都在进行生理、生化、生物活动,同时产生大量生命活动信息,这些信息在生理科学实验中称为生物信号(biological signal)。生物信号的采集、处理和分析是医学研究的一个重要领域。

一、生物信号的特点

生物信号种类繁多,形式多样,既有声、光、电、力、温度等物理信号(physical signal),又有血气、pH 等生物化学信号(biochemical signal)。按电学可分成电信号和非电信号。心电、肌电、脑电等属于电信号,体温、血压、呼吸、血流量、脉搏、心音等属于非电信号。根据生物体是自发产生信号,还是由外界施加刺激或某种物质时才产生信号,又可分为主动信号和被动信号。血压、心电属于主动信号,大脑皮层诱发电位属于被动信号。生理科学实验通过研究机体在生理、药理作用或疾病情况下的各种生物信号,探究生命活动变化的规律。

生物电信号具有低频、低幅、源阻抗大的基本特性(见附表3-1):

1. 低频 生物电信号频率范围一般在 $0\sim10kHz$,多数在 $0.2\sim300Hz$ 范围内。

2. 低幅 生物电信号幅值一般比较微弱。如脑干听觉诱发响应信号小于 $1\mu V$,自发脑电信号为 $5\sim150\mu V$,母体中胎儿心电信号仅为 $10\sim50\mu V$,体表心电信号相对较大,大的可达 $5mV$。

3. 源阻抗大 信号源的阻抗称为源阻抗,生物组织、细胞膜阻抗可达几千欧姆,甚至数万欧姆。

生物信号易受生物电、电极极化电位、50Hz 交流电源、感应电场、肢体运动、精神紧张等其他非研究信号的干扰,如诱发脑电信号中总是伴随着较强的自发脑电的干扰;胎儿心电信号混有母体心电、肌电、50Hz交流电等干扰信号。

二、生物信号的检测

生物信号的检测是对生物体中包含的生命活动信息进行检测和量化的技术。要对生物医学信号进行检测,首先需采用传感器对生物自发或诱发信号进行拾取,进而利用信号处理技术对信号进行放大、滤波和数模转换,使显示和记录的信号不失真地重现原始信号的特征,最后对信号进行测量和分析(图3-1)。

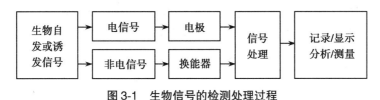

图 3-1　生物信号的检测处理过程

(一)生物信号的拾取

传感器是拾取生物信号并将其转换成易于测量和处理信号的关键器件。各种生物电信号可直接使用电极拾取,非电信号通过传感器(transducer,医学领域习惯称换能器)拾取。物理传感器用于拾取血压、血流、体温、心音、脉搏、呼吸等生理信号;化学传感器用于拾取血、尿等体液中的离子、分子浓度等信号;生物传感器用于拾取生物活性物质的信号。

(二)信号的放大和处理

1. 生物信号的交直流特性　生物信号中有交流信号、直流信号和交直流混合信号。在生物电信号输入放大器进行放大和处理时,首先需要确定信号的交直流特性,然后再选择耦合方式。

(1)直流信号:振幅和方向不随时间变化的信号为直流信号,如电极电位、细胞内记录的细胞静息电位。随时间变化很缓慢的信号也可视为直流信号,如舒张压、心脏收缩末期张力等。

(2)交流信号:振幅和方向随时间变化的信号为交流信号,如肌电、心电、脑电、神经干动作电位等细胞外记录的生物电信号多为交流信号。

(3)交直流混合信号:信号中既有直流成分又有交流成分。如胞内记录心肌细胞电位变化,静息时记录到的静息电位是直流电信号,动作电位0期、1期、3期是交流电信号,2期以直流成分为主。通过直流应变式换能器记录的生物信号中往往为交直流混合信号,如血压的舒张压是直流信号,心脏射血引起的动脉血压变化过程是交流信号;肌肉舒张期张力是直流信号,收缩期张力是交流信号。

2. 生物信号的耦合方式

(1)直流耦合输入:电信号不通过耦合器件(电容器或电感器),直接将电信号送入放大器的输入端进行放大,输出信号的振幅变大,时程、相位和频率基本不变(图3-2)。当电极电位大于仪器最大输入范围时,放大器饱和,不能观察到所需测量的信号。一般细胞内引导的生物电信号和应变式换能器输出的电信号选择直流耦合方式输入到仪器。

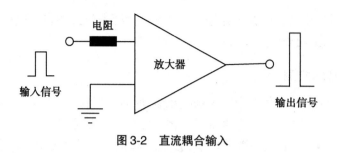

图3-2 直流耦合输入

（2）交流耦合输入：电信号需经耦合器件（如电容器）送入放大器的输入端进行放大，因直流电信号不能通过电容器（隔直效应），放大器只放大交流信号，输出信号的振幅变大，时程、相位和频率发生不同程度改变，信号直流成分发生较大改变（变化大小取决于时间常数），如方波信号通过交流耦合放大后变成了微分波（图3-3）。隔直效应避免了电极电位使放大器饱和的发生。细胞外引导的生物电信号宜采用交流耦合输入，并根据信号的低频选择合适的时间常数（或下限转折频率），避免信号的有用频率成分被衰减。

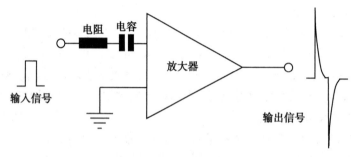

图3-3 交流耦合输入

3. 生物信号的输入方式

（1）单端输入：单端输入以地电位为参考点，放大器在放大生物电信号的同时，混杂在生物电信号中的干扰信号也被放大，因此，抗干扰能力差，在生物电测量中很少采用（图3-4）。

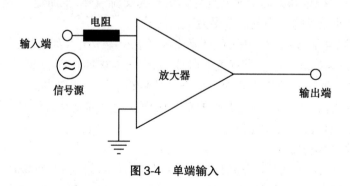

图3-4 单端输入

（2）双端输入：双端输入是通过两个输入端将生物电信号送入放大器。双端输入放大器由两个相同的放大器（器件参数相当接近）构成（图3-5）。当输入端1和输入端2分别输入幅度、相位、频率相同的电信号 U_{i1}、U_{i2}（共模信号）时，由于两个放大器相同，输出电压 $U_{o1}=U_{o2}$，因此，输出信号 $U_{o3}=A(U_{o1}-U_{o2})=0$（理想情况，A 为放大倍数），即共模信号（干扰信号）被抑制。当输入端 1 和输入端 2 分别输入幅度、相位、频率不相同的电信号 U_{i1}、U_{i2}（差模信号）时，$U_{i1} \neq U_{i2}$，此时 $U_{o3}=A(U_{o1}-U_{o2})$，差模信号被放大，放大程度由放大器的放大倍数 A 决定。

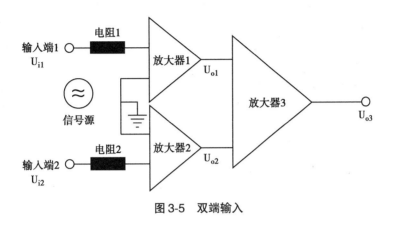

图 3-5 双端输入

生物电信号混杂在各种干扰信号之中，对两个输入端而言，干扰信号被视作共模信号（幅度、相位和频率相同），而生物电信号是差模信号。生物电放大器采用双端输入方式能极大地抑制干扰信号而放大生物电信号。

生物电放大器采用双端输入方式所观察和记录到的生物电信号是生物体、组织或细胞两点之间的电位差。

4. 生物信号放大器 用换能器获取的生物信号很微弱，需生物信号放大器放大才能满足 A/D 转换、显示和记录等要求。生物信号放大器的性能指标介绍详见数字资源 3-1。

（1）生物信号放大器的特点：生物信号采集处理系统的放大器能满足绝大多数生物信号的放大和处理，其主要技术指标特点是：高灵敏度，灵敏度 $20\mu V \sim 500 mV$；低噪声，噪声 $\leqslant \pm 3\mu V$（P-P）；高共模抑制比，共模抑制比 $\geqslant 100 dB$；大动态输入范围，输入范围 $5\mu V \sim 500 mV$；高输入阻抗，输入阻抗 $\geqslant 100 M\Omega$；高频响，频率响应 DC$\sim$20kHz。

（2）专用放大器：记录高阻抗、低振幅的信号要采用专用放大器。如通过玻璃微电极记录生物电信号时，需要采用输入阻抗大于 $10^9\Omega$ 微电极放大器，且微电极阻抗大于 $5 M\Omega$，如果采用生物信号采集处理系统直接记录信号，只能记录源信号的 95%。记录体表希氏束电图，需要使用噪声 $\leqslant \pm 0.5\mu V$（P-P）、共模抑制比 $\geqslant 130 dB$、增益 10 万倍的放大器等。

5. 生物信号的滤波处理 理论上任何信号都是由一系列不同频率的正弦波叠加而成的，每一个信号有其特定的频率范围（频谱），生物信号也是如此。检测一个生物信号，如心电信号，这个心电信号中往往混杂着各种干扰信号，如肌电、50Hz 交流电及其谐波、无线电波等。为了获取比较"纯"的心电信号，可以利用信号的频谱特性，保留心电信号频谱的信号，滤去低于和高于心电信号频谱的信号（干扰）。

生物信号采集处理系统采用滤波器对信号滤波，滤去不需要的信号，提取所需的生物信号。滤波器按滤波频率分成四类：低通滤波器（low pass filter, LPF）、高通滤波器（high pass filter，HPF）、带通滤波器（band pass filter，BPF）和陷波滤波器（notch filter，NF）。通常把能够通过的信号频率范围定义为通带，而把消除或衰减的信号频率范围定义为阻带，通带和阻带的界限频率，包括下限频率和上限频率。附表 3-2 提供了常见生物信号记录参数。

（1）高通滤波：高通滤波用于衰减低频信号。最简单的高通滤波器由一个电容和一个电阻构成（图 3-6）。该电路中，电阻（R）和电容（C）的乘积称时间常数（τ），即 $\tau=RC$（R 的单位 Ω，C 的单位 F，τ 的单位 s）。下限转折频率（f_L）是指输入信号中频率等于 f_L 的成分被衰减 3dB（约 0.707A）时的信号频率，$f_L=1/(2\pi\tau)$。如 $\tau=0.01s$，下限转折频率为：$f_L=1/(2\times3.14\times0.01)=15.92Hz$，即信号频率等于 15.92Hz 的成分被衰减 3dB，低于 15.92Hz 衰减更多，高于 15.92Hz 的成分几乎不被衰减。

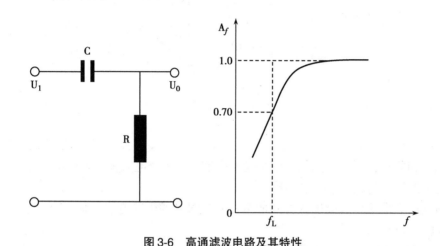

图 3-6　高通滤波电路及其特性

（2）低通滤波：低通滤波用于衰减高频信号。低通滤波器的原理与高通滤波器类似（图 3-7）。当信号频率低于上限转折频率（f_H）时，信号得以通过；当信号频率高于 f_H 时，信号输出将被大幅衰减。如低通滤波设置 1kHz，信号频率 1kHz 的成分被衰减 3dB，高于 1kHz 则衰减更多，低于 1kHz 的信号基本不被衰减。

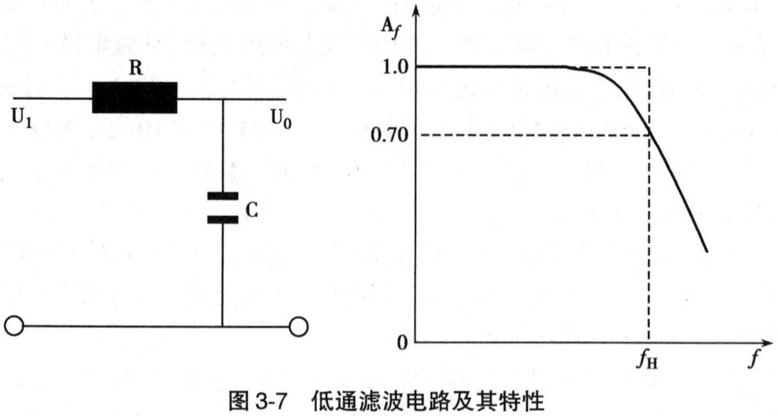

图 3-7　低通滤波电路及其特性

（3）带通滤波：带通滤波是指只允许某一个频带范围内的信号能通过，而在此频带范围之外的信号均被衰减（图 3-8）。带通滤波由高通滤波器和低通滤波器组合而成，允许通过的频带由 f_L 和 f_H 决定。

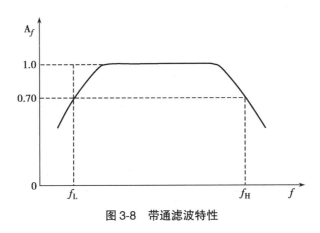

图 3-8 带通滤波特性

（4）带阻滤波：带阻滤波选择性地衰减某个频带范围内的信号，理论上在这个频带范围之外的信号成分基本不受影响。最常用的是 50Hz 陷波器，用来滤掉 50Hz 的市电干扰。因 50Hz 陷波器常常滤掉有用信号或使信号发生较大变化，需谨慎使用。

（三）模拟信号的数字化

计算机只能处理二进制的数字信号，计算机处理模拟信号（包括生物信号）须先对模拟信号进行数字化，模拟信号数字化由模数转换器（analog-to-digital converter，又称 A/D 转换器）完成。A/D 转换器按设定的时间间隔（采样时间）对模拟信号进行取样，转换为数字信号。A/D 转换器有两个重要的指标：A/D 转换器的位数和采样时间。

1. A/D 转换器的位数　A/D 转换器的位数是指能将模拟信号转换为几位二进制数字信号，如 8 位 A/D 转换器，经 A/D 转换器得到的是 8 位二进制数字信号。A/D 转换器的位数决定信号转换精度或分辨率，A/D 转换器的位数越高转换精度越高。目前，生物信号采集处理系统的 A/D 转换器基本是 12 位，RM6240 生物信号采集处理系统 XC 型的 A/D 转换器是 16 位。

2. 采样时间　A/D 转换器的采样时间是指其最小的采样时间间隔，如采样时间是 10μs，即其最小的采样时间间隔为 10μs，换算成采样频率为 100kHz，即每秒可采集 10 万个数据。采样时间（或频率）可以通过软件进行调节。采样频率决定数据的仿真度，如用 3Hz 的采样频率采集 1Hz 的正弦波信号，每秒得到 3 个数据，其连线是三角波，严重失真；如用 10Hz 的采样频率，采集 1Hz 的正弦波信号，基本可以得到一个正弦波。采样频率越高，获得的数据越接近原信号，仿真度越高。使用生物信号采集处理系统进行实验，需要进行采样频率的设置，一般要求采样频率大于等于模拟信号最高频率的 10 倍，如普通心电图信号的最高频率为 100Hz，则采样频率应设置为 1kHz。但采样频率不宜过高，过高的采样频率会导致数据处理分析费时费力。目前，生物信号采集处理系统的 A/D 转换器最高采样频率 ≥ 400kHz，能满足生物信号的采集要求，RM6240XC 的采样频率为 1 000kHz。

（厉旭云　梅汝焕）

第二节　生物信号采集处理系统

一、系统介绍

在20世纪90年代末,基于Windows系统的生物信号计算机实时采集处理系统进入实验室,现已普及应用。生物信号采集处理系统由硬件与软件两大部分组成,不同厂家的软硬件部分有些不同,但其工作原理和使用方法基本相同(图3-9)。硬件主要完成对各种生物电信号(如心电、肌电、脑电)与非电生物信号(如呼吸、血压、张力)的调理、放大,进而对信号进行模/数(A/D)转换使之进入计算机。软件主要用来进行信号调理、放大、A/D转换的控制及对已经数字化的生物信号进行显示、记录、存储、分析处理及打印。常用生物信号采集处理系统包括RM6240多道生理信号采集处理系统、BL-420生物机能实验系统、Powerlab生物信号处理系统、PcLab生物信号采集处理系统等。本节主要介绍RM6240多道生理信号采集处理系统的基本功能和使用方法。

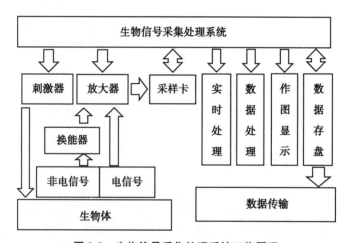

图3-9　生物信号采集处理系统工作原理

二、RM6240多道生理信号采集处理系统

RM6240多道生理信号采集处理系统有RM6240BD、C、E、EC、XC等多种型号。其中E、EC、XC可兼容32位和64位Windows操作系统,具有信号实时显示、信号记录、数据分析、数据处理、打印等多种功能,并预设集成了肌肉、神经、循环、呼吸、消化、感觉器官、泌尿等常用生理科学实验项目参数,可灵活地将实验数据导入Word、Excel等通用软件中实现数据共享。

(一)仪器面板

仪器的前面板有通道输入、刺激输出、计滴器输入及监听输出端口(图3-10)。后面板有USB、电源输入接口及电源开关。

1. 通道输入接口　有4个物理通道输入端口,可外接不同的传感器,同时输入4种(个)信号。

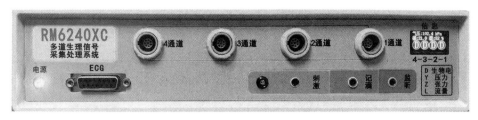

图 3-10　RM6240XC 多道生理信号采集处理系统前面板

2. 刺激输出接口　输出刺激电压或电流,刺激波形为方波,可通过软件进行刺激参数设置。

3. 计滴器输入接口　可与受滴器相连,记录液体滴数。

4. 监听输出接口　接有源音箱可监听第 1 通道信号的声音。

5. ECG 接口　接 ICE 标准导联线,可观察记录 12 导联心电图。

6. 电源和刺激信号指示灯　当刺激正常输出时,指示灯会闪烁。

（二）软件窗口界面

软件系统采用 Windows 风格的中文图形界面,实现对硬件参数的控制。其窗口界面有 6 个功能区,分别为菜单条、工具条、参数设置区、信号显示区、标尺及处理区和刺激器（图 3-11）。

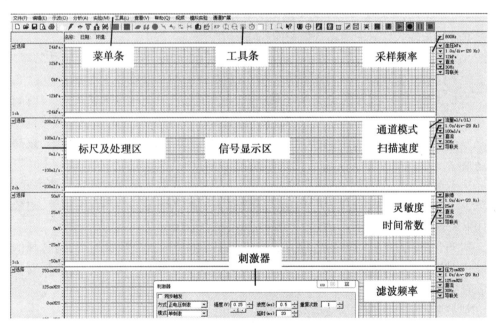

图 3-11　RM6240XC 多道生理信号采集处理系统软件主界面

1. 菜单条　显示菜单项。选择其中一项即可弹出子菜单。

2. 工具条　工具条的位置处于菜单条的下方。工具条提供了仪器基本功能的快捷按钮。菜单条中最常用的指令,都能在工具条中找到对应的图标。

3. 参数设置区　位于窗口的右侧。有"采样频率""通道模式""时间常数""灵敏度""滤波频率""扫描速度"等常用参数,可根据实验需求和记录信号的特征来分别调节各通道参数。

4. 信号显示区 以波形的形式显示实验信号的区域。4 个记录通道分别对应前面板上的 4 个通道输入端口,在确定好实验信号输入通道后可将不用的通道关闭。

5. 标尺及处理区 位于窗口的左侧,显示各通道的通道号、对应信号量纲标尺。点击"选择"按钮,在弹出下拉菜单中有对应的通道定标、标记显示、分析测量、数据处理等功能选项。

6. 刺激器 为一弹出式浮动窗口,可通过"快捷键图标"打开。

(三)基本功能及使用

1. 系统参数的设置

(1)系统参数的快捷设置:在系统界面的"实验"菜单中,系统已经预置大部分实验项目的仪器参数,实验者也可根据实验需求设置自定义实验项目并保存。使用时点击"实验"菜单,选择所需要的实验项目,即可调出设置好有关参数的相应实验。

(2)系统参数的通用设置:可在通道窗口右侧"参数设置区",根据实验需要设置"采样频率""通道模式""时间常数""灵敏度""滤波频率""扫描速度"等参数。

1)通道模式:用来选择输入信号的类型,系统预先设置了生物电、张力、血压、呼吸流量等通道模式。用户可以创建新的信号输入类型。不同的通道模式关联不同的数据指标和单位,如血压模式所采集数据的动态和静态测量显示相应的血压指标(收缩压、舒张压等),单位为 mmHg(或 kPa);而呼吸流量模式采集的数据其动态和静态测量显示相应的呼吸指标,如通气流量、通气量等,通气量的单位为 mL/min。正确选择通道模式非常重要。实验者应根据各通道输入信号的类型选择相应的通道模式。

2)采样频率:系统支持的采集频率为 0.01Hz~1 000kHz,共有 21 档。信号频率越高,所需要的采样频率就越高。在同一采样频率下,各通道的扫描速度独立可调。

3)扫描速度:显示波形的扫描速度,如 ls/div 表示水平方向一个大格代表 1s 时间。系统在每一档采样频率下均有若干档扫描速度可供选择。设置时应先根据信号频率范围设置采样频率,一般快信号(高采样频率)选择较快的扫描速度,慢信号(低采样频率)选择较慢的扫描速度。

4)灵敏度:用于调节信号的物理放大,增减灵敏度能在数据区观察到信号幅度变化,灵敏度数值越小,灵敏度越高,对信号的放大程度越大。对微弱信号应用高灵敏度,对较强信号应用低灵敏度。

5)时间常数:用于对信号的低频成分滤波。信号的低频成分频率越高,应选择的时间常数越小;低频成分频率较低,则选择较大的时间常数或直流电。当选择直流时,对信号的低频和直流成分不滤波。

6)滤波频率:用来滤除信号的高频成分。当信号高频成分频率较低时,应选择低的滤波频率,以滤除高频干扰。例如记录腓肠肌收缩力时,采用 30Hz 或 100Hz 的滤波,将频率在 30Hz 或 100Hz 以上的干扰波滤掉。

2. 信号记录 RM6240 多道生理信号采集处理系统有示波、记录和分析三种类型的工作状态(图 3-12)。

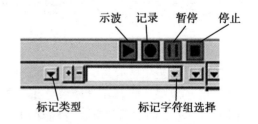

图 3-12 RM6240 多道生理信号采集处理系统示波、记录和标记区

（1）示波：点击"示波"按钮，系统即开始采集信号，并把采集到的信号波形实时显示出来。在此环境下可以调节各种实验参数和选择各种实时处理模式，但示波状态只能实时显示此时采集到的信号，数据不存储到硬盘。

（2）记录：点击"记录"按钮，系统即开始在显示波形的同时将采集到的信号实时存储到硬盘。系统以临时文件的形式记录实时信号，在退出系统前，可选择"文件"菜单中的"保存"命令将记录数据以正式文件形式保存。如在记录过程中点击"暂停"按钮，则暂停记录，再次点击"暂停"按钮，则系统在原记录数据基础上继续记录。

（3）分析：在记录状态点击"停止"按钮或打开一个已记录存盘的文件，系统即进入分析状态。在分析状态下系统可对记录的波形进行各种测量、分析、编辑和打印。

3. 信号标记　在记录过程中，可以通过打标记的方式对实验对象的反应及各种处理进行标注，以便准确快速地进行实验数据浏览和搜索。

（1）标记类型：有"字符标记""时间标记""时钟标记""标记组"等可供选择。

（2）标记方法：在记录状态点击"打标记"，即可在每个通道波形上同时记录下所加标记名称，或在记录状态下用鼠标右键点击波形通道的任意位置即可加入标记。

（3）移动标记：在欲移动的标记位置处，按下鼠标左键，拖动标记到新位置即可。

4. 刺激器功能及其设置　需要对实验对象进行刺激时，可通过快捷键图标打开"刺激器"面板，选择刺激方式，调节刺激参数（图 3-13）。点击"开始刺激"按钮，刺激器就会按设定的刺激方式和刺激参数输出刺激脉冲。

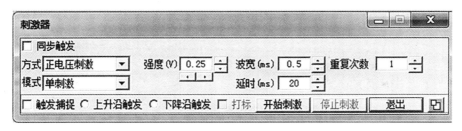

图 3-13　RM6240 多道生理信号采集处理系统刺激器面板

（1）功能选项

1）同步触发：刺激器发出刺激脉冲和系统采集信号同步进行，即刺激器每发一次刺激脉冲，系统即可采集并显示一屏波形。勾选刺激器的同步触发才能激活并显示"记录当前波形""重叠显示""不叠加""叠平均""叠累积"等功能选项。①记录当前波形：勾选此项，系统以子文件形式保存当前屏幕波形，且每点击勾选一次，即可保存一屏波形。②重叠显示：此功能可将不同刺激（强度、波宽）的多次刺激反应重叠显示在同一屏幕上，有利于刺激效应的比较。③不叠加：每发一次刺激，显示一屏最新采集的原始波形。④叠平均：每发一次刺激，以当前采集的一屏波形和此前同步采集的所有波形叠加平均再显示。⑤叠累积：以当前采集的一屏波形和此前同步采集的波形叠加后再显示。

2）触发捕捉：勾选该选项后，可在任一通道中用鼠标将幅度阈值设定在所需位置，以后每次信号达到设定值时，系统按设定的捕捉方式（上升沿或下降沿触发）自动产生一次刺激脉冲。①上升沿触发：当采样信号上升沿达到阈值时，触发刺激器发出刺激信号。②下降沿触发：当采样信号下降沿达到阈值时，触发刺激器发出刺激信号。

（2）刺激参数和刺激模式：刺激器输出的刺激脉冲的波形是方波，基本参数有：强度、波宽、波间隔、主周期、脉冲数、延迟等指标。刺激输出方式有恒压（电压）和恒流（电流）两种。刺激模式即将刺激脉冲按一定的主周期、脉冲数、波间隔等参数组编成某种特定脉冲序列，这种特定脉冲序列称刺激模式。刺激模式主要有以下几种：

1）单刺激：一个主周期内输出一个刺激脉冲。

2）串单刺激：一个主周期内输出一系列刺激脉冲，序列脉冲的脉冲数为3～999个。

3）连续单刺激：主周期等于1s，无限循环的连续刺激，一个主周期内输出的脉冲数等于频率，脉冲的波间隔相等。

4）双刺激：一个主周期内输出两个刺激脉冲。

5）串双刺激：由两个刺激脉冲组成一个脉冲组，一个主周期内可输出数个至数百个脉冲组。

6）连续双刺激：连续双刺激与串双刺激作用基本相同，主周期内的脉冲组数用频率表示。

7）定时刺激：在设定的刺激持续时间内，刺激脉冲按设定的频率输出。

8）强度自动增减：单刺激或双刺激模式下，刺激强度从首强度按强度增量自动递增或递减至末强度。

9）频率自动增减：连续单刺激和定时刺激模式下，刺激频率从首频率按频率增量自动递增或递减至末频率。

10）波宽自动增减：单刺激和连续单刺激模式下，刺激波波宽从首波宽按波宽增量自动递增或递减至末波宽。

11）自动串双刺激：可重复输出不同强度、波宽、波间隔和脉冲数的两串刺激。且循环间隔时间可调。

12）外同步触发：选择该模式，外部刺激器的触发信号经计滴端口输入，本机接收到触发信号后，可发出刺激并在记录通道上打出刺激标记。

5. 标尺及处理区 点击"选择"按钮，弹出下拉菜单，可分为定标、显示刺激标注、分析测量和数据处理四个功能块（图3-14）。

（1）定标：包含"定标""取消定标系数""取消零点偏置"功能菜单。用定标功能可校正该

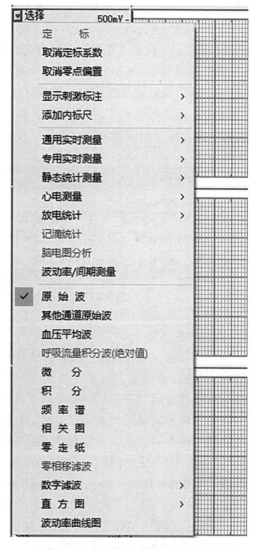

图3-14 RM6240多道生理信号采集
处理系统标尺及处理区

通道的灵敏度,求出定标系数,再利用该系数修正测量结果。

（2）显示刺激标注:包含"显示刺激标注""添加内标尺"功能菜单。通过刺激标注可以显示刺激器的相关参数。用添加内标尺功能对已记录波形添加标尺。

（3）分析测量:包含"通用实时测量""专用实时测量""静态统计测量""心电测量"和"放电统计"等。

1）通用实时测量:点击"全屏"(或"快速")按钮后,在相应的通道左上部将实时显示当前屏波形(快速:显示两大格内最新波形)的最大值、最小值、平均值和峰峰值。

2）专用实时测量:可测量呼吸、脉搏、血压、心室内压、心肌收缩、心电图等数据波形。为了使测量准确,输入的时间长度应大于 4 个信号周期。系统将定时在所选通道左上角显示上述时间间隔内的测量结果。

3）静态统计测量:选择静态统计测量中与记录信号曲线(张力、呼吸、生物电、血压、呼吸等)相对应的统计测量方法和测量指标,用鼠标左键在其对应波形上选择 A、B 两点,确定测量区域,系统将自动在数据板中给出相应参数值。需要注意的是:测量生物电时,先确定阈值线,再用鼠标左键在其对应波形上选择 A、B 两点确定测量区域,系统将自动在数据板中给出起始时刻、终止时刻、阈值及其他相应指标值。

4）心电测量:"心率自动测量"是测量一屏心电图的心率(平均值);"标准化测量"时,用鼠标依次确定 5 点,可测定心电图的 P 波峰值、R 波峰值、T 波峰值、P-R 间期、QRS 波、Q-T 间期和 ST 段;"心电图自动统计测量"主要针对 I、II、III 导联心电图,可测量 P、Q、R、S、T 波的振幅,ST 段偏移量,以及 P-R 间期、QRS 波、ST 段、Q-T 间期的时值。

5）放电统计:放电事件包括放电事件统计、放电直方图统计、自动放电测量等。①放电事件统计:输入"统计时间段",用鼠标左键在该通道确定阈值线,确定后系统会把统计结果输出到文本文件。②放电直方图统计:该放电统计可输入区域和时间范围进行统计。③自动放电测量(R 波触发 / 呼吸触发):该测量主要用于心电(呼吸)波和放电同步实验的统计。

（4）数据处理:系统能对记录的生物信号进行微分、积分、频率谱、直方图、数字滤波的处理和分析。

6. "工具"菜单　"工具"菜单中有各种界面操作工具,常用工具如下:

（1）零点偏移:用于通道的零点调节。其正负调零范围最好不要超过放大器当前灵敏度档的范围,否则将影响放大器的动态范围,如果零点偏移太多,应调节换能器本身的零位。

（2）快速归零:当波形输出为直流档时,此时选择快速归零功能,系统将记下此时的波值,以后的波形都将减去记下的这个波值。

（3）纵向缩放:用于放大或减小波形显示的振幅,与图片放大原理相同,并非对信号的物理放大。单击鼠标左键,波形放大;单击鼠标右键,波形缩小;双击鼠标左键,波形还原。

（4）横向缩放:用于增减通道的扫描速度。具体使用方法同纵向缩放。缩放时将以鼠标点击点为中心点。

7. 数据分析　在数据分析时,可点击"分析"菜单中相应的按钮,也可点击工具条中的快捷按钮进行数据分析,常用数据测量工具如图3-15所示。

（1）移动测量:选择绝对测量,鼠标移动到信号的某一点,系统就在屏幕上及数据板中显示该点的时刻和振幅。

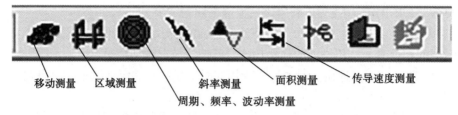

移动测量　区域测量　斜率测量　面积测量　传导速度测量
周期、频率、波动率测量

图 3-15　RM6240 多道生理信号采集处理系统测量工具快捷按钮

（2）区域测量：用鼠标在需要测量的区域两端各点击一次，则系统自动测量两点间的时间、该区域内的信号最小值、最大值、峰峰值、平均值，并将数据自动录入到数据板。点击区域测量按键后，系统将随鼠标的移动，自动在通道左上角显示鼠标箭头所在位置的时刻及幅度值；此时可将鼠标用作移动标尺。

（3）周期测量：用鼠标左键在若干个连续的周期波的相同位置各点击一次，然后点击鼠标右键，系统即自动测量出若干个波的平均周期、频率和波动率。

（4）斜率测量：分为"移动测量""两点测量"。移动测量是鼠标移动到信号的某一点，系统就在屏幕上显示该点的斜率。两点测量是用鼠标在需要测量的区域两端各点击一次，则系统自动测量两点间的斜率最大值、最小值、峰峰值及平均值。

（5）面积测量：选择后，界面出现"面积参数设置"的对话框，有三种方式可供选择：正波，即零线以上波形的面积；负波，即零线以下波形的面积；绝对值，即整个波形的面积。方式选定后，用鼠标在需要测量的区域两端各点击一次即可完成该区域的面积测量。

（6）传导速度测量：用于"神经干动作电位"实验中传导速度的测定，进入该测量后，需先输入电极距离。此后如选择手动测量，用鼠标确定1、2通道两个动作电位波形的时间差，即可完成测定。如选择自动测量则可自动确定1、2通道两个动作电位波形的传导速度。

8. 测量数据显示框　用于显示测量得到的指标和数据，其各部分的功能见图 3-16。

9. 通道扩展功能　RM6240XC 型多道生理信号采集处理系统增加了人体运动通道扩展功能，可测量人体的各项生理数据（图 3-17）。点击"开启人体运动通道扩展功能"按钮，弹出对话框，点击"确定"，设置通道扩展识别 ID 通道与手环进行配对即可进行实验。

10. 数据编辑　在"编辑"菜单选择"数据编辑"或在工具栏点击"数据编辑"工具，系统即进入数据编辑状态，并在屏幕右上角弹出浮动的数据编辑工具小窗口，用于对数据或图形进行编辑处理，之后可将图形导入 Word 文档或直接打印。

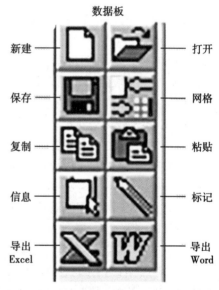

数据板

新建　　　　　　　　打开

保存　　　　　　　　网格

复制　　　　　　　　粘贴

信息　　　　　　　　标记

导出　　　　　　　　导出
Excel　　　　　　　　Word

图 3-16　RM6240 多道生理信号采集
处理系统测量数据显示框

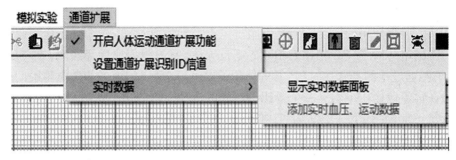

图 3-17　RM6240 多道生理信号采集处理系统通道扩展功能

（梅汝焕　于晓云）

第三节　实验室分析检测常用仪器

随着综合性、探究性及创新性实验的开展，分析测定仪器在机能实验中使用的占比越来越高。其中最常用的光谱分析仪器有分光光度计和酶标仪，体液分析仪器有血气分析仪、血细胞分析仪、尿液分析仪等。

一、血气分析仪

血气分析仪（blood gas analyzer）是用来测量血液中的酸碱度（pH）、二氧化碳分压（PCO_2）和氧分压（PO_2）的仪器（数字资源 3-2）。通过图表或计算还可得到二氧化碳总量（TCO_2）、实际碳酸氢盐（AB）、标准碳酸氢盐（SB）、剩余碱（BE）、血氧饱和度（SaO_2）等参数。血气分析仪型号很多，自动化程度也不尽相同，但基本组成均相同，其核心部分为 pH、PCO_2 和 PO_2 三支测量电极和一支参比电极，以及恒温、进样、清洗装置。血气分析是医学上常用于判断机体是否存在酸碱平衡失调、缺氧，以及明确缺氧程度等的检验手段。

随着现代科技和血气加电解质多电极测量技术日臻完善和成熟，现一般将血气和电解质分析结合在一起，使血气分析仪除能测定 pH、PCO_2、PO_2 外，还能同时提供 K^+、Na^+、Cl^-、Ca^{2+}、红细胞压积（Hct）和乳酸（Lac）等的测定。一些新型仪器将所有电极集中在一块印刷电路基板上的点状电极，把定标气、定标液、废液包等设计在一个可抛弃型的分析包内，当电极、分析包使用达到规定的数量后即可抛弃，中间无须更换任何元件，不仅使电极完全免维护，而且摆脱了笨重的钢瓶，使仪器可以移动到任何所需的地方。

二、血细胞分析仪

血细胞分析仪（blood cell analyzer, BCA）是指对一定体积全血内血细胞异质性进行自动分析的一种医学检测仪器（数字资源 3-3）。血细胞分析仪种类很多，当前主要有三分类、五分类、五分类 + 网织红细胞等类型，其主要功能有血细胞计数、白细胞分类、血红蛋白测定及相关参数计算等，被广泛应用于临床检验、机能教学实验及某些医学科研工作。

各类型血细胞分析仪的分析检测原理、功能和结构各不相同，五分类与三分类仪器的主要区别在于白细胞不再粗略地以大小来进行分类，而是采用激光、组织化学、射频等技术来对白细胞进行分类。

机能学实验中使用的仪器主要是电阻抗三分类动物血细胞分析仪，其检测原理是：血细胞与等渗的电解质稀释液相比为相对的不良导体，且电阻值比稀释液大，在负压的作用下，当血细胞通过检测器微孔时，排开等体积的电解液，使电解液的等效电阻瞬间变大，变大的电阻在恒流源作用下引起一个等比例增大的电压；当细胞离开微孔时，电解液的等效电阻又恢复正常，直到下一个细胞到达微孔。如果细胞连续通过微孔，电极两端就产生一连串的电压脉冲，脉冲的个数与通过微孔的细胞数相当，脉冲的幅度与细胞的体积成正比。由检测器产生的脉冲信号经计算机处理后，拟合成体积直方图显示特定细胞群中的细胞体积和细胞分布情况。

（梅汝焕）

第四节 小动物行为学仪器

动物行为学仪器是应用计算机及信息科学等手段，对动物各种行为信息进行检测、采集、分析和处理的综合性软硬件分析系统。随着生命科学的迅速发展，动物行为学逐渐成为研究生命科学尤其是神经科学领域极为活跃的一个分支学科，在人类功能基因组研究、人类疾病发生机制及新药研发等过程中发挥重要作用。本节将简单介绍生理科学实验中常用于评价小动物学习记忆行为、情绪表达行为、运动行为、社会行为等方面的相关仪器，相关具体实验方法参见数字资源 3-4。

一、Morris 水迷宫

Morris 水迷宫（Morris water maze）实验通过观察并记录动物在圆形水桶内游泳并找到隐藏在水下的逃生平台所需的时间和游泳轨迹，分析和推断动物在学习、记忆和空间认知等方面的能力。常以啮齿类动物为研究对象，强迫其在水中游泳，促使其寻找水中的休息场所，通过多次训练后，学会在水中寻找隐蔽逃生平台，从而形成稳定的空间位置认知能力。该实验被广泛用于与空间学习记忆相关的脑区功能评价，以及相关的药物、环境、基因、电磁辐射等对学习记忆影响的评价。

Morris 水迷宫由圆形水桶（直径为 160cm 或 120cm）、站台（即逃生平台）、增氧泵、温控系统、图像采集和软件分析系统等组成（图 3-18）。水桶内壁均为黑色，分为四个象限，站台可以调节高度并可移动位置。水桶正上方 2～3m 处，固定一个监控摄像头。摄像头采集的动物游泳模拟图像输入到视频采集卡，经模/数转换后存储于硬盘中，分析软件将存储的图像进行分析，得到实验动物的游泳速度、逃生平台搜索时间、运行轨迹和搜索策略等参数。

二、Y 迷宫

Y 迷宫（Y maze）种类和装置繁多，主要由三个相互夹角为 120° 完全相同的支臂及每个臂都有一个可移动隔板的中央区连接组成（图 3-19）。根据迷宫箱中是否安装灯光和电刺激装置可分为电刺激型和非电刺激型。

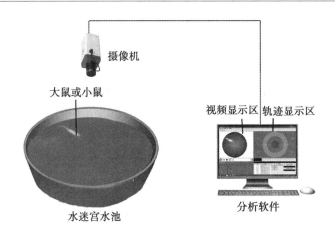

图 3-18 Morris 水迷宫图像采集和分析系统

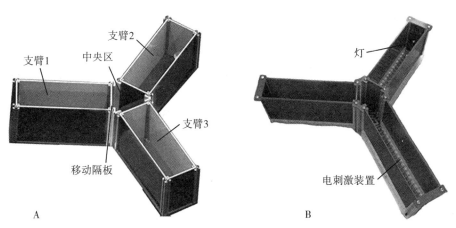

图 3-19 Y 迷宫迷宫箱
A. 非电刺激型；B. 电刺激型。

（一）非电刺激型 Y 迷宫

非电刺激型 Y 迷宫主要利用啮齿类动物对新异环境探索的天性，能够有效测定动物海马和前额叶脑区相关的空间参考记忆和空间工作记忆能力。相对于被动回避等实验，其优点在于：利用动物的自然习性，不需要学习任何规则来趋利避害，能够有效反映出动物对新异环境的识别记忆能力。利用该系统可做食物奖赏、自由交替和新异臂探索等实验。

（二）电刺激型 Y 迷宫

电刺激型 Y 迷宫底部为可通电的铜棒，每臂端有一信号灯，灯亮表示安全区，此臂不通电（无电流），另两臂通电。实验时，通过变换安全区，对小鼠进行电击，以小鼠立即逃往安全区为一次正确反应。其主要通过灯光和电刺激，使动物形成回避条件反射，观察和记录动物的回避条件反应和空间辨别能力，分析和推断动物的学习、记忆和空间认知等方面的能力。

三、高架十字迷宫

高架十字迷宫（elevated plus maze，EPM）主要由两条开臂和两条闭臂组成，互相垂直呈十字交叉,距离地面较高。仪器上方装有动物行为实验专用的监控摄像机,通过采集卡连接电脑内的动物行为分析软件。啮齿类动物具有嗜暗性,倾向于在闭臂中活动,但出于好奇心和探究性也会在开臂中活动。当其站在十字迷宫的开臂中时,相当于人站在峭壁上,会产生恐惧和不安心理,在面对新奇刺激时又会产生探究的冲动与恐惧,造成了探究与回避的冲突行为,从而产生焦虑心理。可通过对比小鼠在开臂和闭臂内的滞留时间和路程来评价小鼠的焦虑行为。该系统被广泛应用于新药开发和评价、药理学、毒理学、预防医学、神经生物学、动物心理学及行为生物学等多个领域的研究和教学。

四、小动物跑台

小动物跑台可分为平台式跑步机和转轮式跑步机,由跑步机和控制电器、大小鼠跑道分隔罩、角度仪、打印机等部分组成。主要用于啮齿类动物跑步运动训练、大小鼠运动疲劳模型的制备等。目前已成为体能、耐力、运动损伤、营养、药物、生理和病理等实验的必要手段之一。

五、睡眠剥夺仪

睡眠剥夺仪的工作原理是利用水、电刺激或触觉刺激等使实验动物无法进入睡眠,从而制作睡眠障碍的动物模型。可用于检测动物脑组织单胺递质、神经生长因子及松果体含量等参数的变化,也可观察动物行为的变化,如避暗、自发活动、旷场等实验。

六、转棒疲劳仪

转棒疲劳仪通过测量啮齿类动物在滚筒上行走的持续时间来进行运动功能的检测和评定。主要用于疲劳实验、骨骼肌松弛实验、中枢神经系统疾病、损坏以及其他需用运动方式检测药物作用的实验,如毒性对运动能力的影响,体内某种物质缺乏对运动能力的影响,心脑血管药物对运动能力的影响等。

七、大、小鼠抓力测定仪

将啮齿动物(大鼠或小鼠)置于抓力吊架上,如向后拉其尾,则会本能地抓取吊架,做反向运动。在持续抓取吊架的过程中,通过传感器将大、小鼠抓力转换成电信号,描记出抓力曲线。通过对大、小鼠抓力的测试来评价药物、毒物、肌肉松弛剂、中枢神经抑制剂、兴奋剂等对动物肢体力量的影响程度,同时也可对动物的衰老、神经损伤、骨骼损伤、肌肉损伤、韧带损伤程度以及其恢复程度进行鉴定。

八、大、小鼠穿梭实验视频分析系统

以动物通过学习能回避有害的刺激为基础,用声(或光)、电联合刺激,使实验动物受刺激时产生被动回避,并在训练过程中逐渐建立主动的条件反射,记录此条件反射建立过程中的主动回避反应指标来反映实验动物的学习、记忆能力的变化。该实验广泛用于学习记忆功能、认知神经科学、神经生理学、神经药理学、认知功能退行性变等方面的研究。

穿梭实验装置由穿梭实验视频分析软件、穿梭箱(底部可通电)、刺激控制器以及隔音箱、扬声器、视频设备等6部分组成(图3-20)。穿梭箱底部为两个独立不锈钢栅,可单独接

通电流电击动物足底,顶部配置噪声发生器和光源,刺激动物产生条件刺激。实验时采用条件刺激(噪声或光源刺激)数秒钟后电击,若在噪声或光源刺激安全间隔期内,大鼠逃向安全区则为主动回避反应;未逃向安全区,通过电击后逃向安全区的为被动回避反应阳性,否则为主动、被动回避反应阴性。经过反复训练后,只给条件刺激,大鼠即逃到对侧安全区以逃避电击,此即形成了条件反射或称主动回避反应。计算机自动控制系统可记录相关的动物行动参数。主动回避时间(指动物接受条件刺激的时间长短)越短,说明动物主动回避反应越迅速,学习记忆能力越强。

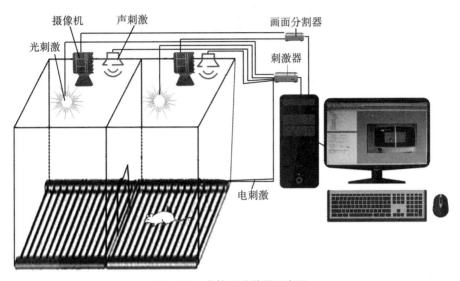

图 3-20 穿梭实验装置示意图

九、小动物气体麻醉机

实验动物的麻醉技术在医学教学及科研中被广泛应用。动物的麻醉不仅是为了减少动物疼痛、满足动物福利的要求,也是动物手术和实验研究顺利进行的保证。吸入麻醉具有较容易和迅速地控制麻醉深度,任意延长麻醉时间,麻醉后苏醒快,几乎不参与代谢和麻醉副作用小等优点,并符合国际动物福利标准,正逐渐被应用于小动物临床手术和动物实验研究。随着人们对动物伦理观念的逐渐增强,异氟烷、氟烷、甲氧氟烷和七氟烷等吸入式麻醉技术在教学和科研实验中逐渐被普及使用。

吸入式动物麻醉机有不同种类,主要由麻醉机固定组件、蒸发器、蒸发器进出接口和管路组成,并可选择不同气源、诱导盒、小动物面罩、过滤罐、回收器等组件,可满足大鼠、小鼠、猫、兔、狗、猴、猪、鸟等动物手术的麻醉需求(图 3-21)。其麻醉原理是:蒸发器串联于主机供气气路的流量计气体出口处,在蒸发器处于开的状态下,经由流量计流出的氧气(或空气)作为载体将麻醉药带入呼吸回路中,这些气体麻醉药对动物产生中枢麻醉作用,包括意识消失、肌肉松弛、痛觉消失,从而达到麻醉效果。

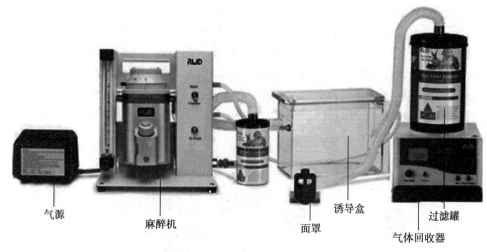

气源　　麻醉机　　面罩　　诱导盒　　过滤罐　　气体回收器

图3-21　小动物气体麻醉机

（梅汝焕　于晓云　郑　燕）

第五节　实验装置和器械

一、换能器

换能器（transducer）是一种能将机械能、化学能、声能、光能等非电量形式的能量转换成电能的器件或装置。换能器的种类繁多，在生理科学实验中测定血压、呼吸流量、骨骼肌收缩、血液气体含量、pH等参数时，均须用换能器进行转换后才能用电子测量仪器对信号量进行测量、显示和记录。现将生理科学实验中常用换能器介绍如下。

（一）张力换能器

张力换能器（tension transducer）是用导电材料制成电阻丝或喷涂于弹性材料上制成电阻应变片，通过将应变片粘贴在弹性悬臂梁上，测定导电材料在受力变形时的电阻改变而制成（图3-22，图3-23）。在张力换能器中一般将应变片R_1、R_4粘贴在弹性悬臂梁上面，R_2、R_3粘贴在弹性悬臂梁下面，使R_1、R_4、R_2、R_3构成惠斯通电桥（Wheatstone bridge）的四臂（图3-24）。根据公式3-1、公式3-2，当悬臂梁无外力作用时，R_1=R_2，R_3=R_4，输出电压U_{out}=0。当悬臂梁受向下力时，悬臂梁发生形变，梁上面的R_1、R_4应变片被拉长（L），截面（S）减小，应变片的电阻（R）增大，梁下面的R_2、R_3应变片被缩短，电阻减小，电桥平衡被改变。电桥输出的电压值与电阻应变片所受力的大小成比例。在生理科学实验中，此类换能器主要用于测量骨骼肌、心肌及平滑肌收缩等的变化，常用的量程有5g、10g、30g、50g和100g。

$$R=\rho\frac{L}{S} \qquad （公式3-1）$$

$$U_{out}=E\left(\frac{R_2}{R_1+R_2}-\frac{R_4}{R_3+R_4}\right) \qquad （公式3-2）$$

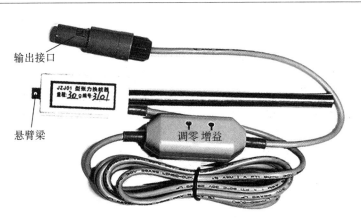

图 3-22　张力换能器

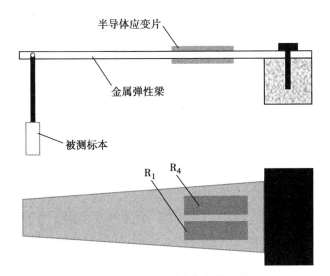

图 3-23　张力换能器内部结构示意图

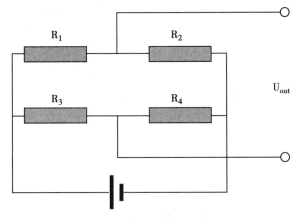

图 3-24　惠斯通电桥示意图

（二）压力换能器

压力换能器（pressure transducer）的工作原理和张力换能器类似，其内部结构由应变丝（或应变元件）组成桥式电路，将压力（如动、静脉血压，心室内压等）的变化转换成电能信号，然后将这些电信号经过放大输入到记录装置。该换能器的头端套有一透明的半球形罩，罩上连接两根侧管，一根为排气管，另一根通过导管接血管套管（图3-25）。最新的压力换能器已做到免定标功能，根据其测量范围可以分为高敏型（-10~+10kPa）和普通型（-10~+40kPa）两种。高敏型可用于测量中心静脉压，普通型可用于测量动脉压和心室内压。

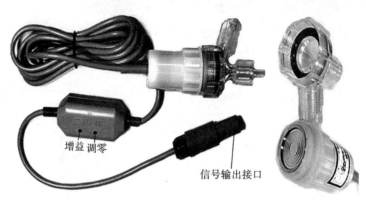

增益 调零

信号输出接口

图3-25 压力换能器

（三）呼吸换能器

呼吸流量换能器由流量头、压差换能器和放大器等部件组成，其工作原理是将气体的流量转换成电信号（图3-26）。在生理科学实验中，该换能器主要用于测量动物的呼吸波和呼吸流量，有 ±1L/min、±5L/min、±10L/min 等不同规格型号的测量范围。

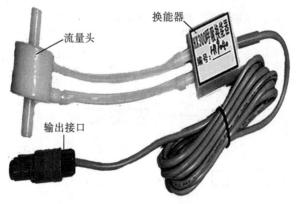

换能器

流量头

输出接口

图3-26 呼吸换能器

（四）电极

生物电检测时，引导电极可将生物离子电流转换成电子电流。引导电极多选用银、不锈钢、铂等材料制成。引导电极根据安放的位置，可分为体表电极、皮下电极及植入电极等;根据电极的形状,可分为板状电极、针状电极、螺旋电极、环状电极等;根据电极的粗细,可分为宏电极与微电极等;根据制作材料,可分为金属电极、玻璃电极等。

(五)换能器使用注意事项

1. 使用时不能过度牵拉弹性梁和超量加载,以免悬臂受损变形,影响记录的精确度。如张力换能器的弹性梁屈服极限为规定量程的2～3倍,如30g量程的张力换能器,在施加了90g力后,弹性悬臂梁将不能恢复其原状。

2. 张力换能器内部没有经过防水处理,须防止水进入换能器内部。如水滴入或渗入换能器内部会造成电路短路。

3. 压力换能器在使用时应固定在支架上,不得随意改变其位置,使用前预热30min,待零位稳定后方可进行测量。

4. 非免定标换能器使用前需要定标,免定标换能器应定期定标,尤其是温度变化大的情况下。

二、动物实验器械及使用方法

生理科学实验器械种类繁多,使用器械时可根据实验对象和目的选择不同的组合,按用途使用相应的器械,用完后的器械必须将污物、水渍擦洗干净。常用器械分别介绍如下。

(一)常用手术器械

1. 剪刀

(1)普通剪(粗剪刀):用于剪动物的毛发、粗硬或坚韧的组织,如剪开皮肤、骨骼等(图3-27A)。

(2)手术剪:有弯剪、直剪两种,并各有大小、长短不同规格。按尖端形状可分为圆头和尖头两种:圆头形为组织剪,适用于分开、剥离、剪开和剪断组织;尖头形为线剪,用于剪线、引流物、敷料等(图3-27B)。

(3)眼科剪(细剪刀):有弯剪、直剪两种,用于剪开精细的软组织,如心包膜、血管及神经等(图3-27C)。

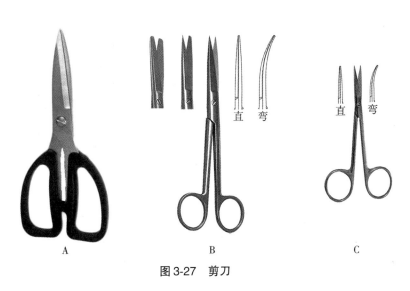

直 弯   直 弯

A   B   C

图3-27 剪刀

2. 镊子

（1）眼科镊（虹膜镊）：有直形、弯形两种，用以夹持和分离精细组织，如筋膜、小血管等（图3-28A）。

（2）无齿镊（解剖镊）：其尖端无钩齿，分尖头和平头两种，用于夹持组织、脏器及敷料。浅部操作时用短镊，深部操作时用长镊。无齿镊对组织的损伤较轻，用于脆弱组织、脏器的夹持（图3-28B）。

（3）有齿镊（组织镊）：前端有齿，分为粗齿与细齿。粗齿镊用于提起皮肤、皮下组织、筋膜等坚韧组织；细齿镊用于肌腱缝合、整形等精细手术，夹持牢固，但对组织有一定的损伤（图3-28C）。

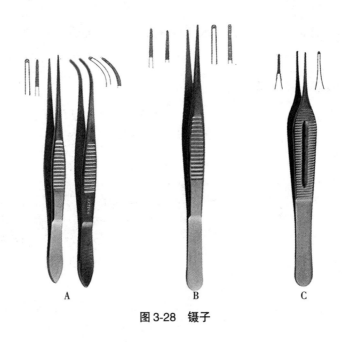

图3-28　镊子

3. 血管钳（止血钳）　有直、弯血管钳及大、中、小、蚊式血管钳等型号（图3-29A）。

（1）直血管钳：用以钳夹浅层组织出血点或协助拔针，分离皮下组织和肌肉等。

（2）弯血管钳：用以钳夹深部组织或体腔内的出血点及血管。

（3）蚊式血管钳：用于脏器、颜面及整形等精细手术的止血，以及分离小血管及神经周围的结缔组织，切勿钳夹大块的组织。

（4）有齿血管钳：用以夹持较厚的组织及易滑脱的组织内的血管出血，如肌肉、肠壁等，但不能用于皮下止血。

4. 持针器　持针器也叫持针钳（needle holder）（图3-29B），主要用于夹持缝合针来缝合组织，有时也用于器械打结，其基本结构与血管钳类似。持针器的前端齿槽床部短，柄长，钳叶内有交叉齿纹，使夹持缝针稳定，不易滑脱。使用时将持针器的尖端夹住缝针的中、后1/3交界处，并将缝线重叠部分也放于内侧针嘴内。

5. 组织钳　组织钳又称鼠齿钳（Allis）（图3-29C）。其对组织的压榨较血管钳轻，用以夹持纱巾垫与切口边缘的皮下组织，也用于夹持组织或皮瓣作为牵引。

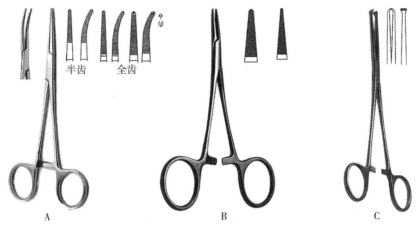

半齿　　　　全齿

A　　　　　　　　　　　B　　　　　　　　　　　C

图 3-29　血管钳、持针器和组织钳

6. **手术刀**　手术刀由刀片和刀柄两部分组成,用于切开皮肤或内脏器官。常用 4 号手术刀柄,用于固定 20～23 号刀片;其次是 3 号手术刀柄,用于固定 10 号、11 号、12 号和 15 号刀片(图 3-30)。

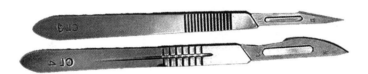

图 3-30　生理科学实验常用的手术刀

7. **探针**　用于破坏蛙类动物的脑和脊髓(图 3-31)。

8. **玻璃分针**　用于钝性分离血管、神经和肌肉等组织(图 3-31)。

9. **锌铜弓**　用于检查神经 - 肌肉标本的兴奋性(图 3-31)。

10. **蛙心夹**　用于夹住两栖类动物心尖,末端通过细丝线连接张力换能器,以描记心脏舒缩曲线(图 3-31)。

11. **蛙钉**　用于固定两栖类动物的四肢于蛙板上。

12. **蛙心插管**　蛙心插管分斯氏和八木氏插管两种。斯氏蛙心插管(图 3-31)用玻璃制成,尖端插入蟾蜍或蛙的心室,插管内充灌生理溶液。用于两栖类动物的离体心脏灌流。

13. **手术线**　用于肌肉组织标本的结扎等。

14. **缝针**　用于各种组织缝合的器械,有直针、弯针、三角针等多种类型。

15. **蛙板**　约 20cm × 10cm 的木板,为两栖类动物解剖台或神经 - 肌肉标本的制作台。

16. **咬骨钳**　用于打开颅腔和骨髓腔时咬取骨质,便于暴露深部组织(图 3-31)。

17. **颅骨钻**　用于开颅钻孔(图 3-31)。

18. **动脉夹**　有直、弯两种,用于夹闭动脉,阻断动脉血流。

19. **动脉插管**　为玻璃、塑料或金属制品,插入动脉管腔内,用以记录动脉血压(图 3-31)。

20. **气管插管**　为金属或玻璃制作的 Y 形或 T 形三通管。急性动物实验时,一端插入气管内,以保证动物呼吸道通畅,另一端与呼吸机或呼吸换能器相连(图 3-31)。

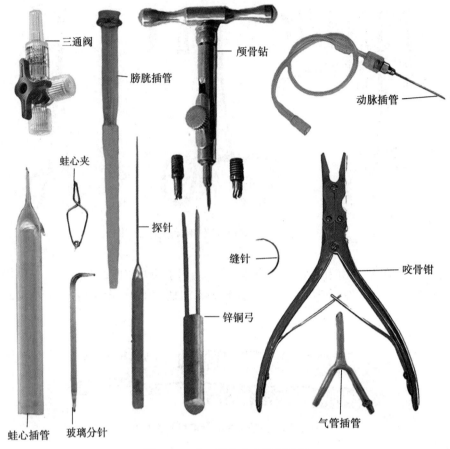

图 3-31 生理科学实验常用器材

21. 膀胱插管 为玻璃制品,用以插入膀胱或输尿管内,记录尿量(图 3-31)。

22. 心室插管 根据动物大小选择管径大小适中的塑料管拉制而成,用于动物心室、心房压的测定等。

23. 三通阀 用于连接血压换能器等。可按实验需要改变液体流通的方向,便于给药、输液和记录动脉血压(图 3-31)。

(二)几种手术器械的使用方法

1. 持镊方法 正确的持镊姿势是以示指、中指放于镊子的外侧缘,拇指放于其内侧缘,以拇指对示指与中指,把持两镊脚的中部,稳而适度地夹持(图 3-32A、B)。错误持镊(图 3-32C)既影响操作的灵活性,又不易控制夹持力度大小。

2. 手术剪与血管钳的持拿(图 3-33) 持拿手术剪时将拇指和环指各伸入剪的一个环内,中指在环的前方,示指压在近轴处,操作时起到稳定和定向作用。血管钳使用基本同手术剪,但松钳时用拇指和示指持住血管钳一个环口,中指和环指挡住另一环口,将拇指和环指轻轻用力对顶即可。血管钳不得夹持皮肤、肠管等,以免组织坏死。止血时只扣上第一和第二齿即可,要检查扣锁是否失灵,应警惕钳柄自动松开,造成出血。使用前应检查前端两横形齿槽是否吻合,不吻合者不能使用,以防止血管钳夹持组织滑脱。

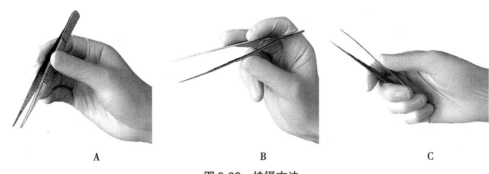

图3-32 持镊方法
A.正确持镊；B.正确持镊；C.错误持镊。

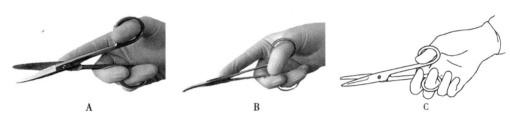

图3-33 手术剪与血管钳的持拿方法
A.正确持剪；B.正确持钳；C.错误持剪。

3. 手术刀的持刀方法　常用的手术刀持刀姿势有执弓式、握持式、执笔式、挑起式(反挑式)4种(图3-34)。

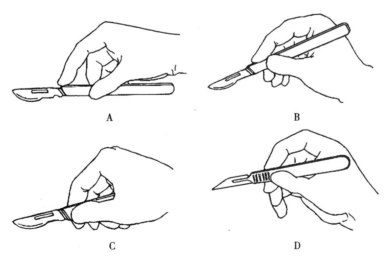

图3-34 手术刀的持刀方法
A.执弓式；B.执笔式；C.握持式；D.反挑式。

(1)执弓式：是一种常用的持刀方法，动作范围广而灵活，用力涉及整个上肢，主要在腕部。多用于较大切口的皮肤切开，如胸部、腹部、颈部或四肢的皮肤切口。

(2)握持式：全手握持刀柄，拇指与示指紧捏刀柄刻痕处。适用于用力较大、切口范围较广的切口，如切开较长的皮肤、截肢等。

（3）执笔式：手势如执笔样，动作和力量主要在手指。适用于用力轻柔而操作精巧、短小而精确的切口，如做眼部手术，切开局部神经、血管，做腹膜小切口等。

（4）反挑式：是执笔式的转换形式，不同的是刀刃朝上，适用于向上挑开组织，以免损伤深部组织。

根据手术的部位与性质，可以选用大小、形状不同的手术刀片。刀片宜用血管钳夹持安装和卸取，避免割伤手指（图3-35）。

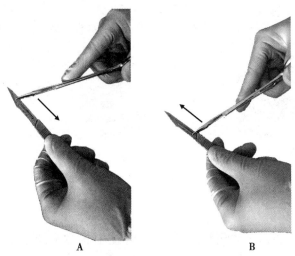

A   B

图 3-35　手术刀片安装与拆卸方法

A.安装刀片；B.拆卸刀片。

（梅汝焕）

附表

附表 3-1　常见生物电信号参数

信号名称	幅度 /mV		频率 /Hz		源阻抗 / kΩ	极化电压 /mV	干扰
	范围	典型值	范围	主要范围			
肌电图（EMG）	0.1～5	1	DC～10 000	0～500	数十	±300	数伏
脑电图（EEG）	0.01～1	0.05	0.5～200	1～60	数十	±100	数伏
心电图（ECG）	0.1～8	1	0.05～100	0.05～80	数十	±300	数伏
皮肤电（SP）	0.05～0.2		1～100		数十	±300	数伏
视网膜电图（ERG）	0.001～1	0.1	DC～200		数十	±300	数伏
胃电图（EGG）	0.01～1	0.02	DC～1		数十	±300	数伏
膜电位（MP）	0.1～100		DC～10 000		数十	±300	数伏
眼电图	0.5～5	0.1	DC～20				
心音	0.1～2		0.005～2 000				

附表 3-2 生物信号采集处理系统参数设置参考表

实验名称	实验参数					
	采样频率	扫描速度	灵敏度	时间常数	滤波常数	50Hz 陷波
降压神经放电	40~100kHz	80ms/div	50μV	0.001s	3kHz	开
兔动脉血压	800Hz	500ms/div	12kPa	直流	30Hz	关
心电图	4kHz	200ms/div	1mV	0.2s	100Hz	开
大脑皮层诱发电位	20~40kHz	10~20ms/div	500μV	0.02s	100Hz	开
蛙心期前收缩 - 代偿间歇	400Hz	1s/div	3g	直流	10Hz	开
神经干兴奋传导速度的测定	100kHz	1~2ms/div	2~5mV	0.02s	30kHz	关
神经干兴奋不应期的测定	100kHz	1ms/div	2~5mV	0.02s	30kHz	关
肌肉神经刺激频率与反应	0.4~1kHz	1s/div	30~75g	直流	100Hz	开
肌肉神经刺激强度与反应	0.4~1kHz	1s/div	7.5~30g	直流	100Hz	开
中心静脉压	800Hz	1s/div	25cmH$_2$O	直流	30Hz	关
离体主动脉环	100Hz	25s/div	1.5g	直流	10Hz	开
蛙心灌流	400Hz	2s/div	3g	直流	10Hz	开
心肌细胞动作电位	100kHz	80ms/div	50mV	直流	30kHz	开
膈神经放电	40kHz	80ms/div	50μV	0.001s	10kHz	开
呼吸运动调节	800Hz	1s/div	75mL	直流	30Hz	开
消化道平滑肌的生理特性	200Hz	2s/div	3g	直流	10Hz	开
肌梭放电	40kHz	40ms/div	50μV	0.002s	3kHz	关
耳蜗生物电活动	400kHz	40ms/div	100μV	0.02s	30kHz	开
中枢神经元单位放电	40kHz	80ms/div	50μV	0.002s	3kHz	关
脑电图	800Hz	250ms/div	50μV	0.2s	10Hz	开
影响尿生成的因素	200Hz	8s/div	2.4kPa	直流	100Hz	开
脉搏	800Hz	250ms/div	25mV	直流	10Hz	开
肌肉兴奋 - 收缩时相关系	100kHz	10ms/div	1mV	0.02s	3kHz	关
		10ms/div	30g	直流	30Hz	
心肌细胞动作电位心电图的同步记录	40kHz	80ms/div	50mV	直流	3kHz	开
		160ms/div	1mV	0.2s	30Hz	

续表

实验名称	实验参数					
	采样频率	扫描速度	灵敏度	时间常数	滤波常数	50Hz 陷波
降压神经放电血压、心电同步实验	100kHz	80ms/div	50μV	0.001s	3kHz	开
			12kPa	直流	30kHz	
			200μV	0.02s	30Hz	
神经干、肌膜动作电位、骨骼肌收缩	40kHz	20~40ms/div	1~5mV	0.02s	3kHz	开
			1mV	0.02s	10kHz	
			7.5~30g	0.02s	100Hz	

第四章
实验动物基本知识

实验动物（laboratory animal，LA）是指经人工培育，对其携带的微生物、寄生虫实行控制，且遗传背景明确或来源清楚，用于科学研究、教学、生产、检定以及其他科学实验的动物。实验用动物（experimental animal）是指一切用于实验的动物，其中除了符合严格要求的实验动物外，还包括经济动物、观赏动物和野生动物。

第一节 善待实验动物

实验动物和动物实验是生命科学研究不可缺少的材料和手段。实验动物在基础理论研究、临床试验、新药及生物制品的生产和检定中都具有不可替代的作用。人类借助动物进行实验获得科学研究成果，避免人类自身受到痛苦或伤害，而实验动物却不可避免地受到了生理或心理的伤害，甚至死亡。善待实验动物，维护动物福利，是促进人与自然和谐发展的需要。为此，世界多数国家颁布法律条文来约束、保护、管理实验动物的繁育、生产和使用。1988年国家科学技术委员会发布的《实验动物管理条例》是我国第一部实验动物管理法规，该条例从实验动物的饲育管理、检疫和传染病控制、应用、进口与出口管理等方面明确了国家管理准则，并于2021年进行了修订（数字资源4-1）。2006年科学技术部发布《关于善待实验动物的指导性意见》，意见适用于以实验动物为工作对象的各类组织与个人（数字资源4-2）。2021年国家市场监督管理总局和国家标准化管理委员会联合发布《实验动物安乐死指南》，针对实验动物安乐死的基本原则、实施条件、药物选择、常用方法给出建议，用于指导实验动物安乐死相关工作。

关于善待实验动物的主要要求包括：

1. 使用实验动物进行动物实验应有益于科学技术的创新与发展，有益于教学及人才培养，有益于保护或改善人类及动物的健康及福利或有其他科学价值。

2. 善待实验动物是指在饲养管理和使用实验动物过程中，要采取有效措施，使实验动物免遭不必要的伤害、饥渴、不适、惊恐、折磨、疾病和疼痛，保证动物能够实现自然行为，受到良好的管理与照料，为其提供清洁、舒适的生活环境，提供充足的、保证健康的食物、饮水，避免或减轻疼痛和痛苦等。

3. 善待实验动物包括倡导"减少、替代、优化"的"3R"原则（the 3Rs principle），科学、合理、人道地使用实验动物。减少（reduction）是指如果某一研究方案中必须使用实验动物，同时又没有可行的替代方法，则应把使用动物的数量降低到实现科研目的所需的最小量。

替代(replacement)是指使用低等级动物代替高等级动物,或不使用活着的脊椎动物进行实验,而采用其他方法达到与动物实验相同的目的。优化(refinement)是指通过改善动物设施、饲养管理和实验条件,优化实验设计、精选实验动物、技术路线和实验手段,优化实验操作技术,尽量减少实验过程对动物机体的损伤,减轻动物遭受的痛苦和应激反应,使动物实验得出科学的结果。

4. 实验动物应用过程中,应将动物的惊恐和疼痛减少到最低程度。实验现场避免无关人员进入。

5. 不得戏弄或虐待实验动物。在抓取动物时,应方法得当,态度温和,动作轻柔,避免引起动物的不安、惊恐、疼痛和损伤。在日常管理中,应定期对动物进行观察,若发现动物行为异常,应及时查找原因,采取有针对性的必要措施予以改善。

6. 实验动物保定是指为使动物实验或其他操作顺利进行而采取适当方法或设备限制动物行动的实施过程,该过程应遵循"温和保定,善良抚慰,减少痛苦和应激反应"的原则。保定器具应结构合理、规格适宜、坚固耐用、环保卫生、便于操作。在不影响实验的前提下,对动物身体的强制性限制宜减少到最低程度。

7. 在对实验动物进行手术、解剖或器官移植时,必须进行有效麻醉。术后恢复期应根据实际情况,进行镇痛和有针对性的护理及饮食调理。

8. 在不影响实验结果判定的情况下,应选择"仁慈终点(humane endpoint)",避免延长动物承受痛苦的时间。"仁慈终点"是指动物实验过程中,选择动物表现疼痛和压抑的较早阶段为实验的终点。

9. 在达到以下条件时,对实验动物处以安乐死:得到实验结果或实验结束时;经评估动物的痛苦程度达到或超过预设的仁慈终点;不适合继续饲养的动物。安乐死(euthanasia)是指以科学人道的理念和方式,使动物生理和心理痛苦最小化而采取的使动物意识迅速丧失的处死过程。实施安乐死应遵循尊重生命、快速少痛、守法合规的基本原则,操作者应掌握正确的安乐死技术,以人道的方式、正确的方法,在远离其他动物的非公开场所实施。实施安乐死术后,操作者应逐一确认动物是否已经死亡。常用的安乐死方法有吸入性药物(CO_2、N_2、氟烷、异氟烷等)、注射药物(巴比妥类药物、氯化钾等)和物理方式(颈椎脱臼、断颈、放血等),应根据实验动物的种属、年龄、体重等因素选择相应的安乐死方法。

10. 灵长类实验动物的使用仅限于非用灵长类动物不可的实验。除非因伤病不能治愈而备受煎熬者,猿类灵长类动物原则上不予处死,实验结束后单独饲养,直至自然死亡。

(厉旭云)

第二节　生理科学实验常用实验动物

生理科学实验通过实验的方法观察机体的功能和代谢变化,常用的实验动物有蟾蜍、小鼠、大鼠、豚鼠、兔、猫、犬等。常用实验动物的正常生理生化值参见附表4-1。

一、蟾蜍

蟾蜍(toad)属两栖纲,无尾目,蟾蜍科,蟾蜍属。蟾蜍品种很多,中华蟾蜍是我国分布最广的品种之一(图4-1)。

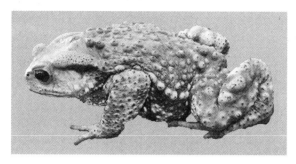

图4-1　蟾蜍

(一)生物学特性

蟾蜍身体背腹扁平,头宽大于头长,吻部圆而高,眼大并突出于头部两侧。蟾蜍皮肤很粗糙,背部满布圆形瘰疣,皮肤腺可分泌黏稠的浆状物质。雄性蟾蜍前肢内侧3指有黑色刺状婚垫。

(二)在生物科学研究中的应用

蟾蜍是教学实验常用的小动物。蟾蜍的基本生命活动和生理功能与温血动物近似,其离体组织和器官所需的培养条件比较简单,不需要人工给氧和恒温环境,实验条件易于控制,常用于神经、肌肉、心脏、微循环等实验。

二、小鼠

小鼠(mouse)属哺乳纲,啮齿目,鼠科,小鼠属。实验小鼠来自野生小鼠,经过长期人工饲养和选择培育而来(图4-2)。

(一)生物学特性

小鼠面部尖突,嘴鼻部有长的触须,耳耸立呈半圆形,尾部与身体约等长。成年小鼠体重18~45g,体长约11cm,寿命2~3年。小鼠性情温顺,不主动咬人,傍晚和黎明最为活跃,对环境变化敏感。

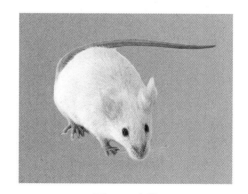

图4-2　小鼠

(二)在生物医学研究中的应用

小鼠广泛应用于药物筛选、毒性试验、药物效价测定等研究,是目前世界上品种最多、用途最广、用量最大的实验动物。小鼠对多种病原体和毒素比较敏感,如流行性感冒、脑炎、血吸虫、疟疾、狂犬病和一些细菌性疾病,可用于疾病治疗研究;多个品系小鼠有特定的自发性肿瘤,也可通过人工接种或化学致癌物诱导等方法引发肿瘤,常用于肿瘤的研究;有些品系小鼠有自发性遗传病或免疫缺陷,可用于人类遗传性疾病动物模型或免疫机制的研究；由于其妊娠期短，繁殖力强，也常用于计划生育研究。

三、大鼠

大鼠（rat）属哺乳纲，啮齿目，鼠科，大鼠属。实验大鼠由野生褐色大鼠驯化而成（图4-3）。

（一）生物学特性

大鼠外观和小鼠相似，但是体形较大。成年雄鼠体重300~600g，体长不小于18cm，寿命2~3年。大鼠性情温顺，不主动咬人，但是如遇粗暴捕捉易被激怒，昼伏夜出，听觉灵敏。

（二）在生物医学研究中的应用

大鼠是最常用的实验动物之一，用量仅次于小鼠。大鼠对营养缺乏较敏感，常用于蛋白质、维生素缺乏等营养学研究；大鼠探索性强，易训练，对惩罚和奖赏暗示敏感，常用于行为学和高级神经活动的研究；大鼠的垂体等内分泌腺容易手术摘除，常用于各种腺体功能的研究；目前已培育出多种不同类型的自发性高血压大鼠，而且大鼠的血压和血管阻力对药物敏感，是研究心血管疾病及药物筛选的首选动物；大鼠还广泛应用于药物的毒性实验、药物筛选实验和药物代谢动力学实验等。

四、豚鼠

豚鼠（guinea pig）属哺乳纲，啮齿目，豚属科，豚鼠属（图4-4）。

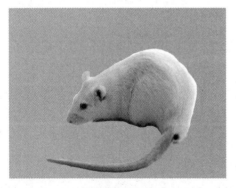

图4-3 大鼠

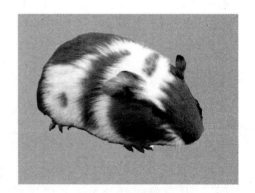

图4-4 豚鼠

（一）生物学特性

豚鼠身体短粗，四肢短小，上唇分裂，无尾。成年豚鼠体重350~750g，体长22~36cm，寿命5~8年。豚鼠胆小、温顺、易惊、不轻易伤人，喜群居及干燥清洁的环境。豚鼠听觉发达，当有尖锐声音刺激时，常表现为听觉耳动反射。

（二）在生物医学研究中的应用

豚鼠对很多病毒和致病菌十分敏感，是微生物感染试验的常用实验动物；豚鼠注射马血清易复制过敏性休克模型，常用于免疫学过敏性反应和变态反应的研究；豚鼠体内不能合成维生素 C，是研究维生素 C 生理功能的重要动物模型；豚鼠的耳蜗发达，听觉敏锐，常用于耳科研究。

五、兔

兔（rabbit）属哺乳纲，兔形目，兔科。实验用兔由野生穴兔驯化而成（图4-5）。

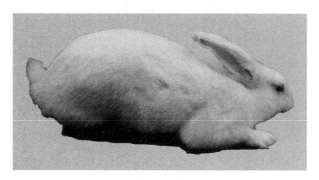

图4-5 兔

（一）生物学特性

兔为草食类动物，性情温顺，胆小易惊，群居性差，有食软粪行为。白天安静，夜间活跃，夜间采食量占全天的75%。

（二）在生物医学研究中的应用

兔颈部血管神经和胸腔的结构非常适合做急性心血管疾病实验，是生理科学实验教学常用的实验动物。雌兔只能在交配后排卵，故能准确判定排卵时间，可用于生殖生理、胚胎学、避孕药等方面的研究；兔容易产生发热而且反应典型稳定，常用于感染性和非感染性发热试验；兔对许多病毒和致病菌非常敏感，常用于建立感染性动物模型；兔广泛用于各种免疫血清的制备。

六、猫

猫（cat）属哺乳纲，食肉目，猫科，猫属（图4-6）。

（一）生物学特性

猫的寿命为8～14年。其大脑和小脑较发达，平衡感好。猫的眼睛能按照光线强弱灵敏地调节瞳孔大小，白天光线强时，瞳孔可以收缩成线状，晚上瞳孔变大，视力很好。猫舌表面有许多突起的丝状乳头，能舔除附在骨上的肉。雌猫发情时发出类似婴儿啼哭的声音。猫呕吐反应灵敏，受到机械刺激或化学刺激后易诱发咳嗽。

（二）在生物医学研究中的应用

猫的头盖骨和脑具有一定的形状特征，神经系统极其敏感，非常适合脑神经生理学的研究；猫的血管壁坚韧、血压恒定，适合用于循环系统作用机制的研究。

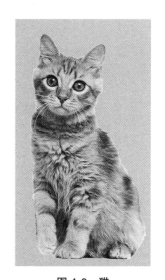

图4-6 猫

七、犬

犬（dog）属哺乳纲，食肉目，犬科，犬属（图4-7）。

（一）生物学特性

犬的寿命为10～20年。犬具有发达的循环系统和神经系统，内脏与人相似，比例也近似。听觉灵敏，嗅觉器官和嗅神经极为发达，鼻尖呈油状滋润。犬视网膜上没有黄斑，视觉较差，是红绿色盲。

（二）在生物医学研究中的应用

犬的解剖生理特点接近于人，被广泛应用于实验外科各方面的研究；犬的神经系统和循环系统发达，是生理学、病理生理学等基础医学研究和教学的常用实验动物之一；犬可以通过短期训练很好地配合实验，适合如治疗效果实验、条件反射实验、毒理学实验、腺体摘除实验等慢性实验研究。

八、斑马鱼

斑马鱼（zebra fish）是一种脊椎动物，属鱼纲，鲤科（图4-8）。

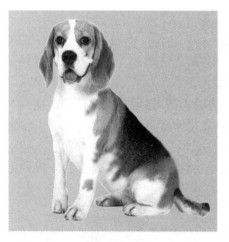

图4-7 犬

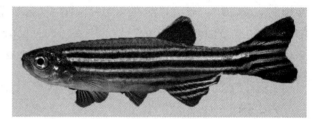

图4-8 斑马鱼

（一）生物学特性

斑马鱼体型小，成鱼体长3～4cm，耐热性和耐寒性都很强，属低温低氧鱼。斑马鱼有完整的消化系统、泌尿系统，性成熟周期短，雌鱼性成熟后可产几百颗卵子，卵子体外受精及发育。

（二）在生物医学研究中的应用

斑马鱼具有性成熟周期短、产卵数量多、体外受精、胚胎透明及体外发育等生物学特点，其基因与人类基因的相似度达87%，不仅可以用来研究脊椎动物的胚胎发育过程，而且是一种重要的脊椎动物模式生物，在发育生物学、免疫学、毒理学和人类疾病研究等众多的研究领域得到广泛应用，被誉为水中小白鼠。

（厉旭云）

第三节　实验动物的品系和分类

应用实验动物进行科学研究,要对实验动物质量、动物实验条件和动物实验操作进行规范统一,才能保障实验结果具有较高的可比性、可重复性和科学性。规范内容涉及遗传学、微生物学、营养学和环境生态学等。其中,实验动物的遗传和微生物控制是动物质量保障的核心。

一、实验动物的遗传分类

根据中华人民共和国国家标准《实验动物　哺乳类实验动物的遗传质量控制》(GB 14923-2010)规定,哺乳类实验动物根据遗传特点的不同,分为近交系、封闭群和杂交群。

1. 近交系　近交系(inbred strain)指经至少连续 20 代的全同胞兄妹交配培育而成,品系内所有个体都可追溯到起源于第 20 代或以后代数的一对共同祖先。经连续 20 代以上亲代与子代交配与全同胞兄妹交配有等同效果。近交系的近交系数(inbreeding coefficient)应大于 99%。近交系的近交代数用大写英文字母 F 表示。例如当一个近交系的近交代数为 87 代时,写成(F87)。

一个近交系内各个分支的动物之间,如果存在遗传差异,就会分化成亚系。通常下述三种情况会发生亚系分化:①在兄妹交配代数达 40 代以前形成的分支(即分支发生于 F20 到 F40 之间);②一个分支与其他分支分开繁殖超过 100 代;③已发现一个分支与其他分支存在遗传差异。

特点和应用:具有相同的基因基础,表型一致,实验反应一致性高,实验重复性好,实验所用动物少。常见品系,如 C57BL/6,有大量的历史资料可查,有详细的遗传学资料,其生物学特性、生理生化特点、常见疾病(包括自发性疾病)等都有过系统的研究,便于研究者查阅和选择应用。近交系遗传基础一致,个体间差异小,常用于遗传学、免疫学、神经生物学研究。

常用近交系动物:实验动物近交系多为小鼠和大鼠。常见小鼠近交系有:C57BL/6、BALB/c、DBA/2、C3H、CBA;大鼠近交系有:ACI、BN、F344、LEW、LOU/CN、SHR。

2. 封闭群　封闭群(closed colony)是指以非近亲交配方式进行繁殖生产的一个实验动物种群,在不从其外部引入新个体的条件下,至少连续繁殖 4 代。封闭群亦称远交群(outbred stock)。

特点和应用:封闭群动物既有群体的一般特性,又保持了动物的杂合性,其生活力、生育力都比近交系强。封闭群动物可以大量生产,用于教学、药物筛选、毒物试验、生物制品和化学制品的鉴定。

常用封闭群动物:ICR、NIH 和 KM 小鼠,Wistar 和 SD 大鼠,新西兰白兔、大耳白兔和青紫兰兔,DHP 豚鼠,比格犬,巴马小型猪等。

3. 杂交群　杂交群(hybrid colony)是指由不同品系或种群之间杂交产生的后代。命名时将亲代母系符号写在前边,以"×"连接,后边是亲代父系的名称,再在其后标明杂交的代数(如 F1、F2 等),如 C57BL/6J × DBA/2F1(B6D2F1)。

特点和应用:杂交群通常使用 F1 代,遗传稳定、表型均一,具有杂交优势。常用于干细胞、移植免疫、细胞动力学、单克隆抗体和疾病模型研究。

常用杂交群：BALB/c XCBAF1 用于小鼠单克隆抗体研究，NZBXNZWF1 是自身免疫缺陷模型（红斑狼疮），C3HXIF1 是肥胖和糖尿病模型。

二、实验动物的微生物学和寄生虫学等级分类

根据实验动物体内外所携带微生物与寄生虫的控制要求，我国《实验动物　寄生虫学等级及监测》和《实验动物　微生物学等级及监测》将实验动物分类为：普通级动物、清洁动物、无特定病原体动物和无菌动物。不同国家或地区疫病流行情况不同，相应级别要求排除的寄生虫学和微生物学种类存在差异。

1. 普通级动物（conventional animal，CV 动物）　不携带所规定的人兽共患病病原和动物烈性传染病的病原。如汉坦病毒（HV）、淋巴细胞脉络丛脑膜炎病毒（LCMV）。最新颁布的实验动物国家标准，将实验小鼠和大鼠的普通级取消，其微生物学和寄生虫学等级只有清洁级、无特定病原体级和无菌级。豚鼠和兔仍保留四级；犬和猴分为普通级和无特定病原体级，共两级。普通级实验动物一般是在开放环境下饲养，动物饲养和实验设施要符合最基本的要求。

2. 清洁动物（clean animal，CL 动物）　除普通级动物应排除的病原外，不携带对动物危害大和对科学研究干扰大的病原。这是根据我国实验动物发展需要而设立的一个比普通动物要求高的微生物及寄生虫控制等级。清洁级动物的引种应来源于更高等级的动物，饲养在屏障设施中，饲养管理规范。清洁级动物已是我国目前主要使用的质量控制等级的动物，已被广泛地应用于生命科学研究、新药研制和安全评价等领域的动物实验之中。清洁级动物易于质量控制，非实验因素干扰少，有较好的敏感性和可重复性。

3. 无特定病原体动物（specific pathogen free animal，SPF 动物）　除清洁级动物应排除的病原外，不携带主要潜在感染或条件致病和对科学实验干扰大的病原。SPF 动物，在屏障系统中进行保种、饲育及使用，按国家标准，严格实施微生物和寄生虫控制。动物的繁殖、生产和动物实验等设施，要严格按规范要求建设和管理，并应进行常规性的质量监测。从事繁殖、生产和动物实验的人员，应当接受实验动物学的专门培训。目前，SPF 动物已是国际公认的标准的实验动物，我国的使用量也正在不断地增加。

4. 无菌动物（germ-free animal，GF 动物）　无可检出的一切生命体。无菌动物要求动物不携带任何以现有手段可检出的微生物和寄生虫，在无菌动物中人为地植入已知的一种或数种微生物的动物被称为悉生动物。无菌动物和悉生动物都应置于无菌隔离装置中保育，饲养管理严格按照无菌条件处理，定期进行检测。无菌动物和悉生动物可用于肠道菌群的研究。

（卫　振　王芊芊）

第四节　实验动物选择的一般要求

使用实验动物开展生命科学研究需遵循科学（science）、伦理（ethic）、经济（economy）的应用准则，选择与研究目的相匹配的实验动物。

一、表型相似性

动物实验研究的目的是通过实验把结果外推到目标动物(譬如人),实验动物和目标动物的相似性越高,则结果外推的准确性也越大。根据相似性匹配主要考虑两者的组织结构、功能代谢、疾病特征等方面。同时,在不影响实验的前提下,尽量选择结构功能简单、易获得、易饲养、经济、又能反映研究指标的动物。

二、实验动物品种、品系的选择

许多实验动物具有特殊的生理结构,适当地利用这些特质,可以为实验研究带来很多的便利条件。家兔的迷走神经、交感神经和降压神经在颈部分别存在、独立走行,而其他动物如马、犬、猪等的降压神经走行于迷走神经干中,所以兔是观察降压神经对心血管活动调节作用的最佳选择。犬的甲状旁腺位于甲状腺的表面,位置相对固定,适合施行甲状旁腺的摘除手术;犬汗腺不发达,不宜用于发汗试验;犬是红绿色盲,不能用于以红绿色为刺激条件的反应观察。大、小鼠胃有褶皱,不会呕吐,不宜用于以呕吐为观察指标的研究。自发性高血压大鼠是筛选抗高血压药物的良好动物模型。

不同品系的实验动物对同一刺激具有某些特殊的反应性,实验研究中通常会选用对处理因素最敏感的动物为实验对象。豚鼠易致敏,适用于过敏性实验的研究;豚鼠耳蜗对声波变化敏感,适用于听觉实验研究;豚鼠体内不能合成维生素 C,常用于维生素 C 的实验研究。家兔体温变化灵敏,非常适合热敏实验。猫的呕吐反应敏感,适用于做呕吐实验。

三、个体选择的一般要求

同一品系不同性别、年龄、健康状况的个体,对同一刺激往往存在不同的反应。

(1)性别:不同性别的动物对各种刺激的反应不完全相同,雌性动物处在性周期以及怀孕、授乳期间机体的反应性也有很大的变化。在科学研究中如果对性别无特殊需要时,优先选用雄性动物或雌雄各半动物,以减少生理变化对研究的影响。而如果已知性别差异会导致实验结果有质的差别,则应同时采用雌雄两种性别的动物。如果已知某个性别的特殊反应可能对研究结果造成干扰,则应回避这个性别。

(2)年龄:随着年龄的增长,动物的解剖结构、生物学功能和反应性也出现明显变化。幼年动物比成年动物敏感,老年动物则因机能衰退而反应迟钝。因此,动物实验常选用成年动物,对于观察时间较长的研究可选择较为年幼的动物,确保观察到实验研究的终点。此外,还需考虑实验动物和目标动物在年龄阶段的相互对应,保持生物学时间上的"年龄一致"。

犬和人类的年龄对应关系见表 4-1。

表 4-1 犬和人类的年龄对应

种类	年龄对应 / 岁															
犬	1	2	3	4	5	6	7	8	9	10	11	12	13	14	15	16
人类	15	24	28	34	36	40	44	48	52	56	60	64	68	72	76	80

（3）体重：体重选择本质上是年龄的选择。对于遗传背景清楚、饲养条件规范的实验动物，可以根据其生长曲线，进行体重和年龄的转换。在同一实验中，动物的体重应尽量一致，组内的差异一般不超过10%。常见动物成年时的年龄、体重和寿命的比较参见表4-2。

表4-2 常见动物的年龄、体重和寿命的比较

生理参数	小鼠	大鼠	豚鼠	兔	犬
成年日龄/d	65～90	85～110	90～120	120～180	250～360
成年体重/g	20～28	200～280	350～600	2 000～3 500	3 000～20 000
寿命/年	2～3	3～4	6～7	4～9	10～20

（4）健康状况：动物机体功能处于正常状态时获得的实验结果比较稳定，具有较好的一致性和重现性，而动物在患有疾病或处于衰竭、饥饿、寒冷、炎热等条件下时耐受性较差，对刺激的反应也较不稳定。所以在科学研究中需选择具有国家认证资质的动物繁育饲养机构培育的健康动物，以保证研究结果的科学性和可靠性。

（卫　振　厉旭云）

第五节　实验动物的选择与应用

一、中枢神经系统实验

中枢神经系统实验涵盖的内容非常广泛，包括失眠、发热、疼痛、癫痫、抑郁、焦虑、震颤、早老性痴呆、学习障碍等诸多疾病的发病机制及治疗的实验研究。在实验动物的选择上，小鼠、大鼠、猫、犬、兔和猴较为常用，其中，小鼠和大鼠的使用尤为广泛。

选择动物时应注意各种属动物的特点，如：大鼠适用于刺激研究，因为大鼠视觉、嗅觉较灵敏，做条件反射等实验反应良好；某些鼠类对强铃声刺激非常敏感，能产生定型的"听源性发作"，是研究抗癫痫药物的常用模型；大鼠和小鼠的活动因夜间比白天多，故研究中枢神经抑制药在夜间进行实验较好；猫和狗的自然行为多样且稳定，常用于神经药理、神经生理以及行为观察的补充实验；猴子对镇痛剂的依赖性与人接近，戒断症状较明显且易于观察，已成为新镇痛剂进入临床试用前必需的试验。

中枢神经系统的研究常涉及动物行为学实验，相关实验仪器和技术可参考第三章第四节。中枢神经系统常见疾病如疼痛、癫痫等实验动物模型制备方法参见第十三章第三节"疾病动物模型"。

二、心血管系统实验

心血管系统实验研究包括常见疾病如高血压、心肌缺血、心律失常、心力衰竭等病因和治疗的相关研究。犬、猫和猪的循环系统较发达，与人类相似且血压稳定，是血流动力学实验的理想动物，但价格较高，所以实验室通常采用大鼠和兔进行相关研究，其中，兔由于手

术操作的难度较低以及主动脉神经自成一束的特殊结构,是教学实验的常用动物。

自发性高血压大鼠(spontaneously hypertensive rat,SHR)是与人类原发性高血压疾病非常接近的实验动物模型。此外,对大鼠进行环境刺激、高盐饮食、注射醋酸脱氧皮质酮、肾主动脉狭窄手术等多种方法可诱导高血压的形成。犬、小型猪、兔、大鼠或小鼠等动物进行冠状动脉结扎、压迫,注射垂体后叶素、异丙肾上腺素等药物均可造成心肌缺血或梗死。采用心肌损害、心脏快速起搏、增加容量负荷、增加压力负荷等方法可致心脏泵血功能减弱形成心力衰竭。电刺激或药物刺激窦房结、心房、房室交界或心室可诱导产生不同起源的心律失常。

高血压、心肌缺血/梗死、心律失常、心力衰竭实验动物模型的制备方法参见第八章第三节"疾病动物模型"。

三、消化系统实验

消化系统实验包括在体实验和离体实验研究两大部分。呕吐、肝损伤、胆汁分泌、胰液分泌等实验通常需要采用在体实验的方法,消化道器官如胃、肠、胆囊功能测定可进行离体组织灌流研究。

呕吐实验一般选用猫、犬等对催吐药敏感的动物,而大鼠由于胃部结构特殊不会呕吐,故不宜选用。胆汁、胰液的收集通常采用插管的方法,如需观察肝胆汁的分泌情况,则需结扎胆囊管,而大鼠没有胆囊,故用于单独收集肝胆汁的实验研究尤为方便。中毒性肝损伤实验通常选用小鼠皮下注射四氯化碳乳剂破坏肝细胞的结构和功能。在进行肠管离体灌流实验时,通常选取豚鼠或兔的十二指肠或回肠,十二指肠的兴奋性、节律性较高,呈现活跃的舒缩运动,回肠运动比较静息,其运动曲线的基线比较稳定。

消化系统实验研究的常见动物实验模型如肝纤维化、非酒精性脂肪肝、溃疡性结肠炎、肝性脑病和急性肝损伤制备方法参见第十章第三节"疾病动物模型"。

四、呼吸系统实验

呼吸系统实验根据研究目的的不同,通常需要复制咳嗽、哮喘、肺水肿和肺纤维化等疾病动物模型进行病因和治疗的机制研究,或是取用动物的气管、支气管进行离体灌流研究。

建立咳嗽的动物模型,一般通过刺激咳嗽反射弧通路中的感受器或传入神经诱发咳嗽,常用的方法有化学刺激法、机械刺激法和电刺激法。化学刺激诱发的小鼠、大鼠咳嗽反应变异较大,实验可靠性较差;豚鼠和猫对化学刺激和机械刺激都很敏感,容易诱发咳嗽,是筛选镇咳药的常用动物。肺纤维化模型常用小鼠气管内给药诱导产生。兔静脉注射肾上腺素复制肺水肿的操作简单、症状明显,是较为理想的肺水肿实验动物模型。豚鼠易致敏,常用于哮喘的实验研究。豚鼠的气管对药物的反应较为敏感,在离体气管或支气管灌流实验时通常选用豚鼠为实验对象。

哮喘、肺纤维化、肺动脉高压和急性呼吸窘迫综合征的实验动物模型制备方法参见第九章第三节"疾病动物模型"。

五、泌尿系统实验

泌尿系统疾病主要有肾炎、肾病、肾衰竭、肾结石、膀胱结石、前列腺增生等,通常需要根据不同的病因复制相应的实验动物模型。泌尿系统实验常用的实验动物有大鼠、小鼠、兔和犬等。

复制肾炎的常用方法有家兔 Masugi 肾炎模型、大鼠 Heymann 肾炎模型、豚鼠 Steblay 肾炎模型。肾病实验研究通常采用大鼠嘌呤霉素氨基核苷模型、兔升汞致肾病模型。肾衰竭、肾结石、膀胱结石研究通常以大鼠为实验对象。犬与人类相似，可发生自发性的前列腺增生，所以前列腺增生研究通常选用老龄犬进行实验。实验过程中如需收集尿液进行分析，应考虑动物的体型大小采用不同的方法，如小鼠或大鼠此类体型较小的动物可采用代谢笼收集，而猫或犬等体型较大的动物，常采用手术行输尿管插管收集。

各种原因引起的急性肾损伤实验动物模型制备方法参见第十一章第三节"疾病动物模型"。

（厉旭云）

第六节　医学科研课题对动物实验的有关要求

涉及动物实验的医学科研课题，必须遵循相应的管理规范，以保证科研课题的顺利进行。如，动物实验需在通过认证的实验环境内开展（特殊实验需要在 P2、P3 实验室开展），实验动物应来自认证的生产机构，科研课题必须通过实验动物伦理审批。如果开展动物实验未遵循相应规范，则申报的相关科研课题不予立项，成果不予鉴定，所进行的动物实验结果不予承认，所出具的安全评价和检测结果一律无效，以动物或动物组织为生产基质的药品、生物制品不得使用。

一、医学科研课题申请、项目申报要求

医学科研课题申请、项目申报，涉及动物实验的，都需要进行实验动物伦理审批，其典型流程如图 4-9 所示。审批的主要内容包括：

1. 实验动物的信息　动物的品种品系、微生物等级、体重、年龄、性别、来源等。

2. 动物实验条件许可文件　动物实验要在通过认证，并取得提供实验动物使用许可证的设施内进行。

3. 实验人员取得动物实验操作资质　实验人员需要参加相应的动物实验培训、课程或实践经历，确保了解实验动物的基本知识，掌握基本操作规范，善待实验动物，科学、合理地使用实验动物（数字资源 4-3）。

4. 动物实验方案的合理性　实验设计遵循"3R"原则。实验动物的选择，实验分组和数量，实验操作和动物护理，镇痛和抗感染，动物安乐死，生物废弃物的处理等，要符合科学性、可行性、安全性和动物福利的原则。

5. 实验安全　涉及辐射、毒品、病原微生物等实验安全的，实验室和实验人员须取得相关资质。

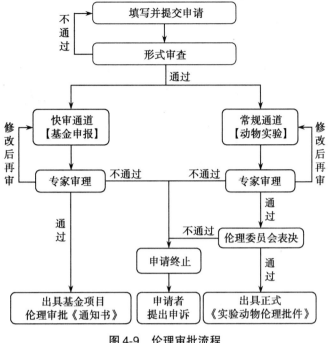

图4-9 伦理审批流程

二、实施过程中的要求

动物实验方案通过伦理审批后,应签订《委托饲养协议》,明确课题组和动物中心双方的权利和义务。实验动物采购渠道应规范,实验动物经检查合格后才能进入饲养管理区。医学科研动物实验实施过程中,应注意观察动物的行为活动情况,做好详细的实验记录。动物实验中的操作(给药、取材、麻醉、手术等)要遵循动物福利的原则,并受到动物中心巡视兽医的监管。实验结束后,需要牺牲的动物,应按规定进行安乐死,尸体和废弃物进行无害化处理。

三、课题结题与验收的要求

医学课题涉及动物实验结题与验收时,需根据相关要求准备《动物实验方案伦理审批》《实验动物质量合格证》《实验动物使用许可证》《实验动物饲养协议》等材料。课题结题和刊物发表一般只需要伦理批件。对于特殊的实验,比如药物安全评价,需要环境温、湿度的每日记录;涉及非人灵长类的实验,需要国家相关管理部门(林业局)的审批材料。因此,开展动物实验前应关注课题结题和验收的具体要求,确保材料的完整性。

(卫 振 陈若宁)

附表

附表4-1 常用实验动物的正常生理生化值

指标	犬	兔	大鼠	小鼠
寿命/年	10~20	4~9	3~4	2~3
性成熟期/d	180~300	120~240	60~75	35~60
成年体重	3~20kg	1.5kg以上	♀150g以上 ♂250g以上	20g以上
体温(直肠)/℃	37~39	38.5~40	37.5~39	36.5~39
心率/(次·min^{-1})	30~130	120~150	200~360	520~780
呼吸/(次·min^{-1})	20~30	38~80	66~150	84~230
血压/kPa /mmHg	14.40~25.19 (108~189)	12.00~17.33 (90~130)	9.33~24.53 (70~184)	12.40~18.40 (93~138)
血红蛋白/(g·L^{-1}) /(g·dL^{-1})	105~200 (10.5~20.0)	71~155 (7.1~15.5)	120~178 (12.0~17.8)	100~190 (10.0~19.0)
红细胞/(10^{12}·L^{-1})	5.5~8.5	4.0~6.4	7.2~9.6	7.7~12.5
白细胞/(10^{12}·L^{-1})	6.0~17.0	5.5~12.0	5.0~25.5	4.0~12.0
血小板/(10^{12}·L^{-1})	12.0~30	12.0~25.0	10.0~138.0	15.7~152.0
血液pH	7.31~7.42	7.21~7.57	7.26~7.44	
总血量(占体重)/%	8.00~9.00	5.46	5.76~6.94	7.78
血非蛋白氮/(mmol·L^{-1}) /(mg·dL^{-1})	14.28~31.42 (20~44)	19.99~36.41 (28~51)	14.28~31.42 (20~44)	25.70~83.54 (36~117)
血清钾/(mmol·L^{-1}) /(mEq·L^{-1})	3.7~5.0 (3.7~5.0)	2.7~5.1 (2.7~5.1)	3.8~5.4 (3.8~5.4)	7.7~8.0 (7.7~8.0)
血清钠/(mmol·L^{-1}) /(mEq·L^{-1})	129~149 (129~149)	155~165 (155~165)	126~155 (126~155)	143~156 (143~156)
血清钙/(mmol·L^{-1}) /(mEq·L^{-1})	1.9~3.2 (3.8~6.4)	2.8~40 (5.6~8.0)	1.5~2.6 (3.1~5.3)	2.4~2.6 (4.9~5.3)
血清氯/(mmol·L^{-1}) /(mEq·L^{-1})	104~117 (104~117)	92~112 (92~112)	94~110 (94~110)	111~120 (111~120)
血清胆红/(μmol·L^{-1}) /(mg·dL^{-1})	1.71~5.13 (0.1~0.3)	<1.71 (<0.1)	1.71~5.13 (0.1~0.3)	1.71~15.39 (0.1~0.9)
尿比重	1.020~1.050	1.010~1.050	1.040~1.076	

第五章
动物实验技术

动物实验是医学科学研究中的重要手段。动物实验方法多种多样,按机体水平不同可分为整体实验和离体实验,离体实验又可以分为组织器官水平实验和细胞分子水平实验。按动物实验的时间长短则可分为急性实验和慢性实验等。正确掌握动物实验的基本技术,如动物的抓取、固定、麻醉、给药、手术、采血、生理生化指标测定等,是实验成功的关键,也是实验动物伦理的基本要求。本章主要介绍与生理科学实验相关的动物实验技术。

第一节　动物实验的基本操作

一、常用实验动物的捉拿和固定方法

捉拿、固定动物的原则是:保证实验人员的安全,防止动物意外性损伤,禁止对动物采取突然、粗暴的动作,抓取部位应最大限度地减轻动物痛苦,尤其不能抓取耳、胡须等敏感部位。捉拿、固定凶猛动物时,应用专用工具,戴防护手套,以免被咬伤、抓伤。捉拿、固定动物时,动物会有防御性反应,应慢慢地接近动物,并注意观察其反应,让动物有一个适应过程。

(一)蟾蜍

术者将蟾蜍腹部置于左手掌心,蟾蜍上肢置于左手示指与中指之间,用左手拇指压住其脊背,右手拉直双下肢,再用左环指和小指夹住下肢将其固定。用左示指抵住头吻端并使其头尽量前俯(图5-1),右手持探针刺入枕骨大孔进行毁脑毁脊髓操作。

作淋巴囊注射操作时,将蟾蜍背部紧贴手心,拇指及示指夹蟾蜍头及躯干交界处,左示指和中指夹住其左前肢,拇指压住右前肢,左手其他三指则握住其躯干及下肢,即可右手持注射器进行操作。

由于蟾蜍两耳部突起(耳后腺)可喷射蟾酥,在捉拿固定时,切勿挤按,以避免蟾酥射进眼中。若实验需要,可将已麻醉或破坏脑脊髓的蛙类,按实验需要的体位,将四肢用蛙钉或大头针钉于蛙板上。

(二)小鼠

捉拿小鼠可采取双手法和单手法两种形式。

双手法:右手提起小鼠尾部,将其放在鼠笼盖或其他粗糙面上,向后方轻拉,当其向前爬行时,左手拇指和示指抓住两耳及头颈部皮肤,将鼠体翻转向上固定在左手掌心中,拉直

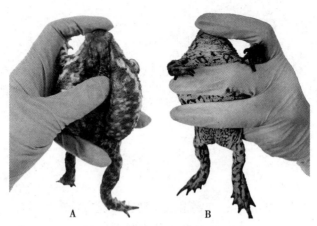

图 5-1 蟾蜍(或青蛙)的捉拿

A. 背面；B. 腹面。

鼠身，以左手中指抵住其背部，环指及小指固定其躯干下部及尾根部。右手即可行注射或其他操作(图 5-2)。

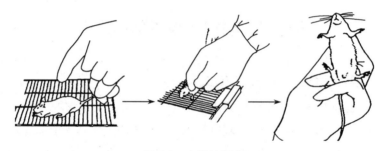

图 5-2 小鼠的捉拿

单手法：先用左手示指与拇指抓住鼠尾，将其放在鼠笼盖或其他粗糙面上，后分别用左手手掌尺侧及小指夹住尾根部提起小鼠，拇指与示指抓住颈背部皮肤，翻转左手，使小鼠腹部向上，右手即可行注射或其他操作。

需取尾血或进行尾静脉注射时，可将小鼠装入有机玻璃、木制或金属制的小鼠固定盒内，使其尾巴露在固定器外。在进行外科手术时，一般在固定板前方边缘楔入 1 个钉子，左右边缘各楔入 2 个钉子，小鼠麻醉后，用线绳将小鼠四肢系到左右边缘的钉子上，并在小鼠的切齿上牵一根线绳系在固定板前缘的钉子上，以达到完全固定。

(三)大鼠

抓取大鼠时应尽量避免刺激，否则易被咬伤。待大鼠安静时打开鼠笼盖，用右手将鼠尾抓住提起，放在较粗糙的台面或鼠笼上，向后轻拉，左手抓紧两耳和头颈部皮肤，其余手指与手掌紧握腹背部皮肤。如大鼠后肢挣扎厉害，可将鼠尾放在小指和环指之间夹住，将大鼠抓持在手掌内，翻转左手到适当位置，右手即可行注射或其他操作(图5-3)。捉拿时可戴防护手套或用布盖住后捉拿，防止被咬伤。

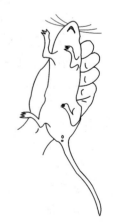

图 5-3 大鼠的捉拿

在手术或解剖时，则应事先将大鼠麻醉或处死，然后用绳缚住四肢，用棉线固定门齿，背卧位固定在手术台上。如需取尾血或尾静脉注射时，可将其固定在大鼠固定盒里，将鼠尾留在外面供实验操作。

（四）豚鼠

豚鼠性情温和，胆小易惊。抓取时，先用手掌轻覆豚鼠背部，抓住其肩胛上方，拇、示指环握颈部。对于体型较大的豚鼠，可用另一只手托住其臀部（图5-4）。另外，有时可用纱布轻轻盖住豚鼠头部，操作人员轻扶住其背部或者让其头部钻到实验人员的臂下，然后进行实验操作。豚鼠固定也可参考大鼠的操作。

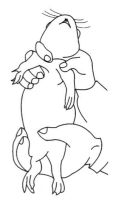

图5-4 豚鼠的捉拿

（五）家兔

1. 家兔的捉拿 兔一般不咬人，但其爪锐利，挣扎时极易抓伤操作人员。抓取时可戴防护手套，并注意不能提兔双耳或双后腿，也不能提抓腰背部皮毛，避免造成耳、肾、腰椎的损伤或皮下出血（图5-5A、B、C）。抓取家兔的正确方法（图5-5D、E）：先轻轻打开笼门，勿使其受惊，随后右手伸入笼内，从兔头前部顺毛安抚家兔，等其卧伏不动时，右手抓住兔的颈背部皮毛，左手托住其臀部，慢慢提起家兔，使体重主要落在抓取者的左掌心上，尽量使其处在舒适、放松的状态（数字资源5-1）。

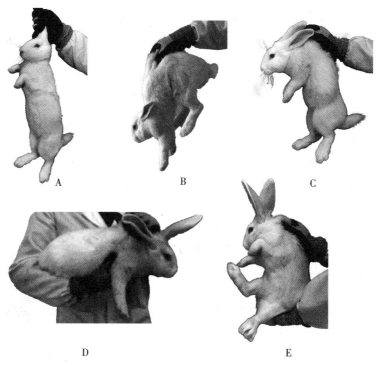

图5-5 家兔的捉拿

A、B、C.错误方法；D、E.正确方法。

2. 家兔的固定　固定家兔的方法有很多，具体选用何种方法依实验需要而定。常用的固定方法有：徒手固定、盒式固定、台式固定等（数字资源 5-2）。

（1）徒手固定：由助手用一只手抓住兔颈背部皮肤，另一只手抓住兔的两后肢，牢牢地固定在实验台上。此法适用于腹腔、肌肉等部位的注射。另一种方法是，由助手坐在椅子上用一只手抓住兔颈背皮肤，同时捏住两个耳朵，不让其头部活动，大腿夹住兔的下半身，用另一只手抓住两前肢将兔固定。此法适合经口给药。

（2）盒式固定：将兔放入兔箱内，仅头部及双耳伸出兔箱前壁凹形口，关上兔箱顶盖即可（图 5-6A）。这种固定方法常用作采血、注射、观察兔耳血管变化、兔脑内接种等实验操作。

（3）台式固定：用 4 根约 50cm 长的塑料绳一端打活套结，分别套在家兔前后肢的腕、踝关节上方并拉紧套结，将兔头朝向手术台的固定柱，仰卧位放置在手术台中央，绑缚左右前肢的塑料绳在家兔背后交叉，并从腋下和塑料绳之间穿过压住对侧前肢，固定在手术台对侧的固定钩上，使两前肢平直置于躯干两侧，两后肢左右分开，固定在同侧兔台尾端，用粗棉绳勾住兔两颗上门齿，将棉绳拉直后，在手术台的固定柱上绕两圈再打活结固定（图 5-6B）。也可用特制的兔头夹固定兔头。这种固定方式常用作兔动脉采血、测量血压、呼吸等需要手术操作的实验。

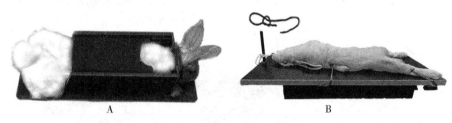

图 5-6　家兔的固定

（六）猫

捉拿猫时应戴手套，防止被其抓伤和咬伤。操作时宜先轻声呼唤，再慢慢将手伸入猫笼中，轻抚猫的头、颈及背部，抓住其颈背部皮肤并以另一手抓其背部。对较凶暴的猫，可用固定袋或套网将其固定捉拿，暴露出必要部位进行注射或采血等操作。手术时的固定方法与家兔相同。

（七）犬

对驯服的犬进行绑嘴时，用一长棉带（约 1m 长）打一空结绳圈，从犬背面或侧面靠近，轻轻抚摸其颈背部皮毛，将绳圈套在其嘴面部，迅速拉紧绳结，绕到上颌打一个结，再绕回下颌下打第二个结，然后将棉带引至头后的颈项部打第三个结，固定好带子，防止被挣脱。注意捆绑松紧度要适宜，兜绳时要注意观察犬的动向，以防被其咬伤。亦可用网罩将嘴套住，使其侧卧，一人固定其肢体，另一人注射麻醉药。此时，应注意待动物进入到麻醉状态后，立即松绑，以防窒息。对未驯服的恶性凶犬，可用狗头钳夹住其颈部按倒在地，即可进行腹腔注射麻醉。

将麻醉好的犬仰卧置于实验台上，为避免堵塞气道，固定前将犬舌拽出口外，用特制的狗头夹固定头部，取绳索用其一端绑在前肢的腕关节上部和后肢的踝关节上部，绳索的另一端固定在实验台同侧的固定钩上。固定两前肢时，亦可将两根绳索交叉从犬的背后穿过并将对侧前肢压在绳索下，分别绑在实验台两侧的固定钩上。若采取俯卧位固定，绑前肢的绳索可不交叉，直接绑在同侧的固定钩上。

二、实验动物性别的辨别

实验表明，不同性别的动物对同一致病刺激的反应或对药物的敏感性不同，如给大鼠腹腔注射戊巴比妥钠麻醉药时，雌性动物的敏感性为雄性动物的 2.5～3.8 倍，心脏缺血再灌注损伤实验时，雄性大鼠比雌性大鼠更容易成功。因此，对动物性别无特殊要求时，宜选用雌雄各半，若已证明有性别影响时，最好选用同一性别动物。

（一）两栖类动物的性别辨认方法

雄性蟾蜍前肢 3 趾上有棕黑色的小突起，称为婚垫，雌性蟾蜍没有婚垫且皮肤较雄性粗糙（图 5-7）。用拇指及示指夹住腰部两侧将其提起时，前肢作环抱状并鸣叫者为雄性；前肢呈伸直状，不鸣叫者为雌性。

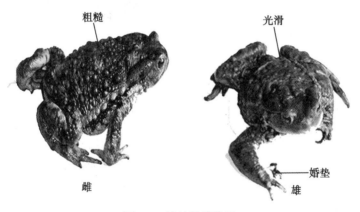

图 5-7　蟾蜍雌雄鉴别

（二）大小鼠

雄性大鼠或小鼠外生殖器与肛门之间的距离长，两者之间有毛生长。雌性大鼠或小鼠外生殖器与肛门之间的距离短，两者之间无毛，能见到一条纵行的沟。成年雄性鼠的生殖器突起较雌性大，雌性乳头较明显。

（三）家兔

雄性兔可见阴囊及其内的睾丸，有突出的外生殖器；雌性则无上述特征。

三、实验动物的编号

给实验动物进行编号是为了识别实验动物个体与组别。良好的标记方法应满足：号码清楚、持久、简便易认和适用，不影响实验结果，对动物的刺激小，标记物对动物无毒性。常用的有挂牌法、染色标记法、剪耳法、足趾切断法。大动物多用挂牌法，如用铝环固定在耳朵上，以牌或环上的编号作为辨识标记；中等动物如兔、猫、犬等，可用号码牌挂在动物颈部或将特制的铝质标牌固定在耳壳上；小鼠、大鼠及豚鼠等小动物一般用 3%～5% 苦味酸或硝酸银涂于体表不同部位，原则是先左后右，从前到后。如果动物编号超过 10，需要编

10～100号码时,可采用在上述动物的不同部位,再涂染另一种涂染剂斑点,用于表示相应的十位数,即左前腿上为10,左腰部为20(图5-8)。

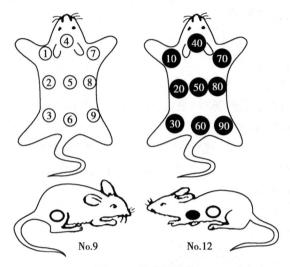

No.9　　　　　No.12

图5-8　体表标记法

四、常用给药方法

实验动物的给药途径和方法多种多样,应根据不同实验目的、动物种类、药物剂型来决定给药途径与方法。在急性实验中所进行的注射不需无菌操作,但做慢性实验时,注射部位均需消毒和无菌操作。下面介绍生理科学实验中常用的给药途径和方法。

(一)注射给药法

1. 皮下注射　皮下注射是将药液注入皮下结缔组织内,经淋巴管、毛细血管吸收进入循环的给药方法(数字资源5-3)。

以小鼠为例,将其放到笼盖上,消毒注射部位的被毛并适当安抚,左手小指和环指抓住小鼠尾巴,拇指和示指轻轻捏起头颈背部皮肤并固定,使注射部位皮肤皮下形成空隙,右手持注射器以钝角角度将针头刺入1cm,刺入后把针头轻轻左右晃动,易晃动则表示已刺入皮下,再轻轻抽吸,若无回血,可缓慢地将药液注入皮下,出针后应按压针刺部位,防止药物外漏和促进药物吸收。若注射剂量较大时,可分点注射。注射部位多为大腿内侧、颈背部等皮下脂肪少的地方。一般选用带5.5号针头的注射器,动物体型大或给药剂量多时,可用稍大的注射针头。皮下注射的常用剂量:小鼠为每10g体重0.1～0.2mL,大鼠为每100g体重0.3～0.5mL,家兔为每千克体重0.5～1.0mL。

2. 皮内注射　皮内注射是将药液注入皮肤的表皮与真皮之间。注射前先剪去(或脱去)注射部位的被毛,消毒后,用左手拇指和示指按住皮肤并使之绷紧,用皮试针头紧贴皮肤表层刺入皮内,然后再向上挑起并再稍刺入,即可注射药液。注射后可见皮肤表面鼓起一白色小皮丘。此法用于观察皮肤血管的通透性变化或观察皮内反应。如将一定量的放射性同位素溶液、颜料或致炎物质、药物等注入皮内,可观察其消失速度和局部血液循环变化,作为皮肤血管通透性观察指标之一。皮内注射若推入阻力小,表明注于皮下,应重新进针。注射后不要用力压迫，以免药液流出。一次皮内注射量一般在 0.1mL 内。

3. 肌内注射 注射前先局部消毒，后将针头迅速刺入肌肉内，回抽无回血即可缓慢注入药液。肌内注射一般选用肌肉发达、无大血管经过的部位，如犬、猫脊柱两侧的腰、股部肌肉，大、小鼠大腿外侧肌肉。注射时注意不要将针头全部刺入肌肉内，以免折断时不易取出。

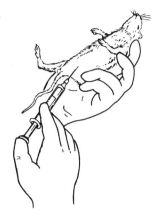

4. 腹腔注射 大、小鼠腹腔注射时（数字资源 5-4），左手固定动物，使其腹部向上，头低尾高位，用消毒酒精棉球（签）对进针部位进行消毒后，右手持注射器，在左（或右）下腹部刺入皮下，使针头向前推 0.5～1.0cm，再使针头与皮肤呈 45° 角方向穿过腹肌刺入腹腔，此时有落空感，回抽无肠液、尿液后，缓缓注入药液（图 5-9）。注射量：小鼠为每 10g 体重 0.1～0.3mL，大鼠约为每 100g 体重 1mL。

图 5-9 小鼠腹腔注射

5. 静脉注射 静脉注射是将药液直接推入静脉管内的方法。其作用特点是：药物随血液迅速分布全身，奏效快，排泄也较快，作用时间较短。

（1）小鼠和大鼠：鼠尾静脉共有 3 根，左右两侧和背侧各 1 根，两侧尾静脉比较容易固定，故常被用作尾静脉注射（图 5-10A）（数字资源 5-5）。操作时先将动物固定在鼠筒内，露出尾巴。注射前，先将鼠尾尖浸入 40～60℃温水中 3min 或用酒精擦拭使血管扩张。用左手拇指和示指捏住鼠尾两侧，环指和小指夹住尾巴的末梢绷直鼠尾，右手持注射器（连 4.5号细针头）以与尾部静脉平行的角度（小于 30°），从尾下四分之一处（距尾尖 2～3cm）进针（图 5-10B）。开始推注时宜缓慢少量，如有白色皮丘出现，说明未穿刺入血管，应重新穿刺；如无阻力，表示针头已进入静脉，此时用左手指将针和尾一起夹捏固定，便可进行注射。注射完毕后把尾部向注射侧弯曲以止血。如需反复注射，尽量从尾的末端开始。一次的注射量为每 10g 体重 0.1～0.2mL。

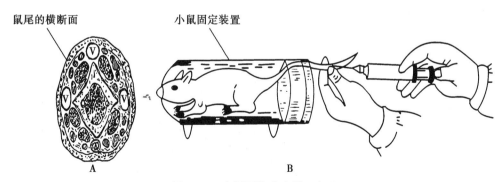

鼠尾的横断面　　　　小鼠固定装置

A　　　　　　　　　B

图 5-10 小鼠尾静脉注射示意图
A. 鼠尾的横断面；B. 小鼠固定装置。

（2）兔：兔耳外缘静脉表浅易固定，是静脉注射的常用部位。操作时将注射部位先除毛，用 75% 的酒精消毒，手指轻弹（或轻揉）兔耳使静脉充盈，左手示指和中指夹住静脉的近心端，拇指和环指（或小指）夹住静脉的远心端绷紧静脉，右手持注射器尽量从静脉的远心端刺入血管,放开左手移动到进针部位,用拇指和示指夹捏以固定针头,缓慢将药液注入(图5-11),注射完拔出针头,立即用棉球压迫针眼片刻以止血。

(3)猫、犬:猫、犬静脉注射多选前肢内侧皮下头静脉或后肢小隐静脉。注射前由助手将动物侧卧,剪去注射部位的被毛,用胶皮带扎紧(或用手抓紧)静脉近端,使血管充盈,从静脉的远端将注射针头平行刺入血管,待有回血后,松开绑带(或两手),缓缓注入。

(4)蛙类:将蛙或蟾蜍脑脊髓破坏后,仰卧固定于蛙板上,沿腹中线稍左剪开腹肌,可见到腹静脉贴着腹壁肌肉下行。注射时,用左手拇指和示指捏住腹壁肌肉,稍向外拉,中指在腹壁肌肉底下顶起,右手持注射器,注射针头沿血管平行方向刺入即可(图5-12)。蛙类皮下分布有咽、胸、背、腹侧、腹、大腿和脚7个淋巴囊,经淋巴囊注入药物易被吸收,常选择腹部淋巴囊作为给药途径。注射时,将针头从蛙大腿上端刺入,经大腿肌层入腹壁肌层,再进入腹壁皮下,即进入淋巴囊,然后注入药液。采用胸淋巴囊给药方法是将针头刺入口腔,使其穿过下颌肌层进入胸淋巴囊内注入药液。注射量一般为0.25~1.0mL。

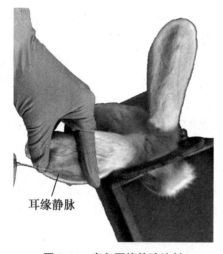

图5-11 家兔耳缘静脉注射

耳缘静脉

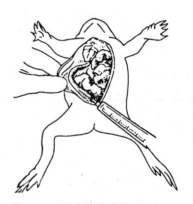

图5-12 蛙或蟾蜍腹静脉注射

(二)经口给药法

1. 口服法 口服给药是把药物混入饲料或溶于饮水中让动物自由摄取。一般适用于对动物疾病的防治或某些药物的毒性实验。此方法操作简单方便,但缺点是不能保证剂量准确,且动物个体间服药量的差异较大。大动物在给予片剂、丸剂、胶囊剂时,可将药物用镊子或手指送到舌根部,迅速关闭口腔,将头部稍稍抬高,使其自然吞咽。

2. 灌胃法 灌胃法是用灌胃器将药物灌到动物胃内(数字资源5-6)。灌胃器由注射器和特殊的灌胃针构成。小鼠的灌胃针长4~5cm,直径为1mm;大鼠的灌胃针长6~8cm,直径约1.2mm。灌胃针的尖端焊有一中空的小圆金属球,焊金属球的目的是防止针头刺入气管或损伤消化道。针头金属球端弯曲成20°左右,以适应口腔、食管的生理弯曲走向。

(1)鼠类的灌胃法:一手抓住鼠背部及颈部皮肤将其抓取固定,另一手持注射器,将灌胃针从鼠的嘴角插入,然后轻轻摆正灌胃针并压迫鼠的头部,使口腔与食管成一直线,将灌胃针沿口腔顶壁和咽后壁徐徐插入食管。如感到轻微的阻力,此时可略改变灌胃针方向,以刺激引起吞咽动作,顺势将药液注入(图5-13)。一般灌胃针插入深度:小鼠为3~4cm,

大鼠或豚鼠为 4～6cm。常用灌胃量：小鼠 0.2～1mL，大鼠 1～4mL，豚鼠 1～5mL。一次灌胃能耐受的最大容积：小鼠 0.5～1.0mL，大鼠 4～7mL，豚鼠 4～7mL。

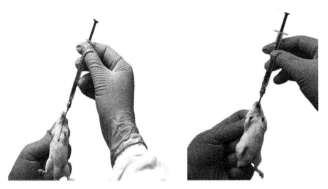

图 5-13　大、小鼠灌胃方法

（2）犬、兔、猫、猴灌胃法：灌胃时，先将动物固定，再将特制的开口器放入动物口中，开口器的宽度可视动物口腔大小而定。灌胃时将开口器放于动物上下门牙之后，并用绳固定于嘴部，将带有弹性的橡皮导管（如导尿管），经开口器上的小圆孔插入，沿咽后壁而进入食管。此时应检查导管是否正确插入食管，可将导管外口置于一盛水的烧杯中，如不产生气泡，即认为此导管是在食管中，未误入气管，即可将药液灌入。灌胃结束后，先拔出灌胃管，再拿出开口器。一次灌胃能耐受的最大容积：兔 80～150mL，犬 200～500mL。

（三）涂布法给药

涂布皮肤给药主要用于鉴定药物经皮肤的吸收作用、局部作用或致敏作用等。药液与皮肤接触的时间可根据药物性质和实验要求而定。

五、动物被毛的去除法

对动物进行注射、手术、皮肤过敏试验前，应先去除手术部位或试验局部的被毛。常用的除毛法有下列几种。

（一）拔毛法

将动物固定好后，用示指和拇指将要暴露部位的毛拔去。此法一般用来暴露需采血点或动、静脉穿刺部位。如兔耳缘静脉和鼠尾静脉采血法，就需拔去沿静脉走行方向的被毛。拔毛既暴露了血管，又可刺激局部组织，起到扩张血管、利于操作的作用。

（二）剪毛法

将动物固定好后，用剪刀紧贴动物皮肤剪毛。剪毛过程中要特别小心，切不可提起被毛，以免剪伤皮肤。这种方法适用于暴露中等面积的皮肤。做家兔和犬的颈部、腹部手术时常用此法。

（三）剃毛法

动物固定好后，用剃毛刀顺被毛倒向剃去被毛。这种除毛法最适用于暴露外科手术区。剃毛时用手绷紧动物皮肤，不要剃破皮肤。剃毛刀除专用的外，可用半片剃须刀片夹在有齿止血钳上代替。

(四)脱毛法

一般用化学脱毛剂脱毛。常用的脱毛剂配方有：

（1）硫化钠 8g 溶于 100mL 水中，适用于给家兔和啮齿类动物脱毛。

（2）硫化钠 3 份、肥皂粉 1 份、淀粉 7 份，加水调成糊状软膏，适用于给家兔和啮齿类动物脱毛。

（3）硫化钠 10g、生石灰 15g，加水 100mL，适用于给犬脱毛。

用脱毛剂前，要剪去脱毛部位的被毛，以节省脱毛剂。切不可用水浸润被毛，否则脱毛剂会顺被毛流入皮内毛根深处，损伤皮肤。动物应放在凹型槽等容器内，以免脱毛剂及洗毛水四处流淌。用镊子夹棉球或纱布团蘸脱毛剂涂抹在已剪去被毛的部位，等 3～5min 后，用温水洗去脱下的毛和脱毛剂。操作时动作应轻，以免脱毛剂沾在实验操作人员的皮肤黏膜上，造成不必要的损伤。

（梅汝焕）

第二节　实验动物的麻醉

麻醉（anesthesia）的目的是消除实验过程中所致的应激反应、疼痛和不适感，保障实验安全，使实验易于操作，确保实验顺利进行。所有可能引起实验动物疼痛或不适的实验方案都必须使用合适的麻醉药或止痛剂。

一、常用麻醉药

麻醉药（anesthetic）是指能使局部或整个机体暂时、可逆性失去知觉及痛觉的药物。根据其作用范围可分为全身麻醉药和局部麻醉药。全身麻醉药由浅入深地抑制大脑皮层，使动物呼吸平稳，全身肌肉松弛，痛觉消失，其类型包括吸入性麻醉药、静脉麻醉药和肌肉松弛药。局部麻醉对神经的膜电位起稳定作用或降低膜对钠离子的通透性，阻断神经冲动的传导，包括表面麻醉、局部浸润麻醉、区域阻滞、神经传导阻滞四种类型，表面麻醉不影响深处的痛觉感受器，局部浸润麻醉可以深入下层的组织，逐渐浸润到神经末梢。各种麻醉药的作用原理不同，应根据实验动物和实验要求选择合适的麻醉药。

（一）全身麻醉药

1. 吸入性麻醉药　吸入性麻醉药是一类挥发性液体（氯仿、乙醚、氟烷、恩氟烷、异氟烷等）或气体（一氧化二氮等），从呼吸道吸入，经过肺泡动脉进入血液循环，透过血脑屏障到达脑部，阻断神经传递的功能，引起麻醉作用。乙醚麻醉适用于各种动物，其麻醉期清楚，易于控制并具有良好的镇痛及肌肉松弛作用，但其具有易燃、易爆、气味难闻、刺激呼吸道使腺体分泌增加（每千克体重皮下或肌内注射 0.1～0.3mg 硫酸阿托品可对抗呼吸道黏膜液体分泌增多引起的呼吸道堵塞）、易发生意外事故等缺点，现已少用。氯仿因毒性大，已被淘汰。一氧化二氮具有镇痛作用良好及毒性低等优点，但麻醉作用较弱，常与其他全麻药配合使用。氟烷麻醉作用较强，极易发生麻醉过深而出现呼吸抑制、心搏缓慢、心律失常等。恩氟烷会导致剂量相关的心血管和呼吸抑制。异氟烷适用于诱导和维持麻醉，麻醉深度可控,苏醒平稳迅速,不易燃,但有轻微的刺激分泌作用,是乙醚的合适替代品。

2. 静脉麻醉药 是生理科学实验最常用的麻醉药。使用方便,一次给药可维持较长的麻醉时间,麻醉过程较平稳,动物无明显挣扎现象;缺点是苏醒较慢。静脉麻醉药的种类较多,包括戊巴比妥钠、硫喷妥钠等巴比妥类的衍生物,氨基甲酸乙酯、水合氯醛和丙泊酚等。

(1)氨基甲酸乙酯(urethane):又名乌拉坦、乌来糖、脲酯。该药易溶于水,一般配制成20%~25%的水溶液,常用于蛙、兔、犬、猫、大鼠、豚鼠,多用静脉注射或腹腔注射,蛙类用皮下淋巴囊注射。一次给药后麻醉持续时间4~5h或更长,麻醉过程平稳,麻醉时对动物呼吸、循环无明显影响,是家兔急性实验常用的麻醉药,对猫和犬则奏效较慢,在体实验会诱发大鼠和兔产生肿瘤,仅适用于急性动物实验。

(2)巴比妥类药物(barbiturate):此类药主要作用是阻碍冲动传到大脑皮层,从而对中枢神经系统起到抑制作用。用于动物实验的主要有戊巴比妥钠、苯巴比妥钠和硫喷妥钠3种,其中最常用的是戊巴比妥钠。

戊巴比妥钠(sodium pentobarbital)主要对中枢神经系统有广泛抑制作用,随用量增加而产生镇静、催眠和抗惊厥效应,大剂量时则产生麻醉作用。适用于各类实验动物,常配成3%~5%的注射液。此药作用发生快,持续时间3~5h。配制方法:戊巴比妥钠3~5g加入95%乙醇溶液10mL,加温助溶(不可煮沸)后,再加入0.9%氯化钠溶液至100mL。静脉注射时,前1/3剂量可快速推注,后2/3剂量则应缓慢注射,并密切观察动物的肌紧张状态、呼吸变化及角膜反射。

(3)氯醛糖(chloralose):本药溶解度小,常配成1%水溶液,使用前需在50℃水浴锅中加热使其全部溶解,注意不宜直接加热,更不能煮沸,以免影响药效。加温后不宜久置,以免沉淀而失效。配制时若加入适量硼砂,可提高其溶解度和稳定性。本药安全范围大,能导致持久的浅麻醉,对自主神经中枢无明显抑制作用,对痛觉的影响也小,故特别适用于研究要求保留生理反射(如心血管反射)或神经系统反应的实验。

(4)水合氯醛(chloral hydrate):水合氯醛为乙醛的三氯衍生物,为白色或无色透明的结晶,有刺激性臭味,味微苦,在空气中会挥发,在水中极易溶解。水合氯醛对中枢神经系统的抑制作用类似于巴比妥类药物。常配成10%生理盐水溶液,配制溶液应采用棕色瓶避光保存,2~3天内用完。用水合氯醛经腹腔麻醉时易引起腹腔脏器粘连或刺激性腹水,如动物麻醉后仍需饲养一段时间且实验项目与腹部脏器有关则不宜采用。

(5)氯醛糖与乌拉坦混合麻醉药:实验中常将氯醛糖与乌拉坦混合使用。以加温法将氯醛糖溶于25%的乌拉坦溶液内,使氯醛糖浓度为5%。犬和猫静脉注射剂量为1.5~2mL/kg混合液,其中氯醛糖剂量为75~100mg/kg。兔也可用此剂量做静脉注射。

(6)氯胺酮:该麻醉药注射后很快使动物进入浅睡眠状态,但不引起中枢神经系统深度抑制,一些保护性反射仍然存在,所以麻醉的安全性相对高,是一种镇痛麻醉药。氯胺酮主要阻断大脑联络路径和丘脑反射到大脑皮层各部分的路径,一般多用于犬、猫等动物的基础麻醉和啮齿类动物的麻醉。本品能迅速通过胎盘屏障影响胎儿,所以应用于怀孕动物时须慎重。

(7)丙泊酚(propofol):又叫异丙酚,其特点是起效快,持续时间短,苏醒迅速而平稳,对呼吸道无刺激作用,可降低脑代谢率和颅内压。用于全麻诱导、维持麻醉及镇静催眠辅助用药。主要不良反应:对心血管和呼吸系统有抑制作用,注射过快可出现呼吸和/或心跳暂停,血压下降等。

(二)局部麻醉药

1. 普鲁卡因(procaine) 本药属短效酯类局部注射麻醉药,亲脂性低,对黏膜的穿透力弱。其作用是阻断神经纤维的传导,提高感受器官的感觉阈值,使动物能够耐受手术操作。给药后1~3min起效,可维持30~45min,剂量应根据手术范围和麻醉深度确定。普鲁卡因的副作用主要体现在大量药物被吸收后,中枢神经系统可出现先兴奋后抑制的表现。该作用可用巴比妥类药物进行预防。

2. 利多卡因 常用于表面、浸润、传导麻醉和硬脊膜外腔麻醉。利多卡因的化学结构与普鲁卡因不同,它的效力和穿透力比普鲁卡因强两倍,作用时间也较长。用于阻断神经纤维传导及黏膜表面麻醉时,常用浓度为1%~2%。

二、麻醉方法

(一)局部麻醉

局部麻醉用于表层手术,如颈部和股部手术。常用1%~2%普鲁卡因溶液沿手术切口部位做浸润麻醉。注射时,循切口方向把针头全部插入皮下(不可插入肌肉),先回抽一下针筒芯,无血液回流时方可注入,以免将麻醉药误注入血管。推注麻醉药时要边注射边将针头向外拉出。第二针可从前一针所浸润的末端开始,直至切口部位完全浸润为止。

(二)全身麻醉

全身麻醉根据麻醉药的类型可分为吸入麻醉和注射麻醉。

1. 吸入麻醉 吸入麻醉是将挥发性麻醉药或气体麻醉药经呼吸道吸入动物体内,从而产生麻醉效果的方法。目前,实验动物吸入麻醉中常用异氟烷作为麻醉剂。现以R500系列通用型小动物麻醉机为例(参见第三章第四节)介绍其麻醉方法:

(1)使用前检查:确保麻醉机的管路连接正确、不漏气,蒸发器中有足量麻醉药且刻度盘指示位于"0"处。

(2)诱导麻醉:连接并打开空气泵电源开关,逆时针旋转气体流量调节旋钮至合适的流量值(一般大鼠为500~700mL/min,小鼠为300~500mL/min)。将动物放入诱导盒中,气体转换三通阀开关拨向麻醉诱导盒方向,按下刻度盘锁定键,同时逆时针旋转刻度盘至3~4刻度(对应的数值即为麻醉气体在混合气体中所占的百分比浓度),一般2~5min动物即可达完全麻醉。

(3)维持麻醉:诱导麻醉完成后,将气体转换三通阀开关拨向面罩方向,旋转刻度盘调节至合适的麻醉气体浓度(大鼠为2%~2.5%,小鼠1%~1.5%),从诱导盒取出动物,将其头部或鼻部放置于麻醉面罩里固定。

(4)实验后操作:当麻醉实验完成后,将蒸发器刻度盘旋至"0"刻度,按下快速充氧按钮,以便清除麻醉诱导盒中的麻醉气体,然后将气体流速调至"0"并关闭电源。

2. 注射麻醉 常采用静脉注射或腹腔注射给药。静脉注射麻醉作用发生快,但容易发生麻醉过深;腹腔注射操作简单,但作用生效慢,而且麻醉深度不易控制。不同动物的常用给药剂量和途径见表5-1。

表 5-1 常用注射麻醉药物的剂量和用法

| 麻醉药 | 动物 | 给药途径和剂量（mg/kg） | | | 配制浓度 | 持续时间和麻醉特点 |
		静脉	腹腔	其他		
戊巴比妥钠	兔、猫、犬	30	40～50		3%	2～4h，中途加 1/5 量可维持 1h 以上，麻醉力强，易抑制呼吸
	大、小鼠		45		2%	
	豚鼠		40～50		2%	
乌拉坦	兔、猫、犬	1 000	1 000		20%～25%	2～4h，应用安全，毒性小，适用于小动物麻醉
	大、小鼠		1 000～1 500	肌内注射 1 350	20%～25%	
	豚鼠	1 000	1 000		20%～25%	
	两栖类动物			淋巴囊注射 2 000	20%	
苯巴比妥钠	兔、猫、犬	80～100	100～150		10%	4～6 小时，麻醉诱导期长，深度不易控制
	鸽子			肌内注射 300	10%	
硫喷妥钠	兔、猫、犬	20～25	25～50		2.5%～5%	15～30min，麻醉力强，对呼吸有抑制作用，应缓慢静脉注射
	大鼠	20～25	40		2.5%～5%	
	小鼠		15～20		2.5%～5%	
氯醛糖	兔	80～100			1%	3～4h，诱导期不明显
	大鼠		50		1%	
水合氯醛	兔、猫、犬	250	300		10%	2～3h，应用安全，毒性小，主要用于小动物麻醉
	大小鼠、豚鼠		350		10%	

（1）静脉麻醉：静脉注射是全身麻醉的一种常用方法（数字资源 5-7）。没有明显的兴奋期，几乎立即生效，容易控制麻醉深度，用药剂量也比较好掌握。但需注意：注入药物一定要采用先快后慢的原则，为避免发生麻醉意外，可先快速推注药物总剂量的 2/3 左右，之后密切观察动物的呼吸、角膜反射、肌张力和疼痛反应等，达到实验所需的麻醉深度，立即停止注射。大鼠和小鼠可从尾静脉注射，家兔一般采用耳缘静脉注射，犬可采用后肢外侧的小隐静脉或前肢内侧的头静脉。注意抽取药液后应排净注射器内的空气，以免将空气注入血管引起栓塞。安装注射器时，针头斜面与注射器刻度应在同一方向上，利于注射药液顺利进入血管，也便于观察注射剂量与速度。

（2）腹腔注射麻醉：腹腔注射麻醉药物由肠系膜吸收入血，经门静脉入肝再进入心脏，然后才能到达中枢神经系统。因此麻醉作用发生慢，有一定程度的兴奋期，麻醉深度不易控制，只有静脉注射麻醉失败后才进行。注射时应注意：进针角度因动物大小而有不同，较大动物针头可与腹壁垂直；鼠类宜使针头与腹壁成 30° 夹角；一定要回抽，若回抽到血液、粪便、尿液表示针头已刺入脏器，必须拔出重刺；所用针头不宜太大，以免注射后药液自针孔流出。

（3）淋巴囊注射麻醉：两栖动物全身有数个淋巴囊，注射麻醉药液易吸收，发生麻醉作用较快。在所有淋巴囊中，以腹部和头部最常用。

三、麻醉效果的观察

动物的麻醉效果直接影响实验的进行和实验结果。如果麻醉过浅，动物会因疼痛而挣扎，甚至出现兴奋状态、呼吸心跳不规则等表现，影响实验观察；麻醉过深，则可使机体的反应性降低，甚至消失，更为严重的是抑制延髓的心血管活动中枢和呼吸中枢，使呼吸、心跳停止，导致动物死亡。因此，在麻醉过程中必须善于判断麻醉程度，观察麻醉效果。判断麻醉程度的指标有：

1. 呼吸活动 呼吸加快或不规则，说明麻醉过浅，可再追加一些麻醉药；若呼吸由不规则转变为规则且平稳，说明已达到麻醉深度；若动物呼吸变慢，且以腹式呼吸为主，说明麻醉过深，动物有生命危险。

2. 反射活动 主要观察角膜反射或睫毛反射，若动物的角膜反射灵敏，说明麻醉过浅；若角膜反射迟钝，麻醉程度适宜；角膜反射消失，伴瞳孔散大，则麻醉过深。

3. 肌张力 动物肌张力亢进，说明麻醉过浅；全身肌肉松弛，麻醉合适。

4. 皮肤夹捏反应 麻醉过程中可随时用止血钳或有齿镊夹捏动物皮肤，若反应灵敏，则麻醉过浅；若反应迟钝或消失，则麻醉程度合适。

总之，上述4项指标要综合考虑，当动物呼吸平稳深慢、四肢松弛无力、角膜反射消失、瞳孔缩小到原来的1/4、夹捏反射消失，即在呼吸与心跳存在时痛觉消失，表明麻醉适当。

四、补充麻醉

按剂量注射麻醉药后，动物仍有挣扎、尖叫等表现，不可盲目追加麻药，应观察等待一段时间，以便确定动物是否已渡过兴奋期。如需追加麻药，一次注射剂量不宜超过总量的1/5，并密切观察动物是否已经达到基本的麻醉效果。

（梅汝焕）

第三节 动物实验用药剂量和常用溶液

一、药物剂量的确定

在动物实验中，往往需要根据具体的实验对象确定合适的给药剂量。一般按以下步骤进行：通过查阅相关文献资料，如有同一药物在同种动物上进行实验，可参考该文献资料的药物剂量；如有同一药物在不同动物上进行的实验，则可按单位体重所占体表面积的比值进行动物种类之间的剂量换算；若无任何资料支持，可通过急性毒性实验获得药物的半数致死量（LD_{50}），再通过药物剂量设计完成预实验并最后确定实验剂量。关于不同动物种类间药物剂量的换算，可参考本书线上资源（数字资源5-8）。

二、试剂（药物）的配制

试剂（药物）的配制是生理科学实验中基础而又重要的内容，试剂（药物）含量的准确和理化性质的稳定是保证实验成功的前提。因此，须按照规范的操作程序和正确的方法进行配制，以保证试剂（药物）的质量。

（一）浓度的表示方法

药物的浓度是计算剂量的依据。药物试剂的浓度是指一定量液体或固体制剂中所含主药的分量。在生理科学实验中，常用的药物试剂浓度表示方法如下：

1. 百分浓度　百分浓度是以 100 份溶液或固体物质中所含药物的份数来表示浓度。由于药物或溶液的量可以用质量或体积表示，所以百分浓度又可具体分为：

（1）质量/体积百分浓度：100mL 溶液中所含药物的克数。此法最常用，不加特别标注的药物试剂百分浓度即是质量/体积百分浓度。如 20% 氨基甲酸乙酯溶液是指每 100mL 含氨基甲酸乙酯 20g。

（2）体积/体积百分浓度：100mL 溶液中所含药物的毫升数。此法适用于液体药物，如 75% 乙醇溶液是指每 100mL 溶液中含无水乙醇 75mL。

（3）质量/质量百分浓度：100g 制剂中所含药物的质量。此法适用于固体药物。如 10% 氧化锌软膏是指 100g 制剂中含氧化锌 10g。

2. 比例浓度　指 1 份溶质的质量（或体积）和容量总体几份数的比。常以比例式表示。常用于稀溶液的浓度表示。如 1∶5 000 高锰酸钾溶液是指 5 000mL 溶液中含高锰酸钾 1g。

3. 摩尔浓度　指 1L 溶液中含溶质的物质的量（mol），以（mol/L）表示。如 0.1mol/L NaCl 溶液是指 1 000mL 中含 NaCl 5.84g（NaCl 的相对分子质量为 58.44）。

4. 单位浓度　生物制剂常用生物效价作单位（IU），指 1mL 溶液中含有药物的单位数，以（IU/mL）表示。如 100IU/mL 肝素溶液是指 1mL 溶液中含有 100IU 的肝素。

（二）试剂（药物）的配制

1. 试剂的配制用水　试剂的配制用水主要采用蒸馏水或去离子水。蒸馏水是通过蒸馏方法制成的水，有一次蒸馏水、二次蒸馏水和三次重蒸馏水。蒸馏水比较纯净，含杂质少。要求较高的实验，最好采用二次蒸馏水或三次重蒸馏水。去离子水是用树脂交换方法除去水中离子、杂质而制成的水。去离子水偏酸性，适用于用水量大的实验。

2. 试剂的纯度　化学试剂根据纯度及杂质含量的多少，可分为以下几个等级：

（1）一级品：优级纯或保证纯试剂。纯度高，杂质极少，主要用于精密分析和科学研究。

（2）二级品：分析纯试剂。纯度和杂质含量仅次于一级品，适用于重要分析和一般科研及教学实验。

（3）三级品：化学纯试剂。纯度较分析纯差，适用于一般化学实验。

（4）四级品：实验试剂。纯度较化学纯试剂低，适用于要求不高的实验。

3. 试剂的配制方法　生理科学实验所用试剂以溶液居多，常用百分浓度和摩尔浓度进行配制。

（1）质量/体积百分浓度试剂配制：取一定质量（g）的试剂，用溶剂溶解后配制成 100mL 溶液。如配制 0.9% 氯化钠溶液 100mL，先称取氯化钠 0.9g，用蒸馏水完全溶解后再加蒸馏水至 100mL，混匀即可。

（2）摩尔浓度试剂配制：根据物质的量（mol）计算出试剂的质量，取该质量的试剂溶解在 1L 溶剂中。如配制 0.1mol/LNaCl 溶液 1 000mL，先称取 5.84g NaCl（0.1mol NaCl 重 5.84g）溶解在蒸馏水中，再加蒸馏水至 1 000mL，混匀即可。

在称取含有水分子的试剂时，应计入水的质量。同时，由于溶质分子会在溶液中占据一定的空间，不同溶质在溶解后会使溶液整体体积不同程度地增大。因此，为保证配制浓度的准确，一般需用小于最终体积的溶剂（如 80%）先将溶质完全溶解，再定容至所需的最终体积，以保证试剂浓度的准确。

（3）体积/体积百分浓度试剂配制

1）浓溶液配制稀溶液：根据稀释前后溶液中溶质的量不变的原则，计算并量取浓溶液的体积，然后用溶剂稀释至稀溶液的体积。如用 95% 乙醇溶液配制 100mL 75% 乙醇溶液，可先准确量取 95% 乙醇 78.9mL，加蒸馏水稀释至 100mL，混合均匀即成 75% 乙醇溶液。

2）不同浓度的同种溶液配制稀溶液：可根据以下公式计算两种不同浓度溶液的体积比，再按比例量取不同浓度溶液，混合均匀即得所需浓度的溶液。

$$V_甲 : V_乙 = |C_乙 - C_稀| : |C_甲 - C_稀|$$

$V_甲$、$V_乙$ 为两种溶液的体积，$C_甲$、$C_乙$ 为两种溶液的浓度，$C_稀$ 为配制溶液的浓度。如用 50% 和 95% 乙醇溶液配制 70% 乙醇溶液，计算得 50% 乙醇溶液和 95% 乙醇溶液体积比为 20：25，取 50% 乙醇溶液 200mL 和 95% 乙醇溶液 250mL 混合即可配制成 70% 乙醇溶液 450mL。

三、常用生理溶液

生理溶液（physiological solution）是使离体的组织、器官长时间保持正常功能所使用的一种盐类混合溶液。各种生理溶液都有其适用的对象，实验时应根据实验对象选择合适的生理溶液（表 5-2）。

1. 生理盐水（physiological saline） 0.9% NaCl 溶液适用于哺乳类动物的输液、手术部位的湿润等；0.65% NaCl 溶液适用于蛙、龟、蛇等变温动物器官组织的湿润。

2. 任氏液（Ringer's solution） 适用于蛙类动物组织器官的湿润、离体器官的灌流。

3. 乐氏液（Locke's solution） 适用于哺乳动物心脏、子宫等。

4. 台氏液（Tyrode's solution） 适用于哺乳动物，特别适用于哺乳类动物的小肠。

5. 克氏液（Krebs's solution） 适用于哺乳类动物的肝、脑、肾、脾等各种组织。

6. 克-亨氏液（Krebs-Henseleit's solution） 适用于豚鼠离体气管、大鼠肝脏等。

7. 豚鼠支气管液（Thoroton's solution） 适用于豚鼠支气管。

8. 大鼠子宫液（De-Jalon's solution） 适用于离体大鼠子宫。

表 5-2 常用生理溶液的成分

成分及储液浓度	任氏液	乐氏液	台氏液	克氏液	克-亨氏液	豚鼠支气管液	大鼠子宫液
NaCl/g	6.50	9.20	8.00	6.60	6.92	5.59	9.00
20% 储液/mL	32.50	46.0	40.0	33.0	34.6	27.95	45.0
KCl/g	0.14	0.42	0.20	0.35	0.35	0.46	0.42
10% 储液/mL	1.4	4.2	2.0	3.5	3.5	4.6	4.2

续表

成分及储液浓度	任氏液	乐氏液	台氏液	克氏液	克‑亨氏液	豚鼠支气管液	大鼠子宫液
CaCl$_2$/g	0.12	0.12	0.20	0.28	0.28	0.075	0.03
5% 储液 /mL	2.4	2.4	4.0	5.6	5.6	1.5	0.6
NaHCO$_3$/g	0.20	0.15	1.0	2.10	2.10	0.52	0.50
5% 储液 /mL	4.0	3.0	20.0	42.0	42.0	10.4	10.0
NaH$_2$PO$_4$/g	0.01	—	0.05	—	—	0.01	—
1% 储液 /mL	1.0	—	5.0	—	—	1.0	—
MgCl$_2$/g	—	—	0.10	—	—	0.023	—
5% 储液 /mL	—	—	2.0	—	—	0.45	—
KH$_2$PO$_4$/g	—	—	—	0.162	0.16	—	—
10% 储液 /mL	—	—	—	2.62	1.60	—	—
MgHSO$_4$·7H$_2$O/g	—	—	—	0.294	0.29	—	—
10% 储液 /mL	—	—	—	2.94	2.90	—	—
葡萄糖 /g	—	1.0	1.0	2.0	2.0	—	0.5
pH	—	7.5	8.0	—	—	—	—
蒸馏水				加至 1 000mL			

常用生理溶液的配制方法包括两种：一种是直接用天平称取各组分所需量，溶于蒸馏水并混匀；第二种是将各组分分别配制成高浓度的储液，临用时将各组分按所需量混合均匀，并定容至所需体积。

注意：①常用的生理溶液不宜久置，一般在临用时新鲜配制。②氯化钙应单独溶解后，再边搅拌边缓慢加入，防止发生碳酸钙或磷酸钙沉淀，使溶液出现混浊或沉淀。③葡萄糖应在临用时加入，以防发生变质。④注意测定与校正已配制成的生理溶液的 pH。

四、常用抗凝剂

生理科学实验中常需要对动物体内外的血液进行抗凝。用量少、溶解度大、干扰小是选择抗凝剂（anticoagulant）的基本要求。

1. 肝素　肝素（heparin）是一种含硫酸基团的黏多糖，带有较多负电荷。其主要是加强抗凝血酶Ⅲ灭活丝氨酸蛋白酶的作用，从而阻止凝血酶的形成，并拥有阻止血小板聚集等多种抗凝作用。因其不影响血细胞体积，常用于血细胞比容、血气分析及红细胞渗透脆性试验等测定。肝素抗凝血在瑞氏染色时会出现背景偏蓝，不适于血涂片检查也不适合凝血因子的检查。兔全身抗凝为 1 000U/kg；体外 100U 肝素可抗凝 5～10mL 血液。

2. 枸橼酸钠　枸橼酸钠（sodium citrate）能与血液中的钙离子结合形成螯合物，从而阻止血液凝固。可用于凝血和红细胞沉降率的检查。一般情况下采用 1∶9 的比例进行抗凝，即 4% 枸橼酸钠 0.2mL 可抗凝 1.8mL 血液。做血沉实验时，采用 1 份 4% 抗凝剂加 4 份血液进行抗凝。

3. 乙二胺四乙酸盐（EDTA）　EDTA 能与血液中的钙离子结合形成螯合物，使钙离子失去凝血作用,从而达到抗凝目的。其常用于全血细胞分析及血细胞比容测定,但可抑制血小板聚集,不适用于凝血检查及血小板功能试验。

(郑　燕)

第四节　实验动物手术

生理科学实验中,实验动物的手术可分为存活手术(survival surgery)和不存活手术(nonsurvival surgery)两类。前者需严格执行手术部位剃毛消毒、材料灭菌及无菌操作;后者虽不需无菌操作,但实验结束后必须给予安乐死。正确掌握动物实验手术基本操作有助于提高实验的成功率及实验结果的可靠性。

一、术前准备

术前准备是指实验人员在进行动物手术前应做的一系列准备工作。如熟悉手术部位的解剖结构,了解麻醉、手术方法及应急措施,制定手术方案和手术材料清单,手术时如何分工等工作。

1. 术前动物的适应性饲养和禁食　术前应将动物置于新的实验环境饲养 1～2 周,以便动物能适应新饲料和饮水等饲养环境,增加动物对手术的耐受力和实验结果的可靠性。为避免麻醉和手术过程中发生呕吐或误吸,犬、猫或灵长类动物,术前 8～12h 给予禁食,术前 6h 应禁水。家兔或其他啮齿类动物无呕吐反射,术前无需禁食,但若实行胃肠道类手术应禁食 24h。对于时间较长和创伤较大的手术,在禁食后和禁水前可供给 5% 的葡萄糖和 0.3%～0.5% 的氯化钠溶液适量饮用,以补充能量。

2. 手术仪器设备的准备　手术前将仪器调试完毕并处于待机或备用状态。常用的基本设备包括生物信号采集处理系统、手术无影灯、呼吸机、手术显微镜、动物手术台等。

3. 器械的准备　根据手术要求准备相应器械,并正确和熟练掌握这些器械的使用方法。

4. 药品试剂和敷料的准备　手术前需准备好麻醉药、生理盐水、肝素、急救药、纱布、棉球、手套、口罩、消毒及抗菌药物等。

5. 无菌操作　存活手术时需做好实验环境(手术室)、各种器械、敷料的灭菌工作。

6. 人员分工　手术前应对参与人员分工做出适当规划。

二、常用手术操作技术

1. 麻醉动物　根据不同动物和实验要求选择合适的麻醉药对动物进行麻醉(参见本章第二节)。

2. 固定动物　将麻醉动物四肢套上(活扣)绑带,以仰卧或俯卧位固定于手术台上(参见本章第一节)。

3. 备皮　哺乳动物手术前应先去除手术部位及其周围被毛及皮肤污垢,慢性实验还需消毒皮肤(参见本章第一节)。

4. 皮肤切开　根据实验要求确定皮肤切口的部位和范围,必要时做出标志。术者站在实验动物的右侧，用左手拇指和另外四指将预定切口上端两侧的皮肤绷紧固定，右手持手术刀，将刀刃与皮肤垂直方向，以适当的力量一次全线切开皮肤和皮下组织，直至肌层表面（图 5-14）。手术切口较大时，也可以用止血钳或组织钳提起皮肤，用手术剪先剪开一小口，从切口处用止血钳分离皮肤和皮下组织，再用钝头手术剪剪开所需长度的皮肤。

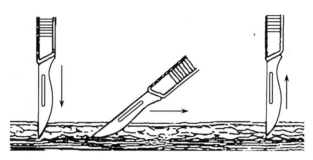

图 5-14　手术刀切开皮肤的方法

5. 组织分离　分离软组织时需按解剖层次从浅向深逐层分离，以免损伤深层的组织器官。原则上以钝性分离为主，必要时也可使用刀、剪。

（1）结缔组织的分离：用止血钳插入，避开血管，顺肌纤维或神经血管走行方向由浅入深，逐层分离，反复撑开做钝性分离。对薄层筋膜，确认没有血管时可使用刀剪。对厚层筋膜，因内含血管不易透见，不轻易使用刀剪，若需用锐器，应事先用两把血管钳做双重钳夹，再于两钳之间切断。

（2）肌肉组织的分离：若肌纤维走行方向与切口方向一致，应在整块肌肉与其他组织之间、两肌肉分界处，顺肌纤维方向钝性分离至所需长度，肌肉组织内含小血管，若需切断，应事先用血管钳做双重钳夹，用线结扎后才可从中横行剪断。

（3）血管、神经的分离：分离血管、神经前先明确其解剖位置及其与周围组织器官之间的关系再分离。分离原则是：先分离神经，后分离血管；先分离细的，后分离粗的。方法是：顺着神经、血管走行方向，用玻璃分针将其与周围组织作钝性分离，切忌横向拉扯或用镊子或止血钳夹持神经血管。

6. 止血　手术过程中如有出血应及时止血，微小血管损伤引起的局部组织渗血，用湿热盐水纱布压迫即可止血。较大血管损伤出血时，可用止血钳夹住出血点及周围的少量组织，然后用丝线结扎即可。

7. 手术部位保护　手术部位需暴露较长时间时，应在创口上滴加适量液体石蜡或用浸有生理盐水的纱布覆盖，以防组织干燥、失去生理活性。

8. 消毒缝合　术后需饲养的动物，备皮处应消毒处理并覆盖手术巾，手术器械、敷料应术前消毒处理，术后切口应从里到外逐层缝合，并注射抗生素。

三、颈部手术及插管技术

1. 颈部切开　以家兔颈部手术为例（数字资源 5-9）：将兔麻醉后仰卧位固定在兔台上，剪去颈部被毛，用手术刀在喉头与胸骨上缘之间沿颈腹正中线作一 5～7cm 纵向切口。用止血钳纵向钝性分离皮下结缔组织，然后将切开的皮肤向两侧拉开，可见到颈部有胸锁乳突肌、胸骨舌骨肌、胸骨甲状肌3条浅层肌肉，沿左、右两侧胸骨舌骨肌间插入止血钳作钝性分离，并将两条肌束向两外侧牵拉，充分暴露气管（图5-15）。

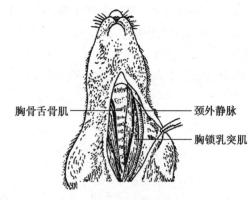

图5-15 兔颈部肌肉分布

胸骨舌骨肌 —— 颈外静脉

—— 胸锁乳突肌

2. 颈部神经、颈总动脉和气管的分离 颈部的颈总动脉与颈部神经被结缔组织膜束在一起，神经的分布因动物种类而异。降压神经仅在兔为一条独立的神经，在人、马、猪、犬等动物，此神经并不单独走行，而是走行于迷走交感干或迷走神经中，故分离时需加以注意。

术者用左手拇、示指捏起颈部皮肤切口缘和部分颈前肌肉向外侧牵拉，中指和环指从外面将背侧皮肤向腹侧轻轻顶起，用玻璃分针顺神经和颈总动脉走行方向轻轻划开其周围的结缔组织，即可清晰显露颈总动脉和神经。分离神经和血管前，可根据神经的形态、位置和走行方向等特点先行辨认，按先神经后血管、先细后粗的原则进行分离。在分离细小的神经或血管时，要特别注意保持局部解剖位置，不要把结构关系弄乱，分离完毕后，在神经和血管的下方分别穿入已浸透生理盐水的细线（根据需要穿1～2根），以备刺激时提起或结扎之用。在喉头以下将气管背侧与食管之间的结缔组织分离，游离气管，在气管下穿2根棉线备用。

3. 颈部膈神经的分离方法 用止血钳轻轻将颈外静脉和胸锁乳突肌向深处分离，当分离到气管边缘时，可见沿后外方走行的较粗的臂丛神经，其内侧有一条较细的神经，约在颈部下1/5处横跨臂丛并与之交叉，向内后走行，即为膈神经。辨清膈神经后，用玻璃分针小心剥去神经干周围的结缔组织膜，游离出1～2cm的神经，可用于记录电位。

4. 颈总动脉插管（数字资源5-10） 分离一段颈总动脉，在其下方穿两根丝线，一根结扎动脉远心端，并用动脉夹夹住近心端，另一根线打一活结置于动脉夹与远心端结扎线之间。在紧靠结扎处的稍下方，用眼科剪向心方向与动脉呈45°在动脉上做一V形切口，切口约为管径的1/2。用弯型眼科镊夹提切口边缘，用管腔内充满500～1 000U/mL肝素生理盐水的动脉插管由切口向心脏方向插入动脉约2.0cm后，用备用线将插管固定于动脉内，其松紧以放开动脉夹后不致出血为度，并将余线结扎于插管的固定环上以防滑出（图5-16）。然后将插管放置稳妥并适当固定，去掉动脉夹，打开三通阀，即可进行动脉血压波形观察等操作。如果插管够长，继续往前推进可进入左心室。

5. 颈外静脉插管 颈外静脉位于颈部左、右两侧皮下，颈外静脉插管可用于给动物注射药物、输液、取血样和中心静脉压测量。

术者左手拇指和示指捏住颈部左侧缘皮肤切口，其余三指从皮肤外向上顶起外翻，可清晰地看见位于颈部皮下、胸锁乳突肌外缘的颈外静脉，用血管钳钝性分离颈外静脉两侧的浅筋膜，游离3～5cm长的颈外静脉，穿丝线备用。在靠近锁骨端用动脉夹夹闭颈外静脉的近心端，待静脉内血液充盈后结扎颈外静脉的远心端，在远心端结扎线处，用眼科剪向心方向呈45°在静脉上剪一约为管径1/3或1/2的V形切口。用弯型眼科镊挑起血管切口，将管腔内充满生理盐水的导管向心方向插入2.5cm，用线结扎并绕导管两圈打结固定。如将导管沿静脉向心方向推送5～7cm，可测量中心静脉压。

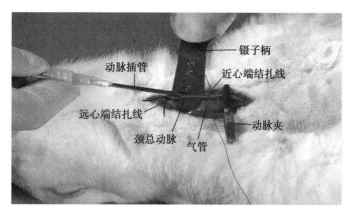

图 5-16 兔颈总动脉插管

6. 气管插管（数字资源 5-11） 用手术剪于甲状软骨下 3～4 软骨环处做一横切口，再向头端做一纵切口，使之呈倒 T 形，将气管插管由切口处向胸腔方向插入气管腔内，用一结扎线结扎气管导管并绕到插管分叉处打结固定，另一结扎线将头端的气管切口结扎，以免气管切口处渗血（图 5-17）。在气管插管前，如发现气管内有出血或分泌物，可用棉签由切口处向胸腔方向行进至气管腔内将其擦净，如仍有出血可用棉签蘸少许 0.1% 去甲肾上腺素同上法进入气管，涂抹气管内壁以止血。

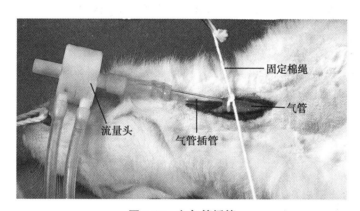

图 5-17 兔气管插管

四、腹部手术及插管技术

1. 膀胱插管 麻醉动物，仰卧位固定于手术台上，在耻骨联合上方沿正中线切开 4～5cm，用止血钳在腹白线两侧夹住肌肉组织轻轻提起，用手术剪剪开一小口。然后左手示指和中指从小口伸入腹腔并分开，右手持手术剪在两指间向上、向下沿腹白线剪开腹壁，暴露膀胱，将其上翻，结扎尿道（图 5-18）。在膀胱顶部血管较少的部位剪一小口，插入膀胱插管，用线将切口处的膀胱壁结扎固定于插管上，将膀胱插管平放在耻骨处，并使插管口低于膀胱水平，尿液即可自然流出（图 5-19）。将膀胱插管的另一端接到受滴器上即可记录尿滴或收集尿液。

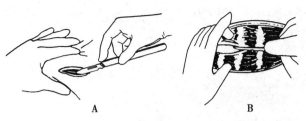

图 5-18 兔、狗腹部手术切开方法
A.切开皮肤；B.沿腹白线开腹；C.手术剪开腹。

2. 输尿管插管 按膀胱插管的手术步骤找到膀胱，用手轻轻将膀胱翻出腹腔（也可用镊子夹住膀胱顶将其翻移出腹腔），于膀胱底部膀胱三角的两侧找到输尿管，用玻璃分针仔细分离出一段输尿管并穿线备用。用镊子柄插入托起输尿管，右手持眼科剪与输尿管成 45° 做一 V 形切口，剪口为输尿管直径的 1/3～1/2，将已经充满生理盐水的输尿管插管向肾方向插入并结扎固定。按上述相同方法，对另一侧输尿管进行插管，用线把双侧插管的另一端开口并在一起连接成 Y 形引出体外。术毕，用温热生理盐水纱布覆盖腹部切口，以保持腹腔内温度和湿度。此种方法也是收集尿液的常用方法之一。注意：勿使输尿管扭结，以免妨碍尿液流出。

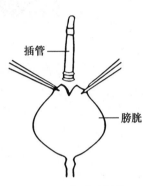

图 5-19 兔膀胱插管

3. 胆总管插管 胆总管插管可用于收集胆汁，观察胆汁分泌情况。

沿剑突下正中切开长约 10cm 的切口，打开腹腔，在剑突下方先找到胃，再沿胃大弯从左至右找到与之相连的十二指肠，翻转幽门处十二指肠，即可发现肌性隆起（肌性隆起为胆总管在十二指肠的开口）。沿肌性隆起向胆囊延伸方向可见颜色略深、类似静脉的胆总管。用眼科镊在该处胆总管下方穿 1 根手术线备用，用眼科剪在肌性隆起上中间位置向胆囊方向剪一小口，将插管插入胆总管，见有淡绿色胆汁流出，提示插管成功，用丝线结扎固定即可。如未见胆汁流出，则可能是未插入胆总管内，应取出重插。

五、股部手术及插管技术

分离股动脉、股静脉并插管，主要用于监测血压、放血、输血、输液及注射药物等用途。

1. 股部手术 麻醉、固定，剪去动物股部皮肤上的被毛，在腹股沟部用手指触摸股动脉搏动，确定动脉的位置和走向。术者用左手拇指和另外四指将股动脉上方皮肤绷紧固定，右手持手术刀，沿动脉走向做长度为 4～5cm 的皮肤切口，即可看见由股神经、股动脉、股静脉组成的血管神经束，3 根神经和血管由外向内排列（图 5-20）。用玻璃分针将股神经首先分离出来，再分离股动脉与股静脉之间的结缔组织（勿损伤血管小分支）。如有渗血或出血的情况需要及时止血。分离血管长度 2～3cm，并在其下方穿入 2 根手术线备用。

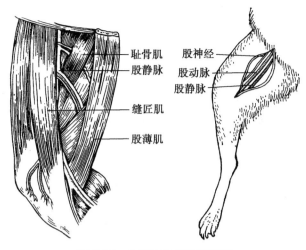

图 5-20　狗股三角和股部神经

2. 股动脉插管术　结扎股动脉远心端，近心端用动脉夹夹闭。靠近远心端血管结扎线0.3cm 处，用眼科直剪成 45°剪开血管直径的 1/3～1/2，用弯头眼科镊夹住切口游离端并挑起，插入血管导管结扎固定。当手术刺激引起血管痉挛时，可局部滴普鲁卡因缓解。

六、开颅手术

在研究大脑皮层诱发电位、皮质功能定位、中枢性病理模型复制等中枢神经系统功能时，往往需打开颅骨，安置或埋藏各种电极、导管等。颅骨开口位置、大小视实验需要而定。

1. 固定　用脑立体定位仪固定耳顶杆插入麻醉动物的两外耳道，然后固定于耳杆固定立柱上，并使两耳杆的读数相同。动物门齿卡入固齿块圆孔，用其拉住动物的门齿并通过水平移动固牢。用压鼻钩压住动物的鼻梁，通过调节压鼻钩紧固螺帽调节外钩松紧。

2. 手术　剪去颅顶被毛，沿颅顶正中线切开皮肤 4～5cm。用刀柄钝性分离骨膜，暴露前囟、人字缝和矢状缝，确定开颅位置，调好颅骨钻头钻入的深度（兔一般为 2～3mm），垂直向下压并旋转钻头，钻至有突破感，此时应减轻力度，缓缓进钻，以免损伤硬脑膜及脑组织，当旋转至有明显突破感时即停止钻孔，用镊子夹去骨片。如需扩大颅骨开口，可用咬骨钳一点一点咬除，不能大块撕下，以免出血不止。咬除矢状静脉窦处的颅骨时要十分小心，一般应保留前囟、人字缝等骨性标志。如需剪除硬脑膜，可用弯针头挑起，用眼科剪小心剪开。开颅过程中如果颅骨出血，可用湿纱布吸去血液后迅速用骨蜡涂抹止血。如遇硬脑膜上的血管出血，可结扎血管断头，或用烧灼器封口。如果是软脑膜出血，应该轻轻压上止血海绵。

（梅汝焕）

第五节　实验动物体液的采集方法

采集实验动物体液来测定体液所含细胞或物质成分和含量,可以了解动物的生理功能和代谢变化。生理科学实验动物体液的采集包括血液、淋巴液、消化液、脑脊髓液、尿液、精液、阴道内液体等。采集时须根据实验所需的体液量及动物种类选用合适的方法。

一、血液的采集

(一)大、小鼠的采血方法

大、小鼠采血方式较多,主要采血部位有眼眶后静脉丛、尾静脉、心脏、腹主动脉、后腔静脉、颈外静脉等。各种采血法各有其长处。少量采血作涂片,可由尾尖采血;要求无菌操作采血,可由心脏采血。

1. 眼部采血

(1)眼眶静脉丛(窦)采血法:小鼠为眶静脉窦,大鼠、地鼠、沙鼠等为眶静脉丛。该采血法方法较简单,成功率高,且采血量多,伤口较小,愈合较快。但本方法采血不能避免组织液的混入,对于血样要求较高的研究应谨慎使用。另外,多次使用易引起感染,对后续实验结果存在一定影响。

一般使用硬质毛细管(内径 0.5~1.0mm)或特制的眶静脉丛采血器,采血前先浸泡在 1 000U/mL 肝素溶液中数分钟,然后取出干燥备用。采血时,先用局部麻醉药对鼠眼部周围进行麻醉,操作者左手拇指及示指压迫鼠的颈部两侧,从背部较紧地握住鼠颈部,使头部静脉血液回流困难,眼球充分外突,眶静脉丛(窦)充血。右手持采血器与鼠面成45°夹角,由眼内角(眼睑和眼球之间)刺入,针头斜面先向眼球刺入后再转180°使斜面对着眼眶后界(图 5-21)。刺入深度:小鼠 2~3mm,大鼠 4~5mm,当感到有阻力时即停止推进。如果没有出血则轻微转动采血器或者将采血器退出 0.1~0.5mm,如果还没有成功或者出血量较少,可再适当改变采血器角度,也许是采血器尖部没有对准出血处,若穿刺适当,血液能自然流入采血器中。当得到所需的血量后,立即松开颈部压力,同时将采血器拔出,用纱布轻压眼部止血。此法小鼠一次可采血 0.2mL,大鼠 0.5mL。当需要多次重复采血时,常使用本法。

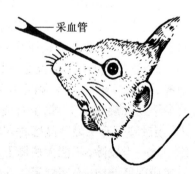

图 5-21　小鼠眶静脉窦采血

(2)眼眶动脉和静脉采血法:本法多用于小鼠,所采血液为眶动脉和眶静脉的混合血。当需要采较大量血液时常用,该法可避免断头取血时因组织液混入所导致的溶血现象。操作方法:动物麻醉后,用左手抓鼠,拇指和示指尽量将动物眼周围皮肤向眼后压,使动物眼球突出充血,用眼科弯镊在鼠右侧眼球根部将眼球摘去,并立即将鼠倒置,头朝下,此时眼眶内动、静脉很快流血。将血滴入预先加有抗凝剂的盛血容器内,直至动、静脉不再流血为止。此种采血法在采血过程中心脏跳动在继续,因此取血量多于断头法,一般可取为小鼠体重的 4%~5% 血液量,但此方法易导致动物死亡。

2. 尾尖采血　需少量血时,常采用尾静脉采血。

（1）剪尾尖采血法：把动物固定或麻醉后，将尾巴置于45～50℃热水中浸泡数分钟（也可用酒精涂擦鼠尾），擦干，使尾静脉充血后剪去尾尖（小鼠1～2mm，大鼠5～10mm），用试管接取血液，并自尾根部向尾尖按摩，血液会自尾尖流入试管，每次可采血0.1～0.3mL。实验时如果需要间隔一定时间，反复采集少量血液，则每次采血时，可将鼠尾剪去一小段，取血后用棉球压迫止血，并用6%液体火棉胶涂于伤口处，以保护伤口。

（2）尾静脉切割采血法：动物麻醉后，将尾巴置于45～50℃热水中浸泡数分钟（也可用酒精涂擦鼠尾），擦干，用锐利刀片切割开尾静脉，每次可取血0.3～0.5mL，采血后用棉球压迫止血，短时间内伤口即可结痂痊愈。鼠尾的3根静脉可交替切割，由尾尖向尾根方向切开，一根静脉可切割多次。这种方法主要适用于大鼠。

（3）尾动脉穿刺采血法：动物固定、消毒后，在尾尖部向上数厘米处用拇指和示指抓住，用注射针对准尾动脉刺入后立即拔出。采血完毕后，对穿刺部位进行加压止血。此法适用于取大鼠血。

3. 心脏采血

（1）穿刺法：小动物因心脏搏动快，心脏较小且位置较难确定，故较少采用心脏采血。操作时，将动物仰卧固定在鼠板上，剪去胸前区部位的被毛，用碘酒消毒皮肤，用左手示指在动物左胸第3～4肋间触及心跳最明显处，以右手持注射器垂直进针，当感到有脱空感时，可感觉到针尖随心搏而动，这时已插入了心脏，给注射器抽一点负压，可见血液随心脏跳动进入注射器，采血完毕后缓慢抽针，让动物卧位休息几分钟再取下放回笼子。采血注意点：①要迅速而直接插入心脏，否则心脏将从针尖移开；②如第一次没刺准，将针头抽出重刺，不要在心脏周围试探，以免损伤心、肺；③要缓慢而稳定地抽吸，太大的负压反而使心脏塌陷。

（2）开胸法：若动物不需存活时，也可麻醉后将其固定在鼠板上，剖开胸腔，直接从心脏内抽血。也可剪破心脏，直接用注射器或吸管吸血。

4. 大血管采血　大、小鼠可从颈动（静）脉、股动（静）脉或腋下动（静）脉等大血管采血。把麻醉的动物以仰卧位固定，分离暴露上述血管并穿线结扎。静脉采血：提起结扎线，待血液充盈血管，注射器从近心端穿刺血管采血。动脉采血：注射器从远心端穿刺血管采血。如果动物血管太细无法穿刺，可剪断血管直接用注射器或吸管吸血，但切断动脉时，要防止血液喷溅。

5. 断头采血　动物麻醉后，左手拇指和示指握住鼠颈部，头部朝下，用断头剪在鼠头颈间1/2处剪断，提起动物，将血液滴入放有抗凝剂的容器内。小鼠可采血1mL左右，大鼠可采血10mL左右。

（二）豚鼠的采血方法

1. 心脏穿刺采血法　操作与大、小鼠心脏穿刺采血相似。

2. 耳缘剪口采血法　用酒精反复擦拭耳缘使血管充盈，用刀片或剪刀割（剪）破耳缘血管，血液会从血管中流出。此法可采血0.5mL左右。

3. 背跖静脉采血　背跖静脉包括外侧跖静脉和内侧跖静脉，均可用于采血。操作时，由助手固定动物，并将其后肢膝关节伸直，操作者找出外侧跖静脉或内侧跖静脉后进行脚面消毒，以左手的拇指和示指拉住趾端，右手拿注射器刺入静脉采血口，拔针后会立即出血，并可见刺入部位呈半球隆起，应用纱布或脱脂棉压迫止血。反复取血时，两后肢交替使用。

（三）兔的采血方法

1. 耳（中央）动脉采血法 将兔置于固定盒内固定好，用手轻弹耳中央动脉或用加热的方法使兔耳充血。左手固定兔耳，右手持注射器在中央动脉末端，沿动脉平行方向刺入动脉，血液即可进入注射器内。取血后作压迫止血。也可用动脉切割采血法：待耳中央动脉充血后，在靠耳尖中央动脉分支处，用锋利的手术刀片轻轻切一小口，血液就会从切破的血管中流出，立即取加有抗凝剂的容器在血管破口处采血。取血后应压迫止血。

2. 耳缘静脉采血法 将兔固定好后，用手轻弹兔耳缘静脉使其充血，在靠耳尖部的静脉处，用针头或刀片刺破静脉，血液即可流出。也可用 6 号针头沿耳缘静脉远端（末梢）刺入血管，抽取血液（图 5-22）。取血后压迫止血。一次可采血 5～10mL。此法也适用于豚鼠。

3. 颈动、静脉采血法 采血前将动物麻醉固定，暴露颈部皮肤，做颈侧皮肤切开，分离出颈动脉、颈静脉。根据所需血量可用注射器直接采血，也可行动、静脉插管术采血。

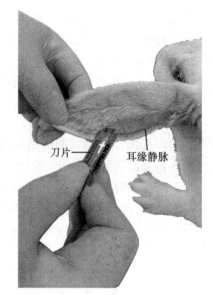

刀片　　　耳缘静脉

图 5-22　兔耳缘静脉采血法

（1）注射器采血：结扎颈动脉远心端，动脉夹夹住颈动脉近心端，用连有 7 号针头的注射器，向心方向刺入血管，放开动脉夹，即可见动脉血流入注射器。采血时要注意防止喷血，可用手捏住进针处血管防止动脉压力高而喷射出血。

（2）静脉采血：结扎静脉近心端，待血液充盈静脉，提起结扎线，注射器针头向远心方向刺入血管，缓缓地抽取血液。

4. 兔股动、静脉采血法 与兔颈动、静脉采血法类似。

采血时，要注意以下几点：①采血场所光线充足；②室温：夏季 25～28℃、冬季 20～25℃为宜；③采血用具和采血部位一般需进行消毒；④若需抗凝血，应在注射器或试管内预先加入抗凝剂；⑤在非终末采血中，单次采血量应控制在总血量的 15% 内，3～4 周后可重复采血；长期多次采血，则每天采血量不应超过总血量的 1%。否则，一次采血过多或连续多次采血都可能影响动物健康，甚至导致贫血或死亡，必须予以注意。

二、尿液的采集

采集实验动物的尿液方法较多，一般在实验前需给动物多饮或灌服一定量的水，增加动物的尿量利于采集。常用的采集方法有：

1. 代谢笼法 此法较常用，适用于大、小鼠。将动物放在特制的笼内。一般需收集 5h 以上的尿液，最后取平均值。

2. 导尿法 常用于雄性兔、犬。动物轻度麻醉后，固定于手术台上。导尿管导尿。

3. 穿刺膀胱法 动物麻醉后固定，在耻骨联合上腹中线去被毛，消毒穿刺。

4. 反射排尿法 小鼠被抓住尾巴提起时会出现排泄反射。故需采取少量尿液时，可提起小鼠，将排出的尿液接到带刻度的容器内。

三、脑脊液的采集

（一）脊髓穿刺法采集犬、兔的脑脊液

穿刺部位在两髂连线中点稍下方第 7 腰椎间隙。动物轻度麻醉后，侧卧位固定，使头部及尾部向腰部尽量弯曲，剪去第 7 腰椎周围的被毛。消毒后操作者在动物背部用左手拇、示指固定穿刺部位的皮肤，右手持腰穿刺针垂直刺入，当有落空感及动物的后肢跳动时，表明针已达椎管内（蛛网膜下腔），抽去针芯，即见脑脊液流出。如果无脑脊液流出，可能是没有刺破蛛网膜，可轻轻调节进针方向及角度。如果脑脊液流得太快，对插入针芯稍加阻塞，以免导致颅内压突然下降而形成脑疝。

（二）枕骨大孔直接穿刺法采集大鼠脑脊液

在大鼠麻醉后，头部固定于定向仪上。头颈部剪毛、消毒，用手术刀沿纵轴做一纵切口（约 2cm），用剪刀钝性分离颈部背侧肌肉。为避免出血，用手术刀背刮开最深层附着在骨上的肌肉，暴露枕骨大孔。由枕骨大孔进针直接抽取脑脊液。抽取完毕缝好外层肌肉、皮肤。手术部位注意消毒，防止感染。采完脑脊液后，应注入等量的消毒生理盐水，以保持原来脑脊髓腔的压力。

四、骨髓的采集

采集骨髓一般选择胸骨、肋骨、髂骨、胫骨和股骨等造血功能活跃的骨组织。猴、犬、羊等大动物的骨髓的采集用活体穿刺取骨髓的方法；大、小鼠等小动物骨头小，难穿刺，采用剖杀后取胸骨、股骨的骨髓。

（一）猴、犬、羊等的骨髓采集法

1. 骨髓穿刺点定位

（1）胸骨：穿刺部位在胸骨中线，胸骨体与胸骨柄连接处，或选胸骨上 1/3 部。

（2）胫骨：穿刺部位在胫骨内侧，胫骨上端的下方 1cm 处。

（3）肋骨：穿刺部位在第 5～7 肋骨各自的中点上。

（4）髂骨：穿刺部位在髂前上棘后 2～3cm 的嵴部。

（5）股骨：穿刺部位在股骨内侧面，靠下端的凹面处。

2. 骨髓穿刺方法

（1）实验动物按要求固定，穿刺部位去毛、消毒、麻醉，要求局部麻醉范围直达骨膜，也可做全身麻醉。

（2）操作人员戴消毒手套，确定穿刺点，估计从皮肤到骨髓的距离并依此固定骨髓穿刺针长度。左手拇、示指绷紧穿刺点周围皮肤，右手持穿刺针在穿刺点垂直进针，小弧度左右旋转钻入，当有落空感时表示针尖已进入骨髓腔。用左手固定穿刺针，右手抽出针芯，连接注射器缓慢抽吸骨髓组织，当注射器内抽到少许骨髓时立即停止抽吸，取出注射器将骨髓推注到载玻片上，迅速涂片数张，以备染色镜检。

（3）左手压住穿刺点周围皮肤，迅速拔出穿刺针，用棉球压迫数分钟。如穿刺的是肋骨，除压迫止血外，还需胶布封贴穿刺点，防止发生气胸。

(二)大、小鼠的骨髓采集法

将实验动物剖杀、固定,解剖取出股骨或胸骨,于第 3 胸骨节处剪断,将其断面的骨髓挤在有稀释液的试管内或玻片上,继而涂片、染色、镜检。

(梅汝焕)

第六节 实验动物的急救和处死方法

一、实验动物的急救措施

实验动物因麻醉过量、大失血、创伤、窒息等原因,出现血压急剧下降、呼吸极慢而不规则甚至呼吸停止、角膜反射消失等临床死亡表现时,应立即进行急救。急救方法可根据病因及动物情况而定。对犬、兔、猫常用的急救措施有下面几种:

1. 注射强心剂　静脉注射 0.1% 肾上腺素 1mL,必要时直接做心内注射。
2. 注射呼吸中枢兴奋剂　注射 25% 尼可刹米 1mL 或 1% 山梗菜碱 0.5mL。
3. 注射高渗葡萄糖液　动脉注射 40% 葡萄糖,2~3mL/kg。
4. 快速输血、输液　动脉、静脉加压输血或低分子右旋糖酐。
5. 人工呼吸　取 50mL 的注射器,取下针头接上合适的软管,抽满空气后,将软管末端塞入兔口中,然后压住嘴巴和鼻子,将空气有节律迅速地注入,同时配合有节律的胸廓按压(可采用左右胸廓按压)进行人工呼吸或行气管插管进行动物呼吸机呼吸。有条件时,可用 5%CO_2 和 95%O_2 的混合气体进行人工呼吸,效果更好。

二、实验动物处死方法

急性动物实验结束后,常需将动物处死。处死实验动物的方法因动物种类不同而异。应遵循实验动物伦理规范,充分考虑动物的利益,采取痛苦最少的方法,禁止针对动物的野蛮行为。具体内容详见第四章第一节。

(梅汝焕)

神经和骨骼肌实验是生理科学实验的基本内容及重要组成部分。神经受到有效刺激后产生动作电位，通过细胞外电极引导可记录到膜外电位的变化。运动神经末梢通过神经 - 肌接头之间的信号传递，引发肌细胞爆发动作电位，肌细胞通过兴奋 - 收缩耦联引起肌丝滑行，从而产生肌细胞长度或张力的改变。本章通过对不同实验条件下坐骨神经干复合动作电位波形、骨骼肌收缩形式和形态的观察，帮助学生更好地理解相关理论知识。围绕坐骨神经干复合动作电位波形特点形成机制和骨骼肌张力极限值的问题探究，更好地提升学生分析问题、解决问题的科学研究能力。

第一节　基础性实验

实验1　不同强度与频率的刺激对骨骼肌收缩的影响

【课前要求】

1. 实验理论　兴奋性、兴奋的概念，神经 - 肌接头兴奋传递机制，骨骼肌的收缩原理、肌肉收缩的外部表现和力学分析方法。

2. 实验方法　蟾蜍离体坐骨神经 - 腓肠肌标本制作基本技术。应用生理信号采集处理系统记录、采集和分析相关数据（参考第三章第二节）。

3. 实验准备　在线学习"临床问题导入""实验设计"和操作视频（数字资源 6-1，数字资源 6-2），完成自测题，预测实验结果。

【实验目的】

制备蛙类离体坐骨神经 - 腓肠肌标本，并通过观察不同强度和不同频率刺激条件下肌肉收缩张力的变化，分析骨骼肌兴奋 - 收缩张力的变化规律和机制。

【实验原理】

兴奋（excitation）是指机体的组织或细胞受到外界刺激后，由相对静止状态变为显著活跃状态的过程。神经、肌肉和腺体组织被称为可兴奋组织，其兴奋的表现形式各不相同，如神经组织的兴奋表现为动作电位，肌肉组织的兴奋表现主要为收缩活动，而腺体组织的兴奋表现主要为分泌活动。

引起组织或细胞发生兴奋的刺激（stimulation）需要具备以下 3 个条件：刺激强度、刺激持续时间以及强度 - 时间变化率。当电刺激坐骨神经 - 腓肠肌标本时，刺激引起坐骨神经中的神经纤维发生兴奋，受该部分神经纤维支配的肌纤维则发生收缩。在固定刺激持续时间和强度 - 时间变化率的条件下，刚能引起神经干中兴奋性较高的神经纤维产生兴奋并引起骨骼肌（skeletal muscle）收缩的刺激强度称为阈强度（threshold intensity），该强度的刺激则称为阈刺激（threshold stimulus）；刺激强度增大到一定程度时，坐骨神经中所有的神经纤维皆兴奋并引起骨骼肌产生最大单收缩反应，该刺激强度称为最大刺激强度，该强度的刺激则称为最大刺激；在阈强度和最大刺激强度之间，随着刺激强度的增加，肌肉的收缩反应也逐步增大。

中枢神经系统通过改变运动神经元发放冲动的频率从而改变肌肉收缩的形式和张力。骨骼肌受到一次短促刺激而产生一次动作电位时，将出现一次短暂的收缩和舒张，称为单收缩（single twitch）；当骨骼肌受到连续有效刺激时，可因刺激频率即刺激波间隔时间不同，呈现不同的收缩形式。若刺激频率较低，即刺激波间隔时间大于单收缩的收缩期和舒张期的总时程时，骨骼肌呈现一连串的单收缩；刺激频率逐渐增高，当刺激波间隔时间大于单收缩的收缩期且小于单收缩的总时程时，后一次刺激落在前一次刺激引起的收缩过程的舒张期，出现不完全强直收缩（incomplete tetanus）；当刺激频率增高到一定程度使得后一次刺激落在前一次刺激引起的收缩过程的收缩期，则出现完全强直收缩（complete tetanus）。

以蟾蜍为代表的蛙类由于其基本生命活动和生理功能与温血动物近似，其离体组织和器官所需的生活条件较为简单，易于掌握和控制，因此，蟾蜍或其他蛙类的坐骨神经 - 腓肠肌标本常被用于观察神经肌肉的兴奋性、刺激与反应的规律及骨骼肌收缩特点等实验。本实验以蟾蜍或蛙的离体坐骨神经 - 腓肠肌作为研究对象，通过改变电刺激的刺激强度，观察运动神经元兴奋的数量和骨骼肌收缩张力的变化关系，分析和探讨刺激强度对骨骼肌收缩影响的机制。

【实验材料】

1. 实验对象　蟾蜍（中华蟾蜍指名亚种）或牛蛙。

2. 实验器材与药品　RM6240 多道生理信号采集处理系统，张力换能器，离体骨骼肌实验装置（包含 BB-3G 标本屏蔽盒、一维位移微调器、固定底座及支架的组合装置），蛙类手术器械，锌铜弓；任氏液。

【实验方法】

1. 实验仪器和装置

（1）仪器和装置连接：生理信号采集处理系统通道 1 连接张力换能器，刺激输出端口连接刺激电极。张力换能器和刺激电极分别使用一维位移微调器和万向双凹夹固定于实验支架。

（2）仪器参数设置：启动 RM6240 多道生理信号采集处理系统软件，设置仪器参数如下：采样频率 800Hz，第 1 通道张力模式，扫描速度 1s/div，灵敏度 15～30g，时间常数直流，滤波频率 100Hz；刺激器选择正电压刺激方式，单刺激模式，强度 1V，波宽 0.1ms。点击左侧边栏中的"选择"菜单，选择"显示刺激标注"→"强度"；选择"实时通用测量"→"快速"。

（3）调零：换能器悬挂标本前，使用"工具"菜单栏内的"快速归零"对张力测定系统进行调零。

2. 离体坐骨神经-腓肠肌标本制备

（1）毁脑脊髓：取蟾蜍或牛蛙一只，记录体重和性别。左手握住蟾蜍，将其前肢置于示指和中指之间，后肢夹于环指和小指之间，拇指压住脊柱，示指抵住头吻部并使其头部前俯。右手持探针自枕骨大孔位置垂直刺入，刺入椎管时有脱空感，然后改变探针方向刺入颅腔并向各侧搅动，彻底捣毁其脑组织；将探针退回至枕骨大孔，向椎管尾部方向捻动，捣毁脊髓。彻底捣毁脑组织和脊髓后的蟾蜍，表现为下颌处呼吸运动消失，四肢松软，形体对称（动物捉拿及固定参见第五章第一节）。

（2）制备后肢标本：左手握住蟾蜍后肢，拇指压住骶骨（或用左手拇指和示指提起蟾蜍脊柱），右手持粗剪刀在颅骨后方剪断脊柱，沿脊柱两侧剪开腹壁，去除头部、前肢和全部内脏组织。一手持镊子（或用拇指和示指）夹住脊柱断端，另一手自断端向下牵拉剥离全部皮肤。用粗剪刀首先沿脊柱中线将脊柱分为左右两半，然后在耻骨联合中央处剪开，分离两侧后肢并放置于任氏液中备用。

（3）分离坐骨神经：取一侧后肢标本仰卧位放置在蛙板上，用玻璃分针沿脊柱侧游离腹腔部坐骨神经，保留神经上方3～4节椎骨，剪去多余椎骨。将标本俯卧位固定在蛙板上，用玻璃分针沿股二头肌和半膜肌之间的坐骨神经沟，纵向分离暴露大腿部坐骨神经直至腘窝，提起椎骨及神经，自上而下剪断所有坐骨神经的分支，将分离出来的坐骨神经搭放在腓肠肌表面。用粗剪刀自膝关节周围向上剪去并刮除股骨上附着的肌肉。

（4）分离腓肠肌：在腓肠肌跟腱处穿线结扎，在结扎处远端剪断跟腱，左手持线提起腓肠肌，将腓肠肌游离至膝关节处，在距离膝关节上方1cm处剪断股骨、下方剪断胫骨。由3～4节椎骨、坐骨神经、腓肠肌及小段股骨构成的整体即为离体坐骨神经-腓肠肌标本（图6-1）。将标本置于任氏液中备用。

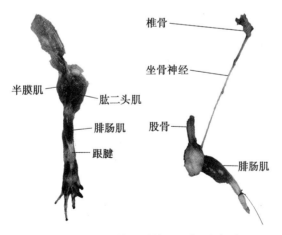

图6-1　蟾蜍离体坐骨神经-腓肠肌标本

（5）检查标本兴奋性：锌铜弓用任氏液润湿两极后轻触坐骨神经，观察腓肠肌的收缩情况，若腓肠肌无收缩，则标本不可用。

3. 标本与实验装置的连接 将离体坐骨神经 - 腓肠肌标本的股骨放置于标本盒的固定孔中，旋转螺钉压紧股骨；腓肠肌跟腱的结扎线固定在张力换能器的悬臂梁上，调节一维位移微调器，使换能器悬臂梁与结扎线保持垂直状态；轻提坐骨神经放置于刺激电极上，保持神经与刺激电极接触良好（图 6-2）。

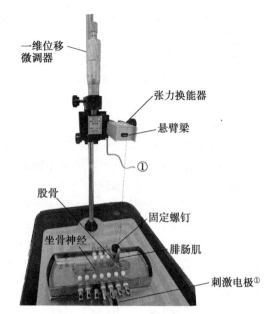

图 6-2 离体坐骨神经 - 腓肠肌标本与装置连接图
①连接至 RM6240 多道生理信号采集处理系统。

4. 调节前负荷 点击记录按钮，调节一维位移微调器，将前负荷调节为 3.0g。点击刺激器"开始刺激"，可见腓肠肌发生收缩，多次刺激神经观察腓肠肌收缩反应，待基线处于稳定状态时，再将前负荷调节到 2.5g。

5. 不同强度电脉冲刺激坐骨神经 - 腓肠肌标本 刺激强度从 0.1V 逐渐增大，强度增量 0.01～0.05V，连续记录肌肉收缩张力变化曲线，待收缩曲线幅度不再增高（肌肉出现最大收缩反应），停止刺激和记录。保存实验数据文件。如采用强度递增刺激方式，设定起始强度 0V，结束强度 2～3V，步长 0.05V。

6. 不同频率电脉冲刺激坐骨神经 - 腓肠肌标本 将刺激模式设置为连续单刺激，刺激强度设置为 1V 或最大刺激强度，波宽 0.1ms，刺激频率按 1Hz、2Hz、3Hz、4Hz、5Hz、…、30Hz 逐渐增加，连续记录肌肉收缩张力变化曲线，观察不同频率刺激时肌肉收缩形态和张力的变化。保存实验数据文件。如采用频率递增刺激方式，设定起始频率 1Hz，结束频率 30Hz，步长 1Hz，组间间隔大于 10s。

【实验结果】

测量不同刺激强度时骨骼肌对应的收缩张力，确定阈强度与最大刺激强度（表 6-1），绘制刺激强度 - 肌肉收缩张力曲线，测量最大刺激条件下骨骼肌收缩期和舒张期的时间。测量不同刺激频率时骨骼肌对应的收缩张力，记录单收缩张力、首个不完全强直收缩和完全强直收缩时的刺激频率及其对应的收缩张力（表 6-2），绘制刺激频率 - 肌肉收缩张力曲线。结果以 $\bar{x} \pm s$ 表示，采用 t 检验分析。

表 6-1 刺激强度对收缩张力的影响

阈强度		最大刺激强度	
刺激强度 /V	收缩张力 /g	刺激强度 /V	收缩张力 /g

表 6-2　刺激频率对收缩张力的影响

单收缩	不完全强直收缩		完全强直收缩	
收缩张力 /g	刺激频率 /Hz	收缩张力 /g	刺激频率 /Hz	收缩张力 /g

【讨论】

结合实验数据,分析刺激强度与频率对肌肉收缩张力的影响及作用机制。

【注意事项】

1. 手术操作过程中避免挤压蟾蜍头部两侧的耳后腺,以免蟾酥溅入操作者眼内。沾有蟾酥或分泌物的双手及器械需清洗干净后再进行后续实验操作。

2. 操作过程中避免手或金属器械触碰神经和肌肉,避免过度牵拉;适时滴加任氏液,以防标本因损伤或干燥而失去正常的生理活性。

3. 实验过程中保持换能器与腓肠肌连线的张力不变,即前负荷保持基本不变。

4. 当肌肉收缩张力曲线连续出现 3～5 个峰值基本不变,此时肌肉收缩已出现最大反应,即可停止刺激,不可使用过大刺激强度,避免造成神经损伤。如需重复刺激,则应让肌肉休息一定时间再进行下一次实验。

【思考题】

1. 如何判断标本兴奋性?

2. 什么是阈刺激、阈上刺激和最大刺激?

3. 实验中随着刺激强度的增大,腓肠肌的收缩张力如何变化? 其机制是什么?

4. 实验中观察到的阈刺激是哪一组织的阈刺激?

5. 如何区分骨骼肌的单收缩、不完全强直收缩和完全强直收缩?

6. 骨骼肌产生单收缩、不完全强直收缩和完全强直收缩的机制是什么? 为什么刺激频率增高可引起肌肉收缩张力的增大?

7. 电刺激坐骨神经引起腓肠肌收缩,需经过哪些生理学过程?

8. 连续电刺激神经,坐骨神经 - 腓肠肌标本会出现疲劳现象吗? 为什么?

(孙岑岑　厉旭云)

实验 2　前负荷对骨骼肌收缩的影响

【课前要求】

1. 实验理论　肌肉收缩效能、等长收缩及等张收缩的概念,骨骼肌的收缩原理以及前负荷对骨骼肌收缩张力的影响。

2. 实验方法　蟾蜍离体坐骨神经 - 腓肠肌标本制作基本技术。应用生理信号采集处理系统记录、采集和分析相关数据(参考第三章第二节)。

3. 实验准备 在线学习"临床问题导入""实验设计"和操作视频（数字资源 6-2），完成自测题，预测实验结果。

【实验目的】

制备蛙类离体坐骨神经 - 腓肠肌标本，并通过观察不同前负荷作用下肌肉收缩张力变化的特点，分析前负荷对收缩效能影响的相关机制。

【实验原理】

前负荷（preload）是肌肉收缩前所承受的负荷，在前负荷作用下，肌肉具有的长度称为肌肉的初长度。初长度不同，粗肌丝与细肌丝的有效重叠程度不同，可利用的粗肌丝横桥和细肌丝肌动蛋白的结合位点数量不同，产生的收缩张力也不同。肌肉处于最适初长度时，粗、细肌丝处于最适重叠状态，粗、细肌丝之间就会有最多数量的横桥与肌动蛋白结合，产生最大的收缩张力。如果肌肉初长度大于或小于最适初长度，则粗、细肌丝重叠程度小于最适初长度时，粗、细肌丝之间横桥与肌动蛋白结合数量减少，此时肌肉收缩时产生的张力会下降。

本实验以蟾蜍离体坐骨神经 - 腓肠肌作为研究标本，通过改变前负荷大小，观察肌肉收缩张力的变化，分析和探讨前负荷对肌肉收缩张力影响的作用机制。

【实验材料】

1. 实验对象 蟾蜍（中华蟾蜍指名亚种）或牛蛙。

2. 实验器材与药品 RM6240 多道生理信号采集处理系统，张力换能器，离体骨骼肌实验装置（包含 BB-3G 标本屏蔽盒、一维位移微调器、固定底座及支架的组合装置），蛙类手术器械，锌铜弓；任氏液。

【实验方法】

1. 实验仪器和装置

（1）仪器和装置连接：生理信号采集处理系统通道 1 连接张力换能器，刺激输出端口连接标本盒刺激电极。

（2）仪器参数设置：启动 RM6240 多道生理信号采集处理系统软件，设置仪器参数如下：采样频率 800Hz，第 1 通道张力模式，扫描速度 1s/div，灵敏度 15～30g，时间常数直流，滤波频率 100Hz；刺激器选择正电压刺激方式，单刺激模式，强度 1.0V，波宽 0.1ms，重复次数 1，延时 1ms。

（3）调零：参考本节实验 1。

2. 离体坐骨神经 - 腓肠肌标本制备 参考本节实验 1。

3. 标本与实验装置的连接 参考本节实验 1。

4. 不同前负荷实验 点击记录按钮，开始记录实验数据。旋转一维位移微调器，调节腓肠肌前负荷为 2.5g，点击刺激器"开始刺激"按钮，记录该前负荷下腓肠肌收缩张力曲线。增加前负荷分别至 5g、10g、20g、30g、40g、50g、60g、70g、80g，刺激坐骨神经，记录不同前负荷下腓肠肌收缩张力。保存实验数据文件。

【实验结果】

记录不同前负荷条件下骨骼肌收缩的最大主动张力,绘制前负荷 - 肌肉收缩主动张力曲线,确定最适前负荷。参考表 6-3 统计不同前负荷条件下骨骼肌的收缩张力,实验结果以 $\bar{x} \pm s$ 表示。试用数学方程表达主动张力与前负荷的关系,计算相关系数。

表 6-3 前负荷对腓肠肌收缩张力的影响

前负荷 /g	2.5	5	10	20	30	40	⋯	80
收缩张力 /g								

【讨论】

结合实验数据,讨论肌肉收缩效能的外在表现和影响因素,讨论前负荷对肌肉收缩张力的影响和机制。

【注意事项】

1. 蟾蜍毁脑脊髓操作注意事项参考本节实验 1。

2. 制备标本过程中,适时滴加任氏液,避免强力牵拉或夹捏神经和肌肉,以防标本因干燥或损伤而失去正常的生理活性。

3. 肌肉收缩后,应让肌肉休息一定时间再进行下一次刺激。

【思考题】

1. 实验中,随着前负荷的增大,腓肠肌的收缩张力如何变化? 其机制是什么?

2. 过大的前负荷会造成肌肉损伤,其机制是什么?

3. 为什么在最适前负荷下,骨骼肌产生最大收缩张力?

(孙岑岑 厉旭云)

实验 3 蟾蜍坐骨神经干复合动作电位及其传导速度的测定

【课前要求】

1. 实验理论 兴奋性、兴奋的概念,静息电位和动作电位的形成机制,动作电位传导原理的相关内容。

2. 实验方法 蟾蜍坐骨神经干标本制备方法;应用生理信号采集处理系统记录、采集和分析相关数据(参考第三章第二节)。

3. 实验准备 在线学习"临床问题导入""实验设计"和操作视频(数字资源 6-3,数字资源 6-4),完成自测题,预测实验结果。

【实验目的】

应用电生理实验方法,测定蟾蜍坐骨神经干复合动作电位的振幅、时程,观察神经损伤对兴奋传导的影响,探究双相动作电位、单相动作电位的形成机制,以及刺激强度和动作电位振幅之间的关系。

【实验原理】

动作电位(action potential, AP)的产生是细胞受到有效刺激的结果。电脉冲刺激神经,刺激电极负极下的神经纤维产生去极化,当去极化达到阈电位水平时,细胞膜产生一次短暂、快速、可向远距离传播的电位波动,此即为动作电位。

单根神经纤维的动作电位具有"全或无"的特性。蟾蜍坐骨神经干由许多不同直径和类型的神经纤维组成,其动作电位是由诸多神经纤维的动作电位复合而成的综合性电位变化,称为复合动作电位(compound action potential, CAP),复合动作电位的幅度在一定范围内随刺激强度的变化而变化。

动作电位可沿细胞膜传导至整个细胞,兴奋区和邻近的未兴奋区之间出现电位差,并产生由正电位区流向负电位区的电流。将一对引导电极置于神经干表面,兴奋区依次通过前后两个电极,可引导出两个方向相反的电位波形,称为双相动作电位(biphasic action potential, BAP)。如果两个引导电极之间的神经纤维被完全损伤,兴奋区只能传导通过前引导电极,不能传导至后引导电极,则引导出单个方向的单相动作电位(monophasic action potential, MAP)。

动作电位以局部电流(local current)的形式进行传导,其传导速度与神经纤维的直径、有无髓鞘等因素有关,神经纤维越粗则传导速度越快,有髓神经纤维的跳跃式传导(saltatory conduction)可有效提高传导速度。蛙类坐骨神经干以 Aα 类纤维为主,传导速度为 30～40m/s。测定神经冲动在神经干上传导的距离(s)和通过这段距离所需的时间(t),根据 $v=s/t$ 可求出神经冲动的传导速度。

【实验材料】

1. 实验对象　蟾蜍(中华蟾蜍指名亚种)或牛蛙。
2. 实验器材与药品　RM6240 多道生理信号采集处理系统,BB-3G 标本屏蔽盒,蛙类手术器械;任氏液。

【实验方法】

1. 实验仪器和装置

(1)仪器和装置连接:按图 6-3 所示连接标本盒与生理信号采集处理系统。S+、S- 为刺激电极的正极和负极,与生理信号采集处理系统刺激输出端连接;R_1、R_2 为第 1 对引导电极的负极和正极,R_3、R_4 为第 2 对引导电极负极和正极,分别输入生理信号采集处理系统的第 1 通道和第 2 通道;E 为接地电极。

(2)仪器参数设置:启动 RM6240 多道生理信号采集处理系统软件,设置仪器参数如下:采样频率 100kHz,第 1、2 通道皆为生物电模式,扫描速度 0.2ms/div,灵敏度 5mV,时间常数 0.2s, 滤波频率 3kHz; 刺激器选择同步触发, 正电压刺激方式, 单刺激模式, 强度 1V, 波宽 0.1ms, 重复次数 1, 延迟 3ms。

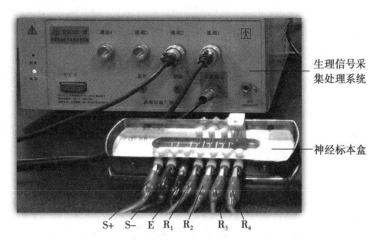

图 6-3 神经干动作电位实验仪器和装置

2. 蟾蜍坐骨神经干标本制备

（1）毁脑脊髓：取蟾蜍或牛蛙一只，记录体重和性别，捣毁脑和脊髓（参见本节实验 1）。

（2）制备后肢标本：左手拇指和示指提起蟾蜍脊柱，用粗剪刀在颅骨后方剪断脊柱，剪开两侧腹壁，此时蟾蜍头部、前肢和内脏呈整体下垂状态，剪除该部分组织。一手用镊子或拇指和示指夹住脊柱顶端，另一手自皮肤边缘逐步向下牵拉剥离全部下肢皮肤。将剥离皮肤后的后肢标本置于任氏液中备用。

（3）分离坐骨神经：下肢标本俯卧位放置在蛙板上，用镊子提起骶骨尾端，使骶部稍向上隆起，粗剪刀保持与蛙板水平方向将骶骨剪除，形成一前后贯穿的孔洞。标本仰卧位放置在蛙板上，用玻璃分针分离脊柱两侧的坐骨神经丛，在神经干下方穿线并紧靠脊柱根部结扎，保留结扎线，在中枢端剪断神经干，夹持结扎线将神经干从骶部孔洞处穿出至背侧。标本俯卧位放置于蛙板上，将其充分伸展呈人字形，用 3 枚大头针将标本固定在蛙板上。使用玻璃分针循股二头肌和半膜肌之间的坐骨神经沟，纵向分离肌肉，暴露大腿部分的坐骨神经，分离直至腘窝胫、腓神经分叉处，纵向分离胫骨和胫骨前肌，暴露胫神经。用手轻提结扎神经的线头，辨清坐骨神经走向，将剪刀置于神经与组织之间，剪刀与下肢成 30°，顺神经走向，紧贴股骨、腘窝剪切直至跟腱，离断跟腱和神经。提住结扎神经的线头，用镊子剥离附着在神经干上的组织，将成功分离出来的坐骨神经干标本浸入任氏液中备用。

3. 中枢端引导 BAP　神经干末梢端置于刺激电极，中枢端置于引导电极，刺激强度 1.0V 刺激神经干，观察动作电位波形。

4. 末梢端引导 BAP　神经干中枢端置于刺激电极，末梢端置于引导电极，刺激强度 1.0V 刺激神经干，测定第 1 通道 BAP 正相波、负相波的振幅和时程。

5. 动作电位传导速度测定　神经干中枢端置于刺激电极，末梢端置于引导电极，刺激强度 1.0V 刺激神经干，分别测量第 1 通道和第 2 通道两个动作电位起始点的时间差 t，测定标本盒中引导电极 R_1 和 R_3 之间的距离 s，计算动作电位传导速度（可使用仪器软件中"传导速度测量"功能进行自动计算）。

6. MAP引导及测定　用镊子在第1对引导电极之间贴近 R_2 处将神经夹伤（注意：不能移动神经干的位置），刺激强度 1.0V 刺激神经干，可见第 2 通道动作电位消失，第 1 通道动作电位负相波消失，呈现一正相波，为单相动作电位（MAP）。测量 MAP 的振幅和时程。

7. 测定阈刺激强度和最大刺激强度　刺激强度从 0V 开始，按 0.02V 步长逐步增加，直至动作电位幅度不再增大。记录刺激强度与相应的 MAP 振幅。

【实验结果】

参考表 6-4 测量记录双相动作电位和单相动作电位的振幅和时程，实验结果以 $\bar{x} \pm s$ 表示，采用 t 检验进行分析。参考表 6-5 记录实验数据并绘制刺激强度 - 动作电位幅度曲线，标注阈刺激强度和最大刺激强度。

表 6-4　神经损伤前后动作电位振幅、时程实验数据

损伤前				损伤后	
正相振幅 /mV	正相时程 /ms	负相振幅 /mV	负相时程 /ms	单相振幅 /mV	单相时程 /ms

表 6-5　刺激强度对应单相动作电位振幅实验数据

刺激强度 /V
单相振幅 /mV

【讨论】

结合实验数据讨论双相动作电位和单相动作电位的形成机制，分析刺激强度与动作电位之间的关系。

【注意事项】

1. 蟾蜍毁脑脊髓、下肢标本制备注意事项参考本节实验1。
2. 标本制备过程中切勿损伤神经组织，以免影响神经的兴奋性。
3. 神经干标本应保证足够的长度，神经分离自脊柱起始直至踝关节。
4. 神经干标本平直放置于标本盒内，与电极保持良好接触，勿扭曲或折叠。

【思考题】

1. 双相动作电位是如何形成的？
2. 双相动作电位正相波与负相波的振幅、时程是否相等？其波形有何特征？
3. 神经干动作电位的振幅在一定范围内随刺激强度的变化而变化，这与神经纤维动作电位的"全或无"性质是否矛盾？
4. 刺激伪迹是如何形成的？如何鉴别刺激伪迹与动作电位？
5. 调换神经干标本放置方向的实验目的是什么？

（厉旭云）

实验4 蟾蜍坐骨神经干不应期的测定

【课前要求】

1. 实验理论 兴奋性、兴奋的概念,静息电位和动作电位的形成机制,兴奋性周期性改变的相关内容。

2. 实验方法 蟾蜍坐骨神经干标本制备方法;应用生理信号采集处理系统记录、采集和分析相关数据(参考第三章第二节)。

3. 实验准备 在线学习"临床问题导入""实验设计"和操作视频(数字资源6-4),完成自测题,预测实验结果。

【实验目的】

用电生理实验方法,测定蟾蜍坐骨神经干绝对不应期和相对不应期,并分析其形成机制。

【实验原理】

可兴奋细胞发生兴奋后,兴奋性相继发生绝对不应期(absolute refractory period, ARP)、相对不应期(relative refractory period, RRP)、超常期(supranormal period, SNP)和低常期(subnormal period)的周期性改变,经过这些变化之后,细胞的兴奋性才恢复到正常水平。设定双脉冲刺激,前一个为条件性刺激,后一个为检验性刺激,逐渐缩短两个刺激的间隔时间,观察检验性刺激引起的动作电位的幅度变化,以此判定组织兴奋性的变化。

【实验材料】

1. 实验对象 蟾蜍(中华蟾蜍指名亚种)或牛蛙。

2. 实验器材与药品 RM6240多道生理信号采集处理系统,BB-3G标本屏蔽盒,蛙类手术器械;任氏液。

【实验方法】

1. 实验仪器和装置连接 参考本节实验3中图6-3所示连接标本盒与生理信号采集处理系统。S+、S− 为刺激电极的正极和负极,与生理信号采集处理系统刺激输出端连接;R_1、R_2为第1对引导电极的负极和正极,R_3、R_4为第2对引导电极负极和正极,分别输入生理信号采集处理系统的第1通道和第2通道;E为接地电极。

2. 仪器参数设置 启动RM6240多道生理信号采集处理系统软件,设置仪器参数如下:采样频率100kHz,第1、2通道皆为生物电模式,扫描速度0.8ms/div,灵敏度5mV,时间常数0.02s,滤波频率3kHz;刺激器选择同步触发,正电压刺激方式,单刺激模式,强度1.2V,波宽0.1ms,重复次数1,延迟1ms。

3. 蟾蜍坐骨神经干标本制备 参考本节实验3。

4. 损伤神经干形成单相动作电位 电刺激神经干,使用镊子在第1对引导电极之间将神经干彻底夹伤,使双相动作电位成为单相动作电位。

5. 不应期测定　调整刺激器设置：将单刺激模式改为双刺激模式，强度 1.2V，波间隔 15ms，启动刺激，观察记录 2 个动作电位的振幅。以 0.2ms 步长逐步减小波间隔，当第 2 个动作电位振幅开始下降时，表明此时检验性刺激落在条件性刺激引发兴奋的相对不应期内，继续减小波间隔直至第 2 个动作电位消失，表明此时检验性刺激落入条件性刺激引发兴奋的绝对不应期内。记录波间隔时间与相应的第 2 个动作电位的振幅。

【实验结果】

参考表 6-6 记录波间隔和对应的动作电位振幅，绘制刺激波间隔 - 动作电位幅度曲线，标注绝对不应期和相对不应期。

表 6-6　刺激波间隔和动作电位振幅实验数据

波间隔 /ms	第 1 个动作电位振幅 /mV	第 2 个动作电位振幅 /mV

【讨论】

结合实验数据分析第 2 个动作电位振幅随刺激波间隔时间减小而逐渐降低的变化机制。

【注意事项】

参见本节实验 3。

【思考题】

1. 如何判断神经干动作电位的绝对不应期和相对不应期？
2. 绝对不应期和相对不应期的形成机制是什么？

（厉旭云）

第二节　综合性实验

实验 1　一块骨骼肌能产生多大的收缩张力？

【课前要求】

1. 实验理论　兴奋性、兴奋的概念，兴奋 - 收缩耦联的概念及相关机制，以及影响骨骼肌收缩的因素等相关内容。

2. 实验方法　蟾蜍离体坐骨神经 - 腓肠肌标本制作基本技术。应用生理信号采集处理系统记录、采集和分析相关数据（参考第三章第二节）。

3. 实验准备　在线学习“临床问题导入”“实验设计”和操作视频（数字资源 6-2），完成自测题，预测实验结果。

【实验目的】

制备蛙类离体坐骨神经 - 腓肠肌标本,观察不同实验条件下肌肉收缩张力的变化,探索骨骼肌收缩张力的最大值。

【实验原理】

肌肉的收缩效能,即肌肉收缩时的外在表现,如收缩张力大小、缩短的程度及产生张力或肌肉缩短的速度。其影响因素包括前负荷、后负荷和肌肉的收缩能力(contractility)。骨骼肌主要通过运动单位总和与频率效应总和调整收缩强度。

前负荷决定了肌肉的初长度,初长度不同,粗、细肌丝的重合度不同,可利用的横桥及其结合位点数量也不同,产生的收缩张力也不同。后负荷(afterload)是肌肉收缩的阻力或做功的对象,适度的后负荷可以获得最大的肌肉做功能力。

肌肉的收缩能力是肌肉不依赖于前、后负荷而改变其收缩效能的一种功能状态,能够对兴奋 - 收缩耦联(excitation-contraction coupling)过程中的任一环节产生影响的因素都能改变肌肉的收缩能力。对于骨骼肌而言,主要通过神经系统调节参与收缩的运动单位的数量和肌肉收缩的频率影响收缩能力。一个运动神经元及其所支配的所有肌纤维称为一个运动单位(motor unit)。运动神经元兴奋数量越多,其所支配的肌纤维数量越多,运动单位活动数量越多,收缩张力越大。骨骼肌一次兴奋引起的单个收缩持续时间长于肌细胞兴奋的不应期(refractory period),从而能够在单个收缩活动结束之前接受新的刺激而发生兴奋,使新的一次收缩叠加在前一次收缩的基础之上,产生频率效应总和(frequency summation),收缩张力增大。若新的刺激落在前一次肌细胞兴奋的不应期内,则该刺激不能引起肌细胞新的兴奋。

据报道,蚂蚁能够举起超过自身体重 400 倍的物体,双叉犀金龟(俗称独角仙)可以举起自身体重 850 倍的重物,那么一块骨骼肌收缩张力的极限究竟是多少?本实验通过改变电刺激的强度、频率和骨骼肌的前负荷,探究骨骼肌运动单位总和、频率效应总和以及粗、细肌丝的重叠程度对骨骼肌收缩张力的影响,探索骨骼肌产生最大收缩张力的条件。

【实验材料】

1. 实验对象　蟾蜍(中华蟾蜍指名亚种)或牛蛙。

2. 实验器材与药品　RM6240 多道生理信号采集处理系统,张力换能器,骨骼肌实验装置(包含一维位移微调器、BB-3G 标本屏蔽盒、固定底座及支架的组合装置),蛙类手术器械,锌铜弓;任氏液等。

【实验方法】

1. 实验仪器和装置

(1)仪器和装置连接:生理信号采集处理系统通道 1 连接张力换能器,刺激输出端口连接标本盒刺激电极。

(2)仪器参数设置:启动 RM6240 多道生理信号采集处理系统软件,设置采样频率800Hz,第 1 通道张力模式,扫描速度 1s/div,灵敏度 15～75g,时间常数直流,滤波频率

30Hz。刺激器选择正电压刺激方式,单刺激模式,强度1V,波宽0.1ms。

（3）调零:张力换能器悬挂标本前,使用"工具"菜单栏内的"快速归零"对张力测定系统进行调零。

2. 离体坐骨神经-腓肠肌标本制备 参考本章第一节实验1。

3. 标本与实验装置的连接 参考本章第一节实验1。

4. 改变刺激强度,观察腓肠肌收缩张力的变化

（1）调节前负荷:点击记录按钮,调节一维位移微调器,将前负荷调节为3.0g。点击刺激器"开始刺激",可见腓肠肌发生收缩,多次刺激神经观察腓肠肌收缩反应,待基线处于稳定状态时,再将前负荷调节到2.5g。

（2）刺激强度从0.1V逐渐增大,强度增量0.01~0.05V,连续记录肌肉收缩张力变化曲线,待收缩曲线幅度不再增高(肌肉出现最大收缩反应),停止刺激和记录。保存实验数据文件。如采用强度递增刺激方式,设定起始强度0V,结束强度2~3V,步长0.05V。

5. 改变前负荷,观察腓肠肌收缩张力的变化

（1）刺激器选择正电压刺激方式,单刺激模式,强度1.0V,波宽0.1ms,重复次数1,延时1ms。点击记录按钮,开始记录实验数据。

（2）记录不同前负荷条件下骨骼肌的收缩张力:旋转一维位移微调器,调节腓肠肌前负荷为2.5g,点击刺激器"开始刺激"按钮,记录该前负荷下腓肠肌收缩张力曲线。增加前负荷分别至5g、10g、20g、30g、40g、50g、60g、70g、80g,刺激坐骨神经,记录腓肠肌收缩张力曲线。保存实验数据文件。

6. 改变刺激波间隔时间,观察腓肠肌收缩张力的变化

（1）点击记录按钮,开始记录实验数据。旋转一维位移微调器设定腓肠肌前负荷为2.5g。

（2）刺激器选择正电压刺激方式,串单刺激模式,强度1.0V,波宽0.1ms,重复次数1,延时1ms,脉冲(组)数2。点击左侧边栏中的"选择"菜单,打开"显示刺激标注",选择"波间隔"。设定波间隔分别为1 000ms、315ms、100ms、31.5ms、10ms、3.2ms、1ms,刺激坐骨神经,记录不同波间隔时间刺激条件下腓肠肌收缩张力曲线。保存实验数据文件。

7. 改变刺激脉冲数,观察腓肠肌收缩张力的变化

（1）点击记录按钮,开始记录实验数据。旋转一维位移微调器设定腓肠肌前负荷为2.5g。

（2）刺激器选择正电压刺激方式,串单刺激模式,强度1.0V,波宽0.1ms,重复次数1,延时1ms,波间隔1 000ms,设定脉冲(组)数分别为1、2、5、10、20、30、40、50、60,刺激坐骨神经,记录不同脉冲数刺激条件下腓肠肌收缩张力曲线。保存实验数据文件。

【实验结果】

1. 刺激强度对腓肠肌收缩张力的影响实验 测量记录不同刺激强度条件下腓肠肌收缩张力数据,绘制刺激强度-收缩张力曲线,记录阈强度和最大刺激强度及其相应的收缩张力数据,记录最大刺激强度时腓肠肌收缩的收缩期和舒张期时间(表6-7)。

2. 前负荷对腓肠肌收缩张力的影响实验 记录不同前负荷条件下腓肠肌收缩张力数据(表6-8),绘制前负荷-肌肉收缩张力曲线,确定最适前负荷。

3. 刺激波间隔时间对腓肠肌收缩张力的影响实验 记录不同波间隔时间刺激条件下腓肠肌收缩张力数据(表6-9),绘制波间隔时间-肌肉收缩张力曲线。

4. 不同脉冲数刺激对腓肠肌收缩张力的影响实验 记录不同脉冲数刺激条件下腓肠肌收缩张力数据(表6-10),绘制脉冲数-肌肉收缩张力曲线。

5. 计量结果以 $\bar{x} \pm s$ 表示,采用 t 检验进行分析。

表6-7 刺激强度对腓肠肌收缩张力的影响

阈强度		最大刺激强度	
刺激强度/V	收缩张力/g	刺激强度/V	收缩张力/g

表6-8 前负荷对腓肠肌收缩张力的影响

前负荷/g	2.5	5	10	20	30	40	…	80
收缩张力/g								

表6-9 波间隔时间对腓肠肌收缩张力的影响

波间隔/ms	1 000	315	100	31.5	10	3.2	1
收缩张力/g							

表6-10 脉冲数对腓肠肌收缩张力的影响

脉冲数/个	1	2	5	10	20	30	40	50	60
收缩张力/g									

【讨论】

结合实验数据讨论不同刺激因素对肌肉收缩张力的影响和机制,探究骨骼肌收缩张力的最大值。分析影响实验结果的干扰因素(包括处理与非处理因素),总结实验结论,提出实验改进的方法和策略。

【注意事项】

参考本章第一节实验1。

【思考题】

1. 刺激强度与腓肠肌收缩张力变化之间的关系说明了什么问题?根据实验结果可得出什么结论?其作用机制如何?

2. 前负荷与腓肠肌收缩张力变化之间的关系说明了什么问题?根据实验结果可得出什么结论?其作用机制如何?

3. 随着刺激波间隔时间的减小,腓肠肌收缩张力出现什么变化?根据实验结果可得出什么结论?其作用机制如何?

4. 随着刺激脉冲数的增加,腓肠肌收缩张力出现什么变化?根据实验结果可得出什么结论?其作用机制如何?

5. 骨骼肌产生最大收缩张力需要满足哪些条件？

6. 刺激强度、刺激波间隔、刺激脉冲数和前负荷与骨骼肌收缩张力的关系，哪一种关系能用数学方法较好地表达？

（孙岑岑　厉旭云）

实验 2　探究蟾蜍坐骨神经干双相动作电位波形特征的形成机制

【课前要求】

1. 实验理论　兴奋性、兴奋的概念，静息电位和动作电位的形成机制，动作电位传导原理的相关内容。查阅有关影响神经兴奋传导的文献资料。

2. 实验方法　蟾蜍坐骨神经标本制备方法（参考第六章第一节实验 3）；应用生理信号采集处理系统记录、采集和分析相关数据（参考第三章第二节）。

3. 实验准备　在线学习"临床问题导入""实验设计"和操作视频（数字资源 6-4），完成自测题，预测实验结果。

【实验目的】

应用电生理实验方法，测定蟾蜍坐骨神经干复合动作电位的振幅、时程和传导速度，观察神经损伤、药物、引导电极间距离等因素对动作电位波形的影响。探究双相动作电位波形特征的形成机制。

【实验原理】

动作电位（action potential，AP）的产生是细胞受到有效刺激的结果。电脉冲刺激神经，刺激电极负极下的神经纤维产生去极化，当去极化达到阈电位水平时，细胞膜产生一次短暂、快速、可向远距离传播的电位波动，此即为动作电位。动作电位可沿细胞膜传导至整个细胞，兴奋区和邻近的未兴奋区之间出现电位差，产生由正电位区流向负电位区的电流。蟾蜍坐骨神经干由许多不同直径和类型的神经纤维组成，神经纤维的被动电学特性影响动作电位的产生和传导，因此这些神经纤维的兴奋性和兴奋传导速度也高低不同。将一对引导电极置于蟾蜍坐骨神经干表面，可记录到由诸多神经纤维的动作电位复合而成的综合性电位变化，称为复合动作电位（compound action potential，CAP）。兴奋性良好的神经干标本，兴奋区依次通过前后两个引导电极，可引导出由正相波和负相波构成的双相动作电位（biphasic action potential，BAP）。如果将前后两个引导电极之间的神经兴奋传导彻底阻断，兴奋区只能传导通过前引导电极，不能传导至后引导电极，则引导出一个方向的单相动作电位（monophasic action potential，MAP）。

在蟾蜍坐骨神经干的中枢端给予最大刺激，在末梢端引导动作电位，在引导电极 R_1、R_2 间距离为 10mm 情况下，可以发现引导得到的双相动作电位波形具有一定的形态特征，即其正相波振幅（A_p）大于负相波振幅（A_n），正相波时程（D_p）小于负相波时程（D_n）（图 6-4）。该波形特征是否具有统计学意义？如果具有统计学意义,则该特征形成的机制可能是什么?

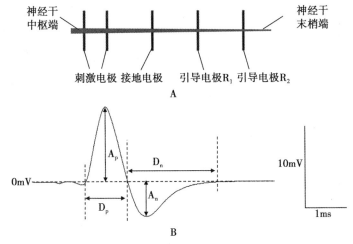

图6-4 蛙神经干双相动作电位

A.蛙坐骨神经干动作电位引导;B.蛙坐骨神经干双相动作电位波形。

结合已知的实验条件和理论知识进行分析,可以对该波形特征的形成机制提出以下三点假设。假设一:在上述实验条件下,坐骨神经干标本从中枢端向末梢端,其神经纤维的数量逐渐减少,引导电极 R_1 处的神经纤维数量多于 R_2 处,因此 R_1 处引导得到的正相波振幅大于 R_2 处引导得到的负相波振幅。假设二:组成蛙类坐骨神经干的 A 类神经纤维的兴奋传导速度各不相同,神经干中枢端在刺激电极处受到刺激兴奋后向末梢端传导,引导电极 R_1 距离刺激电极近,R_2 距离刺激电极远,神经纤维因传导速度不同,在 R_1 处的离散程度小于 R_2 处,因此 R_1 处引导得到的正相波振幅大于 R_2 处引导得到的负相波振幅,而正相波时程小于负相波时程。假设三:蛙类坐骨神经干的 A 类神经纤维的兴奋传导速度最快约为 40m/s,R_1 与 R_2 间距10mm,兴奋从 R_1 传导至 R_2 耗时约0.25ms,单相动作电位时程约1ms,其去极时间短,复极时间长。因此,R_2 引导的负相波去极化期及复极早期与 R_1 引导的正相波去极后期及复极期重叠,导致正相波振幅大于负相波振幅,正相波时程小于负相波时程。

本实验中,在首先验证双相动作电位波形特征具有统计学意义的前提下,通过采用双向引导、不同电极间距引导、神经损伤及药物阻滞等多项处理,探究双相动作电位波形特征的形成机制。

【实验材料】

1. 实验对象 蟾蜍(中华蟾蜍指名亚种)或牛蛙。

2. 实验器材与药品 RM6240 多道生理信号采集处理系统,BB-3G 标本屏蔽盒,蛙类手术器械;任氏液,3mol/L KCl 溶液,4%普鲁卡因溶液。

【实验方法】

1. 实验仪器和装置连接 参考本章第一节实验 3 中图 6-3 所示连接标本盒与生理信号采集处理系统。S+、S– 为刺激电极的正极和负极,与生理信号采集处理系统刺激输出端连接；R_1、R_2 为第 1 对引导电极的负极和正极，R_3、R_4 为第 2 对引导电极负极和正极，分别输入生理信号采集处理系统的第 1 通道和第 2 通道；E 为接地电极。

2. 仪器参数设置　启动 RM6240 多道生理信号采集处理系统软件，设置采样频率 100kHz，第 1、2 通道皆为生物电模式，扫描速度 0.2ms/div，灵敏度 5mV，时间常数 0.2s，滤波频率 3kHz；刺激器选择同步触发，正电压刺激方式，单刺激模式，强度 1.0V，波宽 0.1ms，重复次数 1，延迟 3ms。

3. 蟾蜍坐骨神经干标本制备　参考本章第一节实验 3 方法制备蟾蜍坐骨神经干标本 2 根。

4. 蟾蜍坐骨神经干标本兴奋性检测　刺激强度 1.0V 刺激神经干，神经干中枢端引导（神经干末梢端置于刺激电极，中枢端置于引导电极）和末梢端引导情况下，第 1、2 通道应皆能观察到双相动作电位。

取其中 1 根神经干，进行以下实验：

5. 验证双相动作电位 $A_p > A_n$，$D_p < D_n$ 是否具有统计学意义　神经干中枢端置于刺激电极，末梢端置于引导电极，刺激强度 1.0V 刺激神经干，测定正相波、负相波的振幅与时程，并对数据进行统计学分析。在得出上述实验条件下引导得到的双相动作电位 $A_p > A_n$、$D_p < D_n$ 是一种规律性现象的结论后，进一步进行后续实验，探讨其波形特征的形成机制。

6. 研究双相动作电位 $A_p > A_n$，$D_p < D_n$ 波形特征的形成机制

（1）引导中枢端 BAP：将神经干末梢端置于刺激电极，中枢端置于引导电极，以 1.0V 的强度刺激神经干，测定 2 个通道正相波、负相波的振幅与时程。

（2）引导末梢端不同电极距离的 BAP：神经干中枢端置于刺激电极，末梢端置于引导电极，刺激强度 1.0V 电刺激神经干，测定 2 个通道正相波、负相波的振幅与时程。撤除 R_3、R_4 引导电极，然后将 R_2 电极分别置于 R_3、R_4 引导电极位置，使得 R_1 与 R_2 电极间距从 10mm 移动至 20mm 和 30mm。以 1.0V 的强度刺激神经干，分别测定不同的引导电极间距时，第 1 通道 BAP 正相波、负相波的振幅与时程。

（3）BAP 传导速度测定：测量电极距离 10mm 时，第 1 通道和第 2 通道两个动作电位起始点的时间差，测量标本盒中引导电极 R_1 与 R_3 之间的距离，计算动作电位传导速度（可使用仪器软件中"传导速度测量"快捷工具进行自动计算）。

（4）引导 MAP：保持上一操作神经干放置方向不变，以 1.0V 的强度刺激神经干。用镊子在第 1 对引导电极 R_1、R_2 之间紧贴 R_2 处将神经夹伤，再次电刺激神经干，此时可见第 2 通道动作电位消失，第 1 通道动作电位负相波消失，呈现 MAP。测量 MAP 振幅、时程和 MAP 波形上升沿的时间。

（5）调节刺激强度从 0V 开始，按 0.02～0.05V 步长增加，逐一刺激神经干，直至动作电位幅度不再增大。记录刺激强度与相应的 MAP 振幅，判断阈强度和最大刺激强度。

取另 1 根神经干，进行以下实验：

（6）普鲁卡因处理神经干：神经干中枢端置于刺激电极，末梢端置于引导电极，以 1.0V 的强度刺激神经干，记录 BAP。刺激器设置为：单刺激、主周期 30s、重复次数 10。用一小块浸有 4% 普鲁卡因溶液的滤纸片贴附在第 2 对引导电极的后一电极 R_4 处的神经干上，启动刺激器，记录处理后 5min 内的 BAP，测量处理前及处理后 30～300s 第 2 通道 BAP 正相波、负相波的振幅与时程。

（7）高钾溶液处理神经干：保持上一操作神经干放置方向及位置不变，用一小块浸有 3mol/L KCl 溶液的滤纸片贴附在第 1 对引导电极的后一电极 R_2 处的神经干上，启动刺激器，记录处理后 5min 内的 BAP。测量处理前及处理后 30～300s 第 2 通道 BAP 正相波、负相波的振幅与时程。

【实验结果】

参考表 6-11 至表 6-17 测量、记录各项实验原始数据，结果以 $\bar{x} \pm s$ 表示，两组比较用 t 检验分析，不同处理因素之间的比较用方差分析。结合实验数据绘制刺激强度 - 动作电位幅度曲线，标注阈强度和最大刺激强度。绘制普鲁卡因、KCl 溶液处理的 BAP 正相和负相振幅变化曲线，分别给出回归方程，分析正相波振幅与负相波振幅变化的相关性。

表 6-11　中枢端和末梢端引导动作电位的振幅和时程

通道	正相振幅 /mV	正相时程 /ms	负相振幅 /mV	负相时程 /ms
中枢端引导通道 1				
中枢端引导通道 2				
末梢端引导通道 1				
末梢端引导通道 2				

表 6-12　神经干夹伤前后动作电位的振幅和时程

夹伤前				夹伤后		
正相振幅 /mV	正相时程 /ms	负相振幅 /mV	负相时程 /ms	单相振幅 /mV	单相时程 /ms	单相上升时程 /ms

表 6-13　刺激强度和动作电位振幅实验数据

刺激强度 /V	
单相振幅 /mV	

表 6-14　传导速度、阈强度、最大刺激强度实验数据

传导速度 /(m·s⁻¹)	阈强度 /V	最大刺激强度 /V

表 6-15　不同的引导电极间距实验数据

电极间距	正相振幅 /mV	正相时程 /ms	负相振幅 /mV	负相时程 /ms
10mm				
20mm				
30mm				

表6-16 4%普鲁卡因溶液处理前后动作电位振幅和时程的变化

指标	处理前	处理后/s									
		30	60	90	120	150	180	210	240	270	300
正相振幅/mV											
正相时程/ms											
负相振幅/mV											
负相时程/ms											

表6-17 3mol/L KCl溶液处理前后动作电位振幅和时程的变化

指标	处理前	处理后/s									
		30	60	90	120	150	180	210	240	270	300
正相振幅/mV											
正相时程/ms											
负相振幅/mV											
负相时程/ms											

【讨论】

结合实验数据讨论双相动作电位的波形特征,综合各项处理因素分析双相动作电位波形特征的形成机制。分析影响实验结果的干扰因素(包括处理与非处理因素),总结实验结论,提出实验改进的方法和策略。

【注意事项】

1. 标本制备注意事项参考本章第一节实验3。

2. 夹伤神经干时应注意神经干位置在夹伤操作前后保持不变,夹伤处在 R_1、R_2 电极之间紧贴 R_2 旁的位置。

3. 氯化钾或普鲁卡因滤纸片的药物吸附量切勿过多,以免药物外渗导致作用范围过大。

【思考题】

1. 双相动作电位正相波与负相波的振幅、时程是否相等?其波形有何特征?

2. 神经干夹伤前的双相动作电位的正相振幅、时程与夹伤后的单相动作电位的振幅、时程相比有何区别?试分析其原因。该实验结果可验证哪些假设?

3. 在一定的范围内,随着刺激强度的增加,单相动作电位振幅如何变化?试分析其形成机制。该实验结果可验证哪些假设?

4. 中枢端引导的动作电位波形有何特征?试分析其形成机制。该实验结果可验证哪些假设?

5. 不同的引导电极间距对动作电位的波形有何影响?试分析其形成机制。该实验结果可验证哪些假设?

6. 普鲁卡因作用前、后神经干动作电位有何变化?试分析其原因。该实验结果可验证哪些假设？

7. 高钾作用前、后神经干动作电位有何变化？试分析其原因。该实验结果可验证哪些假设？

8. 神经干双相动作电位波形特征形成的原因可能有哪些？

9. 在本实验基础上，还有哪些实验设计可进一步回答所探究的科学问题？

（厉旭云）

实验 3　神经干动作电位、肌膜动作电位与骨骼肌收缩同步观察

【课前要求】

1. 实验理论　兴奋性、兴奋的概念，神经 - 肌接头化学传递的机制，骨骼肌收缩的相关内容。

2. 实验方法　蟾蜍坐骨神经干 - 腓肠肌标本制备方法（参考第六章第一节实验 1）；应用生理信号采集处理系统记录、采集和分析相关数据（参考第三章第二节）。

3. 实验准备　在线学习"临床问题导入""实验设计"和操作视频（数字资源 6-2），完成自测题，预测实验结果。

【实验目的】

应用神经干动作电位、肌膜动作电位和肌肉收缩同步记录技术，探究神经干动作电位、肌膜动作电位与骨骼肌收缩之间的生理关系及其各自的特点。

【实验原理】

骨骼肌神经 - 肌接头（neuromuscular junction）的兴奋传递具有电信号 - 化学信号 - 电信号转换的特点。运动神经纤维传递动作电位至轴突末梢，触发接头前膜释放神经递质乙酰胆碱（acetylcholine, ACh）至接头间隙，ACh 激活终板膜中 N_2 型 ACh 受体阳离子通道而产生膜电位变化，终板膜发生去极化，产生终板电位（end-plate potential, EPP）。EPP 以电紧张形式扩布至邻近的肌细胞膜，引起肌细胞爆发动作电位。骨骼肌细胞兴奋后到收缩前存在兴奋 - 收缩耦联过程。肌膜上的动作电位沿 T 管膜传至肌细胞内部，激活 T 管膜和肌膜中的 L 型钙通道，引起肌质网内 Ca^{2+} 的释放，胞质内的 Ca^{2+} 浓度迅速升高促使 Ca^{2+} 和肌钙蛋白结合，引发肌丝滑行过程，肌肉收缩。新斯的明可抑制胆碱酯酶对乙酰胆碱的代谢，使乙酰胆碱积聚；琥珀胆碱能与 N_2 胆碱能受体结合，为除极化型肌松药。

骨骼肌细胞兴奋后不应期很短，而骨骼肌一次兴奋引起的单个收缩持续时间较长，当肌细胞兴奋的间隔时间小于肌细胞收缩舒张时间或收缩时间，肌质网连续释放 Ca^{2+}，胞质 Ca^{2+} 浓度可以累积升高，Ca^{2+} 与肌钙蛋白结合数量随胞质 Ca^{2+} 浓度升高而增加，肌细胞的收缩波发生融合，表现为不完全强直收缩或完全强直收缩。

【实验材料】

1. 实验对象　蟾蜍(中华蟾蜍指名亚种)或牛蛙。
2. 实验器材与药品　RM6240多道生理信号采集处理系统,张力换能器,BB-3G标本屏蔽盒,针型引导电极,蛙类手术器械;任氏液,1.0×10^{-5}mol/L 新斯的明,1.0×10^{-5}mol/L 琥珀胆碱。

【实验方法】

1. 实验仪器和装置　按图6-5所示RM6240多道生理信号采集处理系统第1通道连接张力换能器,第2通道连接针型引导电极,第3通道连接标本屏蔽盒的神经干引导电极,刺激器输出连接标本屏蔽盒的刺激电极。

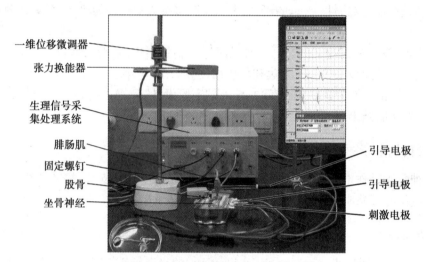

图6-5　神经干动作电位、肌膜动作电位和肌肉收缩同步记录实验装置

2. 仪器参数设置　启动RM6240多道生理信号采集处理系统软件,设置采样频率100kHz;第1通道模式为张力,扫描速度20ms/div,灵敏度10～30g,时间常数直流,滤波频率100Hz;第2、3通道模式为生物电,扫描速度20ms/div,灵敏度5mV,时间常数为0.02s,滤波频率3kHz。刺激器选择同步触发,正电压刺激方式,双刺激模式,强度1.5V,波宽0.1ms,波间隔0.1～1 000ms。

3. 蟾蜍坐骨神经-腓肠肌标本制备　参考本章第一节实验1。

4. 实验装置连接　将离体坐骨神经-腓肠肌标本的股骨插入标本盒的固定孔中,旋转固定螺钉固定股骨,腓肠肌跟腱的结扎线系于张力换能器的悬臂梁上。针型引导电极小心刺入腓肠肌。坐骨神经放置在标本盒的刺激电极上,保持神经与电极接触良好(见图6-5)。调节一维位移微调器,将前负荷调至3.0g。

5. 观察不同波间隔的电脉冲刺激下神经干动作电位、肌膜动作电位和腓肠肌收缩曲线　设置双刺激波间隔分别为1 000ms、500ms、100ms、50ms、10ms、5ms、1ms、0.5ms和0.1ms,刺激神经干,观察神经干动作电位、肌膜动作电位和腓肠肌收缩曲线的变化,记录腓肠肌出现不完全强直收缩和完全强直收缩时的刺激波间隔时间,记录第二个肌膜动作电位消失时的刺激波间隔时间。

6. 观察琥珀胆碱处理肌肉前后的动作电位和肌肉收缩　前负荷调节至 3.0g,刺激器设置单刺激模式,强度 1.5V,波宽 0.1ms,刺激标本,记录神经干动作电位、肌膜动作电位和腓肠肌收缩。用浸泡琥珀胆碱任氏液的棉花包裹腓肠肌标本,每隔 30s 给予相同刺激,记录神经干动作电位、肌膜动作电位和腓肠肌收缩张力变化,直至腓肠肌张力出现明显减小为止。

7. 观察新斯的明处理肌肉前后的动作电位和肌肉收缩　换一标本,前负荷调节至 3.0g,刺激器设置单刺激模式,强度 1.5V,波宽 0.1ms,刺激标本,记录神经干动作电位、肌膜动作电位和腓肠肌收缩。用浸泡新斯的明任氏液的棉花包裹腓肠肌标本,每隔 30s 给予相同刺激,记录神经干动作电位、肌膜动作电位和腓肠肌收缩张力,直至腓肠肌张力出现明显增大为止。

【实验结果】

测量记录不同波间隔刺激下坐骨神经动作电位振幅、肌膜动作电位振幅和肌肉收缩张力,记录腓肠肌出现不完全强直收缩和完全强直收缩时的刺激波间隔时间,记录第二个肌膜动作电位消失时的刺激波间隔时间,绘制刺激波间隔 - 肌肉收缩张力曲线。测量刺激波间隔为 500ms 时神经干动作电位起点至肌膜动作电位起点、肌膜动作电位起点至肌肉收缩起点的时间差。记录琥珀胆碱、新斯的明处理前后腓肠肌收缩张力的改变(表 6-18),绘制时间 - 收缩张力曲线。实验结果以 $\bar{x} \pm s$ 表示,采用 t 检验分析。

表 6-18　琥珀胆碱、新斯的明处理前后腓肠肌收缩张力的变化

处理项目	处理前张力 /g	处理后张力 /g								
		30s	60s	90s	120s	150s	180s	210s	240s	…
琥珀胆碱										
新斯的明										

【讨论】

结合实验数据解释神经干动作电位、肌膜动作电位和肌肉收缩曲线三者之间的关系。讨论肌肉收缩波形发生融合而动作电位不融合的机制。讨论琥珀胆碱、新斯的明处理前后肌肉收缩张力曲线的变化及机制。

【注意事项】

参考本章第一节实验1。

【思考题】

1. 肌肉收缩波发生融合时,动作电位是否也发生融合? 为什么?

2. 分析神经干动作电位起点至肌膜动作电位起点、肌膜动作电位起点至肌肉收缩起点之间的生理学事件。

3. 琥珀胆碱、新斯的明处理腓肠肌前后,肌肉收缩张力发生变化的机制是什么?

【探究性实验】

鉴别外周性肌松药的类型并拮抗其作用

肌松药作为麻醉手术中重要的辅助用药,不仅为气管插管提供条件,而且还满足了外科手术对肌肉松弛的要求。肌松药包括中枢性肌松药(central muscle relaxants)和外周性肌松药(peripheral muscle relaxants)两大类。中枢性肌松药通过抑制中枢神经系统产生肌肉松弛的作用,不影响正常的肌肉活动。外周性肌松药也称骨骼肌肌松药,通过阻断神经 - 肌接头的 N 胆碱能受体,达到骨骼肌松弛的作用。外周性肌松药根据药物具体的作用机制可分为去极化型和非去极化型两种类型。去极化型肌松药作用于神经肌肉接头突触后膜的 N_2 受体,使后膜去极化从而阻断乙酰胆碱与受体结合,如琥珀胆碱;非去极化型肌松药通常是 N_2 受体的阻断药,与乙酰胆碱竞争同一受体,使终板膜不能去极化,如筒箭毒碱等。

手术后肌松药的残余阻滞作用可引起患者呼吸困难、上气道梗阻、吞咽困难、言语不清等症状,是导致术后严重并发症甚至死亡的危险因素之一。试设计实验,鉴别外周性肌松药的类型,并拮抗该肌松药的残余阻滞作用。实验对象一般为大鼠或猫的神经 - 肌肉标本,可选择大鼠或猫的坐骨神经 - 胫前肌进行在体实验或大鼠膈神经 - 膈肌离体灌流实验。观察指标主要为肌肉收缩张力、肌膜动作电位和神经动作电位。

(厉旭云)

第三节 疾病动物模型

一、急性骨骼肌损伤动物模型

急性骨骼肌损伤(acute skeletal muscle injury)常见于挫伤、撕裂伤、扭伤、拉伤和挤压等直接伤害,也可由缺血、神经功能障碍等间接原因形成。针对不同类型的急性骨骼肌损伤,准确地建立、复制相应的损伤实验动物模型,是研究损伤发病机制、病情特点和临床转归的重要基础。

急性骨骼肌损伤模型动物(animal models of acute skeletal muscle injury)通常选用大鼠和小鼠,首选腓肠肌和胫骨前肌。根据损伤形成的病因,采用物理、化学及生物学等方法实施损伤,模拟骨骼肌疾病的病理过程。常用的方法有:开放性肌肉牵拉如暴露目标肌肉后以一定速度或冲量牵拉造成肌纤维发生断裂;锐器切割离断肌肉或跟腱;电刺激肌群强直收缩同时反向牵拉造成拉伤;驱使动物在一定斜度的跑台上进行周期性的下坡跑以复制运动性损伤;重物撞击;持续挤压或夹闭血管复制缺血再灌注损伤;烧伤复制炎症介质释放;注射蛇毒毒素类物质引起肌纤维溶解等。模型致伤因素的选择取决于具体研究的目的,同时考虑操作难易程度和标准的统一性。

二、坐骨神经损伤动物模型

周围神经损伤(peripheral nerve injury, PNI)是一种致残率较高的疾病,坐骨神经损伤是最常见的周围神经损伤。该神经损伤后可造成支配区域的运动和感觉功能障碍，严重影响患者的生活质量。由于神经结构的复杂性，神经损伤修复与再生的研究通常采用在体实验动物模型。

　　坐骨神经损伤修复与再生研究的常用实验动物有家兔、大鼠和小鼠等，神经损伤的造模方法可分为物理性损伤和化学性损伤两大类。常见的物理性损伤方法有使用手术器械进行钳夹、牵拉、横断，液氮冰冻，硅胶管卡压，尼龙线结扎及超声定位损伤等方法；化学性损伤方法主要是在神经所在位置及周围通过注射青霉素钠或庆大霉素等药物复制神经病变。坐骨神经损伤程度可通过相关行为学、形态学、炎性因子、神经营养因子和传导速度等指标进行评价。

（厉旭云）

第七章
血液系统实验

血液在人体生命活动中承担着运输 O_2、CO_2、营养物质和代谢废物的重要作用,还具有维持内环境稳态、免疫防御和止血保护等功能。血液各种功能的实现有赖于血浆和不同血细胞的参与及其相对恒定的理化特性。当人体各器官发生生理性和病理性变化时,往往会引起血液成分或性质的改变,因此临床上常通过血液检查来诊断血液系统及相关系统的疾病。本章通过对红细胞悬浮稳定性和渗透脆性的测定,加深学生对红细胞生理特性及其临床意义的认识,并通过血液凝固过程影响因素的分析和急性弥散性血管内凝血(DIC)模型的复制,探究机体凝血与抗凝血平衡改变在相关疾病中的作用及机制。

第一节　基础性实验

实验 1　红细胞渗透脆性试验

【课前要求】

1. 实验理论　血浆晶体渗透压的生理意义及红细胞的渗透脆性特点。
2. 实验方法　血液采集和试剂配制(参考第五章第三节和第五节)。
3. 实验准备　在线学习"临床问题导入"和"实验设计",完成自测题,预测实验结果。

【实验目的】

通过测定红细胞渗透脆性及观察不同浓度低渗盐溶液对红细胞的影响,分析渗透压对维持细胞正常形态与功能的作用。

【实验原理】

血浆晶体渗透压对维持细胞内、外水的平衡和细胞正常形态具有重要意义。红细胞在等渗的 0.9%NaCl 溶液中可保持正常形态和大小,而在低渗溶液中由于细胞内外渗透压差异,水分可渗入细胞内导致红细胞体积膨胀甚至发生溶血(hemolysis)。红细胞在低渗溶液中发生膨胀破裂的特性称为渗透脆性(osmotic fragility)。正常红细胞对低渗溶液具有一定的抵抗力,可通过给予不同浓度的低渗盐溶液观察其抵抗力及脆性大小。红细胞开始出现溶血现象的低渗盐溶液浓度为该血液红细胞的最小抵抗力(正常人 0.40%～0.45%),即最大脆性值；出现完全溶血时的低渗盐溶液浓度为最大抵抗力（正常人0.30%～0.35%），即最小脆性值。

红细胞的表面积与体积之比对其渗透脆性影响较大。表面积与体积比增高则红细胞对低渗盐溶液的抵抗力较大（脆性降低），反之则抵抗力较小（脆性增加）。临床上红细胞脆性增加可见于遗传性球形红细胞增多症、免疫性溶血性贫血等，红细胞脆性降低可见于地中海性贫血、缺铁性贫血等。

【实验材料】

1. 实验对象　健康成年家兔，雌雄不拘。
2. 实验器材与药品　离心机，分光光度计，显微镜，10mL试管，试管架，2mL注射器，载玻片；1%NaCl溶液，蒸馏水。

【实验方法】

1. 采集血液标本　用注射器从家兔耳缘静脉取血1mL（肝素抗凝）。
2. 配制不同浓度的低渗盐溶液　取干净试管10支，依次编号后置于试管架。根据表7-1配制不同浓度的低渗NaCl溶液。每管中加入血液标本10μL，轻轻翻转数次混匀，室温静置30～60min。

表7-1　低渗盐溶液的配制

试管号	1	2	3	4	5	6	7	8	9	10
1%NaCl/mL	1.8	1.3	1.2	1.1	1.0	0.9	0.8	0.7	0.6	0.5
蒸馏水/mL	0.2	0.7	0.8	0.9	1.0	1.1	1.2	1.3	1.4	1.5
NaCl终浓度/%	0.90	0.65	0.60	0.55	0.50	0.45	0.40	0.35	0.30	0.25

3. 分析实验结果
（1）观察溶血情况
1）无溶血：液体分层，下层为混浊红色，上层为透明无色或淡黄色液体。
2）部分溶血：液体分层，下层为混浊红色，上层为透明淡红色液体。
3）完全溶血：液体不分层，呈完全透明红色。
最先出现部分溶血的盐溶液浓度为最大脆性值，引起完全溶血的盐溶液浓度为最小脆性值，两者之间为红细胞的渗透脆性范围。
（2）计算溶血率：各管溶液以3 000r/min转速室温离心5min，取上清液在分光光度计540nm波长处检测。

$$溶血率（\%）=\frac{样品管吸光度-生理盐水管吸光度}{完全溶血管吸光度-生理盐水管吸光度}\times100\%$$

（3）取试管底部细胞悬浮液，置于载玻片上，显微镜下观察红细胞的形态改变。

【实验结果】

记录各项实验结果，分析红细胞的渗透脆性范围，描述红细胞的形态改变。

【讨论】

结合具体实验数据讨论不同浓度低渗盐溶液对红细胞溶血情况的影响。

【注意事项】

1. 注射器、针头、试管等须清洁干燥。
2. 静脉采血速度不宜过快,加入血液标本和混匀溶液时操作应轻柔,以免引起溶血。
3. 观察溶血情况应在光线明亮处进行,透过试管观察白纸上的文字或图案可帮助判断。
4. 抗凝剂最好使用肝素,以免影响溶液的渗透压。

【思考题】

1. 红细胞为什么会表现出渗透脆性的特点? 其生理意义是什么?
2. 同一个实验对象的血液标本中红细胞的渗透脆性都一样吗? 为什么?
3. 红细胞渗透脆性改变的临床意义是什么?

实验 2 红细胞沉降率的测定

【课前要求】

1. 实验理论 红细胞的形态与悬浮稳定性特点。
2. 实验方法 血液采集和血沉测定魏氏法(Westergren 法)。
3. 实验准备 在线学习"临床问题导入"和"实验设计",完成自测题,预测实验结果。

【实验目的】

测定红细胞沉降率,分析红细胞悬浮稳定性的特点及其临床意义。

【实验原理】

正常情况下,红细胞能相对稳定地悬浮于血浆中,称为悬浮稳定性(suspension stability)。将离体抗凝血置于垂直竖立的血沉管内,红细胞因重力作用逐渐下沉,通常用第一小时末下沉的距离来表示红细胞沉降的速度,称为红细胞沉降率(erythrocyte sedimentation rate, ESR),简称血沉。影响血沉的理化因素与红细胞的数量、表面积、体积和血浆成分等有关。在某些病理状态时(如活动性炎症),红细胞能较快地发生叠连,造成总表面积与总体积之比减小,摩擦力下降,进而引起血沉加快。因此,临床上常将 ESR 作为急性期反应的衡量指标,辅助诊断和监测炎症性疾病的进展。

【实验材料】

1. 实验对象 健康成年家兔,雌雄不拘。
2. 实验器材与药品 5mL 注射器,5mL 试管,试管架,魏氏沉降管,血沉架,吸管;3.8% 枸橼酸钠溶液。

【实验方法】

1. 取干净试管,预先加入 3.8% 枸橼酸钠溶液 0.4mL。

2. 用注射器从家兔耳缘静脉取血 2mL,将 1.6mL 血液加入含有枸橼酸钠溶液的试管,轻轻翻转 3～4 次,使血液与抗凝剂充分混匀。

3. 用魏氏沉降管吸取抗凝血至刻度 "0" 处,不能有气泡混入。擦去沉降管尖端外周的血液,将其垂直固定于血沉架上静置,开始计时。

4. 分别在 15min、30min、45min、1h、2h,记录沉降管上部血浆的高度(mm)。

5. 读取数据后,清洗沉降管,并晾干。

【实验结果】

记录不同时间点红细胞沉降距离和沉降速度,以 $\bar{x} \pm s$ 表示,不同组间比较用方差分析进行统计分析,并计算红细胞沉降率。

【讨论】

结合实验数据分析红细胞在不同时间的沉降速度及变化规律。

【注意事项】

1. 抗凝剂应新鲜配制,抗凝剂与血液的比例为 1：4。

2. 自采血时起,应在 2h 内完成实验操作,以免影响结果的准确性。

3. 沉降管应保持垂直,避免移动和振动。

4. 温度可影响血沉快慢,实验应在 18～25℃ 环境进行,并根据血沉温度校正表进行校正。

【思考题】

1. 影响红细胞沉降率的因素有哪些?

2. 红细胞的沉降速度是否呈线性?以 1 小时末下沉的距离作为红细胞沉降率是否是最佳选择?为什么?

3. 血沉改变的临床意义是什么?

第二节　综合性实验

实验 1　血液凝固及其影响因素

【课前要求】

1. 实验理论　血液凝固的基本过程及促凝和抗凝因素。

2. 实验方法　颈总动脉插管、血液采集、试剂配制和血浆制备(参考第五章第三节、第四节、第五节和本实验附录)。

3. 实验准备　在线学习"临床问题导入""实验设计"和操作视频(数字资源5-2,数字资源5-10),完成自测题,预测实验结果。

【实验目的】

通过测定不同条件下血液凝固时间,比较内源性凝血和外源性凝血的过程,分析血液凝固的影响因素。

【实验原理】

血液凝固(blood coagulation)的实质是血浆中的可溶性纤维蛋白原转变为不可溶的纤维蛋白的过程。多种凝血因子按一定顺序相继激活,参与血液凝固。根据凝血过程中凝血酶原复合物形成的途径不同可分为内源性凝血途径和外源性凝血途径。内源性凝血涉及的凝血因子全部来自血液,而外源性凝血则由来自血液以外的组织因子参与启动。两条途径的启动方式和参与的凝血因子虽然不同,但两者相互密切联系,并通过共同的途径激活凝血酶原和纤维蛋白的形成。

血液凝固过程是多步骤的级联反应,可受体内外多种因素影响。本实验从动物颈总动脉取血,可模拟内源性凝血环境,添加富含组织因子的肺组织悬液可启动外源性凝血途径,并通过改变接触面的光滑程度、温度、抗凝剂、血小板含量等因素观察对凝血过程的影响。

【实验材料】

1. 实验对象　健康成年家兔,雌雄不拘。
2. 实验器材与药品　恒温水浴槽,离心机,兔手术台,哺乳动物手术器械,动脉夹,动脉插管,10mL 注射器,小烧杯 2 个,木制搅拌棒,5mL 试管 10 支,冰块,棉花,液体石蜡,离心管,计时器;肝素,1% 草酸钾溶液,生理盐水,20% 氨基甲酸乙酯,0.025mol/L CaCl$_2$ 溶液,肺组织浸液,富血小板血浆,少血小板血浆。

【实验方法】

1. 麻醉和固定　家兔称重后,用 20% 氨基甲酸乙酯按 5mL/kg 经耳缘静脉注射麻醉,将兔仰卧位固定于兔手术台上。
2. 颈总动脉插管　剪去颈部被毛后,沿颈腹正中线作一纵向切口,长 5～7cm。钝性分离一侧颈总动脉,在其下穿 2 根线备用。用其中一根线结扎颈总动脉的远心端(头端),近心端用动脉夹夹闭。用眼科剪向心方向与动脉呈 45°在动脉上做一 V 形切口,向心脏方向插入充满肝素溶液的动脉插管,用另一根线结扎固定,以备取血。
3. 观察纤维蛋白原在凝血过程中的作用　在两个小烧杯内各取血 10mL,一杯静置,一杯用搅拌棒不断搅动。3～5min 后搅拌棒上结成红色血块,用水冲洗后观察有无纤维蛋白产生。比较两个烧杯中血液凝固的情况,记录凝血时间。
4. 观察理化因素对血液凝固的影响　取 7 支干净试管,按表 7-2 准备不同实验条件并编号。从颈总动脉取血 14mL,每支试管加入血液 2mL 后立即计时,每隔 15s 将试管倾斜一次,观察血液是否凝固,至血液呈凝胶状不再流动时记录凝血时间。

表7-2 不同理化因素对血液凝固的影响

试管编号	组别	实验条件
1	对照组	无处理
2	粗糙面组	棉花或纱布少许
3	光滑面组	液体石蜡涂试管内壁
4	高温组	37℃水浴
5	低温组	冰水浴
6	肝素组	加肝素8U(加入血后混匀)
7	草酸钾组	加1%草酸钾溶液2mL(加入血后混匀)

5. 观察血小板的影响及内源性和外源性凝血途径 取3支干净试管,按表7-3编号,分别加入富血小板血浆、少血小板血浆、生理盐水和肺组织浸液后摇匀,加入$CaCl_2$溶液后摇匀静置。同时开始计时,每隔15s将试管倾斜一次,观察血液是否凝固,至血液呈凝胶状不再流动时记录凝血时间。

表7-3 血小板的影响及内源性和外源性凝血途径观察

实验条件	1号管	2号管	3号管
富血小板血浆	0.2mL	—	—
少血小板血浆	—	0.2mL	0.2mL
生理盐水	0.2mL	0.2mL	—
肺组织浸液	—	—	0.2mL
0.025mol/L $CaCl_2$ 溶液	0.2mL	0.2mL	0.2mL

【实验结果】

观察血液凝固情况,并记录各组凝血时间。结果以 $\bar{x} \pm s$ 表示,两组比较用 t 检验分析,多组间比较用方差分析。

【讨论】

比较各组凝血时间的差异,分析不同因素影响凝血过程的机制。

【注意事项】

1. 记录凝血时间要准确。
2. 判断凝血标准应保持一致。
3. 每支试管的取血量应一致。

【思考题】

1. 血液凝固的内源性途径和外源性途径有何区别?

2. 临床上常用抗凝剂（肝素、草酸盐、枸橼酸盐等）的抗凝机制是什么？

3. 不同钙离子浓度对凝血过程有何影响？

【附】

1. 肺组织浸液制备 取新鲜兔肺，剪成小块后洗净血液，研磨成糊状，加入 3～4 倍量生理盐水混匀，过滤后存于 4℃ 备用。

2. 富血小板血浆（platelet-rich plasma）和少血小板血浆（platelet-poor plasma）的制备 将 1 份 109mmol/L 枸橼酸钠溶液与 9 份全血充分混合，以 1 000r/min 的速度离心 10min，分离上层血浆即为富血小板血浆。取同样抗凝全血，以 4 000r/min 的速度离心 30min，分离上层血浆即为少血小板血浆（$< 10 \times 10^9/L$）。血浆尽量新鲜制备，短时间保存可置于 4℃。

【探究性实验】

1. 血液稀释对凝血功能的影响

血液由血浆和血细胞组成。血浆包括晶体成分和胶体成分，占血液总体积的 50%～60%；血细胞以红细胞为主，占血液总体积的 40%～50%。血液稀释时，红细胞容量相对降低，会影响血液的携氧能力，但正常情况下组织细胞存在氧储备，因此一定限度的血液稀释不会对组织氧供造成影响。临床上常采用急性等容血液稀释（acute isovolumic hemodilution）作为血液保存方法，即在麻醉诱导后立即将患者体内的部分血液抽出，并补充晶体和 / 或胶体液以维持正常血容量。通过这样的方式可以降低患者血红蛋白的浓度，从而最大限度减少手术中血红蛋白的损失。术中或术后再将之前保存的全血输回患者体内。

血液稀释时，血小板和凝血因子的浓度也会相应降低，如果稀释不当可能造成出血倾向，甚至凝血功能障碍。可设计实验探究临床常用不同种类液体以不同比例稀释时对凝血功能的影响，以期为临床血液稀释治疗提供参考依据。实验对象可选择家兔或小鼠的离体血液标本，也可选择动物手术模型进行在体实验。观察指标包括凝血时间、红细胞计数、血红蛋白含量、血细胞比容（HCT）、血浆凝血酶原时间（PT）、活化部分凝血活酶时间（APTT）等。

2. 不同保存时间和温度对解冻血浆的凝血功能的影响

人体血浆制品在多种临床情况下有重要用途，如大型手术、创伤、大量输血、纠正凝血因子缺乏等。目前常用的血浆制品包括采血 8h 内保存在 -30～-18℃ 的新鲜冰冻血浆（FFP）和采血后 24h 内冰冻的血浆（PF24）。FFP 中含有稳定的凝血因子、白蛋白和免疫球蛋白，凝血因子Ⅷ的活性至少保持原有水平的 70%。与 FFP 相比，PF24 中Ⅷ因子的水平为正常值的 65%～80%，其余凝血因子改变不明显。临床上一般认为两者功效相当，可互换使用。在输注前，FFP 或 PF24 需在 30～37℃ 的水浴箱或控温系统中进行解冻，融化后要求在 24h 内使用。但是在临床治疗过程中，常常发生融化后因各种原因无法及时输注而造成血浆不能使用的情况，这在一定程度上造成了医疗资源的浪费。目前国际上有些国家将解冻血浆的有效期从 24h 延长至 5d，但对融化后血浆的保存时间、保存温度时限以及是否能再次冰冻仍缺乏统一标准。

根据以上研究背景,可设计实验探究冰冻血浆解冻后保存在不同温度(冷藏、室温等)、不同时间(6h、1d、3d、5d等)及二次冰冻对血浆凝血功能的影响。实验对象可选择家兔或人的冰冻血浆。观察指标包括凝血时间、血浆凝血酶原时间(PT)、活化部分凝血活酶时间(APTT)和凝血因子活性水平等。

实验2　家兔急性弥散性血管内凝血模型建立及分析

【课前要求】

1. 实验理论　弥散性血管内凝血的发病机制、临床表现和诊断。
2. 实验方法　颈总动脉插管、血液采集、试剂配制和常用统计方法(参考第二章第三节,第五章第三节、第四节和第五节相关内容)。
3. 实验准备　在线学习"临床问题导入""实验设计"和操作视频(数字资源5-2,数字资源5-10),完成自测题,预测实验结果。

【实验目的】

复制家兔急性弥散性血管内凝血模型,观察DIC时基本病理改变和典型实验室检查结果的变化,并探讨其发病机制。

【实验原理】

弥散性血管内凝血(disseminated intravascular coagulation,DIC)是在特定基础疾病基础上,致病因素损伤微血管系统,导致凝血活化,全身微血管血栓形成、凝血因子大量消耗并继发纤溶异常亢进的临床综合征。其典型临床表现包括出血、循环衰竭、多器官功能障碍和溶血性贫血等。DIC的诊断主要依据基础疾病、临床表现和实验室检查进行综合判断。其中实验室检查包括凝血因子消耗和纤溶系统亢进两方面:反映凝血因子消耗的检查包括凝血酶原时间(PT)、部分激活的凝血活酶时间(APTT)、纤维蛋白原浓度及血小板计数等;反映纤溶系统活化的检查包括纤维蛋白原/纤维蛋白降解产物(FDP)、D-二聚体、血浆鱼精蛋白副凝固试验(3P试验)等。

本实验通过脑组织浸液静脉注射处理动物,复制急性DIC模型。脑组织浸液中含有大量组织因子,可迅速激活外源性凝血途径,同时溶液中的微小颗粒还可激活内源性凝血途径,最终引发DIC。

【实验材料】

1. 实验对象　健康成年家兔,雌雄不拘。
2. 实验器材与药品　离心机,微循环显微镜,显微镜,兔手术台,哺乳动物手术器械,动脉插管,离心管,血细胞计数板,注射器,纱布,计时器;生理盐水,20%氨基甲酸乙酯,1%肝素溶液,2%兔脑浸液,3.8%枸橼酸钠溶液,0.025mol/L $CaCl_2$溶液,饱和氯化钠溶液,1%鱼精蛋白溶液,血小板稀释液。

【实验方法】

1. 麻醉和固定　家兔称重后，用 20% 氨基甲酸乙酯按 5mL/kg 经耳缘静脉注射麻醉，将兔仰卧位固定于兔手术台上。

2. 颈总动脉插管　参考第五章第四节和本章第二节实验 1。

3. 观察肠系膜微循环　沿腹中线作一长 5～6cm 切口，打开腹腔，轻轻拉出一段小肠，将肠系膜平铺在微循环显微镜载物台上，选择有细小血管走行、脂肪较少区域进行仔细观察，记录微循环血流流动形式、流速、血细胞运动情况等。

4. 采集正常血浆，观察正常凝血时间及血小板计数

（1）采集正常血浆：从颈总动脉取血 9mL（弃去最初数滴血），加入含有 1mL 3.8% 枸橼酸钠溶液的 15mL 离心管内，轻柔颠倒混匀，3 000r/min 离心 10min，分离血浆备用。

（2）观察正常凝血时间：从颈总动脉取血适量滴于载玻片上，直径约 5mm，同时开始计时。每隔 30s 用清洁大头针朝一个方向挑血丝，待有血丝出现即为凝血时间。

（3）血小板计数：用微量移液器从动脉插管口取血 10μL，迅速加入 2mL 血小板稀释液中，充分混匀后用毛细滴管吸取少许至计数板上，静置 15min 后至高倍镜下记录计数板中央 1 个大方格中的血小板数目，乘以 2 000，即为血小板数 /mm³。取血结束后向动脉插管内推入适量生理盐水以防止血液凝固于插管内。

5. 复制 DIC 模型　将 2% 兔脑浸液按 2mL/kg 用生理盐水稀释至 30mL，以 1mL/min 的速度从耳缘静脉注射入家兔体内。分别在注射后 20min、40min 和 60min 采集血浆，测凝血时间、血小板计数，并观察肠系膜微循环改变。

6. 检测凝血酶原时间、血浆纤维蛋白原含量和 3P 试验

（1）凝血酶原时间测定：每个时间点取血浆 0.1mL 与 0.1mL 兔脑浸液混匀，37℃孵育 2min，加入 0.025mol/L CaCl₂ 溶液（37℃预热）0.1mL，计时器计时，轻轻摇动，至溶液停止流动或出现不溶颗粒，即为凝血酶原时间。

（2）血浆纤维蛋白原含量测定（饱和盐水法）：每个时间点取血浆 1mL，各 0.5mL 分别加入两支试管。其中一支试管内加饱和氯化钠溶液 4.5mL（测定管），立即混匀；另一支试管内加生理盐水 4.5mL（对照管），立即混匀。将试管置 37℃孵育 3min，用分光光度计在 520nm 波长处用对照管调零，读取测定管光密度值，计算纤维蛋白原含量：

$$纤维蛋白原含量（mg/dL）= \frac{测定管光密度值}{0.5} \times 1\,000$$

（3）3P 试验：每个时间点取血浆 0.5mL 置 37℃孵育 3min，加入 1% 鱼精蛋白溶液 0.05mL，轻轻摇匀，37℃孵育 15min 后观察溶液，如有不溶物质形成即为阳性，清澈则为阴性。

7. 家兔死亡后解剖，观察肺、肾、肝等内脏组织及皮下组织有何异常改变。

【实验结果】

在表 7-4 记录注射兔脑浸液前后不同时间点的凝血时间、血小板计数、凝血酶原时间、血浆纤维蛋白原含量和 3P 试验数据，计量资料以 $\bar{x} \pm s$ 表示，各组间比较用方差分析，并描述肠系膜微循环改变、脏器及皮下组织改变。

表 7-4 家兔急性弥散性血管内凝血实验结果

组别	凝血时间/s	血小板计数/（个数·mm⁻³）	凝血酶原时间/s	血浆纤维蛋白原含量/(mg·dL⁻¹)	3P 试验
正常					
注射兔脑浸液 20min					
注射兔脑浸液 40min					
注射兔脑浸液 60min					

【讨论】

分析注射兔脑浸液前后实验数据变化的机制，讨论主要干扰因素及实验改进方法。

【注意事项】

1. 注射兔脑浸液后应密切关注家兔反应，如出现呼吸急促可适当减慢注射速度，以防家兔猝死。

2. 室温较低时，可将待测血浆先放置 37℃孵育 1～2min 再进行检测。

【思考题】

1. 如何判断本实验中 DIC 模型是否复制成功？

2. 不同时期 DIC 的病理生理特点分别是什么？

3. 实验家兔出现了哪些脏器的病理改变？其机制是什么？

【探究性实验】

抗凝治疗对急性弥散性血管内凝血的干预效果的研究

凝血系统异常激活是弥散性血管内凝血（DIC）早期的重要机制。临床上脓毒症等感染性疾病存在不同程度的凝血功能紊乱，常诱发急性 DIC，危及生命。理论上选择恰当的时机进行抗凝干预可能阻断 DIC 的发生，改善患者预后。有研究表明抗凝治疗可以改善脓毒症合并 DIC 患者的预后，但也有一些研究认为目前支持抗凝治疗的证据仍然不足。因此，可以利用实验动物模型对不同种类抗凝药物的干预时机、干预效果和可能机制进行研究。

常用 DIC 动物模型包括兔脑浸液、内毒素、高分子右旋糖酐等处理造模。实验对象可选择家兔或大鼠，造模同时或处理后不同时间点进行抗凝剂干预。观察指标包括凝血时间、血浆凝血酶原时间（PT）、活化部分凝血活酶时间（APTT）、血浆纤维蛋白原含量、血小板计数、D-二聚体、3P 试验等凝血指标和纤溶指标，同时可对器官组织进行切片，检查微血栓的形成情况等。

第三节 疾病动物模型

一、血栓性疾病动物模型

血栓形成是血液在活体心脏或血管内发生凝集形成固体团块的过程。血栓性疾病对人类健康造成严重威胁，是目前导致心脑血管疾病死亡的主要原因。血栓形成与血管内皮细胞损伤、血液凝固性增高和血液流变学异常有关。根据其产生原理，可以制备血栓性疾病动物模型（animal models of thrombosis）模拟临床疾病过程，从而促进对血栓性疾病发病机制和治疗策略的研究。

血栓性疾病动物模型常选择犬、兔或小型啮齿类动物（大鼠、小鼠）作为造模对象，主要分为血管内血栓模型和心腔内血栓模型两类。血管内血栓模型多选用颈动脉、股动脉、腹主动脉、尾动脉、股静脉和下腔静脉等，其制备方法包括物理性损伤和化学性损伤。物理性损伤可通过机械损伤、放置异物、血管结扎、电流破坏、低温加压等方法损伤血管内膜，造成内皮细胞损伤，进而导致血栓形成。化学性损伤则采用特殊化学试剂，如三氯化铁、角叉菜胶、月桂酸钠、胰蛋白酶等使血管内膜受损而形成血栓。但需注意，一些化学试剂对动物可能存在毒性作用，在操作时应严格控制剂量和不良反应。心腔内血栓动物模型的研究相对较少，包括通过射频消融术产生的高热量损伤内皮细胞，利用心肌梗死或心搏骤停模型形成心腔内血栓，以及利用粒细胞集落刺激因子诱导动物高凝状态及左心室血栓形成等。此外，近年来基因工程动物也被引入血栓性疾病动物模型的制备，如组织因子（TF）通路抑制蛋白、蛋白 C 抗凝通路成员、抗凝血酶等基因突变小鼠可出现自发的血栓表型。

二、贫血动物模型

贫血是血液系统疾病最常见的症状。引起贫血的原因很多，其共同的病理基础是血液携氧能力降低，导致组织系统发生缺氧改变。贫血的发病机制主要包括红细胞生成不足或减少、红细胞破坏过多和失血三大类。贫血动物模型（animal models of anemia）有助于进一步阐明疾病发生发展规律和分子机制，可为探索新的治疗方案提供重要依据。目前国内外贫血动物的造模方法较多，包括物理、化学及混合方法等，可通过模拟不同发病机制造成急性或慢性贫血。以下对常用贫血动物模型进行简单介绍。

1. 红细胞生成不足或减少 缺铁性贫血（iron deficiency anemia, IDA）是最常见的贫血，铁摄入不足、需求增加和丢失过多为其主要原因。实验室常用低铁饲料喂养，并辅以定期少量放血来造成体内铁的缺乏，从而导致动物缺铁性贫血。实验动物多用大鼠和小鼠，可通过尾静脉放血，一般造模 2 周后可出现缺铁性贫血表现，造模 8 周后出现严重缺铁性贫血表现。

再生障碍性贫血（aplastic anemia, AA）（简称再障）是一种常见的骨髓造血功能衰竭性疾病，主要表现为骨髓造血功能低下、全血细胞减少及所致的贫血、出血和感染。再障包括遗传性和获得性。遗传性再障多与 FA 基因突变有关，而获得性再障则多与 T 淋巴细胞功能紊乱、造血干细胞减少和造血微环境损伤有关。目前，遗传性再障动物的造模主要以单基因敲除为主，多基因敲除的模型还较少。获得性再障主要针对其发病机制，可采用物理方法（X 射线或 ^{60}Co-γ 照射）、化学方法（苯剂、白消安、环磷酰胺等）、免疫介导法（病毒感染、淋巴细胞输注等）和混合法（物理法和化学法混合、物理法和免疫介导法混合等）。实验动物以各种品系的小鼠为主。

2. 红细胞破坏过多　溶血性贫血（hemolytic anemia）是指由于红细胞存活期缩短，超过了骨髓代偿能力所引起的一类贫血。实验室常用苯肼作为溶血诱导剂。苯肼能对红细胞造成进行性氧化损伤，破坏血红蛋白的稳定性，促使其变性而形成 Heinz 小体，也可直接破坏红细胞的膜蛋白和脂类，引起红细胞崩解，造成溶血性贫血。实验动物以小鼠、大鼠和家兔居多，可通过调整给药剂量和给药方式造成急性或慢性溶血性贫血。

3. 失血　失血性贫血（posthemorrhagic anemia）可由急性或慢性贫血导致。前者由快速大量失血引起，后者则常由长期中度出血所致。可选用小鼠、大鼠、家兔或犬为实验对象。小鼠和大鼠可采用眼眶后静脉丛放血或剪尾放血，家兔或犬可从动物静脉或者动脉采集全血。通过短时间内大量放血，造成急性失血性贫血；也可通过反复多次少量放血，造成慢性失血性贫血。

（沈　静）

第八章
循环系统实验

循环系统是由心血管系统和淋巴系统构成的封闭管道系统,其中心血管系统由心脏、血管和存在于心、血管腔内的血液构成。循环系统主要受神经、体液因素的调控,心血管分泌的生物活性物质对全身多个脏器的功能具有调节作用。心脏节律性的舒缩活动推动血液在心血管系统中循环流动,循环的血液具有运输物质、调节体温和维持内环境稳定的重要功能。循环系统功能一旦发生障碍,机体的新陈代谢便不能正常进行,重要器官将受到严重损害。循环系统实验通过心脏生物电、心脏泵血功能、血管生理和神经体液对心血管活动调节等方面的研究,探究影响心脏、血管功能和血压稳态的因素及其机制。

第一节　基础性实验

实验 1　蟾蜍心脏兴奋传导顺序分析

【课前要求】

1. 实验理论　心肌细胞自动节律性和传导性的生理学相关内容。
2. 实验方法　蟾蜍淋巴囊注射操作方法(参考第五章第一节)。
3. 实验准备　在线学习"临床问题导入""实验设计"和操作视频(数字资源 8-1),完成自测题,预测实验结果。

【实验目的】

观察并分析蟾蜍心脏不同部位的自律性和心脏兴奋的传导顺序。

【实验原理】

哺乳动物心脏的特殊传导系统具有自动节律性(autorhythmicity),不同部位的自律性高低不同,以窦房结的自律性为最高,心脏始终按照自律性最高部位所发出的兴奋进行活动。因此在正常情况下,窦房结自动产生的节律性兴奋依次激动心房肌、房室结、房室束、心室内传导组织和心室肌,最后引起整个心脏兴奋和收缩。由于窦房结主导着心脏的兴奋和收缩,其他部位自律组织受其节律控制,并不表现出自身的自动节律性,称为潜在起搏点(latent pacemaker)。如果窦房结的兴奋传导受阻,则潜在起搏点可以自动发生兴奋,使心房或心室依从节律性最高部位的兴奋节律而跳动。

心脏各部分在兴奋过程中出现的电活动经体液等导电介质传导,通过在身体表面的一定部位放置测量电极,可检测记录得到有规律的电变化曲线,即心电图(electrocardiogram,ECG)。心电图反映的是心动周期中心脏兴奋的产生、传导和恢复过程中的生物电变化,兴奋的心肌通过兴奋-收缩耦联而产生收缩活动。

蛙类的心脏正常起搏点为静脉窦,其产生的兴奋传到心房、心室引起心肌收缩。用结扎的方法阻断兴奋在心脏内的传导通路,可观察蛙类动物心脏的静脉窦、心房和心室的自律性高低以及 ECG 和心搏曲线的变化。

【实验材料】

1. 实验对象　蟾蜍(中华蟾蜍指名亚种)或牛蛙。

2. 实验器材与药品　RM6240 多道生理信号采集处理系统,张力换能器,ECG 引导电极,实验支架,一维位移微调器,计时器,试管,蛙心夹,蛙类手术器械;20% 氨基甲酸乙酯,任氏液,冰水,37℃温水。

【实验方法】

1. 实验仪器和装置连接　RM6240 多道生理信号采集处理系统的第 1 通道连接张力换能器,第 2 通道连接 ECG 引导电极。

2. 仪器参数设置　启动 RM6240 多道生理信号采集处理系统软件,设置仪器参数如下:采样频率 1kHz,第 1 通道张力模式,扫描速度 200ms/div,灵敏度 7.5g,时间常数直流,滤波频率 30Hz;第 2 通道生物电模式,扫描速度 200ms/div,灵敏度 500μV,时间常数 0.2s,滤波频率 100Hz。

3. 实验动物准备　蟾蜍用 20% 氨基甲酸乙酯(0.25～1mL/只)行淋巴囊麻醉后,仰卧位置于蛙板上,剪开胸部皮肤,沿正中线剪开胸骨,打开心包膜,暴露心脏。首先从心脏的腹面观察心房、心室及房室沟(图 8-1A)。然后用玻璃分针将心尖翻向头端,可看到心房下方有节律性搏动的静脉窦(图 8-1B)。在主动脉干下穿 2 根细线备用。

4. 标本和实验装置连接　将心电图电极(6 号不锈钢注射针头)插入蟾蜍右前肢、左后

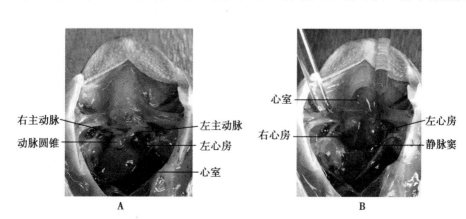

图 8-1　蟾蜍心脏外观图
A.心脏腹面观;B.心脏背面观。

肢和右后肢的皮下，引导Ⅱ导联心电图，张力换能器连线上的蛙心夹在心室舒张时夹住心尖部位，调节前负荷为1.0g，使心脏纵轴垂直于桌面，向心脏和胸腔滴加任氏液。

5. 记录正常的心脏搏动，观察静脉窦、心房和心室的搏动顺序，记录搏动频率（次/min）。从心搏曲线上辨认心房收缩波和心室收缩波，从ECG上辨认P波、QRS波和T波。

6. 观察温度对心脏自动节律性的影响 用盛有冰水的试管底部分别接触静脉窦和心室，或用盛有37℃温水的试管底部分别接触静脉窦和心室，记录静脉窦、心房和心室的搏动频率。观察ECG和心搏曲线的变化。

7. 斯氏第二结扎 用预置线在房室沟做一紧结扎，观察静脉窦、心房和心室的搏动，记录每分钟搏动次数。观察ECG和心搏曲线的变化。

8. 斯氏第一结扎 用预置线在静脉窦与心房之间的半环形白线，即窦房沟处结扎，观察静脉窦、心房和心室的搏动，记录每分钟搏动次数。观察ECG和心搏曲线的变化。

【实验结果】

描述正常静脉窦、心房和心室的搏动顺序。描述斯氏第二结扎、斯氏第一结扎后ECG的P波、QRS波和T波的变化，以及心肌收缩张力曲线中心房、心室搏动波形的变化。将正常、温度变化、斯氏第二结扎、斯氏第一结扎后的静脉窦、心房和心室的搏动频率记录在表8-1，实验结果以 $\bar{x} \pm s$ 表示，两组比较用 t 检验分析，多组间比较用方差分析。

表8-1 不同处理时蟾蜍静脉窦、心房和心室的搏动频率

处理项目	搏动频率/(次·min⁻¹)		
	静脉窦	心房	心室
正常			
静脉窦冰水			
心室冰水			
静脉窦37℃温水			
心室37℃温水			
斯氏第二结扎			
斯氏第一结扎			

【讨论】

结合实验数据分析蟾蜍心脏的正常起搏点、潜在起搏点位置，分析心脏兴奋传导和收缩的顺序，分析温度改变对自律性的影响。分析斯氏第二结扎和斯氏第一结扎后ECG中的P波、QRS波、T波的变化及P-R间期、Q-T间期、P-P间期或R-R间期变化的机制。分析斯氏第二结扎和斯氏第一结扎后心搏曲线变化的机制。

【注意事项】

1. 蟾蜍需深度麻醉，剪开心包膜时避免伤及心脏。
2. 实验过程中经常使用任氏液保持心脏的湿润。

3. 若在结扎之后，心房或心室停搏时间过长，可用玻璃分针触碰心房或心室给予人工刺激，使其恢复跳动后再记录搏动频率。

【思考题】

1. 静脉窦和心室温度改变时，心率发生的改变有何不同？为什么？
2. 斯氏第二结扎后，心房和心室为什么会突然停止跳动？
3. 两次结扎后静脉窦、心房和心室的搏动频率是否一致？为什么？哪一部分的搏动频率接近正常心率？

（厉旭云）

实验 2　蟾蜍心脏期前收缩与代偿间歇

【课前要求】

1. 实验理论　心肌细胞兴奋性周期性变化和心肌收缩的生理学相关内容。
2. 实验方法　蟾蜍毁脑脊髓操作方法（参考第六章第一节实验 1）；应用生理信号采集处理系统记录、采集和分析相关数据（参考第三章第二节）。
3. 实验准备　在线学习"临床问题导入""实验设计"和操作视频（数字资源 6-1），完成自测题，预测实验结果。

【实验目的】

观察期前兴奋（收缩）和代偿间歇发生的规律，分析期前兴奋和代偿间歇与心肌兴奋性周期变化的关系。

【实验原理】

心肌细胞产生一次兴奋后，其兴奋性会发生绝对不应期（absolute refractory period, ARP）、有效不应期（effective refractory period, ERP）、相对不应期（relative refractory period, RRP）、超常期（supranormal period, SNP）的一系列周期性变化，这种周期性变化对心肌兴奋的产生、传导及收缩反应都具有重要的影响。心肌兴奋性的有效不应期特别长，约相当于心脏收缩期和舒张早期，在有效不应期内，心肌细胞对阈上刺激不能产生可传导的动作电位。在有效不应期后和下一次窦房结兴奋到达前，给予心室一次较强的阈上刺激，可产生相应的兴奋和收缩，该兴奋和收缩发生在正常窦性节律兴奋到达之前，称为期前兴奋和期前收缩（premature systole）。期前兴奋同样存在不应期，如果下一个正常的窦性节律性兴奋正好落在期前兴奋的有效不应期内，则该窦性兴奋同样不能引起心肌兴奋和收缩，此时心室停留在舒张状态，待下一次正常节律性兴奋到达时，心肌才恢复正常的节律性收缩。期前收缩之后出现的一次较长的舒张期，称为代偿间歇（compensatory pause）。

本实验通过在心脏收缩活动的不同时期给予电刺激，观察心电图和心肌收缩力的改变，探究心肌兴奋性周期性改变的规律。

【实验材料】

1. 实验对象　蟾蜍(中华蟾蜍指名亚种)或牛蛙。

2. 实验器材与药品　RM6240多道生理信号采集处理系统,张力换能器,心电图引导电极,刺激电极,实验支架,一维位移微调器,万向双凹夹,蛙心夹,蛙类手术器械;任氏液。

【实验方法】

1. 实验仪器和装置连接　按图8-2所示,RM6240多道生理信号采集处理系统的第1通道接张力换能器,第2通道连接心电图引导电极,刺激输出端口连接刺激电极。

2. 仪器参数设置　启动RM6240多道生理信号采集处理系统软件,设置采样频率1kHz;第1通道模式为张力,扫描速度200ms/div,灵敏度7.5g,时间常数为直流,滤波频率30Hz;第2通道模式为生物电,扫描速度200ms/div,灵敏度500μV,时间常数0.2s,滤波频率100Hz;刺激器设置正电压刺激方式,单刺激模式,强度2～5V,波宽5ms,重复次数1。

3. 实验动物准备　蟾蜍毁脑脊髓后,仰卧位置于蛙板上,剪开胸部皮肤,沿正中线剪开胸骨,打开心包膜,暴露心脏(参考第六章第一节实验1)。

4. 按图8-2连接并调整实验装置,ECG引导电极按II导联插入蛙肢体皮下(参考本节实验1)。张力换能器连线上的蛙心夹在心室舒张时夹住心尖部位,调节前负荷至1.0g,记录心脏搏动曲线。调整刺激电极的位置,使其两极与心室轻触。

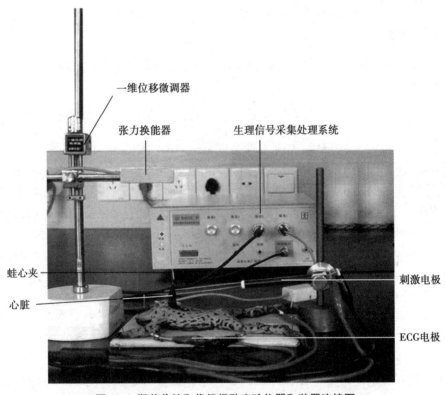

图8-2　期前收缩和代偿间歇实验仪器和装置连接图

5. 记录正常心脏搏动曲线和心电图,辨析心搏曲线的收缩相、舒张相和心电图的 P 波、QRS 波和 T 波。

6. 分别在心室收缩期、舒张早期和舒张中后期对心室施加电刺激,连续记录心搏曲线和心电图。观察有无出现期前收缩,期前收缩后是否出现代偿间歇(图 8-3)。

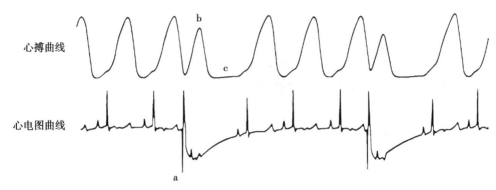

图 8-3　蟾蜍期前收缩、代偿间歇波形
a. 期前兴奋;b. 期前收缩;c. 代偿间歇。

【实验结果】

以 R-S 间期(窦性心电图 R 波 - 刺激间期)时间为横坐标、心脏期前收缩张力为纵坐标绘制 R-S 间期时间与期前收缩张力关系图。以 R-S 间期时间为横坐标、心脏期前收缩张力百分率(100%× 心脏期前收缩张力 / 心脏正常收缩张力)为纵坐标绘制 R-S 间期时间与期前收缩张力百分率关系图。以 R-S 间期时间为横坐标、代偿间歇时间为纵坐标绘制 R-S 间期时间与代偿间歇时间关系图,并用数学方程表达两者的关系,计算相关系数。以 R-S 间期时间为横坐标、代偿间歇时间百分率(100%× 代偿间歇时间 / 心脏正常舒张时间)为纵坐标绘制 R-S 间期时间与代偿间歇时间百分率关系图。测量正常心动周期收缩和舒张时间,列出一组期前收缩和代偿间歇同时发生时正常搏动 R 波与期前收缩产生时 R 波之间的时间($R_{\text{窦}}$–$R_{\text{期前}}$),该期前收缩产生时 R 波经代偿间歇后与下一个正常搏动 R 波之间的时间($R_{\text{期前}}$–$R_{\text{窦}}$)(表 8-2)。

表 8-2　心室正常搏动时间、期前收缩和代偿间歇产生的时间　　　　　单位: ms

收缩相	舒张相	$R_{\text{窦}}$–$R_{\text{期前}}$	$R_{\text{期前}}$–$R_{\text{窦}}$

【讨论】

结合实验数据分析期前收缩和代偿间歇产生的条件和原因。讨论 R-S 间期时间与期前收缩张力之间的关系及机制,分析 R-S 间期时间与代偿间歇时间的关系。

【注意事项】

1. 蟾蜍需彻底捣毁脑和脊髓,剪开心包膜时避免伤及心脏。

2. 实验过程中用任氏液保持心脏湿润时,需避免刺激电极短路。

3. 张力换能器和蟾蜍心脏之间的连线需要有一定的张力,前负荷一般设置 1～2g。

4. 每刺激一次心室后,需待心脏恢复 2～3 次正常搏动后,再进行下一次刺激。

【思考题】

1. 在心脏收缩期、舒张早期和舒张中后期分别给予心室相同的阈上刺激,是否都能够引起期前收缩? 为什么?

2. 在期前收缩之后,为什么会出现代偿间歇? 期前收缩之后是否一定会出现代偿间歇?

3. R-S 间期时间与期前收缩张力及代偿间歇时间之间有什么关系?

(厉旭云)

实验 3　颈动脉窦压力感受性反射

【课前要求】

1. 实验理论　心血管活动调节压力感受性反射的生理学相关内容。

2. 实验方法　家兔麻醉、固定、颈动脉插管、股动脉插管操作方法;应用生理信号采集处理系统记录、采集和分析相关数据(参考第三章第二节,第五章第一节、第二节和第四节)。

3. 实验准备　在线学习"临床问题导入""实验设计"和操作视频(数字资源 5-2,数字资源 5-10),完成自测题,预测实验结果。

【实验目的】

应用颈动脉窦在体灌流方法,观察颈动脉窦压力对动脉血压的影响,分析颈动脉窦在血压调节中的作用机制。

【实验原理】

心血管系统通过调整心脏活动的强弱或缓急、血管的舒缩、血量的增减等机制来适应和满足机体的需要。心血管活动的调节分为神经调节、体液调节和自身调节(autoregulation)。神经系统对心血管活动的调节以反射(reflex)的形式进行,其负反馈(negative feedback)调节环路由感受器(sensor)、传入神经通路(afferent neural pathway)、协调中枢(coordinating center)、传出神经通路(efferent neural pathway)、效应器(effector)构成。动脉压力感受器(baroreceptor)是血压调节的主要感受器,是血压短期调节的主要信息传入途径。压力感受装置位于颈动脉窦和主动脉弓的动脉管壁中,通过感知动脉管壁的扩张引起传入纤维的神经放电频率改变从而调控血压。

本实验采用灌流方法改变家兔颈动脉窦内压,观察股动脉血压的变化,分析压力感受性反射在动脉血压短期调节中的作用。

【实验材料】

1. 实验对象　健康成年家兔,雌雄不拘。

2. 实验器材与药品　RM6240 多道生理信号采集处理系统,压力换能器 2 只,颈动脉插管,股动脉插管,实验支架,压力换能器固定夹,10mL、20mL 注射器,哺乳动物手术器械;20% 氨基甲酸乙酯,生理盐水,1 000U/mL 肝素钠生理盐水。

【实验方法】

1. 实验仪器和装置连接　按图 8-4 所示,RM6240 多道生理信号采集处理系统的第 1、2 通道连接压力换能器,压力换能器放置与家兔心脏水平位置等高,导管内充灌肝素钠生理盐水抗凝,排尽气体。第 1 通道压力换能器测压口连接颈总动脉插管,换能器排气口连接 10mL 注射器,注射器预先抽取一定量的肝素钠生理盐水,用于控制颈动脉窦内压;第 2 通道压力换能器连接股动脉插管。

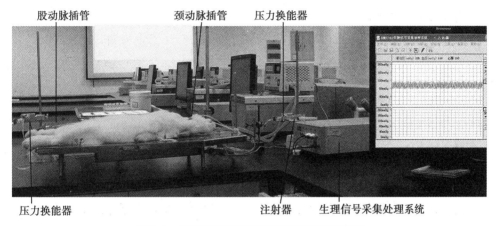

图 8-4　颈动脉窦压力感受性反射实验装置图

2. 仪器参数设置　启动 RM6240 多道生理信号采集处理系统软件,设置采样频率 800Hz;第 1、2 通道模式为血压,扫描速度 5s/div,灵敏度 90mmHg,时间常数为直流,滤波频率 30Hz。

3. 实验动物准备

(1)动物麻醉固定:家兔称重,20% 氨基甲酸乙酯耳缘静脉注射麻醉(5mL/kg),麻醉后仰卧位固定于手术台上。

(2)股部手术:沿股腹面从腹股沟下缘至膝部正中切开 4～5cm,止血钳或玻璃分针钝性分离组织,玻璃分针分离股动脉 2～3cm,结扎远心端,动脉夹夹闭近心端,在靠近远心端结扎线处剪一小口,向心方向插入股动脉插管,结扎固定,该插管用于记录家兔股动脉血压。

(3)颈部手术:去除颈部被毛,正中切开颈部皮肤 5～7cm,止血钳钝性分离颈部肌肉,暴露气管和血管神经鞘。玻璃分针分离颈总动脉和颈动脉窦,在颈动脉向心端和颈动脉窦头端夹闭动脉阻断血流,行颈总动脉三通插管,该插管用于控制颈动脉窦内压及进行压力的监测。

4. 观察颈动脉窦内压力改变对动脉血压的影响　夹闭颈动脉窦头端和颈动脉近心端,推注或抽拉连接在压力换能器排气口的注射器,以 5mmHg 左右变化幅度给颈动脉窦加压或减压,记录颈动脉窦内压和股动脉血压值。

【实验结果】

记录不同颈动脉窦压力和与之对应的股动脉血压实验数据,结果以 $\bar{x} \pm s$ 表示,采用 t 检验分析,并绘制颈动脉窦内压和股动脉血压变化曲线。

【讨论】

结合实验数据讨论颈动脉窦压力和动脉血压之间的关系并分析其机制。

【注意事项】

1. 分离血管时使用钝性分离,将血管周边的神经、结缔组织分离干净,以免影响插管和实验结果。

2. 测压管道充满生理盐水,排尽空气。插管头端充灌抗凝剂,防止插管内凝血。

3. 动脉插管方向与动脉走行方向保持一致并固定,防止插管头端刺破血管壁或滑脱。

【思考题】

1. 颈动脉窦压力如何对动脉血压产生影响?

2. 压力感受性反射有何生理意义?

(厉旭云)

实验 4　高钾对兔心电图的影响及其解救

【课前要求】

1. 实验理论　钾代谢紊乱对心肌细胞动作电位的影响,心电图波形代表的生理学意义。

2. 实验方法　家兔麻醉、固定操作方法;应用生理信号采集处理系统记录、采集和分析相关数据(参考第三章第二节,第五章第一节和第二节)。

3. 实验准备　在线学习"临床问题导入"和"实验设计",完成自测题,预测实验结果。

【实验目的】

通过对家兔心电图的引导和波形观察,理解心电图各波代表的生理意义,探究血钾升高对兔心电图的影响及其机制。

【实验原理】

正常体表心电图(electrocardiogram,ECG)反映心房和心室的除极和复极,窦房结兴奋传导到心房,引起左、右心房肌细胞去极化,形成心电图的 P 波,兴奋冲动通过房室结传导到心室,心室肌细胞去极化形成 QRS 波群,心室肌细胞复极化形成 T 波。兴奋的传导速度、心肌细胞的静息电位、心肌细胞去极化速度和幅度、心肌细胞动作电位时程等因素的变化均会影响心电图各波的波形、幅度、时程及间期。

高钾血症(hyperkalemia)时,随着血钾浓度逐渐升高,心肌细胞的静息电位逐渐升高,心肌细胞去极化的幅度逐渐减小,去极化速度逐渐减慢,传导速度减慢或传导阻滞。血钾升高到一定水平,心肌细胞钾通道的通透性明显增高,心肌细胞动作电位复极化钾外流加速,复极化加速。血钾浓度升高引起的以上改变在心电图中可表现为 P 波幅度降低,波宽增加;QRS 波幅度降低,波宽增加;T 波幅度增高,波宽变窄;P-R 间期延长,Q-T 间期缩短。

【实验材料】

1. 实验对象　健康成年家兔,雌雄不拘。

2. 实验器材与药品　RM6240 多道生理信号采集处理系统,微量注射泵,心电图引导电极,20mL、50mL 注射器,静脉输液针,哺乳动物手术器械;20% 氨基甲酸乙酯,5% 氯化钾溶液,5% 氯化钙溶液。

【实验方法】

1. 实验仪器和装置连接　按图 8-5 所示,RM6240 多道生理信号采集处理系统的第 1 通道连接心电图引导电极。

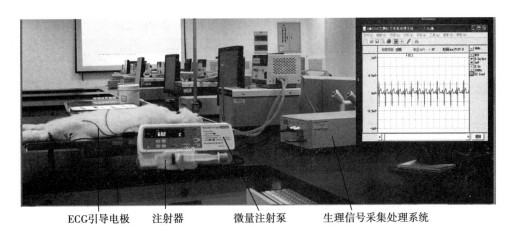

ECG引导电极　　注射器　　微量注射泵　　生理信号采集处理系统

图 8-5　高钾对兔心电图的影响实验装置图

2. 仪器参数设置　启动 RM6240 多道生理信号采集处理系统软件,设置采样频率 4kHz;第 1 通道模式为生物电,扫描速度 100ms/div,灵敏度 1mV,时间常数为 0.2s,滤波频率100Hz。

3. 实验动物准备　家兔称重,20% 氨基甲酸乙酯耳缘静脉注射麻醉(5mL/kg),仰卧位固定于手术台上。按 Ⅱ 导联将 ECG 引导电极安插于家兔右前肢、右后肢和左后肢皮下。静脉输液针预先充灌生理盐水,两侧兔耳缘静脉穿刺备用。

4. 药物注射准备　注射器抽取 5% 氯化钾溶液 50mL,连接静脉输液针。将注射器安装到微量注射泵上,调节微量注射泵的注射速度为 60mL/h。

5. 正常心电图记录　观察正常心电图 P 波、QRS 波、T 波的波形、幅度和时程,观察 P-R 间期、Q-T 间期和心率。

6. 高钾溶液处理　5% 氯化钾溶液按 60mL/h 的速度进行耳缘静脉注射,观察心电图的

P波、QRS波、T波的波形、幅度和时程，观察P-R间期、Q-T间期和心率。

7. 高钾血症抢救　当心电图出现高尖T波或心室颤动波形后立即停止注射氯化钾，另一侧耳缘静脉立即推注5%氯化钙溶液2mL/kg进行抢救，观察心电图改变。

【实验结果】

观察注射氯化钾及氯化钙前后的心电图P波、QRS波和T波的波形，参考图8-6所示测量记录各波的幅度和波宽、P-R间期、Q-T间期和心率（表8-3，表8-4），实验结果以$\bar{x}\pm s$表示，采用t检验分析。

表8-3　家兔心电图P波、QRS波、T波幅度和波宽变化

处理项目	P波		QRS波群		T波	
	幅度/mV	波宽/ms	幅度/mV	波宽/ms	幅度/mV	波宽/ms
正常						
氯化钾处理后						
氯化钙处理后						

表8-4　家兔心电图P-R间期、Q-T间期和心率指标变化

处理项目	P-R间期/ms	Q-T间期/ms	心率/(次·min⁻¹)
正常			
氯化钾处理后			
氯化钙处理后			

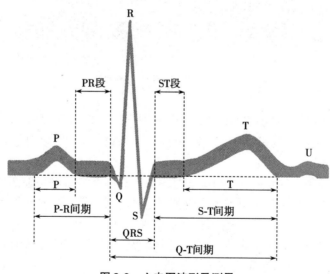

图8-6　心电图波形及测量

【讨论】

结合实验数据分析注射氯化钾前后兔心电图的 P 波、QRS 波、T 波的波形、幅度、时程、P-R 间期、Q-T 间期和心率的变化机制。分析氯化钙抢救高钾血症的作用机制。

【注意事项】

心电图引导电极前端的注射器针头应插在家兔皮下，避免插入肌肉引入干扰信号。

【思考题】

1. 心电图各波代表的生理意义是什么？
2. 静脉注射氯化钾一定时间后，兔心电图的 P、QRS、T 波的波宽、P-R 间期、Q-T 间期和心率的变化及其机制是什么？
3. 试分析应用氯化钙抢救高钾血症的作用机制。

（厉旭云）

实验 5　体液分布改变在家兔急性失血中的代偿作用

【课前要求】

1. **实验理论**　心血管活动的生理性调节及失血性休克的相关内容。
2. **实验方法**　家兔麻醉、固定、颈动脉插管、股动脉插管操作方法；应用生理信号采集处理系统记录、采集和分析相关数据（参考第三章第二节，第五章第一节、第二节和第四节）。
3. **实验准备**　在线学习"临床问题导入""实验设计"和操作视频（数字资源 5-2，数字资源 5-10），完成自测题，预测实验结果。

【实验目的】

复制兔急性失血模型，观察兔在失血期间及失血停止后一段时间内动脉血压和血红蛋白浓度的变化，并分析其变化机制。

【实验原理】

临床急性大失血常见于外伤、消化道血管破裂等。急性大失血如不能及时得到救治则可能发生休克（shock）或死亡。在急性失血实验研究中，通常采用恒压失血或定量失血的方法，恒压失血方法是将动物的大动脉与压力管道连接，该管道预先施加一个低于正常血压值的压力，动物失血处理时血液进入压力管道，动脉血压随着失血时间的延长而降低，当动脉血压降低到与管道压力相等时失血停止。恒压失血方法可以控制实验动物维持一定的动脉血压值。定量失血方法是通过动脉连接管道使动物失去一定体积的血液，定量失血方法可精确控制实验动物的失血量。

机体对一定量的急性失血具有代偿能力。急性失血使血容量快速减少，动脉血压下降，在失血的瞬时及初期，通过压力感受性反射（baroreceptor reflex）和容量感受性反射增强心脏收缩力、收缩阻力血管和容量血管以减缓动脉血压的下降。急性失血引起交感 - 肾上腺髓质系统强烈兴奋，肾上腺髓质大量释放儿茶酚胺入血，引起心脏收缩力增强，心率加快，心输出量增加，外周血管收缩使回心血量增加；微静脉对儿茶酚胺的敏感性不如微动脉和毛细血管前括约肌，使得毛细血管的后阻力升高不如前阻力升高显著，导致毛细血管灌注不足。同时由于机体动脉血压的降低，使得毛细血管流体静压相应下降，导致组织液进入血管，机体通过"自身输液"作用增加循环血量，表现为血压缓慢持续回升而血红蛋白浓度逐渐降低。此外，抗利尿激素、血管紧张素Ⅱ、皮质激素的产生和分泌增加也参与急性失血的代偿。

【实验材料】

1. 实验对象　健康成年家兔，雌雄不拘。

2. 实验器材与药品　RM6240 多道生理信号采集处理系统，URIT-2900Vet Plus 血细胞分析仪，压力换能器，颈动脉插管，股动脉插管，放血瓶，放血瓶支架，1mL、5mL、20mL 注射器，哺乳动物手术器械；20% 氨基甲酸乙酯，生理盐水，1 000U/mL 肝素钠生理盐水，3% 柠檬酸钠溶液。

【实验方法】

1. 实验仪器和装置连接　按图 8-7 所示，RM6240 多道生理信号采集处理系统的第 1 通道压力换能器连接颈动脉插管，压力换能器放置与家兔心脏水平位置等高，测压管道内充满肝素钠生理盐水，排尽气体；股动脉插管连接恒压失血装置，放血瓶和管道内充灌抗凝生理盐水，排尽气体，瓶内液面距离家兔心脏水平面 68cm。

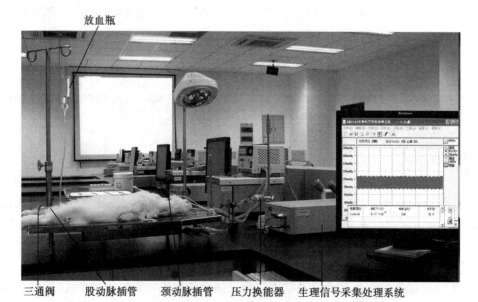

图 8-7　体液分布改变在兔急性失血中的代偿作用实验装置图

2. 仪器参数设置　启动 RM6240 多道生理信号采集处理系统软件,设置采样频率 800Hz;第 1 通道模式为血压,扫描速度 5s/div,灵敏度 90mmHg,时间常数为直流,滤波频率 30Hz。

3. 实验动物准备

(1)动物麻醉固定:家兔称重,20% 氨基甲酸乙酯耳缘静脉注射麻醉(5mL/kg),仰卧位固定于手术台上。

(2)颈部手术:去除颈部被毛,正中切开颈部皮肤 5～7cm,止血钳钝性分离颈部肌肉,分离颈外静脉,实验中经颈外静脉采血进行血液成分分析。暴露气管和血管神经鞘,玻璃分针分离颈总动脉 2～3cm,结扎远心端,动脉夹夹闭近心端,在靠近远心端结扎线处剪一 V 形切口,向心方向插入颈动脉插管,结扎固定,该插管用于记录家兔动脉血压。

(3)股部手术:沿股腹面从腹股沟下缘至膝部正中切开 4～5cm,止血钳或玻璃分针钝性分离组织,玻璃分针分离股动脉 2～3cm,结扎远心端,动脉夹夹闭近心端,在靠近远心端结扎线处剪一 V 形切口,向心方向插入股动脉插管,股动脉插管通过三通阀连接恒压失血装置。

(4)全身抗凝:按 1mL/kg 的剂量耳缘静脉注射 1 000U/mL 肝素钠进行全身抗凝。

4. 记录正常动脉血压,测定正常血红蛋白浓度　启动 RM6240 多道生理信号采集处理系统软件持续记录兔动脉血压。颈外静脉采血 0.2～0.3mL,测定血红蛋白浓度(参考第三章第三节的"血细胞分析仪使用")。

5. 失血　打开股动脉恒压失血装置的三通阀,使血液经股动脉进入放血瓶,持续失血 3min 后关闭三通阀,终止失血。持续记录动脉血压直至失血停止后 30min。

6. 失血后血红蛋白浓度的测定　在失血停止即刻、10min、20min、30min 时,颈外静脉采血,测定上述 4 个时间点的血红蛋白浓度。

7. 测量血压和心率　测量失血前、失血开始后 0～120s 期间每隔 10s 的收缩压、舒张压和心率,测量失血停止后 0～30min 期间每隔 5min 的收缩压、舒张压和心率。

【实验结果】

参考表 8-5 记录失血前及失血停止即刻、10min、20min、30min 时的血红蛋白浓度,记录上述时间点的平均动脉压。结果以 $\bar{x} \pm s$ 表示,采用 t 检验或方差分析进行统计分析。绘制失血开始后 0～120s 期间、失血停止后 0～30min 期间的收缩压、舒张压、心率的变化曲线并给出数学表达式。

表 8-5　兔急性失血前后动脉血压和血红蛋白浓度的变化

观察指标	失血前	失血停止后 /min			
		0	10	20	30
平均动脉压 /mmHg					
血红蛋白浓度 /(g·L⁻¹)					

【讨论】

结合实验数据分析兔失血期间及失血停止后的血压和血红蛋白浓度的变化机制。

【注意事项】

1. 分离血管时使用钝性分离,将血管周边的神经、结缔组织分离干净,以免影响插管和实验结果。
2. 测压管道充满生理盐水,排尽空气。插管头端充灌抗凝剂,防止插管内凝血。
3. 动脉插管方向与动脉走行方向保持一致并固定,防止插管头端刺破血管壁或滑脱。

【思考题】

1. 短时间动脉急性失血时动脉血压和血红蛋白浓度指标有何变化? 其主要机制是什么?
2. 根据休克的病理生理改变,可使用何种方法进行抢救?

（厉旭云）

实验6　离体心肌细胞动作电位及兴奋不应期的测定

【课前要求】

1. **实验理论**　心肌细胞动作电位及兴奋性周期性变化的生理学相关内容。
2. **实验方法**　心肌分离和灌流方法,细胞内电位记录方法;应用微电极放大器和生理信号采集处理系统记录、采集和分析相关数据(参考第三章第二节)。
3. **实验准备**　在线学习"临床问题导入"和"实验设计",完成自测题,预测实验结果。

【实验目的】

通过微电极技术记录心肌细胞内电位,测定兴奋不应期。观察豚鼠心肌细胞静息电位和动作电位的特征,分析心肌细胞兴奋性周期性改变的形成机制。

【实验原理】

心肌细胞属于可兴奋的肌肉细胞,具有受到有效刺激产生动作电位和收缩的特性。静息状态下,细胞膜内外两侧存在外正内负的电位差,称为静息电位(resting potential, RP)。细胞兴奋时,兴奋部位发生去极化,并出现反极化,然后恢复到原来的静息状态。这一短暂、有规律并能向远处扩布的膜电位的变化称为动作电位(action potential, AP)。

心肌细胞动作电位的持续时间长,形态复杂,使心肌具有与骨骼肌、神经细胞明显不同的生理特性。心肌细胞动作电位从 0 期开始到 3 期复极化膜电位达到 -55mV 这段时间内,由于钠通道处在失活状态,对于无论多强的刺激,心肌细胞都不能产生反应,此期称为绝对不应期(absolute refractory period, ARP)。从 -55mV 继续复极化到 -60mV 的这段时间,给予阈上刺激可以引起局部反应,但不足以引起新的动作电位,这一时期称为局部反应期。绝对不应期和局部反应期合称为有效不应期(effective refractory period, ERP)。膜电位复极化 -60mV 到 -80mV 这段时间为相对不应期(relative refractory period, RRP),在这段时间内给予阈上刺激,可使心肌细胞产生动作电位。越是相对不应期的早期,引起动作电位所需的刺激强度越大,产生的动作电位的幅值越小,时程越短。继续复极化,膜电位由 −80mV 恢复到 −90mV 这段时间称为超常期(supranormal period, SNP),由于此时膜电位水平与阈电位接近,所以只要给予稍低于阈刺激强度的刺激,就可以引发动作电位,即此期的兴奋性高于正常。心肌细胞兴奋性的周期性改变,使心肌细胞在不同时期内对刺激表现出不同的反应特性,从而对心肌兴奋的产生、传导和收缩反应产生重要影响。

将参考电极置于细胞外液并接地,将微电极由胞外逐渐插入到心肌细胞内,当参考电极和记录电极都位于细胞外液时,两个电极之间没有电位差;当微电极插入到心肌细胞内时,可记录到胞内的静息电位,细胞兴奋时可记录到动作电位。

【实验材料】

1. 实验对象 豚鼠。

2. 实验器材与药品 RM6240 多道生理信号采集处理系统,微电极放大器,微电极操纵器,微电极拉制器,玻璃微电极,蠕动泵,超级恒温器,心肌灌流槽,屏蔽罩,哺乳动物手术器械;20% 氨基甲酸乙酯,克 - 亨氏液,95%O_2+5%CO_2 混合气体。

【实验方法】

1. 实验仪器和装置连接

(1)恒温灌流装置连接:按图 8-8 所示,超级恒温器的温度设定为 37℃,其出水口、进水口分别连接心肌细胞灌流槽保温层的进水口、出水口。灌流液瓶贮存克 - 亨氏液,并充灌 95%O_2+5%CO_2 混合气体。蠕动泵进水胶管插入灌流液瓶中,出水胶管连接心肌细胞灌流槽的进水口,灌流槽的出水口用胶管连接并插入灌流液瓶中,开启蠕动泵,使灌流槽内充满克 - 亨氏液。保持克 - 亨氏液在灌流液瓶和灌流槽之间稳定循环。

(2)玻璃微电极拉制和充灌:用微电极拉制器将 1.1mm 的玻璃微电极毛坯管拉制成尖端 5μm、阻抗 10MΩ 的玻璃微电极。用微量注射器吸取 3mol/L KCl 溶液,注射器针从微电极尾端插入到微电极圆锥处,缓慢推注使微电极尖端内充满 KCl 溶液,然后缓慢退针,边退边推注,使电极管内充满溶液。电极尖端和电极管内不能有气泡。

2. 仪器参数设置 RM6240 多道生理信号采集处理系统第 1 通道连接高阻微电极放大器的输出端,启动 RM6240 多道生理信号采集处理系统软件,设置采样频率 100kHz;第 1 通道模式为生物电,扫描速度 20ms/div,灵敏度 20mV,时间常数为直流,滤波频率 10kHz。刺激模式为连续单刺激,波宽 0.1ms。刺激输出端接标本槽刺激电极。

3. 实验动物准备 豚鼠称重,用木槌击昏,迅速开胸,取出心脏置于克 - 亨氏液中,克 - 亨氏液预先充灌 95%O_2+5%CO_2 混合气体至饱和状态,分离心室乳头肌,将心室乳头肌置于心肌细胞灌流槽内,用钢针固定,将刺激电极轻置于心肌表面。

4. 安装电极 玻璃微电极固定于微电极操纵器上,将银 - 氯化银乏极化电极丝插入玻璃微电极管内,乏极化电极丝与高阻微电极放大器探头相连。

5. 观察静息电位 调节微电极操纵器,将记录电极由胞外逐渐推入心肌细胞内,观察电脑屏幕上的扫描线,如扫描线向下突变并稳定在 −90mV,此即为心肌细胞静息电位。

6. 观察动作电位 当出现稳定的静息电位后,调节刺激电压,观察电脑屏幕上的扫描线,当刺激电压增大至某一值时,可见一动作电位,其膜电位由静息状态的 −90mV 迅速上

升至 +30mV 左右,构成动作电位的升支,随后出现较长的复极化过程。

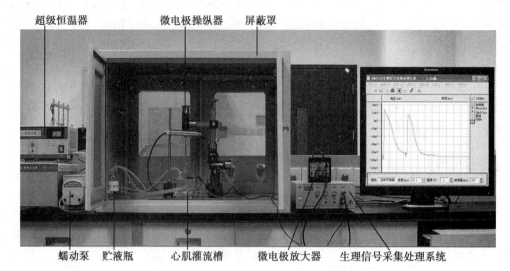

图 8-8 离体心肌细胞动作电位实验装置图

7. 有效不应期和相对不应期的测定　保持刺激强度,将刺激器的刺激模式改为连续双刺激,刺激波间隔 500ms,此时可见两个心肌细胞动作电位。逐渐减小刺激波间隔,观察第二个动作电位的幅度,记录第二个动作电位幅度刚小于第一个动作电位幅度时的刺激波间隔时间。继续减小刺激波间隔,记录第二个动作电位刚消失时的刺激波间隔时间,此时的刺激波间隔即为有效不应期。第二个动作电位的幅度刚小于第一个动作电位幅度时的刺激波间隔时间减去有效不应期时间即为动作电位的相对不应期。

【实验结果】

记录心肌细胞静息电位,动作电位 0 期振幅、0 期最大上升速率(dv/dt_{max})、动作电位时程,记录心肌细胞的有效不应期和相对不应期,实验结果以 $\bar{x} \pm s$ 表示。

【讨论】

结合实验数据分析心肌细胞静息电位、动作电位的形成机制,分析心肌细胞动作电位兴奋性周期性变化的形成机制。

【注意事项】

1. 制备标本时应尽量减少对心肌组织的损伤。
2. 玻璃微电极充灌 3mol/L KCl 溶液,充灌后的微电极电阻为 10～25MΩ,内置浮置式氯化银电极与微电极放大器输入探头相连接。

【思考题】

1. 分析心肌细胞动作电位的特征与心脏功能的关系。
2. 心肌细胞的动作电位时程和不应期与骨骼肌细胞比较有什么差异?

3. 心肌细胞动作电位的有效不应期一直延续到心肌收缩活动的哪一期？这一特点对心脏完成其功能有什么作用？

（厉旭云 陆 源）

第二节 综合性实验

实验1 探究肾上腺素对心肌收缩力抑制性因素的拮抗作用

【课前要求】

1. 实验理论 心肌收缩舒张调节机制的相关内容。
2. 实验方法 蟾蜍或蛙心脏 Straub 插管术；应用生理信号采集处理系统记录、采集和分析相关数据（参考第三章第二节）。
3. 实验准备 在线学习"临床问题导入""实验设计"和操作视频（数字资源 6-1，数字资源 8-2），完成自测题，预测实验结果。

【实验目的】

运用离体心脏灌流技术，观察低钙、高钾、乙酰胆碱、乳酸等因素对心脏活动的抑制作用，并分析其作用机制，进而探究肾上腺素对上述抑制性因素的拮抗作用及机制。

【实验原理】

心脏的收缩功能是心脏泵血的重要基础，心肌细胞的收缩性受心肌细胞的兴奋性、传导性和自律性的影响。心脏起搏点的兴奋通过特殊传导系统传导到心房和心室引起心肌细胞的兴奋，细胞外的 Ca^{2+} 经 L 型钙通道流入胞质，通过钙诱导钙释放（calcium-induced calcium release，CICR）机制使肌质网释放大量 Ca^{2+}。胞质内 Ca^{2+} 浓度的升高促使 Ca^{2+} 与肌钙蛋白结合引起原肌球蛋白位移，使横桥和肌动蛋白结合而触发心肌收缩。心肌收缩期胞质中高浓度 Ca^{2+} 使肌膜 Na^+-Ca^{2+} 交换体、钙泵和肌质网钙泵的活性增加。肌质网上的钙泵逆浓度差将 Ca^{2+} 主动泵回肌质网，肌膜中的钙泵和 Na^+-Ca^{2+} 交换体将 Ca^{2+} 排出胞外，使胞质 Ca^{2+} 浓度下降，心肌细胞得以舒张。心肌收缩力越强，心肌细胞内肌球蛋白两端的连接蛋白被拉长程度越大，其产生的弹性回缩力（弹性势能）也越大，心肌舒张越完全。

心肌收缩力可受多种因素影响。肾上腺素（adrenaline，AD）作为强效心脏兴奋药，起效迅速而强大，常用于心搏骤停、过敏性休克等疾病的抢救。肾上腺素与心肌细胞膜上的 β 受体结合，通过 G 蛋白-腺苷酸环化酶途径升高环磷酸腺苷（cAMP）水平，激活蛋白激酶 A，使心肌细胞膜上的 L 型 Ca^{2+} 通道开放增加，心肌动作电位平台期内流 Ca^{2+} 增加，再通过 CICR 机制使肌质网释放进入胞质的 Ca^{2+} 增加，引起心肌收缩力增强。相反，一些疾病状态下，细胞外发生低钙、高钾和酸中毒会影响兴奋-收缩耦联过程，导致心肌收缩力降低。肾上腺素的应用是否能够拮抗这些因素对心肌收缩力的抑制作用？

本实验以离体心脏(isolated heart)作为研究对象。离体心脏在一定时间内仍存在节律性舒缩活动,由于其脱离了机体的神经支配和全身体液因素的直接影响,因此可通过改变灌流液的成分观察心脏活动的改变。离体心脏灌流(isolated heart perfusion)可采用多种方法,如两栖类动物可使用 Straub 法、八木氏法等,哺乳动物可使用 Langendorff 法等。本实验采用 Straub 法(Straub method)插管技术,插管从主动脉逆行插入心室,插管中的灌流液可直接作用于心室,在房室瓣完好的情况下灌流液不接触心房和静脉窦。

【实验材料】

1. 实验对象 蟾蜍(中华蟾蜍指名亚种)或牛蛙。

2. 实验器材与药品 RM6240 多道生理信号采集处理系统,张力换能器,一维位移微调器,万向双凹夹,试管夹,实验支架,50μL、1 000μL 移液器及吸头,吸管,蛙心插管,蛙心夹,蛙类手术器械;任氏液,无钙任氏液,0.045mol/L 氯化钙,0.2mol/L 氯化钾,6×10^{-5}mol/L 肾上腺素,6×10^{-6}mol/L 乙酰胆碱,0.2mol/L 乳酸。

【实验方法】

1. 实验仪器和装置连接 按图 8-9 所示,RM6240 多道生理信号采集处理系统的第 1 通道连接张力换能器。张力换能器悬臂梁用线与蛙心夹相连,试管夹用于固定蛙心插管。

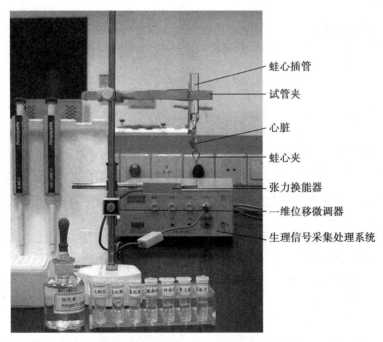

图 8-9 离体蟾蜍心脏灌流实验装置图

2. 仪器参数设置 启动 RM6240 多道生理信号采集处理系统软件,设置采样频率 800Hz;第 1 通道模式为张力,扫描速度 5s/div,灵敏度 7.5g,时间常数为直流,滤波频率 30Hz。

3. 实验动物准备

（1）毁脑脊髓：取蟾蜍一只，记录体重和性别。彻底捣毁脑组织和脊髓，蟾蜍下颌呼吸消失，四肢松软（参考第六章第一节实验1）。

（2）心脏插管：蟾蜍仰卧固定在蛙板上，从剑突向头部方向剪开胸部皮肤，剪开胸骨，打开心包膜，暴露心脏，分离左、右主动脉。靠头端结扎左主动脉，该线留作插管时牵引用（线1）。在主动脉干下方穿1根线（线2），玻璃分针从主动脉干下方将心脏架起，在静脉窦与腔静脉交界处作一结扎，结扎线应尽量下压，以免伤及静脉窦。在主动脉干下方穿1根线（线3）并系一松结，留待用于结扎固定蛙心插管。左手持左主动脉的结扎线（线1），用眼科剪在结扎线与动脉圆锥之间的左主动脉上剪一V形切口，右手将盛有少许任氏液的蛙心插管由V形切口处插入动脉圆锥。当插管尖端到达动脉圆锥底部时，用镊子固定动脉圆锥部位，插管稍后退并将尖端转向心室方向，在心室收缩期时将动脉圆锥向上提拉，同时顺势将插管插入心室。蛙心插管进入心室后，向插管内注入任氏液并换洗数次以防凝血，用线3在主动脉剪口下方将插管扎紧，然后套在蛙心插管的侧钩上打结固定以防心脏滑脱。轻轻提起蛙心插管抬高心脏，剪断左、右主动脉，在线2下方剪断所有组织，游离蛙心。蛙心插管进入心室后，插管内任氏液的液面会随心室的收缩、舒张而上下波动。用新鲜任氏液反复换洗，直至蛙心插管内无血液残留为止。

4. 心脏与换能器连接、标本稳定　将蛙心插管和线2一起固定在支架上。插管内灌流液定容至1mL，蛙心夹在心室舒张期夹住心尖，调节一维位移微调器使张力最小值至1.0g。等待心搏曲线稳定（10min以上，收缩末期张力和舒张末期张力包络线平行）。

5. 灌流液体积改变对心肌收缩力的影响　用移液器向插管中加入任氏液1mL，心搏曲线稳定后记录45s数据。向插管中再加入30μL任氏液，心搏曲线稳定后记录45s数据。任氏液洗脱，定容至1mL。

6. 细胞外钙离子浓度增高对心肌收缩力的影响　待曲线稳定45s后，向插管灌流液中加入0.045mol/L CaCl$_2$溶液25μL，心搏曲线稳定后记录45s。任氏液洗脱3次以上，定容至1mL。

7. 肾上腺素对细胞外低钙抑制心肌收缩力的拮抗作用　待曲线稳定45s后，把插管内的任氏液更换为1mL无钙任氏液，心搏曲线稳定后记录45s，向灌流液中加入6×10^{-5}mol/L的肾上腺素溶液10μL，心搏曲线稳定后记录45s。任氏液洗脱3次以上，定容至1mL。

8. 肾上腺素对细胞外高钾抑制心肌收缩力的拮抗作用　待曲线稳定45s后，向插管灌流液中加入0.2mol/L KCl溶液25μL，心搏曲线稳定后记录45s，向灌流液中加入6×10^{-5}mol/L的肾上腺素溶液10μL，心搏曲线稳定后记录45s。任氏液洗脱3次以上，定容至1mL。

9. 肾上腺素对乙酰胆碱抑制心肌收缩力的拮抗作用　待曲线稳定后记录45s，向插管灌流液中加入6×10^{-6}mol/L的乙酰胆碱溶液15μL，心搏曲线稳定后记录45s，向灌流液中加入6×10^{-5}mol/L的肾上腺素溶液10μL，心搏曲线稳定后记录45s。任氏液洗脱3次以上，定容1mL。

10. 肾上腺素对乳酸抑制心肌收缩力的拮抗作用　待曲线稳定45s后，向插管灌流液中加入0.2mol/L乳酸溶液20μL，心搏曲线稳定后记录45s，向灌流液中加入6×10^{-5}mol/L的肾上腺素溶液10μL，心搏曲线稳定后记录45s。

【实验结果】

参考图8-10测量记录各项处理前后的心率（heart rate，HR）、心脏舒张末期张力（end diastolic tension，EDT）、心脏收缩末期张力（end systolic tension，EST）（表8-6）。实验结果以 $\bar{x} \pm s$ 表示，采用 t 检验分析。

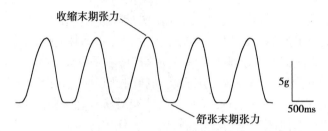

图 8-10　离体蟾蜍心脏收缩张力变化曲线

表 8-6　不同处理前后蟾蜍心脏收缩张力和节律的改变

处理项目	EST/g		EDT/g		心率/(次·min^{-1})	
	处理前	处理后	处理前	处理后	处理前	处理后
任氏液						
高钙任氏液						
无钙任氏液						
无钙任氏液＋肾上腺素						
高钾						
高钾＋肾上腺素						
乙酰胆碱						
乙酰胆碱＋肾上腺素						
乳酸						
乳酸＋肾上腺素						

【讨论】

结合实验数据分析本实验各项处理引起心脏收缩、舒张和心率的变化机制。

【注意事项】

1. 制备离体心脏标本时，切勿伤及静脉窦。
2. 蛙心插管内灌流液使用移液器定容，插管内液面应保持恒定。
3. 各项处理后用任氏液换洗至心搏恢复稳定状态后方能进行下一项试验。
4. 滴加药品和更换灌流液，须及时做好标记，以便数据的观察和测量分析。

【思考题】

1. 用高钙、低钙、高钾、乙酰胆碱乳酸和肾上腺素灌流离体心脏时，心脏收缩、舒张分别发生什么变化？机制如何？

2. 为什么实验中各项处理前后插管内灌流液液面高度需保持一致？

（厉旭云）

实验 2　家兔动脉血压的神经和体液调节

【课前要求】

1. 实验理论　动脉血压形成和调节的生理机制及其影响因素。

2. 实验方法　家兔麻醉、固定、颈动脉插管、股动脉插管操作方法；应用生理信号采集处理系统记录、采集和分析相关数据（参考第三章第二节，第五章第一节、第二节和第四节）。

3. 实验准备　在线学习"临床问题导入""实验设计"和操作视频（数字资源 5-9，数字资源 5-10），完成自测题，预测实验结果。

【实验目的】

应用直接测量法记录家兔动脉血压，观察神经和体液因素对家兔动脉血压的调节作用，探讨家兔动脉血压稳态的机制。应用家兔急性失血模型的建立方法，观察家兔急性失血期间及失血停止后动脉血压和血红蛋白浓度的变化，分析其发生机制。

【实验原理】

在生理情况下，人和其他哺乳动物的血压处于相对稳定状态，这是通过神经和体液因素的共同调节而实现的，其中以颈动脉窦 - 主动脉弓压力感受性反射尤为重要。该反射的压力感受器（baroreceptor）为颈动脉窦和主动脉弓血管膜下的感觉神经末梢，传入神经为窦神经和主动脉神经，传出神经为心交感神经、心迷走神经和交感神经纤维。

心脏受交感神经和副交感神经支配。交感神经兴奋使心跳加快加强，传导加速，从而使心输出量增加。支配心脏的副交感神经为迷走神经，其神经末梢释放乙酰胆碱，乙酰胆碱与心肌上的 M 受体结合，引起心脏心率减慢，心房收缩力减弱，房室传导减慢，从而使心输出量减少。支配血管的自主神经，绝大多数属于交感缩血管神经，兴奋时使血管收缩，外周阻力增加。同时由于容量血管收缩，促进静脉回流，心输出量也增加。

心血管活动除受神经调节外，还受体液因素的调节，其中最重要的为肾上腺素和去甲肾上腺素。肾上腺素和去甲肾上腺素都能与肾上腺素能受体结合而作用于心脏和血管，但由于它们对不同的肾上腺素能受体亲和力不同，对心脏和血管的生理作用也不同。肾上腺素可与 α、β 受体结合。在心脏，肾上腺素与 β_1 受体结合产生正性变时和变力作用，使心率增快，心肌收缩力增强，心输出量增加。对于血管，肾上腺素可使 α 受体占优势的皮肤、肾脏、胃肠道血管平滑肌收缩；对 β_2 受体占优势的骨骼肌和肝脏血管，肾上腺素常引起血管舒张。去甲肾上腺素主要与血管平滑肌 α 受体结合,而和血管平滑肌 β_2 受体结合的能力较弱,故引起全身阻力血管收缩,动脉血压显著升高。去甲肾上腺素可直接兴奋心肌 β_1 受体,使心率加快,心肌收缩力增强。在整体情况下,去甲肾上腺素引起动脉血压升高导致压力感受性反射活动增强产生心率减慢效应。

机体对一定量的急性失血有代偿能力。机体急性失血(占全身血量 10% 左右)时,可通过神经和体液调节,引起一系列代偿性反应以维持动脉血压,如交感神经系统兴奋、毛细血管处组织液进入血管、钠和水的重吸收增加、血浆蛋白和红细胞的浓度下降等。

本实验采用直接测量和记录动脉血压的急性实验方法,通过夹闭颈总动脉、刺激降压神经和迷走神经、静脉注射去甲肾上腺素、乙酰胆碱和阿托品等处理,观察血压和心率的变化,并探究家兔急性失血对动脉血压和血红蛋白浓度的影响。

【实验材料】

1. 实验对象　健康成年家兔,雌雄不拘。

2. 实验药品与器材　RM6240 多通道生物信号采集处理系统,URIT-2900Vet Plus 血细胞分析仪,恒压失血装置,压力换能器,颈动脉插管,股动脉插管,1mL、5mL、20mL 注射器,哺乳动物手术器械;20% 氨基甲酸乙酯,生理盐水,1 000U/mL 肝素钠生理盐水,0.01% 去甲肾上腺素,0.001% 乙酰胆碱,0.1% 阿托品,3% 柠檬酸钠。

【实验方法】

1. 实验仪器和装置连接　按图 8-11 所示,RM6240 多道生理信号采集处理系统的第 1 通道压力换能器连接颈动脉插管,压力换能器放置与家兔心脏水平位置等高,测压管道内充满肝素钠生理盐水,排尽气体;股动脉插管连接恒压失血装置,失血管道内充灌抗凝生理盐水,排尽气体,瓶内液面距离家兔心脏水平面 68cm。

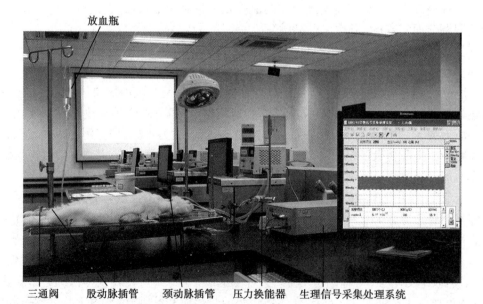

图 8-11　家兔动脉血压实验装置图

2. 仪器参数设置　启动 RM6240 多道生理信号采集处理系统软件,设置采样频率 800Hz;第 1 通道模式为血压,扫描速度 5s/div,灵敏度 90mmHg,时间常数为直流,滤波频率 30Hz。刺激器设置正电压刺激方式,定时刺激模式,强度 5V,波宽 2ms,频率 30Hz,刺激时间 10s。

3. 实验动物准备(手术操作参考第五章第四节和本章第一节实验 5)

(1)动物麻醉、固定:家兔称重,20% 氨基甲酸乙酯耳缘静脉注射麻醉(5mL/kg),仰卧位固定于手术台上。

(2)颈部血管神经分离:剪去颈前部被毛,正中纵向切开皮肤 5~7cm,钝性纵向分离皮下组织和肌层,暴露颈部气管及两侧的颈总动脉神经鞘,用玻璃分针仔细分离右侧降压神经和迷走神经,穿 2 根细线备用。用玻璃分针分离两侧颈总动脉,长度约 3cm,各穿 2 根细线备用(图 8-12)。分离颈外静脉,实验中经颈外静脉采血进行血液成分分析。

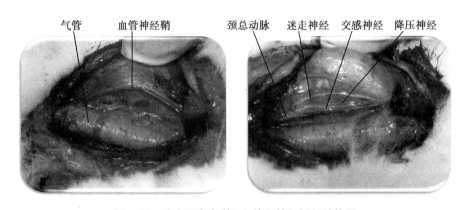

图 8-12　家兔颈部气管、血管和神经解剖结构图

(3)颈动脉插管:结扎左侧颈总动脉远心端,动脉夹夹闭近心端。在靠近远心端结扎线处剪一 V 形切口,向心方向插入颈动脉插管,结扎固定,记录家兔动脉血压。

(4)股动脉插管:分离股动脉,结扎远心端,动脉夹夹闭近心端,在靠近远心端结扎线处剪一 V 形切口,向心方向插入股动脉插管,股动脉插管连接恒压失血装置。

(5)全身抗凝:按 1mL/kg 的剂量耳缘静脉注射 1 000U/mL 肝素钠进行全身抗凝。

4. 神经和体液因素对家兔动脉血压的影响

(1)记录正常血压:除去颈动脉处的动脉夹,打开三通阀,启动 RM6240 多道生理信号采集处理系统软件持续记录兔动脉血压。

(2)夹闭颈总动脉:用动脉夹夹闭右侧颈总动脉 10s,观察血压变化。

(3)刺激降压神经外周端和中枢端:用 2 根细线在降压神经中部两侧结扎,在 2 根结扎线间剪断神经。用定时电脉冲刺激其中枢端 10s,观察血压变化。待血压恢复稳定后,刺激降压神经外周端 10s,观察血压变化(可先刺激完整降压神经,确定刺激后血压下降再剪断)。

(4)刺激迷走神经外周端和中枢端:用 2 根细线在右侧迷走神经中部两侧结扎,在 2 根结扎线间剪断神经,用定时电脉冲刺激其外周端 10s,观察血压变化。待血压恢复稳定后,刺激迷走神经中枢端 10s,观察血压变化。

(5)耳缘静脉注射 0.01% 去甲肾上腺素 0.3mL,观察血压变化。

（6）按 0.1mL/kg 的剂量耳缘静脉注射 0.001% 乙酰胆碱，观察血压变化。

（7）按 0.3mL/kg 的剂量静脉注射 0.1% 阿托品，观察血压变化。

（8）静脉注射阿托品 2min 后按前述（4）中参数刺激迷走神经外周端，观察血压变化。

（9）再次按 0.1mL/kg 的剂量静脉注射 0.001% 乙酰胆碱，观察血压变化。

5. 家兔急性失血对动脉血压和血红蛋白浓度的影响

（1）测量正常血红蛋白浓度：用肝素生理盐水润湿 1mL 注射器，从颈外静脉采血 0.3mL，测定血红蛋白（HGB）浓度（参考第三章第三节的"血细胞分析仪使用"）。

（2）急性失血：打开股动脉恒压失血装置的三通阀，使动脉血进入放血瓶，持续失血 3min 后关闭三通阀，终止失血。

（3）测定失血后血红蛋白浓度：于失血停止后即刻（0min）、15min、30min 分别从颈外静脉采血 0.3mL，用血细胞分析仪测定 HGB 浓度。

【实验结果】

参考表 8-7 和表 8-8 测量记录家兔各项处理前后的收缩压、舒张压、心率和血红蛋白浓度变化，实验结果以 $\bar{x} \pm s$ 表示，采用 t 检验或方差分析进行统计分析。结合实验数据绘制失血前后动脉血压、血红蛋白浓度的时间变化曲线。

表 8-7　神经、体液因素对家兔动脉血压的作用

观察项目	收缩压 /mmHg		舒张压 /mmHg		心率 /（次·min⁻¹）	
	处理前	处理后	处理前	处理后	处理前	处理后
夹闭颈总动脉						
刺激降压神经外周端						
刺激降压神经中枢端						
去甲肾上腺素						
乙酰胆碱						
刺激迷走神经中枢端						
刺激迷走神经外周端						
阿托品＋刺激迷走神经外周端						
阿托品＋乙酰胆碱						

表 8-8　家兔急性失血前后动脉血压和血红蛋白浓度的变化

观察项目	失血前	失血停止后时间 /min		
		0	15	30
平均动脉压 /mmHg				
血红蛋白浓度 /（g·L⁻¹）				

【讨论】

结合具体实验数据讨论各处理因素对家兔动脉血压的调节作用及机制，家兔急性失血

后动脉血压和血红蛋白浓度的变化及其机制。分析影响实验结果的干扰因素（包括处理与非处理因素），产生实验误差的可能原因，总结实验结论，提出实验改进的方法和策略。

【注意事项】

1. 降压神经较细，不容易找到与分离，可用电刺激神经观察血压变化辅助确定；实验操作过程中应避免过度牵拉而损伤神经，导致结果不准确。

2. 需待前一项处理引起的血压波动稳定后再进行后一项处理；若未稳定就操作，会导致实验观察时不同处理因素的效应叠加，影响实验效果。

【思考题】

1. 正常血压的波动及其形成机制。

2. 未插管一侧的颈总动脉短时夹闭对全身血压有何影响？为什么？如果夹闭部位是在颈动脉窦以上，影响是否相同？

3. 注射去甲肾上腺素后，血压上升，此时心率会有何变化？为什么？

4. 在低血容量的状态下，动物的通气、氧合发生哪些变化，其机制是什么？

5. 哪些措施可以降低低血压对大脑的伤害作用？其作用机制可能是什么？实验结果对临床有何指导意义？

【探究性实验】

控制性降压联合血液稀释对术中脑保护的影响

术中控制性降压是指在全身麻醉下手术期间，在保证重要脏器氧供情况下，采用降压药物与技术，人为地将平均动脉血压降低至 $50\sim65mmHg$，使手术视野出血量随血压的降低而相应减少，不至于有重要器官的缺血缺氧性损害。手术过程中利用稀释血液维持循环血容量，最大程度降低血液浓度从而减少红细胞的丢失，达到减少术中出血的同时保证大脑的充分供血供氧，特别是对于大脑等对缺氧异常敏感的器官有重要的临床应用价值。

可根据动物实验原则，确定具有统计学意义的最少实验动物数量。实验对象可选择小鼠、家兔等。实验分组可将血液稀释类型、程度作为可变因素，保持血压稳定或者将不同血压作为可变因素，固定血液稀释类型和程度。观察指标包括动脉血压、中心静脉压、单位时间尿量，也可进一步结合生化及分子实验，观察并分析大脑缺血缺氧的分子指标，如血清星形胶质源性蛋白（S100B）、大脑神经元凋亡情况、活性氧 ROS 水平、低氧诱导因子（HIF-1α）等的表达。

（徐贞仲）

实验 3　家兔急性右心衰竭

【课前要求】

1. 实验理论　急性右心衰竭的发病机制和临床表现相关内容。

2. 实验方法　家兔麻醉、固定、颈动脉插管、颈静脉插管和气管插管操作方法；应用生理信号采集处理系统记录、采集和分析相关数据（参考第三章第二节，第五章第一节、第二节和第四节）。

3. 实验准备　在线学习"临床问题导入""实验设计"和操作视频（数字资源 5-2，数字资源 5-10，数字资源 5-11），完成自测题，预测实验结果。

【实验目的】

复制兔急性右心衰竭模型，观察急性右心衰竭发生过程中家兔动脉血压、中心静脉压和呼吸的变化，并分析变化的发生机制。

【实验原理】

在各种致病因素的作用下，心脏的收缩或舒张功能发生障碍，使心输出量绝对或相对下降，以至不能满足机体代谢需要的病理生理过程或综合征即为心力衰竭（heart failure）。心力衰竭按发病部位可分为左心衰竭、右心衰竭（right heart failure）和全心衰竭。左心衰竭时左心室泵血功能下降，由于左心不能将来自肺循环的血液充分射入主动脉，从而导致肺循环淤血和肺水肿；右心衰竭常见于大块肺栓塞、肺动脉高压、慢性阻塞性肺疾病等引起的肺循环阻力增加，由于右心室负荷过重从而不能将体循环回流的血液充分输送至肺循环，导致体循环淤血、静脉压升高及下肢甚至全身水肿。

急性肺栓塞引起的肺动脉高压可导致右心功能障碍，甚至右心衰竭。实验中将温热的液体石蜡经静脉注入家兔体内，石蜡回流至肺脏后造成肺微动脉和毛细血管栓塞，引起肺动脉高压，右心室后负荷增加，再输入大量生理盐水，使回心血量大大增加，右心在后负荷增加的基础上，前负荷进一步加重，造成右心室收缩/舒张功能障碍，从而导致右心衰竭。右心输出量减少，胸腔大静脉和右心房的血液不能及时排出，中心静脉压升高，体循环淤血。右心输送至左心血量减少，动脉血压下降。

【实验材料】

1. 实验对象　健康成年家兔，雌雄不拘。

2. 实验器材与药品　RM6240 多道生理信号采集处理系统，微量注射泵，压力换能器，高灵敏度压力换能器，呼吸流量换能器，颈动脉插管，心室导管，气管插管，换能器固定夹，实验支架，20mL、50mL 注射器，哺乳动物手术器械；20% 氨基甲酸乙酯，液体石蜡，生理盐水，1 000U/mL 肝素钠生理盐水。

【实验方法】

1. 实验仪器和装置连接　按图 8-13 所示，RM6240 多道生理信号采集处理系统的第 1 通道压力换能器连接颈动脉插管；第 2 通道高灵敏度压力换能器连接颈静脉插管，压力换能器放置与家兔心脏水平位置等高，测压管道内充满肝素钠生理盐水，排尽气体；第 3 通道呼吸流量换能器连接气管插管。

2. 仪器参数设置　启动 RM6240 多道生理信号采集处理系统软件，设置采样频率 800Hz；第 1 通道模式为血压，扫描速度 5s/div，灵敏度 90mmHg，时间常数为直流，滤波频率

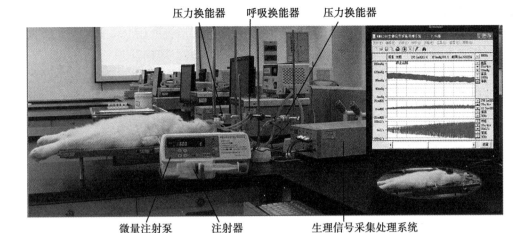

微量注射泵　　注射器　　　　生理信号采集处理系统

图 8-13　家兔急性右心衰竭实验装置图

30Hz；第 2 通道模式为中心静脉压，扫描速度 5s/div，灵敏度 25cmH$_2$O，时间常数为直流，滤波频率 30Hz；第 3 通道模式为呼吸流量，扫描速度 5s/div，灵敏度 100mL/s，时间常数为直流，滤波频率 30Hz。

3. 实验动物准备

（1）动物麻醉、固定：家兔称重，20% 氨基甲酸乙酯耳缘静脉注射麻醉（5mL/kg），仰卧位固定于手术台上。

（2）颈部气管和血管分离：去除颈部被毛，正中切开颈部皮肤 5～7cm，止血钳钝性分离颈部肌肉，分离右侧颈外静脉，暴露气管和血管神经鞘，分离气管、左侧颈总动脉。

（3）右颈外静脉插管：动脉夹夹闭右侧颈外静脉近心端，待血管充盈后结扎静脉远心端。在靠近远心端血管结扎线处剪一 V 形切口，向心方向插入导管约 2cm，去除动脉夹，捏住血管及导管，将导管轻轻往前推送约 5cm（导管上预先标记 5～8cm 位置）。导管推送期间观察记录压力波形，当波形呈现与心脏搏动节律一致的形状时，将导管结扎固定。

（4）气管插管：用手术剪在气管甲状软骨下 1cm 作横切口，切口深度为气管直径的 1/2，自切口向头端做长约 0.5cm 纵向切口，两切口呈倒 T 形，用棉签将气管切口及气管内的血液和分泌物擦净，气管插管由切口处向肺端插入，用一粗棉线将插管口结扎固定，另一棉线在切口的头端结扎止血。

（5）颈动脉插管：分离左侧颈总动脉 2～3cm，结扎远心端，动脉夹夹闭近心端。在靠近远心端结扎线处剪一 V 形切口，向心方向插入颈动脉插管，结扎固定。

（6）静脉输液针连接 50mL 生理盐水注射器，穿刺左侧耳缘静脉并固定。注射器放置于微量注射泵待用。

4. 记录正常动脉血压、中心静脉压和呼吸曲线。

5. 注射生理盐水　微量注射泵以 10mL/min 的速度静脉注射生理盐水 50mL。观察记录动脉血压、中心静脉压、呼吸曲线，监听呼吸音。

6. 注射液体石蜡　按 0.5mL/kg 的剂量由左侧耳缘静脉注射 37℃的液体石蜡，微量注射泵推注速度 0.5mL/min，注意观察动脉血压、中心静脉压、呼吸曲线及呼吸音的变化。待呼吸加强时，停止注射，观察血压是否下降 20mmHg，中心静脉压是否持续升高。否则，继续少量推注液体石蜡。

7. 注射生理盐水 血压下降 20mmHg 稳定 5～10min 后，以 1mL/min 的速度静脉注射生理盐水，直至动物死亡。连续观察记录动脉血压、中心静脉压和呼吸曲线。

8. 解剖观察 动物死亡后，剖开胸、腹腔（注意不要损伤脏器与大血管），观察有无胸腔积液、腹水、肠系膜血管充盈及脏器水肿。最后剪开腔静脉，让血液流出，观察此时肝脏和心腔体积的变化。

【实验结果】

参考表 8-9 和表 8-10 测量各项处理前后家兔动脉血压、中心静脉压、通气量和呼吸频率，实验结果以 $\bar{x} \pm s$ 表示，采用 t 检验分析。

表 8-9 家兔急性右心衰竭过程中动脉血压、心率和中心静脉压的改变

观察项目	平均动脉压 /mmHg		心率/(次·min^{-1})		中心静脉压 /cmH$_2$O	
	处理前	处理后	处理前	处理后	处理前	处理后
生理盐水 1						
液体石蜡						
生理盐水 2						

表 8-10 家兔急性右心衰竭过程中通气量和呼吸频率的改变

观察项目	通气量/(mL·min^{-1})		呼吸频率/(次·min^{-1})	
	处理前	处理后	处理前	处理后
生理盐水 1				
液体石蜡				
生理盐水 2				

【讨论】

结合实验数据，分析本实验急性右心衰竭模型复制的机制，分析注射生理盐水、注射液体石蜡和再注射生理盐水后家兔动脉血压、中心静脉压和呼吸指标变化的机制。

【注意事项】

1. 分离血管时使用钝性分离，将血管周边的神经、结缔组织分离干净，以免影响插管和实验结果。

2. 测压管道充满生理盐水，排尽空气。插管头端充灌抗凝剂，防止插管内凝血。

3. 动脉插管方向与动脉走行方向保持一致并固定，防止插管头端刺破血管壁或滑脱。

4. 通过颈外静脉插管测量中心静脉压，可在距导管尖端 5～8cm 处做一记号，导管缓慢向心脏推送，一般推送至导管记号位置则已接近上腔静脉近右心房入口处，可检测到中心静脉压，导管进入右心室，可见压力图形波幅明显变大。

5. 液体石蜡注射速度不可过快，否则容易引起家兔猝死。

【思考题】

1. 本实验急性右心衰竭模型复制的机制是什么?
2. 本实验的右心衰竭模型中可出现哪几型缺氧表现? 其机制是什么?
3. 家兔急性右心衰竭过程中动脉血压、中心静脉压和呼吸曲线发生哪些变化? 为什么?
4. 家兔急性右心衰竭后出现腹水的机制是什么?

（厉旭云）

实验 4 家兔急性左心衰竭及抢救

【课前要求】

1. **实验理论** 左心衰竭的发病机制和临床表现相关内容。
2. **实验方法** 家兔麻醉、固定、颈动脉插管、左心室插管和股动脉插管操作方法;应用生理信号采集处理系统记录、采集和分析相关数据(参考第三章第二节,第五章第一节、第二节和第四节)。
3. **实验准备** 在线学习"临床问题导入""实验设计"和操作视频(数字资源 5-2,数字资源 5-10),完成自测题,预测实验结果。

【实验目的】

复制兔急性左心衰竭模型,观察急性左心衰竭发生过程中家兔动脉血压、心室内压的变化,探究左心衰竭的发生机制及抗心力衰竭药物的作用机制。

【实验原理】

急性左心衰竭(acute left heart failure)是指各种致病因素作用下,左心室收缩或舒张功能迅速发生障碍,使心输出量突然明显减少所引起的临床综合征,主要表现为心输出量减少、肺循环淤血和肺水肿。戊巴比妥钠是一种低选择性中枢神经系统抑制药,广泛应用于动物实验的中长效麻醉。大剂量的戊巴比妥钠可抑制电压依赖性 Na^+ 通道和 K^+ 通道,通过抑制多数心肌纤维动作电位的上升支使心肌收缩功能减退,导致心力衰竭的发生。维拉帕米是钙通道阻滞药,对心脏具有负性频率、负性传导及负性肌力的抑制作用,对外周血管具有明显的扩张作用从而引起血压下降,临床治疗剂量的维拉帕米可扩张冠状动脉,增加血流量,而大剂量的维拉帕米可使冠状动脉流量明显减少。强心苷通过抑制细胞膜上 Na^+-K^+-ATP 酶,使细胞内 Na^+ 增多,K^+ 减少,通过 Na^+-Ca^{2+} 交换使细胞内 Ca^{2+} 浓度增高,有效增强心肌收缩力,发挥正性肌力作用。强心苷的安全范围较小,个体对强心苷的敏感性不同,因而容易发生中毒,出现各种心律失常。

本实验使用戊巴比妥钠或维拉帕米建立家兔急性左心衰竭模型,记录左心室内压和动脉血压等指标,观察急性左心衰竭发生与抢救期间心室内压和机体动脉血压的变化。

【实验材料】

1. 实验对象　健康成年家兔，雌雄不拘。

2. 实验器材与药品　RM6240多道生理信号采集处理系统，微量注射泵，压力换能器，股动脉插管，心室导管，1mL、20mL注射器，哺乳动物手术器械；20%氨基甲酸乙酯，生理盐水，1 000U/mL肝素钠生理盐水，3%戊巴比妥钠，0.25%维拉帕米，0.012 5%去乙酰毛花苷。

【实验方法】

1. 实验仪器和装置连接　RM6240多道生理信号采集处理系统的第1通道压力换能器连接股动脉插管，第2通道压力换能器连接左心室导管，换能器放置与家兔心脏水平位置等高，测压管道内充满肝素钠生理盐水，排尽气体。

2. 仪器参数设置　启动RM6240多道生理信号采集处理系统软件，设置采样频率800Hz；第1通道模式为血压，扫描速度5s/div，灵敏度90mmHg，时间常数为直流，滤波频率100Hz；第2通道模式为左心室内压，扫描速度5s/div，灵敏度90mmHg，时间常数为直流，滤波频率100Hz。

3. 实验动物准备

（1）动物麻醉、固定：家兔称重，20%氨基甲酸乙酯耳缘静脉注射麻醉（5mL/kg），仰卧位固定于手术台上。一侧耳缘静脉穿刺留置针，留置针与微量注射泵的注射器连接。

（2）股动脉插管：分离股动脉，结扎远心端，动脉夹夹闭近心端，在靠近远心端结扎线处剪一V形切口，向心方向插入股动脉插管，记录家兔动脉血压。

（3）左心室导管：颈部切开分离直至暴露气管和血管神经鞘。分离右侧颈总动脉2~3cm，结扎远心端，动脉夹夹闭近心端。在靠近远心端结扎线处剪一V形切口，向心方向插入心导管，用线结扎一匝。捏住动脉管壁及导管，去除动脉夹，此时可见生物信号采集处理系统2通道显示动脉血压波形。将导管缓缓插入深处，当导管进入左心室时，可以观察到动脉血压的波形突然变为左心室内压的波形（图8-14）。将心导管结扎固定。

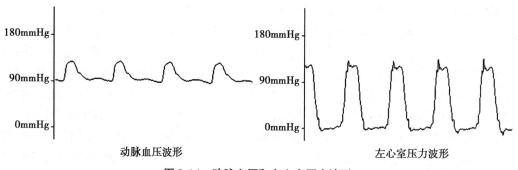

动脉血压波形　　　　　　　　　左心室压力波形

图8-14　动脉血压和左心室压力波形

4. 记录正常动脉血压、左心室内压。

5. 复制急性心力衰竭模型　微量注射泵以0.5mL/min速度缓慢推注3%戊巴比妥钠，或以0.5mL/min速度缓慢推注0.25%维拉帕米。以左室收缩压下降至给药前40%~50%为急性心衰指标，停止推注后稳定10min。

6. 抢救 0.012 5% 去乙酰毛花苷以 2.5mL/min 恒速推注,记录动脉血压和心室内压的改变。

【实验结果】

测量记录各项处理前后家兔主动脉收缩压、舒张压、心率,左室收缩压(LVSP),左室压最大上升速率($+dP/dt_{max}$),左室舒张压(LVDP),左室压最大下降速率($-dP/dt_{max}$)(表 8-11,表 8-12),计算上述指标的变化百分率。实验结果以 $\bar{x} \pm s$ 表示,采用 t 检验分析。

表 8-11 注射戊巴比妥钠、去乙酰毛花苷前后主动脉血压和心率的变化

处理项目	收缩压 /mmHg	舒张压 /mmHg	心率 /(次·min⁻¹)
正常			
注射戊巴比妥钠后			
注射去乙酰毛花苷后			

表 8-12 注射戊巴比妥钠、去乙酰毛花苷前后左心室内压的变化

处理项目	LVSP/mmHg	$+dP/dt_{max}/$ (mmHg·s⁻¹)	LVDP/mmHg	$-dP/dt_{max}/$ (mmHg·s⁻¹)
正常				
注射戊巴比妥钠后				
注射去乙酰毛花苷后				

【讨论】

结合实验数据分析本实验急性左心衰竭模型复制的机制,分析家兔注射戊巴比妥钠前后心功能指标变化的机制,分析去乙酰毛花苷注射后心功能指标的变化及其机制。

【注意事项】

1. 分离血管时使用钝性分离,将血管周边的神经、结缔组织分离干净,以免影响插管和实验结果。

2. 测压管道充满生理盐水,排尽空气。插管头端充灌抗凝剂,防止插管内凝血。

3. 股动脉插管方向与动脉走行方向保持一致并固定,防止插管头端刺破血管壁或滑脱。

4. 经由颈总动脉行左心室导管时,由于主动脉瓣的影响,需反复尝试推送,避免导管刺穿心脏。导管从主动脉进入左心室,可见压力图形波幅明显变大。

【思考题】

1. 本实验急性左心衰竭模型复制的机制是什么?

2. 评价心功能的指标有哪些? 分别有什么生理意义?

3. 注射戊巴比妥钠或维拉帕米后,心功能指标有何改变? 试分析其作用机制。

4. 注射去乙酰毛花苷后,心功能指标有何改变? 试分析其作用机制。

(厉旭云)

实验 5　家兔降压神经放电与动脉血压调节

【课前要求】

1. 实验理论　动脉血压形成和调节的生理机制及其影响因素。

2. 实验方法　家兔麻醉、固定、颈动脉插管、神经放电和心电图引导操作方法；应用生理信号采集处理系统记录、采集和分析相关数据（参考第三章第二节，第五章第一节、第二节和第四节）。

3. 实验准备　在线学习"临床问题导入""实验设计"和操作视频（数字资源 5-2，数字资源 5-10）以及拓展资料"降压神经放电声音"（数字资源 8-3），完成自测题，预测实验结果。

【实验目的】

运用神经放电和心电图引导技术，探究动脉血压、心电图与降压神经放电的关系及其机制。

【实验原理】

当机体生理状态或内外环境发生变化时，神经系统以反射的形式对心血管活动进行调节，其反射调节环路由感受器、传入神经通路、协调中枢、传出神经通路、效应器组成。颈动脉窦和主动脉弓压力感受器是动脉系统中重要的高压力感受器。颈动脉窦压力感受器的传入神经是窦神经，加入舌咽神经后传入延髓，主动脉弓压力感受器的传入神经纤维行走于迷走神经干内传入延髓。压力感受器的传入冲动频率与动脉管壁扩张程度成正比，传入神经的冲动发放频率随心动周期中动脉血压的波动而发生相应变化。动脉血压突然升高时，压力感受器传入冲动增加，压力感受性反射增强，心交感紧张和交感缩血管紧张减弱，引起心率减慢、心输出量减少、血管舒张、外周阻力减小，从而血压下降，这一反射称为压力感受性反射（baroreceptor reflex）或降压反射（depressor reflex）。

家兔的主动脉弓压力感受器传入神经纤维在颈部自成一束，称为减压神经或降压神经。本实验分离家兔颈部降压神经并记录其传入冲动，观察动脉血压、心电图与降压神经放电节律的关系，探究降压反射的作用和血压稳定调节的机制。

【实验材料】

1. 实验对象　健康成年家兔，雌雄不拘。

2. 实验器材与药品　RM6240 多道生理信号采集处理系统，压力换能器，神经放电引导电极，心电图引导电极，音箱，换能器固定夹，万向双凹夹，实验支架，颈动脉插管，哺乳动物手术器械；20% 氨基甲酸乙酯，生理盐水，1 000U/mL 肝素钠生理盐水，液体石蜡，0.01% 去甲肾上腺素，0.001% 乙酰胆碱。

【实验方法】

1. 实验仪器和装置连接　RM6240 多道生理信号采集处理系统的第 1 通道连接神经放电

引导电极,第2通道压力换能器连接颈动脉插管,换能器放置与家兔心脏水平位置等高,测压管道内充满肝素钠生理盐水,排尽气体;第3通道连接心电图引导电极;监听口连接音箱。

2. 仪器参数设置 启动 RM6240 多道生理信号采集处理系统软件,设置采样频率100kHz;第1通道模式为生物电,扫描速度80ms/div,灵敏度50μV,时间常数为0.001s,滤波频率3kHz;第2通道模式为压力,扫描速度80ms/div,灵敏度90mmHg,时间常数为直流,滤波频率30Hz;第3通道模式为生物电,扫描速度80ms/div,灵敏度1mV,时间常数为0.02s,滤波频率100Hz。

3. 实验动物准备

(1)动物麻醉、固定及颈部分离:家兔称重,20%氨基甲酸乙酯耳缘静脉注射麻醉(5mL/kg),仰卧位固定于手术台上。颈部正中切开分离直至暴露气管和血管神经鞘。

(2)降压神经放电引导:分离颈部降压神经穿线备用。神经放电引导电极固定于支架上,调节电极的高度和位置,使引导电极处于降压神经正上方约0.5cm,接地电极的针头刺入周围皮下组织。

(3)颈动脉插管:分离颈总动脉2~3cm,结扎远心端,动脉夹夹闭近心端。在靠近远心端结扎线处剪一V形切口,向心方向插入颈总动脉插管,结扎固定。

(4)心电图引导:按Ⅱ导联将ECG引导电极安插于家兔右前肢、右后肢和左后肢皮下。

4. 观察正常的降压神经冲动群集性放电、血压和心电图 将降压神经提起放置在引导电极上,打开音箱电源开关,仔细辨听有无似火车行驶节奏的声音。观察降压神经群集性放电,观察其节律与血压、心电图的对应关系(图8-15)。

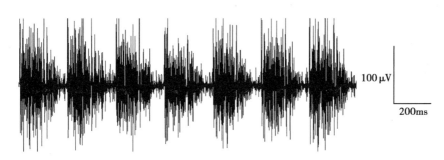

图8-15 正常降压神经放电波形

5. 注射乙酰胆碱 按0.1mL/kg的剂量耳缘静脉注射0.001%乙酰胆碱,观察降压神经放电波形的幅度和密度变化,并监听其放电声音变化,同时观察血压和心电图的改变。

6. 注射去甲肾上腺素 按0.1mL/kg的剂量耳缘静脉注射0.01%去甲肾上腺素,观察降压神经放电波形的幅度和密度变化,并监听其放电声音变化,同时观察血压和心电图的改变。

【实验结果】

记录正常、注射药物前后的动脉血压、心率、降压神经放电频率和总放电面积(表8-13),描述降压神经放电波形的特征以及血压变化与降压神经放电的关系。实验结果以$\bar{x} \pm s$表示,采用t检验分析。

表 8-13　家兔注射乙酰胆碱、去甲肾上腺素前后动脉血压和降压神经放电变化

处理项目	收缩压/mmHg	舒张压/mmHg	心率/（次·min⁻¹）	放电频率/Hz	总放电面积/（μV·s）
注射乙酰胆碱前					
注射乙酰胆碱后					
注射去甲肾上腺素前					
注射去甲肾上腺素后					

【讨论】

结合实验数据分析降压神经放电与血压、心电图的时序关系,注射乙酰胆碱、去甲肾上腺素前后动脉血压和降压神经放电变化的机制。讨论降压神经放电波形的特征及形成机制,论述降压反射的生理意义。

【注意事项】

1. 血管和神经使用钝性分离方法。降压神经较细,分离时动作应轻柔,避免过度牵拉。
2. 神经放电引导电极避免接触降压神经之外的组织,接地电极与周围皮下组织良好接地。
3. 实验中滴加液体石蜡,防止神经干燥。

【思考题】

1. 说明降压神经放电与动脉血压的关系。
2. 去甲肾上腺素、乙酰胆碱影响动脉血压及降压神经放电改变的机制是什么?
3. 夹闭或牵拉另一侧颈总动脉,动脉血压和降压神经放电会如何改变?

（厉旭云）

实验 6　药物对家兔动脉血压的作用

【课前要求】

1. **实验理论**　血管活动调节的生理机制,肾上腺素能受体激动药和阻断药、胆碱能受体激动药和阻断药的相关药理作用。
2. **实验方法**　家兔麻醉、固定、颈动脉插管操作方法;应用生理信号采集处理系统记录、采集和分析相关数据(参考第三章第二节,第五章第四节)。
3. **实验准备**　在线学习"临床问题导入""实验设计"和操作视频(数字资源 5-2,数字资源 5-10)以及拓展资源"肾上腺素能受体激动药、胆碱能受体激动药"(数字资源 8-4),完成自测题,预测实验结果。

【实验目的】

以受体阻断药为工具研究肾上腺素能受体激动药、胆碱能受体激动药对家兔血压的影响，探究其作用机制。

【实验原理】

心血管系统的组织细胞有大量的受体分布。心脏的窦房结、传导系统和心肌的肾上腺素能受体以 β_1 受体为主，β_1 受体激动引起心肌收缩力增强、心率和传导速度加快。血管平滑肌有 α 和 β_2 两类肾上腺素能受体，其中皮肤黏膜、腹腔内脏血管的肾上腺素能受体以 α_1 受体为主，α_1 受体激动时，血管平滑肌收缩；骨骼肌血管、心脏冠状动脉的肾上腺素能受体以 β_2 受体为主，β_2 受体激动时，血管平滑肌舒张。分布于心血管系统的 M 胆碱能受体激动时，骨骼肌血管、皮肤黏膜血管和冠状动脉舒张，心肌收缩力减弱、心率和传导速度减慢。

传出神经药是一大类药物，或拟似神经递质，或拮抗神经递质，通过激动或阻断分布于心血管上的肾上腺素能受体或胆碱能受体，影响心肌收缩力、心率和血管舒缩程度，从而升高或降低血压。肾上腺素（adrenaline，AD）能同时激动 α 和 β 两类受体；去甲肾上腺素（noradrenaline，NA）主要激动 α 受体；异丙肾上腺素（isoprenaline，ISO）激动 β 受体，对 α 受体几乎无作用。酚妥拉明（phentolamine）能竞争性地与 α 受体结合，阻断或降低 α 受体激动剂对 α 受体的激动作用；普萘洛尔（propranolol）具有较强的 β 受体阻断作用。乙酰胆碱（acetylcholine，ACh）与心血管系统的 M 受体结合，而阿托品（atropine）可阻断乙酰胆碱对 M 受体的激动作用。

本实验以受体阻断药为工具，探究肾上腺素能受体激动药、胆碱能受体激动药影响家兔动脉血压的作用机制。

【实验材料】

1. 实验对象　健康成年家兔，雌雄不拘。

2. 实验器材与药品　RM6240 多道生理信号采集处理系统，压力换能器，颈动脉插管，换能器固定夹，实验支架，1mL、20mL 注射器，留置针，哺乳动物手术器械；20% 氨基甲酸乙酯，生理盐水，1 000U/mL 肝素钠生理盐水，2×10^{-2}g/L 盐酸肾上腺素，2×10^{-2}g/L 重酒石酸去甲肾上腺素，2×10^{-2}g/L 硫酸异丙肾上腺素，10g/L 酚妥拉明，2.5g/L 盐酸普萘洛尔，0.01g/L、10g/L 氯化乙酰胆碱，1g/L、10g/L 硫酸阿托品。

【实验方法】

1. 实验仪器和装置连接　RM6240 多道生理信号采集处理系统的第 1 通道连接压力换能器，压力换能器测压口连接颈动脉插管，压力换能器与家兔心脏水平位置等高，测压管道内充满肝素钠生理盐水，排尽气体。

2. 仪器参数设置　启动 RM6240 多道生理信号采集处理系统软件，设置仪器参数如下：采样频率 800Hz，第 1 通道为压力，扫描速度 80ms/div，灵敏度 90mmHg，时间常数为直流，滤波频率 30Hz。

3. 实验动物准备（操作参考第五章）

（1）动物麻醉、固定：家兔称重，20% 氨基甲酸乙酯耳缘静脉注射麻醉（5mL/kg），仰卧位固定于手术台上。

（2）颈部手术：颈部正中切开分离直至暴露气管和血管神经鞘，分离颈总动脉 2～3cm，结扎远心端，动脉夹夹闭近心端。在靠近远心端结扎线处剪一 V 形切口，向心方向插入颈总动脉插管，结扎固定。

（3）耳缘静脉穿刺留置针备用，留置针接 1mL 生理盐水注射器。

4. 记录正常血压曲线。

5. 肾上腺素能受体激动剂的效应

（1）按 0.1mL/kg 的剂量静脉注射 2×10^{-2}g/L 肾上腺素。

（2）按 0.1mL/kg 的剂量静脉注射 2×10^{-2}g/L 去甲肾上腺素。

（3）按 0.1mL/kg 的剂量静脉注射 2×10^{-2}g/L 异丙肾上腺素。

6. α 受体阻断后肾上腺素能受体激动剂的效应

（1）按 1mg/kg 的剂量静脉缓慢注射 10g/L 酚妥拉明，2min 后再进行下项。

（2）按 0.1mL/kg 的剂量静脉注射 2×10^{-2}g/L 肾上腺素。

（3）按 0.1mL/kg 的剂量静脉注射 2×10^{-2}g/L 去甲肾上腺素。

（4）按 0.1mL/kg 的剂量静脉注射 2×10^{-2}g/L 异丙肾上腺素。

7. β 受体阻断后肾上腺素能受体激动剂的效应

（1）按 0.5mg/kg 的剂量静脉缓慢注射（约 2min 以上）2.5g/L 普萘洛尔，5min 后再进行下项。

（2）按 0.1mL/kg 的剂量静脉注射 2×10^{-2}g/L 肾上腺素。

（3）按 0.1mLkg 的剂量静脉注射 2×10^{-2}g/L 去甲肾上腺素。

（4）按 0.1mL/kg 的剂量静脉注射 2×10^{-2}g/L 异丙肾上腺素。

8. 低剂量胆碱能受体激动剂及阻断剂的效应

（1）按 0.1mL/kg 的剂量静脉注射 0.01g/L 乙酰胆碱。

（2）按 0.1mL/kg 的剂量静脉注射 1g/L 阿托品。

（3）按 0.1mL/kg 的剂量静脉注射 0.01g/L 乙酰胆碱。

9. 高剂量胆碱能受体激动剂及阻断剂的效应

（1）按 0.1mL/kg 的剂量静脉注射 10g/L 乙酰胆碱。

（2）按 0.1mL/kg 的剂量静脉注射 10g/L 阿托品。

（3）按 0.1mL/kg 的剂量静脉注射 10g/L 乙酰胆碱。

【实验结果】

测量各药物注射前后家兔的收缩压、舒张压及心率数据（表 8-14，表 8-15），实验结果以 $\bar{x} \pm s$ 表示，采用 t 检验分析。

表 8-14 肾上腺素能受体激动药和阻断药作用前后家兔动脉血压和心率变化

处理项目	收缩压 /mmHg		舒张压 /mmHg		心率 /（次·min^{-1}）	
	处理前	处理后	处理前	处理后	处理前	处理后
AD						
NA						

续表

处理项目	收缩压 /mmHg		舒张压 /mmHg		心率/(次·min^{-1})	
	处理前	处理后	处理前	处理后	处理前	处理后
ISO						
酚妥拉明						
酚妥拉明 +AD						
酚妥拉明 +NA						
酚妥拉明 +ISO						
普萘洛尔						
普萘洛尔 +AD						
普萘洛尔 +NA						
普萘洛尔 +ISO						

表 8-15　胆碱能受体激动药和阻断药作用前后家兔动脉血压和心率变化

处理项目	收缩压 /mmHg		舒张压 /mmHg		心率/(次·min^{-1})	
	处理前	处理后	处理前	处理后	处理前	处理后
低剂量 ACh						
阿托品						
阿托品 + 低剂量 ACh						
高剂量 ACh						
阿托品						
阿托品 + 高剂量 ACh						

【讨论】

结合实验数据分析各药物对血压的影响及作用机制。

【注意事项】

1. 每次给药后,再推注 1mL 生理盐水,使管内药物全部进入动物体内。
2. 肾上腺素等受体激动药静脉注射时速度要快,阻断药须缓慢注入。

【思考题】

1. 肾上腺素能激动哪些受体? 静脉注射肾上腺素,血压常出现先升高,而后降低,然后逐渐恢复,其原因是什么?
2. 三种肾上腺素能受体激动药对心血管活动及血压影响的异同点是什么?
3. 先给家兔静脉注射酚妥拉明,再静脉注射肾上腺素,兔血压发生什么变化? 其机制是什么?

4. 先给兔静脉注射阿托品,再静脉注射乙酰胆碱,兔的血压变化与单独静脉注射乙酰胆碱有何不同? 其机制是什么?

(厉旭云)

实验7　离体大鼠主动脉环实验

【课前要求】

1. 实验理论　血管的分类、生理功能及其神经和体液调节机制。
2. 实验方法　熟练操作大鼠捉拿、称重、麻醉等基本实验技术,应用生理信号采集处理系统记录、采集和分析相关数据(参考第三章第二节、第五章第一节和第二节)。
3. 实验准备　在线学习"临床问题导入"和"实验设计",完成自测题,预测实验结果。

【实验目的】

运用离体器官组织灌流的方法,观察不同类型钙通道阻断剂对血管环收缩张力的影响,探究不同类型钙离子通道在血管张力调控中的作用和生理机制。

【实验原理】

血管张力在维持机体血流、血压、毛细血管渗透压以及其他心血管功能中起着重要作用。血管平滑肌张力的异常往往与临床某些血管性疾病如高血压的发生和发展密切相关。血管平滑肌收缩所需要的钙离子源于细胞外钙流入和胞质内钙释放。外钙内流途径主要通过电压门控钙通道(voltage-gated calcium channel,VGCC)和受体操控钙通道(receptor-operated calcium channel,ROCC)完成。胞质内钙释放主要是通过肌质网上的三磷酸肌醇(inositol trisphosphate,IP_3)系统和雷诺丁(ryanodine)系统完成。前者通过 IP_3 与其受体结合后,诱发细胞胞质内钙释放;后者通过雷诺丁与雷诺丁受体结合诱发内钙释放。

细胞外高钾($0.06 \sim 0.1mol/L$)可使血管平滑肌细胞膜去极化,激活膜上 VGCC,引起胞外钙离子内流,导致血管平滑肌收缩。电压门控钙通道阻断剂(voltage-gated calcium channel blocker)可阻断高钾的这一作用。

α 受体激动剂(α-adrenergic agonist),如苯肾上腺素(phenylephrine,PE),可作用于血管平滑肌上的 α 受体,通过 G 蛋白耦联受体介导的跨膜信号转导途径激活下游的磷脂酶 C,进而生成二酰甘油(diacylglycerol,DAG)和 IP_3,后者可以诱导平滑肌细胞肌质网的内钙释放,或者作用于细胞膜上的 VGCC 等途径调节细胞内钙离子浓度,进而影响血管张力。α 受体阻断剂可阻断此作用。

本实验通过采用离体器官组织灌流的生理学动物离体实验方法,观察电压门控钙通道阻断剂和 α 受体阻断剂对大鼠主动脉环张力的影响。

【实验材料】

1. 实验对象　SD 雄性大鼠(体重 $250 \sim 280g$)。

2. 实验药品与器材　RM6240 多道生理信号采集处理系统，超级恒温槽，张力换能器，麦氏浴槽，100μL 和 1mL 移液器及吸头，哺乳动物手术器械；3mol/L 氯化钾，1×10^{-4}mol/L 苯肾上腺素（phenylephrine，PE），1×10^{-3}mol/L 乙酰胆碱（acetylcholine，ACh），1×10^{-5}mol/L 维拉帕米（verapamil，Ver），1% 酚妥拉明（phentolamine，Phent），克 - 亨氏液，95%O_2+5%CO_2 混合气体。

【实验方法】

1. 实验仪器和装置连接　如图 8-16 所示，RM6240 多道生理信号采集处理系统输入通道连接张力换能器。麦氏浴槽（Magnus' bath）中充以 10mL 克 - 亨氏液，调节超级恒温器的温度至 37℃，保证麦氏浴槽内 37℃±0.5℃恒温。通气管接气瓶（95%O_2+5%CO_2 混合气体）管道，调节通气管气流量，通气速度以浴槽中的气泡一个个逸出为宜。

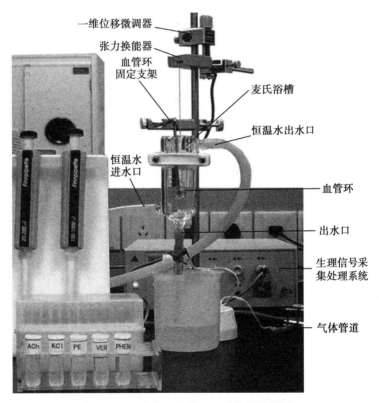

图 8-16　离体血管灌流实验仪器与装置

2. 仪器参数设置　启动 RM6240 多道生理信号采集处理系统软件，设置采样频率 100Hz；通道模式为张力，扫描速度 40s/div，灵敏度 3g，时间常数直流，滤波频率 30Hz。

3. 胸主动脉环制备　采用断头器断头处死大鼠或 4% 水合氯醛腹腔注射麻醉后，剪开胸腔，迅速取出心脏及胸主动脉置于盛有 95%O_2+5%CO_2 混合气预饱和的 4℃克 - 亨氏液的培养皿中，连续用混合气体充气。分离出主动脉，将血管内的残存血液冲洗干净，小心剪去血管外周的脂肪和结缔组织后，将主动脉弓以下的胸主动脉剪成长度为 3mm 的动脉环备用。本实验采用无内皮血管环，需用棉线或牙签穿入血管内来回轻拉，轻轻擦去内皮制成去内皮样本（如标本需保存完整的血管内皮，则无需进行本操作）。

4. 分组　将制备的大鼠胸主动脉环随机分为 KCl 组、Ver+KCl 组、PE 组和 Phent+PE 组。

5. 大鼠胸主动脉环活性检测和张力（tension）测定　将血管固定架上的固定钩轻轻穿入血管环，并将另一通过细线与张力换能器连接的三角形拉钩也轻轻穿入，小心将血管环水平悬挂于恒温（37℃），充有混合气体，并盛有 10mL 克 - 亨氏液的麦氏浴槽内。给予血管环 2g 静息张力，平衡 60min，每 15min 换液 1 次。向浴槽内加 3mmol/L KCl 溶液 200μL（终浓度 0.06mol/L）诱发血管环收缩，待收缩稳定后，用预热的克 - 亨氏液洗脱，反复冲洗直至张力恢复到初始值为止。重复此步骤 2 次。待血管稳定后，向浴槽内加 1×10^{-4}mol/L PE 溶液 100μL（终浓度 10^{-6}mol/L）诱发血管环收缩，待收缩稳定后，加入 1×10^{-3}mol/L ACh 溶液 100μL（终浓度 10^{-5}mol/L），观察血管的舒张反应，若血管舒张幅度＞ 60%，则认为内皮完整，否则为内皮受损或无内皮（图 8-17）。本实验采用去内皮血管环。用克 - 亨氏液反复冲洗标本至血管张力回到基线后进行下一项目，每隔 15min 换液一次。以给药后 PE 或 KCl 收缩产生的最大张力幅度与 PE 或 KCl 预收缩产生的最大张力幅度之比反映血管张力变化。

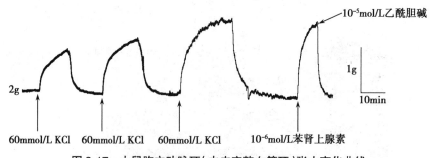

图 8-17　大鼠胸主动脉环（内皮完整血管环）张力变化曲线

6. 维拉帕米对 KCl 诱导的血管收缩反应的影响　在 KCl 组的血管环浴槽中加入 3mol/L KCl 溶液 200μL，观察并记录动脉环的收缩反应，在收缩达峰值后用克 - 亨氏液反复冲洗标本使其张力恢复初始值；在 Ver+KCl 组的血管环浴槽中加入 1×10^{-5}mol/L Ver 溶液 200μL，15min 后再加入 3mol/L KCl 溶液 200μL，观察并记录动脉环的收缩反应，在收缩达峰值后用克 - 亨氏液反复冲洗标本使其张力回复初始值。

7. 酚妥拉明对 PE 诱导的血管收缩反应的影响　在 PE 组的血管环浴槽中加入 1×10^{-4}mol/L PE 溶液 100μL，观察并记录动脉环的收缩反应，在收缩达峰值后用克 - 亨氏液反复冲洗标本使其张力恢复初始值；在 Phent+PE 组的血管环浴槽中加入 1%Phent 溶液 100μL，10min 后再加入 1×10^{-4}mol/L PE 溶液 100μL，观察并记录动脉环的收缩反应，张力稳定后用克 - 亨氏液反复冲洗标本使其张力恢复初始值。

【实验结果】

参考表 8-16 记录各项处理前后血管收缩张力的变化，实验结果以 $\bar{x} \pm s$ 表示，采用 t 检验分析。

表 8-16 维拉帕米和酚妥拉明对主动脉环平滑肌收缩反应的影响

组别	$T_{预收缩}$/g	$T_{给药}$/g	$T_{给药}/T_{预收缩}$/%
KCl 组			
Ver+KCl 组			
PE 组			
Phent+PE 组			

【讨论】

结合具体实验数据讨论各处理因素对血管环张力的影响及其可能的作用机制。

【注意事项】

1. 实验操作前熟悉本实验涉及的相关仪器设备的正确使用方法。
2. 正确标记并记录样本,确保观察指标的准确、客观、不受主观因素影响。
3. 克 - 亨氏液必须临用时用新鲜双蒸水配制,且最后边搅拌边加入 $CaCl_2$。
4. 快速分离胸主动脉,避免过度牵拉血管,以确保血管活性和功能。

【思考题】

1. KCl 诱导血管收缩反应的机制是什么?
2. 维拉帕米预处理无内皮的动脉环后,KCl 诱导的血管收缩反应发生什么变化,其机制是什么?
3. PE 诱导的血管收缩反应的机制是什么?
4. 酚妥拉明预处理无内皮的动脉环后,PE 诱导的血管收缩反应发生什么变化,其机制是什么?
5. PE 诱导内皮完整与无内皮血管环收缩后,加入 ACh,血管舒张效应有何差异? 为什么?

【探究性实验】

糖尿病对大鼠胸主动脉环内皮依赖性舒张功能的影响

1. 研究背景 血管内皮是血管管腔内的单层上皮细胞,是血液与血管壁之间的屏障,具有多种功能。其最重要的作用是维持血管壁的正常结构及血管紧张性,有效调节血管收缩和血管舒张,为靶器官提供足够的灌注压力。血管内皮细胞可产生内皮源性舒张因子(endothelium-derived relaxing factor, EDRF)和内皮源性收缩因子(endothelium-derived contracting factor, EDCF)。在正常生理状态下,EDRF 与 EDCF 处于动态平衡,共同参与血管张力的稳态调节,维持内皮功能的完整性。糖尿病(diabetes mellitus, DM)是胰岛素分泌相对或绝对不足,引起糖、脂肪、蛋白质代谢紊乱的慢性疾病,持续高血糖是其主要特征。研究发现,大血管和微血管的内皮功能障碍与糖尿病血管并发症的发生呈正相关,是糖尿病患者血管并发症的始动因素,也是糖尿病患者致死、致残的主要原因。因此,研究血管内皮功能障碍及其机制对于糖尿病合并血管病变的发生发展机制、预防和治疗具有重要意义。

2. 科学问题 高糖对大鼠胸主动脉环内皮依赖性舒张功能的影响及作用机制是什么，有何临床意义？

如何以实验动物为研究对象设计实验，探究糖尿病情况下，血管内皮依赖性舒张功能的变化及其可能机制？

3. 实验设计要点

（1）实验对象的选择：应考虑物种、品系、性别、年龄等因素，反应稳定（如常用的大鼠、小鼠等）。

（2）糖尿病模型制备和高糖血管环孵育：通常采用腹腔注射链脲佐菌素（Streptozocin，STZ）建立糖尿病大鼠模型，根据实验需要选择造模周期。高糖血管环孵育实验一般采用正常葡萄糖浓度（5.5mmol/L）和高糖浓度（25mmol/L）孵育液孵育胸主动脉环，根据实验目的选择孵育时程。

（3）实验动物的数量、分组：可根据动物实验原则，确定具有统计学意义的最少实验动物数量。可根据处理因素进行实验分组，明确实验对照设置。

（4）实验设计方法：可根据实验组数，选择实验设计方法。

（5）观察指标：根据实验目的选择合适的观察指标，如血管环张力、体重和血糖等；也可进一步结合分子生物学实验，观察并分析糖尿病情况下或高糖情况下血管的分子指标，如大鼠胸主动脉中一氧化氮合酶（NOS）的表达，NOS活性或NO生成量等。

根据上述实验设计要点，查阅相关资料、文献，制定具体的实验方案并实施。探究糖尿病对大鼠胸主动脉环内皮依赖性舒张功能的影响，了解糖尿病血管内皮功能障碍的临床意义。

（王会平）

实验 8 离体大鼠心脏 Langendorff 灌流

【课前要求】

1. 实验理论 冠状动脉循环的生理机制，肾上腺素、乙酰胆碱和垂体后叶素的药理作用。

2. 实验方法 大鼠捉拿、麻醉的基本操作方法；应用生理信号采集处理系统记录、采集和分析相关数据（参考第三章第二节、第五章第一节和第二节）。

3. 实验准备 在线学习"临床问题导入"和"实验设计"，完成自测题，预测实验结果。

【实验目的】

应用离体哺乳类动物心脏灌流方法（Langendorff 法）和离体心脏冠脉血流量（coronary blood flow，CBF）的测定方法，观察肾上腺素、去甲肾上腺素、乙酰胆碱和垂体后叶素对心脏活动和冠脉血流量的影响并分析其作用机制。

【实验原理】

离体心脏灌流技术是德国科学家 Oscar Langendorff 于 1895 年发明，作为一种经典的离体心脏实验技术在生理学和药理学的研究中被广泛应用。

心脏从动物体内摘取之后,用有一定压力、温度并含氧的生理溶液经主动脉根部灌流。灌流液的压力高,推动动脉瓣关闭,灌流液经冠状动脉口进入冠状血管营养心脏,以维持心脏的节律性活动。灌流液经冠状血管流入右心房,然后由腔静脉口及肺动脉口流出,单位时间内灌流液的流出量即为冠脉血流量。离体心脏的舒缩活动可通过压力换能器记录心室内压的改变,也可通过张力换能器记录心肌收缩力的变化。

【实验材料】

1. 实验对象　SD大鼠。

2. 实验器材与药品　RM6240多道生理信号采集处理系统,心脏Langendorff灌流装置,超级恒温槽,压力换能器,主动脉插管,换能器固定夹、实验支架,1mL、20mL注射器,哺乳动物手术器械;克-亨氏液,20%氨基甲酸乙酯,0.01%肾上腺素,0.01%去甲肾上腺素,0.01%乙酰胆碱,10U/mL垂体后叶素,95%O_2+5%CO_2混合气体。

【实验方法】

1. 实验仪器和装置连接　RM6240多道生理信号采集处理系统第1通道压力换能器连接水囊导管。

Langendorff灌流装置包括恒压灌流、供气和恒温三个部分(图8-18)。灌流系统用胶管连接,灌流液贮瓶装满灌流液。调整灌流液贮瓶通气管的下端距离心脏高度70～90cm。95%O_2+5%CO_2混合气体用软管连接至灌流管内的通气管,调节气体流量,使灌流液中的气泡较小且均匀、连续。设置超级恒温器温度,使灌流液温度恒定在38℃左右。将心脏置于保温灌流槽内,可使离体心脏的表面保持一定的温度和湿度,保温灌流槽内容积约为100mL,上方盖子可开合,底部有漏斗形的开口可用于收集灌流液。

2. 仪器参数设置　启动RM6240多道生理信号采集处理系统软件,设置采样频率800Hz;第1通道模式为心室内压,扫描速度250ms/div,灵敏度90mmHg,时间常数直流,滤波频率30Hz;第2通道为心室内压微分,截止频率100Hz,灵敏度1 800mmHg/s。

3. 离体心脏制备

(1)麻醉:大鼠用20%氨基甲酸乙酯腹腔注射麻醉(1～1.5g/kg)后,仰卧位置于手术台上。

(2)摘取心脏:迅速沿胸前壁正中剪开皮肤和胸骨,打开胸腔,暴露心脏,将心脏轻轻提起,小心剪断腔静脉、主动脉(保留约1cm长)及心脏周围组织。取出心脏并立刻置于4℃克-亨氏液中(4℃克-亨氏液预先充灌95%O_2+5%CO_2混合气体),用手指轻轻挤压心室,以利于心室内剩余血液的排出,防止凝血块形成。用注射器向主动脉根部徐徐注入混合气体饱和的4℃克-亨氏液,其作用一方面使心脏停跳以减少能量消耗,另一方面冲洗冠状血管,有助于清除残血以免形成小凝血块堵塞血管。心脏停止跳动后,迅速剪去心脏周围的组织(包括肺组织、气管以及附着于心脏上的其他组织),分辨主动脉、腔静脉及肺动脉的解剖位置。

(3)灌流心脏:提起心脏,将心脏插管插入主动脉内,插管进入主动脉不宜过深,注意勿损伤主动脉瓣及堵住冠状动脉开口,以免影响冠状血管的灌流。用棉线将主动脉和心脏插

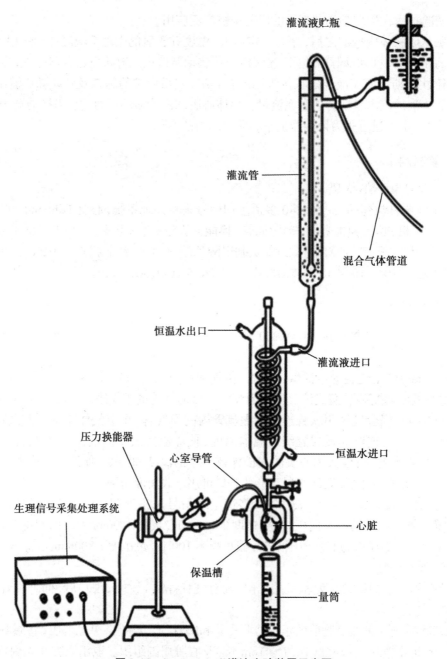

灌流液贮瓶

灌流管

混合气体管道

恒温水出口

灌流液进口

压力换能器

心室导管

恒温水进口

生理信号采集处理系统

心脏

保温槽

量筒

图 8-18 Langendorff 灌流实验装置示意图

管结扎在一起并固定。灌流液的温度开始应低些,以后逐渐升高到实验所要求的温度。心脏经混合气体饱和的克-亨氏液灌流后,在 1min 内即可恢复跳动,恢复初期心率较慢,并常伴有心律不齐,之后逐渐增快且心律也逐步恢复正常和稳定(大鼠的心率 250~300 次 /min),心脏搏动一般可维持数小时。

(4)左室内压导管插管:在左心房做一切口,插入带水囊的导管至左心室,导管与压力换能器测压口相连。水囊比左室容积稍大,以减小其在心室舒张期固有的不扩张特性。通过压力换能器三通阀上的注射器调整水囊内的液体体积,使囊内压为10mmHg左右。

4. 冠脉血流量 调节保温槽位置,使心脏位于保温槽的中央,合上顶部盖板。灌流液进入冠状血管后经右心房至腔静脉及肺动脉滴入保温槽中,经槽底部的漏斗形开口流出,用量筒收集一定时间内的流出液即可计算得出冠脉血流量。

5. 记录正常情况下的心脏冠脉血流量和舒缩活动 心脏活动稳定20min后,记录正常冠脉血流量和左室压力数据作为对照。

6. 肾上腺素处理 经由心脏插管的侧管注入0.01%肾上腺素溶液0.5mL,观察冠脉血流量和心脏舒缩活动的变化。

7. 去甲肾上腺素处理 经由心脏插管的侧管注入0.01%去甲肾上腺素溶液0.5mL,观察冠脉血流量和心脏舒缩活动的变化。

8. 乙酰胆碱处理 经由心脏插管的侧管注入0.01%乙酰胆碱溶液0.5mL,观察冠脉血流量和心脏舒缩活动的变化。

9. 垂体后叶素处理 经由心脏插管的侧管注入10U/mL垂体后叶素溶液0.5mL,观察冠脉血流量和心脏舒缩活动的变化。

【实验结果】

测量各项处理前后左心室收缩压(left ventricular systolic pressure,LVSP)、左心室舒张末压(left ventricular end-diastolic pressure,LVEDP)、左心室内压最大上升速率($+dP/dt_{max}$)和下降速率($-dP/dt_{max}$)及心率(HR)原始数据(表8-17),定时收集冠状动脉流出液测定冠脉血流量(表8-18)。实验结果以 $\bar{x} \pm s$ 表示,采用 t 检验分析。

表8-17 不同处理前后心室收缩功能的改变

处理项目	LVSP(mmHg)		$+dP/dt_{max}$/ (mmHg·s^{-1})		LVEDP/ mmHg		$-dP/dt_{max}$/ (mmHg·s^{-1})		心率/ (次·min^{-1})	
	处理前	处理后	处理前	处理后	处理前	处理后	处理前	处理后	处理前	处理后
肾上腺素										
去甲肾上腺素										
乙酰胆碱										
垂体后叶素										

表8-18 不同处理前后心脏冠脉血流量的改变

冠脉血流量/(mL·min^{-1})	肾上腺素	去甲肾上腺素	乙酰胆碱	垂体后叶素
处理前				
处理后				

【讨论】

结合实验数据讨论肾上腺素、去甲肾上腺素、乙酰胆碱、垂体后叶素对心脏活动和冠脉血流量的影响,并分析其作用机制。

【注意事项】

1. 制作离体心脏标本时操作需迅速，不可损伤心脏，主动脉需保留一定的长度。
2. 插管进入主动脉不宜过深，以免损伤主动脉瓣及堵住冠状动脉开口。
3. 灌流管道内不可残留空气，防止冠状动脉内形成空气栓塞。
4. 灌流液需保持恒定的压力和温度，保持混合气体均匀的充灌。
5. 每项药物处理后需等待心脏搏动恢复正常后再进行下一项处理。
6. 本实验装置为玻璃制品，体积庞大，需注意使用安全。使用完毕及时对管道进行冲洗。

【思考题】

肾上腺素、去甲肾上腺素、乙酰胆碱、垂体后叶素对心肌活动和冠脉血流量分别有什么影响？为什么？

（厉旭云）

第三节　疾病动物模型

一、心肌缺血 / 梗死动物模型

心肌缺血（myocardial ischemia）是指由于各种原因诱发冠状动脉闭塞或狭窄，从而使心脏供氧减少导致心肌能量代谢异常，不能维持心脏正常工作状态的一种病理状态。心肌缺血 / 梗死动物模型（animal models of myocardial ischemia or infarction）常用的实验动物有小鼠、大鼠、兔、犬和猪等，应用不同的动物，建立适当的动物模型，是研究心肌梗死类疾病发病机制和治疗手段的重要环节。

急性心肌缺血动物模型常用的方法主要有结扎法、球囊扩张法、压迫法和药物作用等。结扎法是指结扎动物的左冠状动脉前降支引起所供血区域的心肌梗死。球囊扩张法是通过介入技术将球囊送至左前降支或回旋支内，通过球囊的充气 / 放气，造成冠状动脉血流的阻断 / 再通，复制心肌的缺血 / 再灌注。压迫法是围绕左前降支或回旋支主干安置水囊，通过注入 / 抽空水囊的水量调节冠状动脉的直径，形成缺血 / 再灌注。注射垂体后叶素可强烈收缩冠状动脉，引起心肌的缺血缺氧性坏死。

慢性心肌缺血动物模型是使心肌在一定时间内缓慢形成缺血改变，常用方法有：Ameriod 收缩环法、压迫法、药物作用和高脂饲料饮食等。Ameriod 收缩环套在冠状动脉外，环内含亲水性物质，遇水膨胀后内径逐渐减小使冠状动脉管腔缩窄。压迫法是在冠状动脉外放置气囊或水囊，预设冠状动脉血流减少的程度、单次缺血时间和频率，通过自动充放系统控制囊内压力，造成冠状动脉的可逆性狭窄。连续注射异丙肾上腺素可收缩冠状动脉、增加心肌耗氧量诱发心肌坏死。

体外心脏模型可以用于评价缺血不受自主神经、内分泌等条件影响下的效应。如哺乳动物常采用 Langendorff 灌注法：取出动物心脏，从大动脉插入导管，控制温度和氧分压，以一定的灌注压进行灌注。

二、高血压动物模型

高血压病是严重危害人类健康的一种心血管疾病，高血压病的病因、发病机制非常复杂，通常是由于多种因素共同作用的结果。目前高血压病动物模型（animal models of hypertension）多见于小鼠、大鼠、兔、犬和猪等，造模方法主要包括 3 大类：自发性高血压、诱发高血压及基因工程高血压。

自发性高血压大鼠（spontaneously hypertensive rat, SHR）是目前国际公认的最接近人类原发性高血压的动物模型，该鼠高血压的自发率为 100%，随着血压的持续升高，还会出现诸如血管阻力增加、心肌肥大、脑栓塞、脑出血等与人类高血压患者相似的并发症。

诱发高血压动物模型可分为环境诱发、饮食诱发、药物诱发、手术诱发等多种类型。环境诱发性高血压主要包括使用电脉冲、噪声等刺激复制应激性高血压和低温环境诱发高血压两种类型。饮食诱发是在动物喂养过程中给予高盐或高糖饮食，是研究盐与高血压或高血压伴胰岛素抵抗的理想动物模型。大鼠注射醋酸脱氧皮质酮（DOCA）合并盐水饲养，可制备低肾素型和容量超负荷型高血压动物模型，通常用于原发性醛固酮增多导致的高血压实验研究。手术诱导的高血压主要包括肾动脉缩窄和腹主动脉缩窄手术，前者由于肾素 - 血管紧张素系统激活导致血压升高，后者主要由于心脏射血阻力增加形成高血压。

基因工程动物模型使用的动物主要为小鼠。目前主要有肾素 - 血管紧张素系统基因工程动物模型和儿茶酚胺类物质作用受体基因工程动物模型。基因工程动物模型对于了解高血压的发病机制、遗传因素、预防和治疗具有重要意义。

三、心力衰竭动物模型

心力衰竭（heart failure）是指由于心脏泵血功能减弱，泵出的血液绝对或相对不足，不能满足机体代谢需求的一种病理生理过程及临床综合征。心力衰竭动物模型（animal models of heart failure）常采用小鼠、大鼠、兔、犬和猪等动物。根据模型复制的机制不同，可分为容量负荷型、压力负荷型、心肌损害型、心脏快速起搏型等。

容量负荷型心力衰竭模型主要分为动 - 静脉瘘法和心脏瓣膜关闭不全法两种。动 - 静脉瘘法是使体循环血液直接进入静脉，使回心血量增加，心脏前负荷加重。二尖瓣关闭不全法使得左心室收缩时血液一部分进入主动脉，一部分反流至左心房，导致左心室排出量下降，左心房压力升高并逐渐产生代偿性扩大肥厚。主动脉关闭不全则是在舒张期血流从主动脉反流至左心室，导致左心室充盈过度而逐渐扩大肥厚。

压力负荷型可通过采用缩窄主动脉、损伤肺动脉、缩窄肾动脉或高盐饮食形成高血压，使心脏后负荷加重而逐渐出现心肌肥大直至发生心力衰竭。

心肌损害型可采用冠状动脉结扎、栓塞造成心肌缺血梗死，或应用甲醛、液氮冷冻、电灼伤等直接损害心肌，也可以通过注射阿霉素、肾上腺素、普萘洛尔等药物造成心肌损害。

心脏快速起搏型是将电极缝在右心室或左心室尖部心外膜下，或通过介入操作将起搏器送至指定位置，根据动物种类的不同，起搏频率设置为 200～300 次 /min。心动过速使得心肌耗氧量增加、能量耗竭，同时心室舒张充盈减少引起心肌缺血，从而导致心力衰竭的发生。

四、心律失常动物模型

心律失常（arrhythmia）是指心脏冲动起源、传导异常引起的心脏节律紊乱，根据起源或发生部位的不同，可分为窦性、房性、房室交界性和室性心律失常。心律失常动物模型（animal models of arrhythmia）常用的实验动物有小鼠、大鼠、兔、犬和猪等，通常采用药物刺激、电刺激和心肌缺血的方法制备心律失常动物模型。

窦房结性心律失常的模型制备采用在上腔静脉和右心房交界处放置浸润甲醛的棉条，使心率迅速减慢50%左右。手术放置心房电极快速起搏、迷走神经刺激合并快速心房刺激、破坏二尖瓣腱索致左心房扩张、低通气量等方法可诱导不同类型的房颤模型。在房室交界处注射乙醇、左房注射腺苷、电灼前降支致心外膜缺血等方法可导致房室传导异常。电刺激心室、缺血／再灌注或静脉注射乌头碱、肾上腺素等药物可诱导室性心律失常。

（厉旭云）

第九章
呼吸系统实验

呼吸系统是人体与外界空气进行气体交换的重要功能系统,由呼吸道(鼻、咽、喉、支气管)和肺组成。呼吸过程包括外呼吸、气体在血液中的运输和内呼吸。呼吸运动是由呼气和吸气组成的节律性运动,受中枢神经系统调控。血液中化学因素(O_2、CO_2、H^+等)的变化以及肺牵张反射也是呼吸运动的重要调节方式。呼吸系统功能异常会导致机体出现严重的供氧不足,进而引发多器官的功能障碍。本章通过不同类型缺氧时机体变化的对比及对缺氧耐受影响因素的探究,加深学生对缺氧发生机制以及提高缺氧耐受的临床意义的认识;通过膈神经放电、肺顺应性调节和呼吸运动调节等,促进学生形成化学因素以及神经系统参与呼吸运动调控的整体观;以及通过复制急性呼吸衰竭和急性肺水肿动物模型,探究呼吸系统典型疾病的发病机制和干预手段。

第一节 基础性实验

实验1 缺氧和影响缺氧耐受性的因素

【课前要求】

1. 实验理论 不同类型缺氧的发病机制、机体功能和代谢改变,以及影响缺氧耐受性的相关因素。

2. 实验方法 小鼠捉拿、称重、腹腔注射等(参考第五章第一节)。应用生理信号采集处理系统记录、采集和分析相关数据(参考第三章第二节)。

3. 实验准备 "临床问题导入""实验设计"和操作视频(数字资源5-4),完成自测题,预测实验结果。

【实验目的】

复制不同类型缺氧动物模型,观察相应的呼吸改变及皮肤黏膜、内脏、血液颜色的变化特点,进而比较不同性质缺氧的病理生理机制和机体表现。探究不同年龄、中枢神经系统功能和外界环境温度对机体缺氧耐受性的影响。

【实验原理】

组织供氧不足或用氧障碍均可导致细胞代谢、功能以及形态结构发生异常变化,这种病理过程称为缺氧(hypoxia)。缺氧是造成细胞损伤的最常见原因,是多种疾病共有的基本病理过程,也是引起死亡的重要原因之一。根据缺氧的原因和血氧变化特点,一般分为低张性缺氧(hypotonic hypoxia)、血液性缺氧(hemic hypoxia)、循环性缺氧(circulatory hypoxia)和组织性缺氧(histogenous hypoxia)四种类型。不同类型的缺氧,其机体的代谢适应性反应和症状表现有所不同。

低张性缺氧又称乏氧性缺氧,主要表现为动脉血氧分压降低,血氧含量减少,血氧饱和度下降,组织供氧不足。正常的毛细血管血液中氧离血红蛋白浓度约为 26g/L。低张性缺氧时,毛细血管血液中氧离血红蛋白浓度可达到或超过 50g/L,使皮肤、黏膜处呈青紫色,临床上称为发绀(cyanosis)。

血液性缺氧主要以血氧含量降低、动脉血氧分压正常为特点,又称为等张性缺氧。常见于贫血、一氧化碳(CO)中毒和亚硝酸盐中毒等情况。CO 可与血红蛋白形成碳氧血红蛋白(HbCO),失去携氧能力;可抑制氧气的释放,加重组织缺氧。亚硝酸盐可氧化血红蛋白中的二价铁形成高铁血红蛋白($HbFe^{3+}OH$),失去携氧能力;可抑制氧的解离,造成释氧障碍。低浓度亚甲蓝为临床用还原剂,可抑制氧化剂的中毒反应。

组织性缺氧与组织、细胞的用氧障碍密切相关,其动脉血的氧分压、氧容量、氧含量和氧饱和度均正常,动 - 静脉血氧含量差减小。氰化物中毒,可与细胞色素氧化酶三价铁结合,形成氰化高铁细胞色素,引起呼吸链中断,细胞生物氧化障碍,导致细胞中毒性缺氧。

缺氧对机体的影响取决于缺氧的强度、持续时间和机体的功能代谢状态等。如年龄、机体基础代谢率、环境温度、中枢神经功能状况、锻炼适应等多种因素均可影响机体对缺氧的耐受性。

本实验通过密闭缺氧、吸入 CO、注射亚硝酸盐和氰化钾,从缺氧的不同环节入手,复制动物低张性缺氧、血液性缺氧和组织性缺氧,模拟不同类型缺氧的病理过程,观察呼吸变化和皮肤黏膜颜色改变。分别应用中枢神经兴奋剂和抑制剂改变动物中枢神经系统状态,或改变环境温度,观察不同因素对动物缺氧耐受性的影响。

【实验材料】

1. 实验对象　成年小鼠,新生小鼠。

2. 实验器材与药品　耐缺氧装置(缺氧瓶、耗氧量测定装置)、密闭广口瓶、注射器;钠石灰、CO 气体、5% 亚硝酸钠、1% 亚甲蓝(美蓝)、0.1% 氰化钾、10% 硫代硫酸钠、0.25% 氯丙嗪、1.25% 咖啡因、生理盐水。

【实验方法】

一、低张性缺氧

1. 将 1 只成年小鼠放入 125mL 装有钠石灰的密闭广口瓶中,观察小鼠实验前的活动情况,呼吸频率,耳、口唇和尾巴的颜色。

2. 旋紧瓶塞,记录呼吸曲线,每隔 3min 间隔采集一次小鼠的呼吸频率。观察小鼠的活动情况,耳、口唇和尾巴的颜色变化,直至动物死亡,记录死亡时间。

3. 解剖小鼠，观察肝脏和血液的颜色。

二、一氧化碳中毒性缺氧

1. 将 1 只成年小鼠放入 500mL 密闭广口瓶中，观察小鼠实验前的活动情况，呼吸频率，耳、口唇和尾巴的颜色。

2. 旋紧瓶塞，抽取 CO 气体 10mL，注入密闭的广口瓶内，形成 2%CO 的空间环境（图 9-1）。观察小鼠的活动情况，耳、口唇和尾巴的颜色变化，记录动物死亡时间。

3. 解剖小鼠，观察肝脏和血液的颜色。

三、亚硝酸钠中毒性缺氧

1. 取 2 只性别相同、体重相近的成年小鼠，称重并标记，记录小鼠实验前的活动情况，呼吸频率，耳、口唇和尾巴的颜色。

2. 分别向甲、乙两鼠腹腔注射 5% 亚硝酸钠 0.2mL，间隔 3～6min 后再向甲鼠腹腔注射 1% 亚甲蓝 0.2mL，乙鼠注射等体积生理盐水。

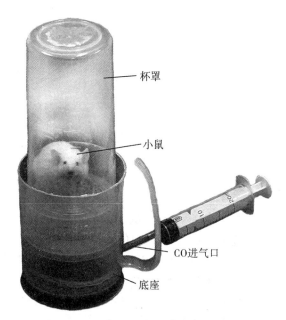

图 9-1　小鼠一氧化碳中毒装置

（图中标注：杯罩、小鼠、CO进气口、底座）

3. 放置笼中观察小鼠的活动情况，耳、口唇和尾巴的颜色变化，记录动物死亡时间。

4. 解剖小鼠，观察肝脏和血液的颜色。

四、氰化钾中毒性缺氧

1. 取 2 只性别相同、体重相近的成年小鼠，称重并标记，记录小鼠实验前的活动情况，呼吸频率，耳、口唇和尾巴的颜色。

2. 分别向甲、乙两鼠腹腔注射 0.1% 氰化钾 0.3mL。待小鼠出现四肢瘫软，立即向甲鼠腹腔再注射 10% 硫代硫酸钠 0.4mL，乙鼠注射等体积生理盐水。

3. 放置笼中观察小鼠的活动情况，耳、口唇和尾巴的颜色变化，记录动物死亡时间和存活情况。

4. 解剖小鼠，观察肝脏和血液的颜色。

五、年龄及中枢神经系统功能状况不同对缺氧耐受性的影响

1. 取 3 只性别相同、体重相近的成年小鼠，1 只新生小鼠，分别称重并标记，记录小鼠实验前的体重（W）、活动情况和呼吸频率。

2. 将 3 只成年小鼠随机分为氯丙嗪组、咖啡因组和生理盐水组，按 0.1mL/10g 体重剂量，分别腹腔注射 0.25% 氯丙嗪、1.25% 咖啡因和生理盐水。新生小鼠按 0.1mL/10g 体重剂量，腹腔注射生理盐水。

3. 待药效发挥后，将 4 只小鼠分别放入 125mL 密闭的广口瓶中，连接耗氧量测定装置（图 9-2）。

4. 观察小鼠的活动情况。每隔 3min 记录小鼠的耗氧量、呼吸频率，直到小鼠死亡。记录每只动物的死亡时间，最终总耗氧量（A）。

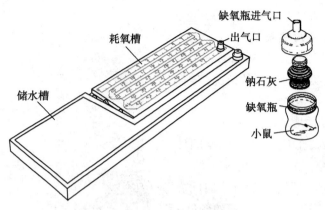

图 9-2　小鼠耗氧量测定装置

5. 耗氧率计算方法。根据总耗氧量 A(mL)，存活时间 T(min)和实验动物体重 W(g)，计算耗氧率 R，比较各组的差异：

耗氧率(R)/(mL·g^{-1}·min^{-1})= 总耗氧量(A)÷体重(W)÷存活时间(T)

六、环境温度变化对缺氧耐受性的影响

1. 取 2 只性别相同、体重相近的成年小鼠。标记后分别放入 125mL 装有钠石灰的密闭广口瓶中，记录小鼠实验前的活动情况。

2. 再准备 2 只 500mL 的烧杯，一只放入冰水混合物中，另一只放入热水并置于 40～42℃恒温水浴槽中。

3. 两个实验者同时旋紧两个广口瓶的瓶塞，并将 2 个装有小鼠的缺氧瓶分别放入冰水浴和热水浴中。观察小鼠的活动情况，记录存活时间(T)，最终总耗氧量(A)，计算耗氧率(R)。

本实验也可采用控温密闭缺氧装置，精准调控缺氧仓内部温度，观察环境温度变化对动物缺氧耐受性的影响。

【实验结果】

记录各项实验结果，将原始数据整理、列表并记录(如表 9-1, 表 9-2)。描述小鼠耳、口唇、尾巴及肝、血等的颜色的变化。分析各项观察指标并绘制耗氧率曲线。存活时间、耐缺氧时间、耗氧量、耗氧率以 $\bar{x} \pm s$ 表示，两组比较用 t 检验分析，多组比较用方差分析。小鼠存活率用百分率表示，统计学分析采用 χ^2 检验。

表 9-1　不同缺氧类型的特点

缺氧类型	耳、口唇等颜色	肝、血颜色	存活时间 /min
低张性			
CO 中毒			
亚硝酸钠中毒			
氰化钾中毒			

表 9-2　耐缺氧时间、总耗氧量

组别	体重 /g	耐缺氧时间 /min	总耗氧量 /mL	耗氧率 /($mL \cdot g^{-1} \cdot min^{-1}$)
生理盐水				
氯丙嗪				
咖啡因				
新生小鼠				
冰浴				
热浴				

【讨论】

结合具体实验数据讨论各处理因素对缺氧的作用及机制,亚甲蓝解救亚硝酸钠中毒以及硫代硫酸钠解救氰化钾中毒的作用及机制。讨论中枢神经系统功能变化、环境温度、年龄等因素对缺氧耐受性的影响。

【注意事项】

1. 确保缺氧瓶和测耗氧量装置的密闭性,以及本实验涉及的相关仪器设备的正确使用。
2. 正确操作小鼠腹腔注射,避免损伤内脏,确保实验药物使用剂量的准确。
3. 氰化物为剧毒品,避免沾染皮肤、衣物和环境引起中毒效应。
4. 小鼠解剖后,应尽快观察肝、血等颜色,避免长期暴露在环境中。
5. 氯丙嗪和咖啡因注射后,必须等药物发挥作用后再进行实验。

【思考题】

1. 小鼠口唇及血液颜色在不同缺氧模型中变化的机制是什么? 长时间暴露于空气,哪种类型缺氧的小鼠肝、血颜色会发生变化,为什么?
2. 低张性缺氧实验中,小鼠呼吸发生哪些变化,其机制是什么?
3. 亚硝酸盐和氰化物中毒的解救实验在临床中的实际应用情况如何?
4. 本实验中,哪些因素可以增加机体对缺氧的耐受性,其作用机制可能是什么? 实验结果对临床有何指导意义?

【附】

1. 小鼠耗氧率测定原理　小鼠在密闭的缺氧瓶内,不断消耗氧气,产生 CO_2。CO_2 被钠石灰吸收,使缺氧瓶内氧分压不断下降,形成负压,带动耗氧槽中的水向缺氧瓶方向移动填补消耗氧的容积,液体移动的体积数(mL)即为耗氧的体积数(总耗氧量)。

2. 钠石灰作用机制　钠石灰是一种粉红色颗粒,具有吸收 CO_2 的功能。其化学反应式为:

$$NaOH \cdot CaO + CO_2 \rightarrow Na_2CO_3 + H_2O$$

3. CO 发生装置　实验中可通过化学方法制备 CO,并储存于气囊中备用。取甲酸 3mL 放入试管中,再缓慢加入浓硫酸 2mL,塞紧试管,在试管胶塞上插入 5mL 玻璃注射器,保持注射器内干燥无气体。用酒精灯加热试管，将反应产生的 CO 收集入注射器。可通过控制加热的距离，调节反应速率。

4. 常用缺氧解毒剂

（1）亚甲蓝的作用机制：是一种碱性染料，可分为氧化型和还原型。氧化型呈蓝色，还原型无色。当低浓度亚甲蓝进入机体时，6-磷酸葡萄糖脱氢过程中产生的氢离子可经还原辅酶Ⅱ传递给亚甲蓝，使之还原为无色的还原型亚甲蓝。无色的还原型亚甲蓝又可将氢离子传递给带三价铁的高铁血红蛋白，将其还原为带二价铁的正常血红蛋白，同时还原型亚甲蓝被氧化成蓝色的氧化型亚甲蓝。此化学反应反复循环，最终达到解毒效果。在此过程中，亚甲蓝起到传递氢离子的作用。但若用量过大，还原辅酶Ⅱ不能快速将全部亚甲蓝还原为还原型亚甲蓝，此时亚甲蓝将发挥氧化剂作用，增加高铁血红蛋白的形成，进一步加重缺氧。所以，临床上治疗高铁血红蛋白症时，应给予小剂量亚甲蓝。

（2）氰化物中毒的解毒剂：氰化物中毒的解毒治疗通常包含三种策略——结合氰化物、诱导高铁血红蛋白血症和使用供硫剂。①直接结合氰化物：如羟钴胺（hydroxocobalamin）可通过其钴分子与氰化物结合，形成维生素 B_{12} 后随尿液排泄；②高铁血红蛋白血症的诱导：亚硝酸钠等可使血红蛋白氧化形成高铁血红蛋白，后者可与氰化物竞争性结合形成毒性较弱的氰化高铁血红蛋白；③供硫剂：硫代硫酸钠等供硫剂在硫氰酸生成酶的作用下，可将氰化物转化为硫氰酸盐进行解毒，进而从肾脏排出。

【探究性实验】

1. 一氧化碳和亚硝酸盐中毒动物最佳解救时间窗的探究

CO 中毒是一种严重的血液性缺氧，是职业环境和日常生活中引起急性中毒的常见原因。CO 与血红蛋白的亲和力是氧气的 210 倍。当吸入气中 CO 浓度为 0.1% 时，血液中的血红蛋白有近 50% 形成碳氧血红蛋白（HbCO）而失去携氧能力。CO 还能抑制红细胞糖酵解，使 2,3-二磷酸甘油酸（2,3-DPG）生成减少，氧解离曲线左移，抑制氧合血红蛋白中氧气的释放，加重组织缺氧。CO 中毒急救的关键在于及时降低患者血液中 HbCO 的含量。发现中毒者后应立即将其转移至空气新鲜处，保持呼吸道通畅，同时可用氧疗缓解患者的中毒症状。

亚硝酸盐的物理性状与食盐极其相似，易引起误食，造成中毒。过度食用含有硝酸盐的腌制食品（如腌菜、腌肉等）也可引起中毒症状。硝酸盐经肠道菌群作用，还原为亚硝酸盐，亚硝酸盐被肠道吸收后，可使大量血红蛋白中的二价铁氧化成三价铁，导致高铁血红蛋白血症。高铁血红蛋白中的三价铁因与羟基结合牢固，失去携氧能力。同时，当血红蛋白分子中部分二价铁被氧化为三价铁，剩余的二价铁虽能与氧气结合，但不易解离，导致氧离曲线左移，引起机体严重缺氧，乃至死亡。亚硝酸盐中毒急救常采用催吐、洗胃、导泻等方式将含有亚硝酸盐的消化物排出体外。同时临床上还采用静脉注射低浓度亚甲蓝合并氧疗的方式，缓解中毒症状。

CO、亚硝酸盐中毒患者的及时解救非常重要。探究 CO、亚硝酸盐中毒的解救临界时间又称最佳解救时间，对于提高临床上中毒患者的解救成功率具有积极意义。实验研究对象可选择小鼠、家兔，设计不同解救时间点及解救方式，通过记录实验动物的存活率、血液和黏膜颜色变化，探究 CO、亚硝酸盐中毒的最佳解救时间窗。

2. 低氧预适应联合抗缺氧药物提高缺氧耐受性的探究性实验

低氧预适应是指机体预先经受一定程度短暂的低氧之后，再恢复常氧状态，如此反复多次刺激使机体对低氧产生适应性的过程。低氧预适应可以提高机体对进一步低氧或缺氧的耐受能力。同时，一些抗缺氧药物可通过抗疲劳、抗氧化等功能，改善心血管系统功能、增强大脑机能、提高免疫力、保护器官免受自由基损伤等，发挥其抗缺氧作用。因此，可探究抗缺氧药物联合低氧预适应对机体缺氧耐受性影响的作用及机制，为其在临床应用提供线索和依据。

实验研究对象可选择小鼠、家兔，将低氧预适应动物模型联合不同抗缺氧药物处理，进行实验的设计和分组，记录实验动物的耐缺氧时间、耗氧率，以及缺氧耐受性改变的分子指标，如乳酸脱氢酶同工酶（LDH）、超氧化物歧化酶（SOD）的活性，丙二醛（MDA）的含量，活性氧（ROS）水平，低氧诱导因子-1α（HIF-1α）、血管内皮生长因子（VEGF）、抗凋亡分子Bcl-2的表达等，探究低氧预适应联合抗缺氧药物提高缺氧耐受性的作用机制。

（齐宏妍　沈　静）

实验 2　家兔膈神经放电和呼吸运动调节

【课前要求】

1. 实验理论　呼吸运动调节机制，膈神经在呼吸运动中的作用。
2. 实验方法　家兔颈部手术、气管插管等（参考第五章第四节）。应用生理信号采集处理系统记录、采集呼吸曲线和分析相关数据（参考第三章第二节）。
3. 实验准备　在线学习"临床问题导入""实验设计"和操作视频（数字资源 5-9，数字资源 5-11），完成自测题，预测实验结果。

【实验目的】

通过记录实验动物呼吸运动及膈神经放电的变化，分析不同因素作用下呼吸运动的调节机制。

【实验原理】

呼吸运动（respiratory movement）是在呼吸中枢节律性活动作用下，通过呼吸肌收缩和舒张活动实现的。呼吸中枢发出的节律性神经冲动，经膈神经和肋间神经传出，到达膈肌和肋间肌，从而触发节律性的呼吸肌收缩和舒张。呼吸运动的节律性还受到反射性调节，尤其是中枢化学感受器（central chemoreceptor）、肺牵张反射（pulmonary stretch reflex）、外周化学感受器（peripheral chemoreceptor）的反射性调节。当机体动脉血中 PaO_2、$PaCO_2$ 和 [H^+]发生变化时，通过延髓腹外侧浅表的中枢化学感受器和颈动脉体主动脉体外周化学感受器调节呼吸运动。肺牵张反射包括由肺扩张引起的吸气抑制以及由肺缩小萎陷引起的吸气反射，在病理情况下可阻止吸气过度，反射性调节吸气和呼气的相互转换。

【实验材料】

1. 实验对象 健康成年家兔，雌雄不拘。

2. 实验器材与药品 RM6240多道生理信号采集处理系统，呼吸换能器，神经引导电极，刺激保护电极，兔手术台，哺乳动物常规手术器械，气管插管，注射器（1mL、10mL、50mL），丝线，纱布，50cm橡胶管；20% 氨基甲酸乙酯、CO_2、N_2、3% 乳酸。

【实验方法】

1. 实验装置连接和参数设置 用胶管连接气管插管和流量头，流量头与呼吸换能器相连。再将换能器和膈神经放电引导电极的输入插头分别连接RM6240多道生理信号采集处理系统第1、2通道。音箱接生物信号采集处理系统的监听输出口监听神经放电。RM6240系统第1通道时间常数为直流，滤波频率30Hz，灵敏度50～100mL/s，采样频率800Hz。第2通道时间常数为0.001s，滤波频率3kHz，灵敏度50μV，采样频率20kHz。

2. 麻醉和固定 家兔称重后，按5mL/kg耳缘静脉缓慢推注20% 氨基甲酸乙酯溶液，观察家兔反应。待家兔麻醉后，将其仰卧于兔台，先固定四肢，再固定兔头。

3. 气管插管 剪去颈部的兔毛，沿中线切开皮肤，钝性分离皮下结缔组织和颈部肌肉，直至暴露气管。观察与气管平行的左、右两侧血管神经鞘，钝性分离双侧迷走神经，穿线备用。分离气管，在气管下穿棉线备用。在甲状软骨下1cm处剪一倒T形切口，将气管内分泌物清理干净后，再将气管插管由切口处轻柔向肺端插入，用备用棉线结扎固定。

4. 分离膈神经 在脊柱旁可见数根粗大的臂丛神经由脊柱发出向后外行走，在喉头下约1cm的位置，可见向下向内行走的膈神经。用玻璃分针小心分离尽可能靠近锁骨部位的一小段膈神经，穿线备用。将引导电极放置于膈神经下，确保接触良好。

5. 记录正常的膈神经放电和呼吸曲线图，观察二者之间的关系。监听膈神经放电音。

6. 增加无效腔 在流量头通气孔上接一根50cm长的橡皮管，30s后移开。观察膈神经放电及呼吸曲线的变化，监听放电声音变化。

7. 降低吸入气 PO_2 打开 N_2 气阀开关，在接近流量头通气孔处倒罩一个50mL的烧杯，将 N_2 出气口置于烧杯底部，增加流量头通气孔局部 N_2 浓度，30s后关闭气阀。观察吸入气氧分压降低对膈神经放电及呼吸曲线的影响，监听放电声音变化。

8. 增加吸入气 PCO_2 打开 CO_2 气阀开关，按7的操作方法，将 CO_2 出气口置于烧杯底部，增加流量头通气孔局部 CO_2 浓度，当呼吸曲线出现明显变化时立即关闭气阀。观察吸入气中 CO_2 浓度增加对膈神经放电及呼吸曲线的影响，监听放电声音变化。

9. 窒息 将流量头通气孔一端用手指堵住5～10s。观察窒息状态下，膈神经放电及呼吸曲线的变化，监听放电声音变化。

10. 降低血液 pH 沿耳缘静脉注射2mL 3% 乳酸溶液，观察血液 pH 变化对膈神经放电及呼吸曲线的影响，监听放电声音变化。

11. 切断迷走神经 先切断一侧迷走神经，观察单侧迷走神经切断对呼吸运动和膈神经放电的影响。再切断另一侧迷走神经，观察双侧迷走神经切断对膈神经放电及呼吸曲线的影响，监听放电声音变化。

【实验结果】

记录各项实验结果,将原始数据整理、列表。记录不同处理因素下,家兔呼吸运动(呼吸频率和每分通气量)和膈神经放电频率、幅度的变化。结果以 $\bar{x} \pm s$ 表示,采用 t 检验分析。

【讨论】

结合具体实验数据讨论各处理因素对家兔呼吸运动及膈神经放电的作用及调节机制,分析呼吸运动和膈神经放电之间的关系。

【注意事项】

1. 手术操作中避免过度牵拉神经,引起迷走神经及膈神经损伤。
2. 手术中确保钝性分离皮下组织,避免意外出血引起实验数据偏差或错误,以及实验对象死亡等现象。
3. 实验项目处理结束后,等动物呼吸恢复平稳后再进行下一项处理。

【思考题】

1. 吸入 CO_2 或 N_2 后,家兔呼吸频率、通气量和膈神经放电情况有什么变化,为什么?
2. 增大无效腔或窒息时,家兔呼吸运动和膈神经放电发生哪些变化,其机制是什么?
3. 血液 pH 改变时,家兔呼吸运动和膈神经放电发生哪些变化,为什么?
4. 迷走神经在呼吸运动中发挥什么样的作用?
5. 本实验中,哪些因素可以引起实验结果发生偏差? 为什么?

【探究性实验】

不同强度和频率的电脉冲刺激膈神经对通气量和呼吸频率的影响

各种原因引起的呼吸肌运动功能暂时性下降,经过休息后可以恢复,临床上称为呼吸肌疲劳。呼吸肌疲劳分为中枢性和外周性疲劳。外周性疲劳一般是膈神经放电异常、神经肌肉传递异常或肌肉兴奋 - 收缩耦联障碍引起的。呼吸肌疲劳或无力在危重病和慢性阻塞性肺疾病等慢性病患者中十分常见。除疾病本身,多种药物如糖皮质激素、氨基糖苷类抗生素等的使用也可诱发或加重呼吸肌疲劳。因此,及时发现和治疗呼吸肌疲劳对于改善氧合、减少呼吸功等具有重要意义。呼吸肌功能评价也成为近年来评价重症监护的重要指标。

实验可结合家兔或大鼠动物模型,通过改变电脉冲刺激强度和频率,观察实验动物呼吸运动的变化和呼吸肌肌电变化特点。尤其是寻找高频刺激后引起呼吸肌疲劳的可行性参数,并观察恢复正常刺激频率和强度后,疲劳恢复的时间、呼吸运动指标(呼吸频率、通气量等)和呼吸肌肌电图等的改变。

(齐宏妍　陈莹莹)

实验3 胸内负压测定和气胸的观察

【课前要求】

1. 实验理论 胸内负压形成的机制及其生理意义。

2. 实验方法 家兔气管插管、气胸模型等（参考第五章第四节）。应用生理信号采集处理系统记录、采集胸内负压曲线和分析相关数据（参考第三章第二节）。

3. 实验准备 在线学习"临床问题导入""实验设计"和操作视频（数字资源5-2，数字资源5-11），完成自测题，预测实验结果。

【实验目的】

测定实验动物胸膜腔内的压力，观察不同因素作用下胸内负压的变化特点，分析其产生机制及生理意义。

【实验原理】

胸膜腔是由胸膜脏层与壁层所构成的密闭而潜在的间隙。在平静呼吸时，胸膜腔内的压力可随吸气和呼气而升降，但通常小于外界大气压，称为胸内负压。胸内负压是由肺的弹性回缩力导致的，可随呼吸运动发生周期性的改变。在胸膜腔密闭性受到破坏时，外界气体可直接进入胸膜腔，形成气胸（pneumothorax），胸内负压也会因此消失，肺亦随之萎缩，静脉回心血流受阻，引起呼吸、循环功能障碍等。

气胸可以不同程度地限制肺的通气功能，引起缺氧和二氧化碳潴留，从而导致血液 pH 降低，PCO_2 升高，PO_2 降低，引起呼吸性酸中毒。同时，通过兴奋外周和中枢化学感受器，使呼吸加深加快。根据胸膜破口的情况及其发生后对胸内负压的影响，气胸可分为三类：闭合性气胸（单纯性气胸）、张力性气胸（高压性气胸）和开放性气胸。

【实验材料】

1. 实验对象 健康成年家兔，雌雄不拘。

2. 实验器材与药品 RM6240 多道生理信号采集处理系统，呼吸换能器，压力传感器，兔手术台，哺乳动物常规手术器械，胸腔穿刺针，橡皮管；20% 氨基甲酸乙酯，生理盐水。

【实验方法】

1. 实验装置连接和参数设置 将呼吸换能器和高灵敏度压力传感器分别与 RM6240 系统第 1、2 通道连接，采样频率为 800Hz，第 1 通道时间常数为直流，滤波频率 30Hz，灵敏度 50～100mL/s，扫描速度 1s/div；第 2 通道时间常数为直流，滤波频率 30Hz，灵敏度 25cmH$_2$O，扫描速度 1s/div。

2. 麻醉和固定 按 5mL/kg 耳缘静脉注射 20% 氨基甲酸乙酯，观察家兔的反应。待家兔麻醉后，将其仰卧于兔台，先固定四肢，再固定兔头。

3. 气管插管 剪去颈部与右侧胸部的兔毛，沿中线切开皮肤，钝性分离皮下结缔组织和颈部肌肉,直至暴露气管,插入气管插管并固定(参考第五章第四节)。

4. 在家兔右胸腋前线第4、5肋间,切开皮肤,做长度为2cm的切口备用。将穿刺针尾部与压力传感器用胶管连接,再将针从切口处,沿肋骨上缘垂直刺入胸膜腔内。插入过程中,需严格控制力度,用手指抵住胸壁,缓慢进入,防止刺入过深。观察压力曲线,如数值小于零并且随呼吸而上下波动,则说明针头已进入胸膜腔,即可固定穿刺针位置。点击生理信号采集分析系统按钮,开始观察并记录。

5. 平静呼吸　待实验动物呼吸平稳后,观察并记录平静呼吸时胸内负压曲线变化及压力值,比较呼气相和吸气相的胸内负压的异同。

6. 增加无效腔　在流量头通气孔一端接上50cm的橡皮管,使呼吸的无效腔增大,动物呼吸处于加快加深状态,30s后移去橡皮管。观察并记录呼吸加强时,胸内负压曲线变化及压力值改变。

7. 憋气　将流量头通气孔一端用手指堵住5～10s,使动物不能呼出或吸入外界空气,处于憋气状态。观察并记录憋气状态下,胸内负压曲线变化及压力值改变,注意胸膜腔内压力变动的最大幅度,观察其数值是否高于大气压。

8. 气胸　在穿刺侧沿第7肋骨的上缘将皮肤切开,钝性分离肋间肌,造成约为1cm左右的贯穿胸壁的创口,使胸膜腔和大气相通,形成开放性气胸。观察并记录此时胸内负压曲线及压力值的变化,注意胸膜腔内的压力是否仍保持负值。

【实验结果】

记录各项实验结果,将原始数据整理、列表并记录。观察并记录各处理因素下胸内负压曲线及压力值的变化。结果以 $\bar{x} \pm s$ 表示,采用 t 检验分析。

【讨论】

结合具体实验数据讨论并分析各处理因素对家兔胸内负压的作用机制,论述胸内负压的产生原因、变化调节机制和生理意义。

【注意事项】

1. 监测胸内负压时,胸部切口不可太大,穿刺过程应避免空气漏入胸膜腔内。
2. 穿刺时,应注意控制进针力度,不要插得过深过猛,以免损伤肺组织和血管。

【思考题】

1. 影响胸内负压的因素有哪些?其调节机制是什么?
2. 气胸时胸膜腔内的压力会发生什么变化?为什么?
3. 胸膜腔与外界相通会对胸内负压有何影响?
4. 实验中,哪些因素可以造成实验结果偏差?为什么?

（齐宏妍　陈莹莹）

实验 4　影响气管平滑肌张力的因素

【课前要求】

1. 实验理论　气管平滑肌张力的调节因素，以及呼吸运动中气管平滑肌的运动规律和调节机制；氨茶碱、普萘洛尔、组胺等分子的药理机制。
2. 实验方法　离体气管标本制备。应用生理信号采集处理系统记录、采集和分析相关数据（参考第三章第二节）。
3. 实验准备　在线学习"临床问题导入"和"实验设计"，完成自测题，预测实验结果。

【实验目的】

制备实验动物离体气管标本，观察不同因素作用下离体气管平滑肌张力的变化，分析影响气管平滑肌张力改变的因素及其调节机制。

【实验原理】

气管平滑肌的收缩和舒张与细胞膜电位的高低密切相关。调控平滑肌细胞膜电位相关离子浓度的改变，可直接引起气管平滑肌张力（tracheal smooth muscle tension）变化。其中，钾离子对于维持平滑肌细胞的膜电位及阈电位水平、促进复极化、稳定细胞的兴奋性具有重要作用。此外，气管平滑肌的收缩、舒张还受到神经系统的调控，其细胞膜上分布着大量胆碱能受体和肾上腺素能受体。因此，当气管平滑肌细胞外液中钾离子浓度异常改变，或调节气管平滑肌收缩、舒张的神经递质受体异常活化或失活，可造成肌张力的升高或下降，影响气管平滑肌的舒缩状态。

气管平滑肌张力的异常改变常表现为气管的收缩或扩张异常。本实验通过观察不同药物直接或间接作用于豚鼠离体气管平滑肌不同受体后产生的气管收缩或扩张作用，分析并讨论其作用机制。

【实验材料】

1. 实验对象　豚鼠，雌雄不拘。
2. 实验器材与药品　RM6240 多道生理信号采集处理系统，恒温浴槽，张力换能器，哺乳动物常规手术器械，注射器；20% 氨基甲酸乙酯，生理盐水，混合气体（95%O_2+5%CO_2），0.01% 肾上腺素，0.01% 普萘洛尔，0.2% 组胺，2.5% 氨茶碱，0.5% 阿托品，0.05% 乙酰胆碱，克 - 亨氏液。

【实验方法】

1. 实验装置连接和参数设置　将 10mL 克 - 亨氏液灌注至麦氏浴槽中，调节恒温器确保浴槽内温度为 37℃。将 95%O_2+5%CO_2 接入通气管道，控制气流速度，使浴槽中的气泡逐个溢出。将张力换能器与 RM6240 仪器连接，设置输入通道模式为张力，时间常数为直流，滤波频率 10Hz，灵敏度 1.5g，采样频率 100Hz，扫描速度 25s/div。

2. 制备离体气管标本 用氨基甲酸乙酯溶液（5mL/kg）腹腔注射豚鼠进行麻醉。放血死亡后，沿正中切开颈部皮肤，分离气管，剪取甲状软骨至气管分叉处的整段气管，立即置于氧饱和的克 - 亨氏液中。沿气管软骨纵向剪开，以 2～3 个软骨环为间隔，横向剪断，形成 2～4 段气管片。将每段气管片用缝线沿纵切口连接，形成如图 9-3 所示气管标本。

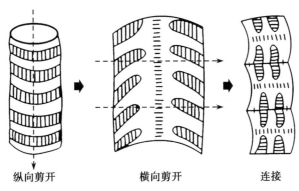

纵向剪开　　　　横向剪开　　　　连接

图 9-3 豚鼠气管标本制备示意图

3. 标本固定及连接 将气管标本固定在固定架上，标本上端连接张力换能器，随即放入 37℃ 恒温的麦氏槽中。初始负荷为 1g，待标本稳定后进行后续实验操作。

4. 待标本在麦氏槽中稳定 30min 后，加入 0.01% 肾上腺素 0.1mL，观察药物作用。作用明显后，用克 - 亨氏液冲洗 2～3 次，并更换克 - 亨氏液。

5. 加入 0.01% 普萘洛尔 0.1mL，随即加入 0.01% 肾上腺素 0.1mL，记录张力变化曲线。作用明显后，用克 - 亨氏液冲洗 2～3 次，并更换克 - 亨氏液。

6. 加入 0.2% 组胺 0.1mL，待作用明显后再加入 2.5% 氨茶碱 0.1mL，记录张力变化曲线。作用明显后，用克 - 亨氏液冲洗 2～3 次，并更换克 - 亨氏液。

7. 加入 0.2% 组胺 0.1mL，待作用明显后再加入 0.5% 阿托品 0.1mL，记录张力变化曲线。作用明显后，用克 - 亨氏液冲洗 2～3 次，并更换克 - 亨氏液。

8. 加入 0.05% 乙酰胆碱 0.1mL，待作用明显后再加入 2.5% 氨茶碱 0.1mL，记录张力变化曲线。作用明显后，用克 - 亨氏液冲洗 2～3 次，并更换克 - 亨氏液。

9. 加入 0.05% 乙酰胆碱 0.1mL，待作用明显后再加入 0.5% 阿托品 0.1mL，记录张力变化曲线。

【实验结果】

记录各项实验结果，将原始数据整理列表（如表 9-3）。观察张力曲线的变化，并记录张力值。结果以 $\bar{x} \pm s$ 表示，两组比较用 t 检验分析，多组间比较用方差分析。

表 9-3 气管平滑肌张力值变化

处理因素	张力 /g	
	处理前	处理后
肾上腺素		
普萘洛尔＋肾上腺素		

续表

处理因素	张力 /g	
	处理前	处理后
组胺		
组胺＋氨茶碱		
组胺＋阿托品		
乙酰胆碱		
乙酰胆碱＋氨茶碱		
乙酰胆碱＋阿托品		

【讨论】

结合具体实验数据讨论并分析各处理因素对豚鼠气管平滑肌张力的作用及调节机制。

【注意事项】

1. 保证气管标本的完整性，避免标本损伤。

2. 确保克 - 亨氏液的温度和通气的连续，保证供氧充分。

3. 每次处理需等待张力基本恢复正常后再进行下一项处理。

【思考题】

1. 本实验中所用药品引起平滑肌张力发生什么样的变化？其具体的作用机制是什么？

2. 实验中哪些因素可以引起实验结果发生偏差？为什么？

3. 根据气管平滑肌运动调节特点，能否设计其他药物对平滑肌张力调节的相关实验？

（齐宏妍　陈莹莹）

第二节　综合性实验

实验 1　吸入气异常、酸中毒、麻醉品及肺牵张反射对呼吸运动的影响

【课前要求】

1. 实验理论　呼吸运动及其化学、神经调节因素等相关内容。酸碱平衡概念、体内酸碱失衡对呼吸系统的影响。

2. 实验方法　家兔神经血管分离术、气管插管、血气分析等（参考第三章第三节、第五章第四节）。应用生理信号采集处理系统记录、采集呼吸曲线和分析相关数据（参考第三章第二节）。

3. 实验准备　在线学习"临床问题导入""实验设计"和操作视频(数字资源 5-9,数字资源 5-11,数字资源 9-1),完成自测题,预测实验结果。

【实验目的】

通过改变血液中化学因素(O_2、CO_2 和 H^+)水平、迷走神经调节和呼吸中枢兴奋程度,观察家兔呼吸运动的变化特点,分析其调节机制及生理意义。

【实验原理】

呼吸运动(respiratory movement)指在中枢神经系统的调控下,呼吸肌节律性的运动引起胸廓节律性地扩大或缩小的过程。呼吸中枢可整合来自神经和化学感受器的传入信号,进而对体内、外环境的改变做出响应,调节呼吸运动的深度和频率。化学感受器(chemoreceptor)能感知动脉血或脑脊液中 O_2、CO_2 和 H^+ 等化学因素的水平,对呼吸发挥重要调节作用。其中,中枢化学感受器位于延髓腹外侧浅表部位,主要感受脑脊液和局部细胞外液的 H^+ 浓度;外周化学感受器位于颈动脉体和主动脉体,对动脉血中 PO_2、PCO_2 或 H^+ 浓度变化十分敏感,可将冲动经窦神经和迷走神经传入延髓,反射性地调节呼吸运动。

肺牵张反射(pulmonary stretch reflex)是肺扩张或肺萎陷引起的吸气抑制或兴奋的反射,也是呼吸运动的重要调节方式。它包括肺扩张反射和肺萎陷反射。肺扩张反射是肺充气或扩张时抑制吸气的反射。牵张感受器位于从气管到细支气管的平滑肌中,阈值低,适应慢。当肺扩张牵拉呼吸道时,感受器兴奋,冲动经迷走神经传入延髓。在延髓内通过一定的神经联系使吸气切断机制兴奋,切断吸气,转入呼气,促进了吸气和呼气的交替。肺萎陷反射是肺萎陷时引起吸气的反射,感受器同样位于气道平滑肌内。平静呼吸时,这两种反射都不参与人的呼吸调节,仅在病理情况下发挥作用,可阻止吸气过度,加速吸气和呼气交替,调节呼吸频率及深度。

在上述调节机制中,O_2、CO_2 和 H^+ 作为重要的化学调节因素,在呼吸运动调节中的作用有什么异同?抑制或兴奋迷走神经传导以及中枢神经功能对呼吸运动的变化有何影响?如何设计实验观察 O_2、CO_2 和 H^+ 的改变以及迷走和中枢神经功能异常在呼吸运动调节中的作用?本实验通过改变家兔吸入气成分、复制代谢性酸中毒模型、应用中枢神经调节药物以及阻断或增加迷走神经的传入冲动,观察家兔呼吸运动的变化,探讨上述因素在呼吸运动调节中的作用和机制。

【实验材料】

1. 实验对象　健康成年家兔,雌雄不拘。

2. 实验器材与药品　RM6240 多道生理信号采集处理系统,血气分析仪,呼吸换能器,气管插管,动脉夹,哺乳动物常规手术器械,兔手术台;N_2,CO_2,20% 氨基甲酸乙酯,12%NaH_2PO_4,5%$NaCHO_3$,1 000U/mL 肝素,25% 尼可刹米和 5% 哌替啶。

【实验方法】

1. 实验装置连接和参数设置　将流量头一端与气管插管相连,另一端与呼吸换能器相连。RM6240 系统仪器参数:通道时间常数为直流,滤波频率 30Hz,灵敏度 50～100mL/s,

采样频率 800Hz，扫描速度 1s/div。电刺激参数：刺激强度 5～10V，刺激波宽 2ms，刺激频率 30Hz。

2. 麻醉和固定 按 5mL/kg 耳缘静脉注射 20% 氨基甲酸乙酯，观察家兔的反应。待家兔麻醉后，将其仰卧于兔台，先固定四肢，再固定兔头。

3. 颈部手术 剪去颈部的兔毛，沿颈前中线切开皮肤 5～7cm，钝性分离皮下结缔组织和颈部肌肉，直至暴露气管及气管平行的左右血管神经鞘，小心分离两侧神经鞘内的迷走神经，穿线备用。分离一侧颈总动脉 2～3cm，用线结扎颈总动脉的远心端，以备采血用。分离气管，在气管下方穿 2 根粗棉线备用。

4. 气管插管 在甲状软骨下方 1cm 处，用手术剪在气管上剪一个倒 T 形切口，用棉签清理气管内的血液和分泌物，将气管插管向肺端轻柔插入气管，避免损伤气管黏膜引起出血，用一根粗棉线将插管口结扎固定，另一根棉线在切口的头端结扎止血。

5. 静息状态 待实验动物呼吸平稳后，观察并记录平静呼吸时的呼吸曲线，辨认呼气相和吸气相的波形。

6. 增加无效腔 在气管插管的一端接上 50cm 的橡皮管，使呼吸的无效腔增大，30s 后移去橡皮管。观察并记录呼吸运动及呼吸曲线的变化。

7. 吸入气异常

（1）降低吸入气 PO_2：待呼吸平稳后，用一个 50mL 的小烧杯罩住气管插管开口处，将气体导管插入烧杯底部，打开 N_2 气阀，使气体冲入烧杯，30s 后关闭气阀。观察并记录家兔吸入 N_2 的情况下，呼吸运动及呼吸曲线的变化。

（2）增加吸入气 PCO_2：待呼吸平稳后，操作与（1）一致，只是将吸入气改为 CO_2。注意呼吸运动出现显著变化即关闭气阀。观察并记录家兔吸入 CO_2 的情况下，呼吸运动及呼吸曲线的变化。

8. 改变血液中 H^+ 浓度

（1）复制代谢性酸中毒：按 1mL/kg 的剂量沿耳缘静脉注射肝素。动脉夹夹住颈总动脉近心端。用 1mL 注射器取肝素溶液少许，湿润注射器内壁后排出液体，使注射器死腔和针头内充满肝素溶液。将注射器由向心方向刺入颈总动脉内，打开动脉夹，抽血 0.5mL（注意切勿进入气泡），夹上动脉夹，拔出针头后立即将其刺入橡皮塞内以隔绝空气，尽快进行血气分析，记录正常状态下家兔的血气指标。按 5mL/kg 的剂量沿耳缘静脉缓慢注射 12%NaH_2PO_4，注射速度 3～4mL/min。观察并记录呼吸运动及呼吸曲线的变化。注射完成 10min 后，动脉采血，进行血气分析。

（2）纠正酸中毒：根据上一步操作中所测得的血气数值，按 X（mL）=|Δ ABE|× 体重（kg）/2 公式计算 5%$NaHCO_3$ 的注射剂量。沿耳缘静脉缓慢注射 5%$NaHCO_3$，注射速度 3～4mL/min。观察并记录呼吸运动及呼吸曲线的变化。注射完成 10min 后，动脉采血，进行血气分析。

9. 抑制或兴奋呼吸中枢 沿耳缘静脉缓慢注射 5% 哌替啶（0.4～1mL），观察并记录呼吸运动及呼吸曲线的变化。注意哌替啶的注射速度不宜过快，剂量应根据呼吸抑制情况进行调整，一旦肺通气曲线出现幅度下降立即停止给药，并立即静脉注射 25% 尼可刹米（0.4mL/kg），同时观察并记录呼吸运动及呼吸曲线的变化。

10. 阻断或增加迷走神经的传入冲动 采用剪断迷走神经的方式阻断迷走神经传入，观察并记录剪断一侧和两侧迷走神经后，呼吸运动及呼吸曲线的变化。用刺激强度

5～10V，刺激波宽 2ms，刺激频率 30Hz 电脉冲分别刺激迷走神经的中枢端和外周端，观察并记录呼吸运动及呼吸曲线的变化。

【实验结果】

记录各项实验结果，将原始数据整理、列表并记录（如表 9-4，表 9-5）。观察呼吸运动及呼吸曲线的变化，记录呼吸频率和每分通气量，以及复制酸中毒和解救前后的血气指标。结果以 $\bar{x} \pm s$ 表示，采用 t 检验分析。

表 9-4　各项处理前后家兔呼吸频率和每分通气量

处理因素	呼吸频率 /（次·min^{-1}）		每分通气量 /（mL·min^{-1}）	
	处理前	处理后	处理前	处理后
增加无效腔				
降低吸入气 PO_2				
增加吸入气 PCO_2				
注射 NaH_2PO_4				
注射 $NaHCO_3$				
注射哌替啶				
注射尼可刹米				
剪断一侧迷走神经				
剪断两侧迷走神经				
刺激迷走神经中枢端				
刺激迷走神经外周端				

表 9-5　家兔血气指标变化

处理因素	pH	ABE/（mmol·L^{-1}）	PaCO$_2$/mmHg	PaO$_2$/mmHg
正常				
注射 NaH_2PO_4				
注射 $NaHCO_3$				

【讨论】

结合具体实验数据分析各处理因素对家兔呼吸运动的作用及调节机制。讨论呼吸运动调节的关键因素、作用机制和生理意义。

【注意事项】

1. 麻醉时，注意观察家兔的呼吸及对刺激的反应，确保达到麻醉深度。
2. 复制酸中毒和纠正酸中毒时，应注意控制注射速度，避免家兔死亡。
3. 注射哌替啶后应密切观察呼吸改变，有明显抑制时需立即注射尼可刹米进行解救。

【思考题】

1. 影响呼吸运动的因素有哪些? 其调节机制是什么?

2. 氧分压降低或二氧化碳分压增高后,呼吸运动会发生什么变化? 为什么?

3. 如何判断酸中毒模型是否复制成功? 酸中毒对呼吸运动有何影响? 除代谢性酸中毒以外,实验中还可能出现哪些酸碱平衡紊乱?

4. 迷走神经在呼吸运动中的作用是什么? 电刺激迷走神经的中枢端和外周端对呼吸运动的影响有什么区别? 为什么?

5. 如何改进实验设计方案,观察双因素或多因素作用下呼吸运动的变化?

(齐宏妍　陈莹莹　沈　静)

实验 2　家兔急性呼吸衰竭

【课前要求】

1. 实验理论　呼吸运动的调节机制及呼吸衰竭的病理生理机制。

2. 实验方法　神经血管分离术、颈总动脉插管和气管插管操作(参考第五章第四节),家兔急性呼吸衰竭模型的复制。应用生理信号采集处理系统记录、采集呼吸、血压曲线和分析相关数据(参考第三章第二节)。

3. 实验准备　在线学习"临床问题导入""实验设计"和操作视频(数字资源 5-2,数字资源 5-11),完成自测题,预测实验结果。

【实验目的】

复制不同病因引起的急性呼吸衰竭的动物模型,分析并探讨其发病机制的异同。

【实验原理】

呼吸衰竭(respiratory failure)是指各种原因引起的肺通气和 / 或换气功能严重障碍,使静息状态下不能维持足够的气体交换,导致低氧血症伴 / 不伴高碳酸血症,进而引起一系列病理生理改变和代谢功能紊乱的临床综合征。肺通气功能障碍包括限制性通气障碍和阻塞性通气障碍。限制性通气障碍的发生与呼吸肌活动异常、肺和胸廓的顺应性下降等密切相关。阻塞性通气障碍主要与气道狭窄、阻塞相关。肺换气功能障碍包括弥散障碍、肺泡通气与血流比例失调和解剖分流增加。本实验通过制备不同因素引起家兔急性呼吸衰竭的动物模型,分析并探讨急性呼吸衰竭发生的相关机制。

【实验材料】

1. 实验对象　健康成年家兔,雌雄不拘。

2. 实验器材与药品　RM6240 多道生理信号采集处理系统,血气分析仪,呼吸换能器,气管插管,动脉夹,听诊器,胸腔穿刺针,哺乳动物手术器械,兔手术台;20% 氨基甲酸乙酯,1 000U/mL 肝素,生理盐水,油酸。

【实验方法】

1. 实验装置连接和参数设置　将流量头一端与气管插管相连,另一端与呼吸换能器相连。RM6240 系统仪器参数:通道时间常数为直流,滤波频率 30Hz,灵敏度 50～100mL/s,采样频率 800Hz,扫描速度 1s/div。

2. 麻醉、固定　家兔称重后,按 5mL/kg 的剂量沿耳缘静脉注射 20% 氨基甲酸乙酯溶液。待家兔麻醉后,将其仰位固定于手术台上。

3. 颈部手术及气管插管　于甲状软骨下缘至胸骨上缘之间进行颈部手术,沿颈部正中切口 5～7cm,分离颈总动脉,用线结扎远心端,动脉夹夹闭近心端,以备采血用。分离气管,行气管插管,观察并记录家兔平静呼吸时的呼吸曲线。具体操作参考第五章第四节和本章第二节实验 1。

4. 按 1mL/kg 的剂量沿耳缘静脉注射 1 000U/mL 肝素溶液,进行全身抗凝处理。打开颈总动脉处动脉夹,用肝素润洗过的注射器采集 0.5mL 动脉血(避免混入气泡),关闭动脉夹,针头拔出后立即刺入橡皮塞以隔绝空气,进行血气分析。

5. 复制急性阻塞性通气障碍　将流量头通气孔一端用手指堵住,使动物处于完全窒息30s 后移开手指,恢复通气。采集动脉血,进行血气分析并观察、记录呼吸曲线的变化。

6. 复制限制性通气障碍　家兔呼吸曲线恢复正常后,在其右胸第 4、5 肋间用穿刺针垂直刺入胸膜腔 1～1.5cm,引起右侧气胸,10min 后采集动脉血,进行血气分析并观察、记录呼吸变化。用 50mL 注射器将胸腔内空气抽尽(至胸膜腔内形成负压无法再抽出气体为止)。

7. 油酸诱导急性呼吸衰竭　家兔呼吸曲线恢复正常后,沿耳缘静脉缓慢注射油酸(0.3～0.6mL/kg)。观察注射油酸后动物呼吸方式的变化,听诊呼吸音变化,观察气管内是否有泡沫样液体。注入药物 30min、60min 后,观察、记录呼吸变化,采集动脉血做血气分析。

【实验结果】

记录各项实验结果,将原始数据整理、列表(表 9-6,表 9-7)。采集呼吸频率、每分通气量和血气指标,结果以 $\bar{x} \pm s$ 表示,采用 t 检验分析。

表 9-6　不同处理因素下家兔的呼吸变化

处理因素	呼吸频率/(次·min⁻¹)		每分通气量/(mL·min⁻¹)	
	处理前	处理后	处理前	处理后
阻塞性通气障碍				
限制性通气障碍				
油酸诱导呼吸衰竭				

表 9-7　不同处理因素下家兔血气指标变化

处理因素	pH	PaCO₂/mmHg	PaO₂/mmHg
正常			
阻塞性通气障碍			
限制性通气障碍			
油酸诱导呼吸衰竭			

【讨论】

结合具体实验数据讨论并分析各处理因素引起家兔呼吸衰竭的发生机制。讨论通气功能障碍和换气功能障碍对家兔呼吸曲线及血气指标的影响。

【注意事项】

1. 注意血气检测采样过程中应避免血液中混入空气。
2. 每次实验结果观察完毕后,应等呼吸运动基本恢复正常后,再进行下一项实验。
3. 气胸后胸膜腔内气体一定要抽净,待呼吸恢复正常后方可进行油酸处理。
4. 注意各种模型复制过程中要仔细、小心,以免由于操作不当引起实验对象死亡。

【思考题】

1. 阻塞性和限制性通气不足对呼吸运动会产生哪些影响?发生机制分别是什么?
2. 本实验中不同因素引起呼吸衰竭的病理生理学机制是什么?
3. 呼吸衰竭时会出现哪些血气改变,与酸碱平衡紊乱有何关系?
4. 油酸引起呼吸衰竭的发生机制是什么?

【探究性实验】

探究他汀类药物对急性呼吸窘迫综合征的治疗作用及机制

急性呼吸窘迫综合征(ARDS)是一类发病率和病死率很高的临床常见危重疾病,主要由肺部感染、创伤、休克等因素引起,并以急性进行性呼吸窘迫和顽固性低氧血症为主要表现。ARDS 的发病机制尚不明确,但已有研究发现,炎症相关因子大量释放引起的肺上皮细胞和内皮细胞损伤与 ARDS 的发生发展密切相关。感染是多种 ARDS 病因中较常见的致病因素之一。近期研究发现,他汀类药物在脂多糖诱发的急性肺损伤中,可通过促进中性粒细胞凋亡,显著减轻肺部及全身炎症。他汀类药物是羟甲基戊二酰辅酶 A 还原酶的抑制剂,具有显著的降血脂功能。近期一项随机临床试验表明他汀类药物治疗 ARDS 可显著改善患者的肺功能障碍。辛伐他汀治疗的高炎症亚型 ARDS 患者的存活率显著高于接受安慰剂治疗的患者。但在 ADRS 治疗中他汀类药物的作用机制、不良反应及其合适的使用剂量还有待进一步探索。

实验可利用生物因素[如脂多糖(LPS)]、化学因素(如胆酸)等诱导的小鼠或家兔 ARDS 动物模型,设计不同给药方式,联合不同给药剂量,检测实验动物血清中炎性介质含量(如 TNF-α 和 IL-6 等)、血气分析指标、肺泡液体清除率等,进行小动物影像学和病理组织学检测,综合分析他汀类药物对 ARDS 的治疗效果。

（齐宏妍　陈莹莹）

实验 3　家兔实验性肺水肿

【课前要求】

1. 实验理论　肺水肿的病因、发病机制及其引起呼吸衰竭的机制。

2. 实验方法　颈外静脉插管和气管插管(参考第五章第四节),家兔急性肺水肿模型的复制。应用生理信号采集处理系统记录、采集和分析相关数据(参考第三章第二节)。

3. 实验准备　在线学习"临床问题导入""实验设计"和操作视频(数字资源 5-2,数字资源 5-11),完成自测题,预测实验结果。

【实验目的】

复制急性肺水肿动物模型,观察急性肺水肿的表现和病理过程,并分析其发生机制。

【实验原理】

肺水肿(pulmonary edema)是指过量的液体积聚在肺组织间隙和/或溢入肺泡腔内的病理过程。主要由肺脏内血管与组织间液交换功能紊乱导致。根据液体积聚部位,肺水肿可以分为间质性肺水肿和肺泡性肺水肿。根据其发生机制,肺水肿还可以分为以肺毛细血管流体静压升高为特征的压力性肺水肿和以肺毛细血管通透性增大为特征的通透性肺水肿。在临床上,急性肺水肿(acute pulmonary edema)常突然发生或呈爆发性,输液过量或过快,急性心肌梗死,慢性心力衰竭等均可引起肺水肿的发生。肺水肿可严重影响呼吸功能,常诱发呼吸衰竭。

本实验通过静脉大量快速输入生理盐水并注入大剂量肾上腺素来复制急性肺水肿模型。短时间内大量快速输入生理盐水导致实验动物血压升高,血浆胶体渗透压下降,肺毛细血管流体静压升高,有效滤过压增加,组织液生成增加;大剂量肾上腺素兴奋心肌细胞,使心肌收缩力急剧增强,心率加快,回心血量过度增加,导致肺循环血容量急剧增加,肺毛细血管流体静压升高,微血管通透性增加,从而引起急性肺水肿的发生。

【实验材料】

1. 实验动物　健康成年家兔,雌雄不拘。

2. 实验器材与药品　RM6240 多道生理信号采集处理系统,血气分析仪,呼吸换能器,动脉夹,气管插管,胸腔插管,三通管,静脉导管,输液装置,听诊器,哺乳动物手术器械,兔手术台;20% 氨基甲酸乙酯溶液,生理盐水,1 000U/mL 肝素,0.1% 肾上腺素注射液,0.5%山莨菪碱注射液。

【实验方法】

1. 实验装置连接和参数设置　将流量头一端与气管插管相连,另一端与呼吸换能器相连。RM6240 系统仪器参数:通道时间常数为直流,滤波频率 30Hz,灵敏度 50～100mL/s,采样频率 800Hz,扫描速度 1s/div。

2. 麻醉和固定 将 3 只家兔随机分为对照组、实验组和治疗组。按 5mL/kg 的剂量沿耳缘静脉注射 20% 氨基甲酸乙酯，待家兔麻醉后仰卧位固定于兔手术台上，剪去颈部被毛。沿颈正中从甲状软骨向下切开颈部皮肤 5～7cm，依次分离左侧颈外静脉和气管，穿线备用。

3. 颈外静脉插管和气管插管 沿颈部中线切开皮肤，钝性分离皮下组织，将分离好的颈外静脉远心端结扎，近心端靠近结扎处剪一 V 形切口，向近心端方向插入连接输液装置的静脉导管，结扎后，打开输液开关，缓慢输入生理盐水，每分钟 5～10 滴。在分离好的气管下穿线备用，在气管上做倒 T 形切口，用棉签清理气道后，插入气管插管并固定。

4. 观察家兔正常的呼吸曲线，记录呼吸频率和每分通气量。使用听诊器听取正常的呼吸音。

5. 打开静脉输液装置，按 100mL/kg 剂量，每分钟 180～200 滴，给 3 只家兔快速输入 37℃生理盐水。

6. 实验组家兔，待输液快结束时（残留 10mL 生理盐水），迅速推注 0.1% 肾上腺素（0.5mL/kg），推注完成后继续滴注剩余的生理盐水。

7. 治疗组家兔，同 6 操作，推注肾上腺素后，立即按 20mg/kg 的剂量输入 0.5% 山莨菪碱注射液，再继续滴注剩余的生理盐水。

8. 待实验组家兔肺底部出现显著湿性啰音，且气管插管处有粉红色泡沫样液体渗出时，立即终止所有实验。夹住气管，处死 3 只家兔。打开胸腔，在气管分叉处结扎气管，防止水肿液流出，在结扎处上方切断气管，小心分离并结扎心脏及其血管。最后将肺与心脏分离。用滤纸吸干肺表面水分，称取肺的质量，计算肺系数。肺系数 = 肺质量（g）/ 体质量（kg）（正常肺系数为 4～5）。肉眼观察肺大体改变，切开肺叶，进一步观察有无泡沫样液体流出。

在输液过程中，用听诊器仔细听取肺底部是否出现湿性啰音，记录出现时间。观察整个过程中呼吸曲线的变化，观察气管插管处是否有粉红色泡沫样液体渗出。

【实验结果】

记录各项实验结果，将原始数据整理、列表（表 9-8）。观察并记录正常的呼吸曲线，采集呼吸频率和通气量，计算肺系数，记录肺啰音出现时间和有无气管流出物的出现。计量资料以 $\bar{x} \pm s$ 表示，用方差分析进行统计分析。

表 9-8 肺水肿实验数据采集表

组别	体重 /kg	呼吸频率/（次·min⁻¹）	通气量/（mL·min⁻¹）	肺系数/（g·kg⁻¹）	肺啰音出现时间 /min	是否伴有气管流出物
对照组						
实验组						
治疗组						

【讨论】

结合具体实验数据讨论并分析家兔肺水肿的发生机制，以及其对呼吸运动的影响。讨论山莨菪碱在治疗家兔肺水肿中的作用和机制。

【注意事项】

1. 实验前确认实验动物的呼吸功能正常,肺部无明显湿啰音。
2. 确认不同处理组的输液速度一致、给药剂量正确。
3. 解剖肺时,确保结扎完全,防止渗液,以免影响肺系数的准确计算。

【思考题】

1. 急性肺水肿时机体有哪些表现?
2. 大量输液和注射肾上腺素引起肺水肿的机制是什么?
3. 本实验中,各组肺系数有什么差异?为什么?
4. 急性肺水肿的诱发因素有哪些?其治疗原则是什么?

(齐宏妍 陈莹莹)

第三节 疾病动物模型

一、急性呼吸窘迫综合征动物模型

急性呼吸窘迫综合征(acute respiratory distress syndrome, ARDS)是由多种直接或间接因素(包括但不限于感染、创伤、中毒、休克、肺炎、输血、免疫反应等)导致氧合指数(oxygenation index, OI)≤ 300mmHg 的临床疾病,病死率较高。急性肺损伤(acute lung injury, ALI)可引起急性全身性炎症反应、微血管损伤,使肺血管和上皮的通透性增加,蛋白质和富含炎性细胞的液体流入肺泡腔,导致非心源性肺水肿,肺泡 - 毛细血管的气体交换减少,进而导致低氧性呼吸衰竭。临床上表现为胸闷气促、呼吸困难、进行性低氧血症,影像学上可表现为肺渗出性改变。

急性呼吸窘迫综合征动物模型(animal models of ARDS)的建立,可以有效促进 ALI 以及 ARDS 相关发病机制和治疗策略的研究。ARDS 动物模型常选择小鼠、大鼠、兔等小动物为模型动物,也可选用狗、羊、猪等大动物。根据其诱发因素不同可分为物理因素诱导模型和生物、化学因素诱导模型。可用脂多糖、盐酸作为诱导剂,气管滴注小鼠或气管内注射家兔构建 ARDS 模型,还可用氯气吸入合并缺氧、博来霉素注射复制小鼠 ARDS 模型。物理方式包括钝性胸部创伤、机械通气过度诱发小鼠、大鼠 ARDS 模型。但需注意,一些化学试剂对动物可能存在毒性作用,在操作时应严格控制剂量和不良反应,而物理性因素则要严格控制强度。近年来基因工程动物也被引入 ARDS 动物模型的制备,比如原型烟酰胺腺嘌呤二核苷酸磷酸氧化酶(NOX)缺陷的小鼠在 ARDS 模型中的应用。

二、肺纤维化动物模型

肺纤维化(pulmonary fibrosis, PF)是以肺间质弥漫性渗出、浸润和纤维化为主要病变的疾病。其发病病程长,表现为进行性肺间质纤维组织增生,肺泡壁显著增厚,肺毛细血管床减少,最终导致肺静脉、肺动脉高压,乃至右心衰竭。肺纤维化发病机制复杂,病情进展不可逆,目前仍无有效治疗方案。肺纤维化动物模型(animal models of pulmonary fibrosis)的建立对研究其发病机制和临床治疗具有重要意义。

PF 动物模型一般采用体型较小的鼠类(如小鼠、大鼠、仓鼠等)和兔,也可选用体型较大的犬、猪、羊和灵长类动物。其构建方式包括转基因方法和非转基因方法。其中转基因方法主要利用基因技术过表达细胞因子造成严重的肺纤维化。主要细胞因子包括转化生长因子 α 和 β(TGF-α、TGF-β)、白介素 IL-13、肿瘤坏死因子 α(TNF-α)和白介素 IL-1β 等。还可利用转基因技术将白喉毒素受体与 Ⅱ 型肺泡上皮细胞启动子通过载体融合,诱导 Ⅱ 型肺泡上皮细胞损伤,致肺纤维化。也可通过敲除特定基因或引入基因突变(如肺表面活性蛋白 C、肺表面活性蛋白 A2 等),建立肺纤维化动物模型。非转基因方法主要为物理、化学方法,包括博来霉素诱导法、平阳霉素诱导法、百草枯诱导法、石棉诱导法、辐射诱导法等。化学诱导法及石棉诱导法通常通过皮下、静脉注射,或者雾化吸入等途径给药。在建立动物肺纤维化模型时,药物及射线的错误使用会对实验动物和实验人员造成不必要的伤害,操作人员应加强防护和进行相关的隔离保护。

三、肺动脉高压动物模型

肺动脉高压(pulmonary hypertension, PH)是一种致命性心肺疾病,其病理特征是持续性肺血管收缩、血管重构、原位血栓形成和血管周围炎性浸润等,可导致血管腔狭窄或闭塞,引起肺血管阻力和肺动脉压力进行性增加,最终导致右心衰竭。PH 发病机制非常复杂,涉及炎症、氧化应激和代谢等,尽管对 PH 及其发生机制的研究取得了很大进展,但目前最先进的治疗方法仍然不能靶向正在进行的血管重构过程。精确阐明 PH 发病机制,寻找新的有效治疗策略一直是临床的迫切需求和研究热点。肺动脉高压动物模型(animal models of pulmonary hypertension)可为探究其病理机制及防治策略提供重要的研究手段和实验载体。

PH 动物模型一般选用大鼠或小鼠,可利用缺氧和野百合碱分别诱导 PH 动物模型,也可采用双打击模式,缺氧联合野百合碱或血管内皮生长因子受体酪氨酸激酶抑制剂,野百合碱联合肺切除术等。其中,在单纯慢性缺氧模型中,没有类似于人类 PH 的不可逆的内膜纤维化或丛状病的发生,但伴有炎症、氧化应激、线粒体功能改变等调控通路的异常。野百合碱诱导的 PH 大鼠模型能够模拟人类 PAH 的几个关键过程,包括血管重构、内皮功能障碍、平滑肌细胞增殖、炎性细胞浸润和右心室衰竭等。但不足之处是不能模拟 PH 关键的病理学特征,如新内膜形成和丛状病变。此外,随着生物技术的进展,各类基因工程小鼠被应用到 PH 模型的构建中,包括 Egln1 敲除小鼠模型、IL-6 过表达小鼠模型、S100A4 过表达小鼠模型、BMPR2 突变小鼠模型、5- 羟色胺转运体过表达小鼠模型等。这些基因工程小鼠模型为 PH 特定基因途径的机制研究和验证提供了有力的证据和支持。

四、哮喘动物模型

哮喘(asthma)是一种以气道炎症、气道高反应和气道重塑为主要特征的慢性呼吸系统疾病。大量研究表明哮喘动物模型(animal models of asthma)可以反映人类哮喘反应过程中的病理生理学变化的各个方面,包括 IgE 介导的抗原敏感性、急性支气管收缩、气道阻力增加、气道慢性炎症、辅助型 T 细胞 2（T helper 2 cell，Th2）细胞因子产生、嗜酸性粒细胞增多、晚期气道阻塞、黏液分泌增强、黏液纤毛清除率降低、气道壁重塑与平滑肌增生等。哮喘动物模型的建立是研究哮喘发病机制和发展的重要基础和实用工具，对于哮喘临床治疗药物的研究具有重要意义。

　　常用动物哮喘模型主要包括小鼠、大鼠、豚鼠、兔等。可应用哮喘诱导剂，如卵清蛋白（OVA）、屋尘螨、血小板活性因子、臭氧（O_3）、交链孢霉、呼吸道合胞病毒、脂多糖，以及直径小于 $2.5\mu m$ 的细颗粒物（PM2.5）等，反复多次暴露实验动物，构建哮喘动物模型。其中最为常用的是 OVA，OVA 不仅对造模小鼠产生影响，还可对致敏后的小鼠下一代产生持续影响。OVA 常与 Al（OH）$_3$ 联合用于小鼠哮喘造模，Al（OH）$_3$ 作为佐剂能够提高免疫系统抗原特异性 Th2 的免疫应答反应，是动物接触抗原后产生 Th2 免疫反应的最佳选择之一。哮喘动物模型可以为研究哮喘的发病机制和治疗提供研究基础，但在设计哮喘动物模型时，需要了解各种哮喘动物模型的特点、造模方法和独特表现，用于选择更合适的动物模型针对性地研究其肺组织结构或功能与人类哮喘相同环节中改变相似的内容。

（齐宏妍　陈莹莹）

第十章
消化系统实验

消化系统由消化道和消化腺两大部分组成,是摄取、转运、消化食物和吸收营养的重要功能系统。消化道平滑肌受神经系统和体液因素的调节,具有节律性运动,可以保障食物的消化和吸收。消化腺所分泌的消化液,将复杂的各种营养物质分解为肠壁可以吸收的简单化合物,再被小肠吸收进入体内,为机体的能量供给提供保障。消化系统实验通过观察消化道平滑肌收缩、伸展变化和胆汁分泌调节,加深学生对消化道运动调节和消化液分泌生理特性的理解,并探究其影响因素;通过复制肝性脑病和急性肝功能不全动物模型,研究相关疾病的发病机制和干预环节。

第一节 基础性实验

实验1 药物对离体豚鼠回肠的影响

【课前要求】

1. 实验理论 消化道平滑肌活动的生理特性和影响因素,乙酰胆碱和组胺的药理学机制。

2. 实验方法 离体豚鼠回肠标本的制备。应用生理信号采集处理系统记录、采集和分析相关数据(参考第三章第二节)。

3. 实验准备 在线学习"临床问题导入"和"实验设计",完成自测题,预测实验结果。

【实验目的】

制备豚鼠离体回肠标本,观察动物肠道平滑肌运动的生理性特点,分析不同药物和温度对肠道平滑肌运动的影响和机制。

【实验原理】

消化道平滑肌是胃肠运动的基础,其舒缩活动受神经系统和体液因素的调节。与骨骼肌、心肌一样,消化道平滑肌具有肌肉组织共有的特性,如兴奋性、传导性、收缩性等。但消化道平滑肌的兴奋性低、收缩缓慢,具有伸展性、紧张性和自动节律性,对化学、温度、机械牵张等因素敏感的特点。离体肠肌在适宜的环境中可以保持良好的生理特性。

胆碱能神经在胃肠道、膀胱等平滑肌占优势,小剂量乙酰胆碱(acetylcholine, ACh)即能激动 M 受体,使胃肠道平滑肌兴奋。阿托品(atropine)是竞争性 M 受体阻断药,能拮抗乙酰胆碱对 M 受体的激动效应。组胺(histamine)可通过兴奋 H_1 受体增强多种动物的胃肠道和气道平滑肌收缩,其中豚鼠的敏感性较高。氯苯那敏(chlorpheniramine)为 H_1 型组胺受体拮抗剂,可拮抗组胺对消化道平滑肌的兴奋作用。同时,胃肠道平滑肌上 β_1 受体占优势,肾上腺素可使平滑肌张力降低,促进其舒张。上述体液物质最终都通过影响细胞内 Ca^{2+} 水平发挥作用。本实验采用离体器官灌流的方法,观察不同药物和环境改变对豚鼠回肠平滑肌生理特性的影响。

【实验材料】

1. 实验对象 豚鼠,雌雄不拘。

2. 实验器材与药品 RM6240 多道生理信号采集处理系统,张力换能器(量程为 25g 以下),麦氏浴槽,哺乳动物手术器械,温度计;台氏液,0.01g/L 乙酰胆碱,1g/L 阿托品,0.01g/L 组胺,0.001g/L 氯苯那敏,1mol/L NaOH 溶液,1mol/L HCl 溶液。

【实验方法】

1. 实验装置连接和参数设置 实验前将 10mL 台氏液加入麦氏浴槽,打开电源,调节恒温器,使麦氏浴槽内温度稳定在(37±0.5)℃。通气管接入 $95\%O_2+5\%CO_2$ 混合气体,控制气流量,使浴槽中气泡逐个溢出为止。将胃肠张力传感器连接至 RM6240 生物信号采集系统输入通道。仪器参数:时间常数为直流,滤波频率 10Hz,灵敏度 3g,采样频率 200kHz,扫描速度 1s/div。

2. 离体小肠标本制备 用木槌击打豚鼠头部致其昏迷,放血致死。立即剖开腹腔,找到豚鼠回盲部,在距离回盲部 1cm 处剪断,取出 10cm 左右的回肠一段,迅速放入台氏液培养皿中,沿肠壁去除肠系膜,用台氏液将肠道内容物冲洗干净,再将回肠剪成 1~1.5cm 的小段。取小段肠管,在其两端对角壁处,用缝针穿线,并打结。注意保持肠管通畅,不要完全封闭。操作过程中应使离体回肠标本保存于供氧的(37±0.5)℃台氏液中。

3. 标本与仪器连接 用线扎牢肠段一端并系在浴槽固定钩上,另一端连接到张力换能器的悬臂梁上,连接生物信号采集系统,调节肌张力至 2~3g。离体肠标本稳定 10~30min 后,观察并记录一段正常张力曲线。

4. 乙酰胆碱处理 向浴槽内加入 0.01g/L 乙酰胆碱 0.2mL,观察并记录张力曲线的变化,待药物效应出现并稳定 2~3min 后,放出灌流浴槽中的所有台式液,用预备好的 37℃台氏液反复冲洗至张力恢复到给药前水平。

5. 阿托品合并乙酰胆碱处理 记录一段正常张力曲线。向浴槽内加入 1g/L 阿托品 0.2mL,作用 2min 后,再加入 0.01g/L 乙酰胆碱 0.2mL,观察并记录张力曲线的变化,按前述方法冲洗至张力恢复到给药前水平。

6. 组胺处理 记录一段正常张力曲线。向浴槽内加入 0.01g/L 组胺 0.3mL,观察并记录张力曲线的变化,待作用明显时迅速按前述方法冲洗至张力恢复到给药前水平。

7. 氯苯那敏合并组胺处理 记录一段正常张力曲线。向浴槽内加入 0.001g/L 氯苯那敏 0.2mL,作用 5min 后,不换液,再加入 0.01g/L 组胺 0.3mL,观察并记录张力曲线的变化,按前述方法冲洗至张力恢复到给药前水平。

8. 低温处理 记录一段正常张力曲线。将浸泡肠道标本的台氏液更换为 25℃，观察并记录张力曲线的变化。待作用明显时，逐步升温至 38℃，观察并记录张力曲线的动态变化。将台氏液温度调整为 37℃，待张力基本恢复正常。

9. 酸碱处理 记录一段正常张力曲线。向浴槽内加入 1mol/L HCl 0.2mL，观察并记录张力曲线的变化。待作用明显时，不换液，再加入 1mol/L NaOH 0.2mL，观察并记录张力曲线的变化。

【实验结果】

记录各项实验结果，将原始数据整理、列表。观察并记录肠段收缩的频率、幅度的变化。结果以 $\bar{x} \pm s$ 表示，采用 t 检验分析。

【讨论】

结合具体实验数据，分析处理因素对家兔肠道平滑肌运动的作用及调节机制。

【注意事项】

1. 制作标本时，应避免腹腔内温度下降过多、样本暴露时间过长、表面干燥等，以免影响肠道运动。
2. 除低温处理外，应确保肠道标本浸泡在 38℃ 台氏液中。
3. 药物不能直接滴在肠道标本上。
4. 每次处理完成后，需立即冲洗，待张力恢复至处理前水平后再进行后续操作。

【思考题】

1. 正常情况下肠道运动产生的机制和生理作用是什么？
2. 本实验中不同处理因素对小肠平滑肌活动的影响机制是什么？
3. 肾上腺素和乙酰胆碱对肠道平滑肌和心肌的影响有什么不同？
4. 钙离子在平滑肌收缩的过程中起什么作用？

（齐宏妍　王琳琳）

实验2 胆汁分泌的神经体液调节

【课前要求】

1. 实验理论 胆汁的形成、分泌和排出的调节机制。
2. 实验方法 胆总管插管以及胆汁引流操作（参考第五章第四节）。应用生理信号采集处理系统记录、采集和分析相关数据（参考第三章第二节）。
3. 实验准备 在线学习"临床问题导入""实验设计"和操作视频（数字资源 5-2，数字资源 5-11），完成自测题，预测实验结果。

【实验目的】

应用家兔胆总管插管以及胆汁引流技术,观察神经和体液因素对胆汁分泌的调控作用,分析其调节机制。

【实验原理】

胆汁(bile)由肝细胞分泌,分泌过程受神经和体液因素的调节。非消化期间,胆总管括约肌处于收缩状态,阻止胆汁排入十二指肠,因此肝细胞分泌的胆汁流入胆囊内储存、浓缩;当进食开始后,神经和体液因素促进肝细胞分泌胆汁,同时促进胆囊收缩和胆总管括约肌舒张,使胆汁流入十二指肠内,参与消化和吸收。食物是引起胆汁分泌和排出的自然刺激物;迷走神经(vagus nerve)兴奋可促进胆汁分泌和排出增多;促胰液素(secretin)、胆囊收缩素(cholecystokinin)、胆盐(bile salt)等也可促进胆汁分泌和排出。其中胆囊收缩素的促进作用最强。此外,小肠内的 pH 降低可通过刺激促胰液素的释放进而促进胆汁的分泌和排出。

【实验材料】

1. 实验对象　健康成年家兔,雌雄不拘(实验前进食)。
2. 实验器材与药品　RM6240 生物信号采集分析系统,电刺激器,哺乳动物手术器械,保护电极,注射器,针头,纱布,细塑料管;生理盐水,20% 氨基甲酸乙酯,0.1mol/L 稀盐酸,0.1% 乙酰胆碱,1×10^{-7}mol/L 促胰液素。

【实验方法】

1. 麻醉、固定和插管　按 5mL/kg 沿耳缘静脉注射 20% 氨基甲酸乙酯,待家兔麻醉后,仰卧位固定于手术台上。剪去颈部和上腹部被毛,从中线剪开颈部皮肤,钝性分离,直至暴露气管,行气管插管术。具体操作参考第五章第四节和第九章第二节实验1。

2. 胆总管插管　从剑突下沿腹中线剪开皮肤,分离下层组织,直至暴露胃和肝。用玻璃分针钝性分离膈下食管末端前壁外膜下的迷走神经前支,穿线备用;在十二指肠上端的背面肠壁上,仔细寻找一处肌肉增厚的乳白色小管,此即胆总管。用玻璃分针分离胆总管末段(近十二指肠端),穿线备用。先结扎胆总管近十二指肠入口处,再在胆总管最粗厚处剪开 1/2 胆总管管壁,将插管朝肝脏方向插入胆总管内,插管内可见有黄绿色胆汁流出,将胆总管和插管一起结扎,并固定于插管上。注意插管应基本与胆总管平行。

3. 胆汁分泌量检测　于胆总管插管流出端下方安置计滴器,再将计滴器连接至生物信号采集分析系统。观察并记录无任何刺激时的胆汁分泌量(滴/min)。正常胆汁呈不间断少量分泌。

4. 刺激迷走神经　用刺激强度 2~3V,刺激波宽 2ms,刺激频率 20~30Hz 电脉冲连续电刺激迷走神经 1min,间隔 2min 后再重复刺激。反复操作 3 次,观察胆汁分泌的潜伏期和分泌量。

5. 胆汁刺激　先耳缘静脉注射 5mL 生理盐水作为对照,再沿耳缘静脉注射 5mL 稀释的胆汁(胆汁用生理盐水稀释 10 倍),观察胆汁分泌的潜伏期和分泌量。

6. 乙酰胆碱处理 经耳缘静脉注射 0.1% 乙酰胆碱 0.5mL，观察胆汁分泌的潜伏期和分泌量。

7. 盐酸刺激 结扎十二指肠胃端和空肠端后，向十二指肠肠腔内注射 37℃ 0.1mol/L 稀盐酸 20mL，观察胆汁分泌的潜伏期和分泌量。

8. 促胰液素刺激 按 0.2μg/kg 经耳缘静脉注射 1×10^{-7}mol/L 促胰液素，观察胆汁分泌的潜伏期和分泌量。

【实验结果】

记录各项实验结果，将原始数据整理、列表（如表 10-1）。观察并记录胆汁分泌的潜伏期和分泌量。

表 10-1 胆汁分泌潜伏期和分泌量

组别	潜伏期/min	分泌量/(滴·min^{-1})
正常		
刺激迷走神经		
生理盐水		
胆汁		
乙酰胆碱		
盐酸		
促胰液素		

【讨论】

结合具体实验数据分析处理因素对家兔胆汁分泌的调节作用和机制。

【注意事项】

1. 分离胆总管时，需十分小心，避免损伤肝动脉和门静脉，引起出血。
2. 腹部创口用温热生理盐水浸湿的纱布覆盖，确保温度和湿度。
3. 注意防止插管端口被刺破或胆总管扭曲，以致引流不畅。
4. 需等待胆汁分泌恢复到处理前水平，再进行下一项实验。

【思考题】

1. 刺激迷走神经可通过什么机制来调节胆汁分泌？
2. 胆汁中什么成分影响肝胆汁分泌？如何影响？
3. 促胰液素对胆汁分泌有何作用？如何起作用？

【探究性实验】

有氧运动是否能改善梗阻性黄疸引起的肝损伤？

肝内外胆管阻塞致使胆汁排泄障碍是梗阻性黄疸发生、发展的重要因素。临床表现为皮肤、巩膜及黏膜出现黄染，粪便呈白陶土色或尿液呈深茶色。随着胆管阻塞的时间延长，胆管组织出现纤维化,造成多组织、器官的损伤,肝细胞出现坏死甚至纤维组织增生或肝硬化的发生。在此过程中炎症反应可能起到重要作用。有氧运动作为一种简易、经济的康复治疗手段,可增强粒细胞吞噬能力和机体免疫能力,在预防炎症的发生、感染性疾病的治疗方面发挥一定的促进作用。

实验对象可选择小鼠或大鼠,结合梗阻性黄疸动物模型,进行有氧运动干预,观察实验动物胆管阻塞致肝纤维化和肝损伤的改善情况。检测指标:血清总胆红素(TBIL)、总胆汁酸(TBA)、谷丙转氨酶(ALT)、谷草转氨酶(AST)、碱性磷酸酶(ALP)蛋白含量变化,血清肝纤维化指标中Ⅲ型前胶原氨基端肽(PⅢNP)、Ⅳ型胶原(C-Ⅳ)、层粘连蛋白(LN)和透明质酸(HA)含量改变,巩膜、黏膜、肤色及粪便颜色改变等,综合分析有氧运动在改善梗阻性黄疸致肝损伤中的作用。

(齐宏妍　王琳琳)

第二节　综合性实验

实验1　氨在肝性脑病发病机制中的作用

【课前要求】

1. 实验理论　肝功能不全和肝性脑病的病因和发病机制。
2. 实验方法　复制急性肝功能不全动物模型和肝性脑病动物模型,记录、采集和分析相关数据。
3. 实验准备　在线学习"临床问题导入""实验设计"和操作视频(数字资源5-2,数字资源5-10),完成自测题,预测实验结果。

【实验目的】

复制急性肝功能不全的动物模型,观察肝性脑病时动物的功能代谢变化,探究氨在肝性脑病发生发展过程中的作用和机制。

【实验原理】

肝性脑病(hepatic encephalopathy)是继发于严重肝病的神经精神综合征,发病机制的主要假说有:氨中毒学说、假性递质学说、血浆氨基酸失衡学说、γ-氨基丁酸(GABA)学说等。其中,氨中毒学说研究最充分。临床上大多数肝性脑病患者伴有血氨升高,而降血氨治疗可显著缓解部分患者的临床症状。正常情况下,血氨的产生和清除保持动态平衡,其中肝脏内的尿素循环是维持氨代谢的关键环节。当肝功能严重受损时,肠道产氨过多,吸收入血,引起血氨升高。同时,肝脏功能障碍,导致氨不能通过尿素循环有效排出体外,加剧血氨升高。增高的血氨可通过血脑屏障对中枢神经系统产生毒性作用,诱发肝性脑病的症状和体征。

谷氨酸可结合血中的氨转化为谷氨酰胺，经肾脏排出，能有效降低血氨。同时谷氨酸还可参与脑细胞代谢，改善中枢神经系统功能。

本实验以氨中毒学说为基础，通过结扎法阻断肝脏大部分血供制作急性肝功能障碍动物模型，再经十二指肠插管注射氯化铵，复制肝性脑病典型症状动物模型。观察血氨升高后肝性脑病症状的产生，并使用谷氨酸钠进行治疗，探讨血氨变化在肝性脑病发病机制中的作用和谷氨酸钠对肝性脑病的治疗原理。

【实验材料】

1. 实验动物　健康成年家兔，雌雄不拘。
2. 实验器材与药品　血氨测定仪，十二指肠插管（附三通），动脉夹，哺乳动物手术器械，注射器；1 000U/mL肝素，1%普鲁卡因溶液，2.5%复方氯化铵溶液，2.5%复方谷氨酸钠溶液。

【实验方法】

1. 家兔称重后，按5mL/kg的剂量沿耳缘静脉注射20%氨基甲酸乙酯。麻醉后固定于兔手术台上。
2. 按1mL/kg的剂量沿耳缘静脉注射肝素，对家兔行颈动脉插管，采集动脉血进行血氨测定。具体操作参考第五章第四节。
3. 从胸骨剑突起沿正中切开6～8cm切口，打开腹腔，暴露肝脏，用左手示指和中指伸至肝膈，分别置于镰状韧带两侧并下压肝脏，用右手剪断肝与腹肌之间的镰状韧带，仔细辨明肝脏各叶，用粗棉线绕左外叶、左中叶、方形叶和右中叶的根部一周后结扎，阻断肝血流。
4. 沿胃幽门部向下找出十二指肠，经肠系膜穿一粗线，并将线头固定在兔台竖杆上，用于牵引十二指肠。在十二指肠上做一小切口，向空回肠方向插入十二指肠插管4～5cm，并进行荷包缝合、固定，用组织钳关闭腹腔切口。
5. 根据实验内容将家兔随机分为对照组、氯化铵组和谷氨酸钠合并氯化铵组。

（1）氯化铵组：通过每隔5min向十二指肠内注射2.5%复方氯化铵5mL，观察并记录家兔呼吸、角膜反射、瞳孔大小、对疼痛刺激的反应，直至出现全身性抽搐反应时，停止注射。采集颈动脉血，进行血氨测定，并记录推注的氯化铵总量。

（2）对照组：除不进行肝叶结扎术外，其余操作与氯化铵组一致。先推注至氯化铵组相当剂量的复方氯化铵（按mL/kg计算），观察并记录家兔有无出现抽搐症状，采集颈动脉血，测量血氨。再继续推注氯化铵直至家兔出现全身性抽搐反应时，停止注射，再次采集颈动脉血，测量血氨，并记录推注的氯化铵总量。

（3）谷氨酸钠合并氯化铵组：与氯化铵组操作一致，沿耳缘静脉先缓慢注入复方谷氨酸钠溶液（20mL/kg），再注射复方氯化铵。推注至氯化铵组相当剂量的复方氯化铵（按mL/kg计算），观察并记录家兔有无出现抽搐症状，停止注射，采集颈动脉血并测量血氨。继续推注复方氯化铵直至家兔出现全身性抽搐反应时，停止注射，再次采集颈动脉血，测量血氨，并记录推注的氯化铵总量。

【实验结果】

记录各项实验结果，将原始数据整理、列表。观察并记录各组家兔呼吸、角膜反射、瞳孔大小、对疼痛刺激的反应、血氨变化以及推注的氯化铵总量。结果资料以 $\bar{x} \pm s$ 表示，用方差分析进行统计分析。

【讨论】

结合具体实验数据分析血氨升高在诱发肝性脑病临床症状中的作用和机制，以及谷氨酸钠在改善肝性脑病症状中的作用和机制。

【注意事项】

1. 剪镰状韧带时需避免刺伤膈肌、肝脏和下腔静脉。
2. 游离肝脏时，动作应轻柔，以免肝叶破裂出血。应于肝叶根部进行结扎，且确保扎牢、扎紧。
3. 十二指肠插管要结扎牢固，避免复方氯化铵溶液外漏。

【思考题】

1. 血氨升高引起肝性脑病的机制是什么？
2. 谷氨酸缓解肝性脑病的作用机制是什么？
3. 肝在氨代谢过程中起什么作用？
4. 氯化铵组与对照组注射相当剂量的氯化铵后，家兔出现不同症状的原因是什么？

【附】

溶 液 配 制

1. 复方氯化铵溶液　氯化铵 25g，碳酸氢钠 15g，溶于 5% 葡萄糖溶液 1 000mL 中。
2. 复方谷氨酸钠溶液　谷氨酸 25g，溶于 5% 葡萄糖溶液 1 000mL 中。

【探究性实验】

天冬氨酸鸟氨酸与乳果糖联合应用在治疗肝性脑病中的效果探究

乳果糖是人工合成的含酮双糖，口服进入肠道后在细菌的作用下 1 分子的乳果糖可生成 4 分子的酸，使肠腔内 pH 下降。NH_3 在酸性环境中变成 NH_4^+，不易被肠黏膜吸收，从而降低血氨以治疗和预防肝性脑病。天冬氨酸鸟氨酸能为尿素和谷氨酰胺的合成提供底物。鸟氨酸能激活尿素合成过程中的关键酶鸟氨酸氨基甲酰转移酶和氨基甲酰磷酸合成酶，促进氨的代谢，降低血氨水平。天冬氨酸是氨的解毒产物，同时也是氨的储存及运输形式。因此，可结合实验动物模型探究天冬氨酸鸟氨酸与乳果糖联合应用在治疗肝性脑病中的作用。

实验对象可选择家兔或大鼠，复制肝性脑病动物模型，设置不同处理剂量组，不同给药方式进行天冬氨酸鸟氨酸与乳果糖联合治疗。观察指标包括血氨浓度、血气指标、动物体征变化等，综合分析天冬氨酸鸟氨酸与乳果糖联合治疗的效果。

（齐宏妍　王琳琳）

实验 2　肝功能不全及铵盐酸碱度对氨中毒的影响

【课前要求】

1. 实验理论　肝功能不全的病因和发病机制。
2. 实验方法　复制肝功能不全动物模型,记录、采集和分析相关数据。
3. 实验准备　在线学习"临床问题导入"和"实验设计",完成自测题,预测实验结果。

【实验目的】

复制小鼠肝功能不全的动物模型,分析肝功能障碍和不同酸碱度铵盐对动物氨中毒的影响。

【实验原理】

肝功能不全(hepatic insufficiency)指各种因素造成肝细胞严重损伤,引起肝脏形态结构破坏,并使其分泌、合成、代谢、解毒、免疫等功能严重障碍,机体继而出现黄疸、出血倾向、严重感染、肝肾综合征、肝性脑病等临床综合征。肝功能不全的晚期一般称为肝功能衰竭(hepatic failure),主要表现为肝性脑病和肝肾综合征。

本实验利用皮下注射四氯化碳复制小鼠肝损伤的动物模型,再经腹腔注射铵盐引起血氨升高,诱发肝性脑病症状。同时通过改变注射铵盐的 pH,比较酸碱度在氨中毒引起肝性脑病中的作用。

【实验材料】

1. 实验对象　成年小鼠,雌雄不拘。
2. 实验器材与药品　注射器,5.5～9.0 pH 试纸;10% 四氯化碳植物油溶液,0.3mol/L 氯化铵溶液,0.15mol/L 碳酸铵溶液,生理盐水。

【实验方法】

1. 实验开始前 24h,取体重相近性别相同的小鼠共 5 只,随机标记为 A、B、C、D、E 组。A、C、E 鼠按 0.2mL/10g 的剂量皮下注射 10% 四氯化碳植物油溶液,复制肝损伤模型。B、D 鼠皮下注射同体积溶剂(植物油溶液)。
2. 实验当天,用 pH 试纸分别测定并记录氯化铵与碳酸铵溶液的 pH。
3. B、C 鼠同时腹腔注射 0.3mol/L 氯化铵(0.5mL/10g),A 鼠注射等量生理盐水,D、E 鼠腹腔注射 0.15mol/L 碳酸铵(0.5mL/10g),记录注射时间。
4. 仔细观察并记录各小鼠的角膜反射、抽搐时间和死亡时间等。

【实验结果】

记录各项实验结果,将原始数据整理、列表(如表 10-2)。观察并记录各组小鼠的角膜反射、抽搐时间和死亡时间等。结果以 $\bar{x} \pm s$ 表示,用方差分析进行统计分析。

表 10-2　小鼠抽搐和死亡时间

组别	抽搐时间 /min	死亡时间 /min
CCl₄+ 生理盐水		
植物油 + 氯化铵		
CCl₄+ 氯化铵		
植物油 + 碳酸铵		
CCl₄+ 碳酸铵		

【讨论】

结合具体实验数据，讨论肝功能障碍及不同酸碱度的铵盐在氨中毒诱发肝性脑病中的作用和机制。

【注意事项】

1. 准确记录给药时间及出现指标改变的时间。
2. 注射试剂需同时进行。

【思考题】

1. 肝功能障碍对小鼠氨中毒的耐受性有何影响？
2. pH 变化在血氨代谢平衡中的调控作用是什么？
3. 结合实验结果，分析 pH 不同的铵盐引起的血氨升高在诱发肝性脑病过程中的异同点。

（齐宏妍）

第三节　疾病动物模型

一、肝纤维化动物模型

肝纤维化（hepatic fibrosis）是肝脏对各种慢性损伤的一种代偿性反应，可引起肝细胞变性、炎症、坏死等变化，进而刺激肝细胞外基质合成与降解失调，造成肝脏内的纤维结缔组织异常增生、沉积。肝纤维化被认为是一个动态的病理过程，涉及复杂的细胞和分子机制，以肝星状细胞（hepatic stellate cell，HSC）活化为主要病理特征。HSC 活化后，可获得肌成纤维细胞表型，分泌大量细胞外基质（extracellular matrix，ECM），并沉积于肝脏。ECM 的持续沉积，会造成肝脏内纤维结缔组织异常增生，肝脏组织变形变硬，最终可发展为肝硬化甚至肝癌。

肝纤维化动物模型（animal models of hepatic fibrosis）以啮齿类动物为主，包括大鼠、小鼠以及转基因小鼠等。可采用胆汁淤积、酒精、化学因素、免疫因素等诱导肝纤维化建立相应动物模型，通过检测肝功能指标，HE 和 Masson 染色来追踪肝纤维化的发生发展过程，为肝纤维化发病机制的探索、早期诊断、药物干预、治疗以及改善肝硬化病情和预后提供实验基础。胆总管结扎是制备胆道梗阻性胆汁淤积肝纤维化最常用的方法，一般3～4周可表现出肝纤维化表型，成模率较高，且指标稳定、明显。此外，研究发现多药耐药基因2（MDR2）、转化生长因子βⅡa（TGFBR2）、白介素2受体α（IL2RA）、阴离子交换泵2（anion exchanger 2，Ae2a，Ae2b）等基因与胆汁淤积诱发的肝纤维化密切相关。针对上述靶点的转基因敲除或过表达小鼠，也可诱发肝纤维化表型，且与人原发性硬化性胆管炎的组织学病变相似。制作化学诱导致肝纤维化模型，常采用四氯化碳（CCl_4）、二甲基亚胺（DMN）、硫代乙酰胺（TAA）注射或口服的方式，建模过程短，且稳定，但由于上述化合物均具有毒性，易诱发小鼠死亡，使用时应严格控制剂量并要求操作人员做好安全防护。此外，在小鼠的饲料中添加一定比例的3，5-二乙氧基羰基-1，4-二氢-2，4，6-三甲基吡啶（DDC）和α-萘异硫氰酸盐（ANIT），或用56%的乙醇喂养，也可诱导动物肝纤维化的发生。免疫因素致肝纤维化，一般应用免疫诱导剂刀豆球蛋白A、2-辛炔酸耦联牛血清白蛋白（2OA-BSA）磷酸盐等，通过激活T细胞分泌大量细胞因子，诱发肝损伤，形成肝纤维化。免疫模型是通过肝脏免疫性损伤而诱导造模，造模方法较稳定，成功率高，对动物其他器官损伤较轻，且肝纤维化持续时间长，但缺乏人类肝脏病毒感染后实质持续损伤的病理过程。

二、非酒精性脂肪性肝炎动物模型

非酒精性脂肪肝病（non-alcoholic fatty liver disease，NAFLD）是一种严重危害人类健康的慢性代谢性疾病，表现为代谢应激性肝损伤，以甘油三酯（triglyceride，TG）在肝细胞沉积为主要特征。NAFLD的疾病谱包括单纯性脂肪肝、非酒精性脂肪性肝炎（non-alcoholic steatohepatitis，NASH）、肝硬化和肝细胞癌。近年来，随着高热量饮食的过度摄入、久坐少动的工作方式、人均寿命的增加，以及肥胖和2型糖尿病发病率的攀升，导致NAFLD发病率持续增高，成为我国最常见的慢性肝脏疾病之一。NASH作为NAFLD较严重的进展阶段，表现为严重的肝脏脂肪堆积、炎症反应和纤维化。NASH患者10年内肝硬化和肝癌发生率高达25%，已成为全球范围内的重大公共卫生问题。

非酒精性脂肪性肝炎动物模型（animal models of non-alcoholic steatohepatitis）的建立对深入研究和评价临床治疗药物的药效具有重要意义。NASH动物模型一般选取小鼠、大鼠为模型动物，可通过膳食诱导法、药物诱导法等方式构建。其中膳食诱导法，可利用甲硫氨酸和胆碱缺乏，高脂、高糖饮食，高脂饮食联合高胆固醇、胆酸盐，果糖合并高碳水化合物等多种方式喂养小鼠或大鼠，一般在数月后可出现脂肪肝，甚至肝纤维化表型。药物诱导法是利用化学毒素损伤肝细胞，诱导实质性肝损伤和纤维化，这些模型中的纤维化最终可发展为肝硬化，甚至肝癌。药物诱导法可采用四氯化碳（CCl_4）、硫代乙酰胺（TAA）、链脲佐菌素（STZ）等腹腔注射大鼠或小鼠，同时合并高脂喂养，短时间内（一般4～6周后）可表现出NASH表型。此外，随着基因编辑技术的进步，调控糖脂代谢关键功能的转基因小鼠模型也广泛地应用到NAFLD的研究中，比如瘦素受体编码基因（leptin receptor）、瘦素基因（leptin）、甾醇调节结合蛋白-1（SREBP-1）等基因工程小鼠。总之，实验者可选择适合的动物模型，结合肝功能检测、组织学分析等方法，开展NAFLD的发病机制探索、新药研发等工作。

三、肠炎动物模型

溃疡性结肠炎(ulcerative colitis, UC)主要表现为结肠黏膜层及黏膜下层的持续性炎症,主要临床表现包括反复发作的腹痛、腹泻、黏液脓血便、形体消瘦等。本病具有复发率高的特点,且长期用药易导致多种不良反应的发生。溃疡性结肠炎动物模型是探索 UC 发病机制、研发新药、优化治疗方案的基本研究手段,具有重要的临床意义。

溃疡性结肠炎动物模型常选用大鼠和小鼠。应用葡聚糖硫酸钠(DSS),口服或肛门灌肠三硝基苯磺酸(TNBS)/乙醇,二硝基氯苯(DNCB)/乙醇混合液,造模后可通过组织学方法检测结直肠组织结构的破坏情况(包括结构排列紊乱、炎症细胞浸润等),观察实验动物是否出现腹泻、血便、体重减轻等 UC 的疾病症状,还可以结合分子生物学实验技术检测指标分子的表达水平等进行相关研究。

四、肝性脑病动物模型

肝性脑病(hepatic encephalopathy, HE)是由于严重的急、慢性肝功能障碍和/或门体静脉分流所引起的大量毒性代谢产物在脑内增加,导致患者出现中枢神经系统功能障碍的疾病,在临床上常表现为以意识障碍为主的一系列精神、神经症状。HE 主要分为 3 种类型:A 型,急性肝功能衰竭相关的 HE;B 型,单纯门体旁路所引起的 HE;C 型,伴肝硬化和门静脉高压和/或门体分流的 HE。肝性脑病的发生是多种因素作用的结果,其发病机制仍未完全阐明。肝性脑病动物模型(animal models of hepatic encephalopathy)为深入探索肝性脑病发病机制,寻找更有效的治疗方法提供了重要的实验基础。

HE 动物模型常选用大鼠或家兔作为实验动物。其中 A 型 HE 动物模型可采用硫代乙酰胺(TAA)、D-氨基半乳糖(D-GaIN)/脂多糖(LPS)、四氯化碳(CCl_4)、乙醇、对乙酰氨基酚等化学药剂诱导,结合皮下注射、腹腔注射和灌胃等方法。也可采用肝断流手术、部分或全肝脏切除术等方法造模。其中 TAA 在制备 HE 模型中被广泛应用。TAA 腹腔注射具有重复性好、易操作、成功率高的特点,且与人类 HE 相似度较高,是目前常用的造模方法。B 型 HE 动物模型则需通过门腔静脉吻合术或胆管结扎而建立,其手术操作较复杂,建模难度较大。C 型 HE 动物模型可通过药物诱导结合手术的方法完成。HE 动物模型检测指标可分为行为学指标和生化指标。建模后可结合行为学实验(迷宫、游泳、旋转、记忆等),以及实验动物血氨水平、肝功能、肝组织学病变等,综合分析实验动物的精神、神经状态,进而用于肝性脑病的相关研究。

五、急性肝损伤模型

急性肝损伤(acute liver injury)是指患者既往无慢性肝病基础,由各种病因引起的肝脏结构和功能异常。一般病程不超过半年。临床上常表现为血清转氨酶、胆红素水平升高,甚至会诱发肝衰竭、凝血功能障碍、肝性脑病等。目前,急性肝损伤的治疗仍是亟待解决的全球性问题。针对各种急性肝损伤的治疗药物的筛选,在很大程度上依赖于与人类肝脏疾病病理机制相似的实验动物模型的建立和应用。

急性肝损伤模型(animal models of acute liver injury)常采用大鼠、兔作为实验动物,可通过注射或灌胃方式,应用四氯化碳(CCl_4)、α-萘异硫氰酸酯(ANIT)、3,5-二乙氧基羰

基 -1,4- 二氢 -2,4,6- 三甲基吡啶（DDC）、D- 氨基半乳糖 / 脂多糖（D-GalN/LPS）、对乙酰氨基酚（APAP）等化学药物诱导法建立。急性肝损伤的评价指标包括生化指标，如肝功能检测指标 [血清谷丙转氨酶（ALT）、谷草转氨酶（AST）]、胆汁淤积指标 [血清碱性磷酸酶（ALP）]、肝脏转运清除指标（血清总胆红素）和肝脏合成功能指标 [血清白蛋白（Alb）、凝血酶原时间]，以及肝组织病理组织学检查（HE 染色，炎症浸润评级等）。各种建模方法各有优缺点，比如 CCl_4 诱导的急性肝损伤模型稳定性强、可重复性好、方法简便，但 CCl_4 毒性高，且易挥发；ANIT 或 DDC 诱发的胆汁淤积性肝损伤模型操作简便、重复性好，且与人类肝内胆汁淤积的病变过程类似，但建模进程较慢。所以，实验者可根据具体课题选择适合的急性肝损伤模型进行相关的深入研究。

（齐宏妍　王琳琳）

第十一章
泌尿系统实验

哺乳动物的泌尿系统由肾脏、输尿管、膀胱及尿道组成。肾脏产生的尿液，经输尿管流入膀胱贮存，膀胱中的尿液到达一定容量后刺激尿意产生，使尿液经尿道排出体外。

泌尿系统是机体代谢产物的重要排泄途径。营养物质的代谢产物，衰老的细胞破坏时所形成的废物、水、无机盐、蛋白质等均可随尿液排泄。除了尿生成功能外，泌尿系统还能合成和分泌多种具有生物活性的物质，与循环系统及呼吸系统协同作用，调节机体水、电解质和酸碱平衡，以维持内环境的稳定。调节尿浓度和尿量的激素机制主要有三种：肾素-血管紧张素-醛固酮（renin-angiotensin-aldosterone，RAA）机制、抗利尿激素（antidiuretic hormone，ADH）机制和心钠肽（atrial natriuretic peptide，ANP）机制。这些机制在不同的条件下被激活，它们共同作用以实现内环境稳定。

本章通过动物实验分析生理及疾病状态下影响体液平衡的因素及其作用机制，探究临床泌尿系统疾病的发生发展机制及治疗的基本原理。

第一节　基础性实验

实验1　尿生成的影响因素

【课前要求】

1. 实验理论　尿生成和排出的生理机制，水、电解质代谢紊乱的病理生理机制，利尿药的药理作用及机制。神经、体液因素（生理盐水、葡萄糖、去甲肾上腺素、垂体后叶素）和药物（呋塞米）对尿生成的影响及作用机制。查阅相关理论的研究进展。

2. 实验方法　家兔麻醉固定、颈部手术、输尿管插管和尿量测量方法，应用生理信号采集处理系统记录、采集和分析相关数据（参考第三章第二节，第五章第四节）。

3. 实验准备　在线学习"临床问题导入"和"实验设计"，完成自测题，预测实验结果。

【实验目的】

运用膀胱或输尿管插管技术，观察各种因素对尿生成的影响，并分析其作用机制。

【实验原理】

尿液生成（urine formation）的基本过程包括：①肾小球的滤过作用：血液流经肾小球时，

血浆中的水、电解质和小分子有机物从肾小球滤过,形成肾小球滤过液,即原尿;②肾小管和集合管的重吸收:原尿流经肾小管,99%的水分被重吸收,葡萄糖和蛋白质等营养物质也全部被重吸收到血液中,其中近曲小管是这些物质重吸收的主要场所;③肾小管和集合管的分泌与排泄:肾小管和集合管上皮细胞将它们周围毛细血管血液中的一些成分,以及这些细胞本身产生的一些物质分泌或排泄到管腔中。其中,肾小球滤过作用的动力来源于有效滤过压,主要取决于肾小球毛细血管血压、血浆胶体渗透压和肾小囊内压。正常情况下,肾小囊内压比较稳定。当全身动脉血压波动于80～180mmHg范围内时,肾小球毛细血管血压通过自身调节也能保持相对稳定,超过该范围则会随血压变化而变化,进而影响肾小球滤过率。而血浆胶体渗透压降低可导致有效滤过压增大,肾小球滤过增加。此外,多种因素可影响肾小管、集合管的泌尿功能,包括肾小管溶液中溶质浓度和抗利尿激素分泌等。肾小管溶质浓度增高,可妨碍肾小管对水的重吸收,使尿量增加;抗利尿激素可促进肾小管与集合管对水的重吸收,导致尿量减少。本实验主要探究神经、体液和药物因素对家兔尿生成的影响。

【实验材料】

1. 实验对象 家兔,体重2～2.5kg,雌雄不拘。
2. 实验器材与药品 RM6240生物信号采集处理系统,尿液自动分析仪(URIT-500B),膀胱插管,注射器(1mL、10mL、20mL)、哺乳动物手术器械,兔手术台,尿试纸条(URIT-11G);20%氨基甲酸乙酯,肝素,20%葡萄糖溶液,生理盐水,0.01%去甲肾上腺素,1 000U/L垂体后叶素,1%呋塞米(速尿),0.6%酚红,10%NaOH。

【实验方法】

1. 仪器连接和参数设置 计滴器插入RM6240多道生理信号采集处理系统相应插口,连接第1通道。启动软件,刺激器刺激模式为连续单刺激,刺激强度5～10V,刺激波宽5ms,刺激频率30Hz。
2. 麻醉固定 按5mL/kg的剂量耳缘静脉注射20%氨基甲酸乙酯。待兔麻醉后,将其仰卧,先后固定四肢及头部。
3. 颈部手术 剪去颈前部被毛,正中切开皮肤5～7cm,钝性分离颈部组织,分离右侧迷走神经,在迷走神经下穿线备用(参考第五章第四节)。
4. 腹部手术 从耻骨联合向上沿中线做长约4cm的切口,沿腹白线切开腹腔,将膀胱轻拉至腹壁外,辨认清楚膀胱和输尿管的解剖位置,用止血钳提起膀胱前壁(靠近顶端部分),选择血管较少处,切一纵行小口,插入膀胱插管后结扎。使插管的引流管出口处低于膀胱水平,用培养皿盛接由引流管流出的尿液。如膀胱容积仍较大时,可用粗棉线将膀胱扎掉一部分,使膀胱内的贮尿量减至最少。用线结扎膀胱颈部以阻断膀胱与尿道的通路。术毕用温热的生理盐水纱布覆盖腹部创口。
5. 连续记录尿流量(滴/min)。
6. 盐水负荷增加 按10mL/kg的剂量静脉快速注射37～38℃的生理盐水,尿量记录最多时的数据。取尿液5mL做一次尿糖水平检测。尿糖半定量检测方法:混匀标本,浸润试纸条,把试纸条背面多余尿液用滤纸吸干,放置URIT-500B自动尿液分析仪测试位进行样本分析,记录尿糖水平。

7. 刺激迷走神经 待尿量恢复稳定后,剪断右侧迷走神经,用强度 5～10V,频率 30Hz,波宽 5ms 的电脉冲间断刺激右侧颈迷走神经的外周端 1～2min,尿量记录最少时的数据。

8. 注射葡萄糖溶液 待尿量恢复稳定后,静脉注射 20% 葡萄糖溶液 5mL,当尿量显著变化时,取流出的尿液做一次尿糖水平检测。尿量记录最多时的数据。

9. 注射去甲肾上腺素 待尿量恢复稳定后,静脉注射 0.01% 去甲肾上腺素 0.3mL,尿量记录最少时的数据。

10. 注射利尿剂 待尿量恢复稳定后,按 5mg/kg 的剂量静脉注射 1% 呋塞米,尿量记录最多时的数据。

11. 注射酚红 静脉注射 0.6% 酚红 0.5mL,用盛有 10%NaOH 溶液的培养皿收集尿液,计算从注射酚红起到尿中刚出现酚红所需的时间(酚红在碱性液中呈红色,可在培养皿下垫一张白纸以便观察)。

12. 注射垂体后叶素 按 0.75U/kg 的剂量静脉注射 1 000U/L 垂体后叶素,尿量记录最少时的数据。

【实验结果】

记录各项实验结果(表 11-1)。定量结果以 $\bar{x} \pm s$ 表示,采用 t 检验对家兔各项实验处理前后的尿量改变和尿糖水平进行统计学分析。

表 11-1 各种因素对家兔尿量的影响

处理因素	尿量/(滴·min^{-1})	
	处理前	处理后
生理盐水		
电刺激迷走神经末梢端		
葡萄糖溶液		
去甲肾上腺素		
呋塞米		
垂体后叶素		

【讨论】

结合具体实验数据,讨论各处理因素对家兔尿量的影响及作用机制,分析影响实验结果的干扰因素(包括处理与非处理因素),总结实验结论,提出实验改进的方法和策略。

【注意事项】

1. 为保证家兔在实验中有充分的尿液排出,实验前给家兔多喂青菜,或者在麻醉后向兔胃内灌入 40～50mL 清水,以增加基础尿量。

2. 实验需进行多次耳缘静脉注射,为避免药液渗漏,注射位置应从远心端开始,逐次移向近心端。

3. 腹部手术切口不宜过大,以免导致家兔出现损伤性尿闭。手术操作中应避免损伤腹部脏器。

4. 膀胱插管操作宜轻柔,避免膀胱受刺激而排空,增加插管难度。

5. 实验处理应在上一项处理的效应消失,尿量恢复基础水平后再进行。

【思考题】

1. 本实验中哪些因素通过影响肾小球滤过率而影响尿量? 它们各自的作用机制如何?

2. 家兔静脉注射高渗葡萄糖 5mL 为什么会引起利尿? 试以理论计算证明动物出现糖尿的机制。

3. 试述垂体后叶素对家兔尿量影响的机制。

4. 试述血浆中的酚红经肾排泄的过程,以及酚红排泄时间的临床意义。

（王梦令）

实验 2 家兔急性肾损伤

【课前要求】

1. 实验理论 急性肾损伤的病因、发病机制和病理改变。

2. 实验方法 颈总动脉插管,颈外静脉插管,输尿管插管,血肌酐和尿肌酐测定,尿常规检查;分光光度计使用;光学显微镜使用(参考第五章第一节、第二节和第四节)。

3. 实验准备 在线学习“临床问题导入”“实验设计”和操作视频(数字资源 5-2,数字资源 5-10),完成自测题,预测实验结果。

【实验目的】

复制氯化汞诱导急性肾损伤的动物模型,观察急性肾损伤时血液和尿液检查指标的变化及肾形态学的改变,分析其致病因素及发病机制。

【实验原理】

肾脏具有排泄代谢产物,调节水、电解质和酸碱平衡,调节血压和产生多种激素等重要功能。引起急性肾损伤(acute kidney injury, AKI)的病因主要有肾前性、肾性和肾后性三类。氯化汞是重金属盐,家兔皮下或肌内注射大剂量氯化汞,可引起以急性肾小管坏死(acute tubular necrosis, ATN)为主的肾性 AKI。肾性 AKI 时尿比重低,尿钠浓度高,尿常规有血尿,镜检有多种细胞并有管型(颗粒管型和细胞管型等),尿肌酐与血肌酐比值常低于20,钠排泄分数大于 1%。本实验主要测定氯化汞引起家兔 AKI 时酚红排泄率、尿肌酐/血肌酐比值及肾形态学的改变。

【实验材料】

1. 实验对象 健康成年家兔,雌雄不拘。

2. 实验器材与药品 尿液自动分析仪（URIT-500B），哺乳动物手术器械，分光光度计，光学显微镜，离心机，恒温水浴槽，尿试纸条（URIT-11G）；1% 氯化汞，20% 氨基甲酸乙酯，0.6% 酚红，10%NaOH，醋酸，肌酐标准应用液，生理盐水，20% 葡萄糖。

【实验方法】

1. 复制急性肾损伤模型 20 只家兔称重，编号。随机分为肾损伤组和对照组，每组 10 只。于实验前 24h，肾损伤组兔按 0.8～1.0mL/kg 的剂量皮下注射 1% 氯化汞复制急性肾功能损伤模型；对照组家兔皮下或肌内注射等量的生理盐水。

2. 动物手术

（1）麻醉固定：按 5mL/kg 的剂量经耳缘静脉注射 20% 氨基甲酸乙酯麻醉家兔。家兔麻醉后，仰卧固定。

（2）颈总动脉插管：颈部正中剪毛，切开皮肤分离一侧颈总动脉，结扎颈总动脉远心端，用动脉夹夹闭近心端，用眼科剪在动脉壁上剪一 V 形小口，向近心端方向插入动脉插管并结扎固定，以备采血。

（3）颈外静脉插管：分离一侧颈外静脉，用线结扎颈外静脉远心端，在静脉壁上剪一小口，向近心端方向插入静脉插管并结扎固定，用于输液。

（4）输尿管插管：下腹部剪毛，从耻骨联合向上沿中线做一长约 4cm 的切口，沿腹白线打开腹腔，暴露膀胱，在膀胱底部仔细分离两侧输尿管。用粗线结扎近膀胱处的两侧输尿管，以阻断尿流，待其充盈后，在两侧输尿管近结扎处用眼科剪各剪一小口，向肾脏方向插入一根细导尿管，结扎固定。将两侧导尿管外端用线扎在一起，用于收集尿液。手术完毕后，用温热的生理盐水纱布覆盖颈部和腹部手术创口。

（5）收集尿液：用注射器抽取尿液 2mL，作尿肌酐、尿常规检查用。

3. 实验观察

（1）血清和尿液肌酐含量测定（苦味酸沉淀蛋白法）：静脉输液前打开动脉夹，经动脉导管采血 3mL 于干燥试管内，静置 10min 后，3 000r/min 离心 15min，小心吸取血清置于另一清洁试管中，用于测血肌酐。取玻璃试管 3 支，分别编号为空白管、标准管及测定管。按表 11-2 加样，混匀，37℃水浴 30min，分光光度计波长选择 510nm，空白管调零，读光密度（OD）值。各管加 50% 乙酸溶液两滴，放置 6min 后，再测 OD 值，计算血清肌酐（[Cr]$_s$）。

表 11-2 血清肌酐测定

试剂	标准管 /mL	测定管 /mL	空白管 /mL
肌酐标准应用液（0.05mg/mL）	0.4	—	—
血清	—	0.4	—
蒸馏水	—	—	0.4
碱性苦味酸	4.0	4.0	4.0

$$[Cr]_s(mg\%) = \frac{OD_{测} - OD'_{测}}{OD_{标} - OD'_{标}} \times 0.01/0.2 \times 100\%$$

按表 11-3 加样，混匀，放 10min 后加蒸馏水 6.0mL，摇匀，分光光度计波长 510nm，空白管调零,读 OD 值,计算尿肌酐([Cr]$_u$)。

表 11-3 尿肌酐测定

试剂	测定管 /mL	标准管 /mL	空白管 /mL
尿液(原尿或 1∶50 稀释)	0.1	—	—
肌酐标准应用液(0.05mg/mL)	—	0.1	—
蒸馏水	—	—	0.1
碱性苦味酸	2.0	2.0	2.0
125g/L NaOH	0.5	0.5	0.5

$$[Cr]_u(mg\%)=\frac{OD_{测}}{OD_{标}}\times 0.05mg\times 100mL/0.1mL$$

(2)酚红(PSP)排泄试验

1)从耳缘静脉快速注入酚红 0.5mL,并计时。从颈外静脉插管滴注 20% 葡萄糖溶液。

2)记录 30min 尿量,并算出每分钟尿量。

3)将 30min 内尿液移入 250mL 量筒内,加入 10%NaOH 5mL 使之显色。加蒸馏水至 250mL,搅拌均匀。

4)从量筒中吸出尿液置于比色皿中,分光光度计选择 540nm 波长,分别测定酚红标准液(参见附录)及尿液的吸光度,按下式求出酚红的排泄率或排出量:

$$酚红排出量(mg)=\frac{OD_{尿}}{OD_{标}}\times 0.6\times 0.5\times 0.5$$

$$酚红排泄率(\%)=\frac{OD_{尿}}{OD_{标}}\times 0.5\times 100\%$$

(3)尿蛋白半定量检测:取尿液 3～5mL,混匀后浸润试纸条,把试纸条背面多余尿液用滤纸吸干,放置 URIT-500B 自动尿液分析仪测试位进行样本分析,记录尿蛋白含量。

4. 肾形态学观察 处死家兔,解剖取出肾脏,称重,计算肾脏与体重之比。比较两组家兔肾脏外形、质地。纵向剖开肾脏,观察肾切面包膜、皮髓质分界、皮髓质条纹、色泽等。

【实验结果】

列出正常家兔和急性肾功能损伤家兔的血清肌酐、尿液肌酐、尿肌酐 / 血肌酐比值、酚红排泄率原始数据表,结果以 $\bar{x}\pm s$ 表示,采用 t 检验分析。记录尿蛋白测定结果,描述正常与急性肾功能损伤家兔肾脏形态学差异。

【讨论】

论述急性肾损伤动物模型的复制方法及其机制,分析正常家兔和急性肾功能损伤家兔观察指标差异的机制。

【注意事项】

1. 每项观察项目均以正常家兔为对照进行记录。

2. 血清、标准液等试剂用量应准确。

3. 掌握好比色检测时间，以免颜色反应不准确。

【思考题】

1. 试分析氯化汞引起急性肾功能损伤的主要发病机制。

2. 本实验中家兔发生急性肾功能损伤各指标变化的机制是什么？

【附】

酚红标准液配制

取 0.6% 酚红 1.0mL，加 10%NaOH 5mL，用蒸馏水稀释至 1 000mL，吸取该溶液 5mL 加碱性蒸馏水（10%NaOH 5mL，用蒸馏水稀释至 100mL）5mL 即成酚红标准液。

（王梦令）

第二节 综合性实验

实验 1 肾泌尿功能调节与急性缺血性肾损伤

【课前要求】

1. **实验理论** 尿生成过程和调节机制，急性肾功能损伤的发病机制、临床表现和诊断。

2. **实验方法** 颈总动脉插管、颈外静脉插管、输尿管插管和肾动脉分离方法，应用生理信号采集处理系统记录、采集和分析相关数据（参考第三章第二节，第五章第四节）。

3. **实验准备** 在线学习"临床问题导入""实验设计"和操作视频（数字资源 5-2，数字资源 5-10），完成自测题，预测实验结果。

【实验目的】

观察并分析多种因素对尿生成的影响。复制急性肾缺血动物模型，通过血、尿相关指标改变分析急性肾损伤的发生机制。

【实验原理】

肾的主要功能之一是泌尿。肾通过调节肾血流量、肾小球滤过率、肾小管分泌与重吸收，以及排泄体内代谢物质以维持机体内环境的稳定。动脉血压与血容量的变化、肾自身调节与一些神经体液因素的变化，可影响肾的尿液生成（urine formation）。

缺血或肾毒性药物等多种因素可导致肾血流量减少、肾小球滤过功能或肾小管重吸收功能障碍，短时间内导致急性肾损伤（acute kidney injury, AKI），影响肾脏泌尿功能。肾实质受到损害使肾小球滤过功能降低，导致尿素氮排出障碍而在体内积蓄，血中尿素氮（blood urea nitrogen, BUN）浓度增高。同时，缺血后的肾脏中，中性粒细胞明胶酶相关脂质运载蛋白（neutrophil gelatinase-associated lipocalin, NGAL）表达显著增高，血液和尿液中的 NGAL 水平与肾脏损伤的程度密切相关。

【实验材料】

1. 实验动物　健康成年家兔，雌雄不拘。

2. 实验器材与药品　RM6240 多道生理信号采集处理系统，尿液自动分析仪（URIT-500B），哺乳动物手术器械，兔手术台，动脉夹，动静脉插管，三通管，恒温水浴槽，注射器，输液装置等；生理盐水，20% 氨基甲酸乙酯，5% 肝素，20% 葡萄糖注射液，尿试纸，0.01% 去甲肾上腺素，1 000U/L 垂体后叶素，1% 呋塞米，0.6% 苯酚磺酞（酚红，PSP）注射液，10%NaOH，克氏液，尿试纸条（URIT-11G），尿素氮（BUN），中性粒细胞明胶酶相关脂质运载蛋白（NGAL）检测试剂盒。

【实验方法】

1. 实验仪器和装置

（1）仪器和装置连接：分别将压力换能器与 RM6240 多道生理信号采集处理系统第 2 通道相连，计滴器插入计滴插口。

（2）启动 RM6240 系统软件，设置仪器参数如下：第 1 通道为计滴器计滴，默认参数；第 2 通道模式为血压，时间常数为直流，滤波频率 30Hz，灵敏度 90mmHg。

（3）调零：测定开始前，使用"工具"→"快速调零"对测量系统进行调零。

2. 麻醉与固定　家兔称重后，按 5mL/kg 的剂量耳缘静脉注射 20% 氨基甲酸乙酯。待兔麻醉后，将其仰卧，先后固定四肢及头部，剪去颈部和腹部等手术部位被毛。

3. 颈部手术　颈部正中切口，分离皮下组织及肌肉，暴露气管，分离左侧颈总动脉、右侧颈外静脉穿线备用。

4. 动脉及静脉插管　颈动脉导管和颈外静脉导管预先充满肝素化生理盐水。左侧颈总动脉插入与换能器相连的颈动脉导管，用于动脉血压测量，右侧颈外静脉插入颈外静脉导管并连接输液装置。

5. 腹部手术及输尿管插管　沿腹正中线切开皮肤及肌层。打开腹腔，沿膀胱三角区找出双侧输尿管，穿线备用。向肾脏方向插入预先充满生理盐水的输尿管插管，结扎并固定。记录每分钟尿滴数。

6. 肾动脉分离　用湿纱布衬垫于腹壁，轻轻将腹腔内容物推向右侧，经后腹膜暴露左肾和左肾蒂等组织，分离左肾动脉，按同样方法分离右肾动脉。

7. 手术完成后，湿纱布覆盖手术切口，让动物安静 10min，并慢速补充生理盐水 30mL 以补充手术失液。调整各记录装置，描记动脉血压，并记录尿量，作为正常对照。

8. 影响尿生成的因素　依次静脉注射以下药品，观察血压和尿量的变化（具体操作参考本章第一节实验 1）。

（1）经耳缘静脉注射 0.01% 去甲肾上腺素溶液 0.3mL。

（2）经颈外静脉注射 0.9%NaCl 20mL。

（3）经颈外静脉注射 20% 葡萄糖 5mL。

（4）经耳缘静脉注射 0.6% 酚红 0.5mL。

（5）按 5mg/kg 的剂量经耳缘静脉注射 1% 呋塞米。

（6）按 0.75U/kg 的剂量经耳缘静脉注射 1 000U/L 垂体后叶素。

9. 急性缺血性肾损伤的肾功能检测

（1）测量血压，记录每分钟尿滴数，取血样及尿样标本，测定血、尿肌酐含量。

（2）用小动脉夹夹闭左、右肾动脉，直至肾脏颜色逐渐变为灰白色，提示已成功阻断肾脏的血液供应。腹腔内按 10mL/kg 灌入克氏液，关闭腹腔。60min 后，将左、右肾动脉夹取出，观察肾脏颜色改变，确认肾血流恢复后关闭腹腔。记录血压、每分钟尿滴数，取血样及尿样标本待测。继续观察 60min，记录血压、每分钟尿滴数，取血、尿样本检测血尿素氮（BUN）和 NGAL 水平。

【实验结果】

列出各处理因素对血压和尿量影响的原始数据表，列出肾动脉夹闭前后家兔的尿量、血清肌酐、尿肌酐、尿肌酐 / 血肌酐比值、酚红排泄率、血 BUN 和 NGAL 原始数据表，结果以 $\bar{x} \pm s$ 表示，采用 t 检验对数据进行统计学分析。

【讨论】

结合具体实验数据讨论各处理因素对家兔血压和尿量的影响及作用机制，分析肾动脉夹闭对肾功能的影响。分析影响实验结果的干扰因素（包括处理与非处理因素），总结实验结论，提出实验改进的方法和策略。

【注意事项】

1. 影响尿生成因素实验的注意事项参见本章第一节实验 1。

2. 生理盐水和葡萄糖使用前须预温至 38℃，否则可能由于生理盐水温度过低造成血管收缩，进而影响尿量；葡萄糖溶液温度过低会使溶液黏滞性高不易注射。

3. 观察尿生成各影响因素时，依次注射各药，须当前一项药物作用基本消失，血压、尿量基本恢复后，再进行下一项给药。

4. 手术的创口不宜过大，以防体温下降影响实验。实验期间手术切口应用湿纱布覆盖，避免失液。

【思考题】

1. 试分析不同实验因素导致尿量变化的机制。

2. 各项实验处理后，血压和尿量的变化方向是否一致？为什么？

3. 高渗葡萄糖与呋塞米导致尿量增加的机制有何异同？

4. 肾缺血导致急性肾损伤的机制是什么？

【探究性实验】

急性肾损伤对尿比重和渗透压的影响

尿比重是指在 4℃ 条件下尿液与同体积纯水的重量之比，取决于尿中溶解物质的浓度，与固体总量成正比。尿比重测定，以 SG（specific gravity）表示，每 0.005 为一个梯度，最低为 1.000,最高为 1.030。用比重计或折射仪测定的尿比重可以有各种测量值。尿比重的测定可以了解肾脏的浓缩和稀释功能。

尿比重的高低与饮水量和尿量有关,主要取决于肾脏的浓缩功能。正常人 24 小时总尿量的比重在 1.015~1.025 之间。1 天中不同时间的尿液比重,因受饮水及出汗等因素影响而变化较大,稀释时可低至 1.001,浓缩时可高至 1.040。尿比重固定于 1.010 ± 0.003,称为等渗尿,表示尿液的浓缩与稀释功能均受损害。若测定全日各次尿比重均达不到 1.018,或者全日各次尿比重差距不到 0.008 以上,均表示浓缩功能不全。高比重尿可见于脱水、蛋白尿、糖尿、惊厥、脂性肾病变、高热状态、血容量不足等。临床上尿比重常用于各种肾脏功能障碍的监测,主要了解肾脏远曲小管和集合管的重吸收功能,也可以作为肾功能正常情况下容量不足的简单参考指标。因此,尿液比重的测定有重要的临床价值。

由于缺血原因造成的急性肾损伤,可由肾前性逐渐发展为肾性,导致肾浓缩功能下降,造成肾对原尿中水的重吸收下降。因此,肾损伤后尿比重和尿渗透压均出现下降。为探究缺血引起急性肾损伤对尿比重和渗透压的影响,实验设计中可选择家兔为实验对象,通过结扎双侧肾动脉制备急性肾损伤模型,检测建模前后尿比重和渗透压水平可反映肾损伤程度及其对肾脏的浓缩和稀释功能影响,同时可对肾脏组织进行切片,观察肾缺血引起的肾病理变化。

(王梦令)

实验 2 腹水的形成及利尿药的作用观察

【课前要求】

1. 实验理论 体液平衡调节机制,水、电解质代谢紊乱的病理生理机制,利尿药和脱水药的药理作用、作用机制和临床应用。

2. 实验方法 家兔麻醉固定、颈静脉插管、气管插管、尿道插管方法,应用生理信号采集处理系统记录、采集和分析相关数据(参考第三章第二节,第五章第四节)。

3. 实验准备 在线学习“临床问题导入”“实验设计”和操作视频(数字资源 5-2,数字资源 5-11),完成自测题,预测实验结果。

【实验目的】

复制阻断下腔静脉回流引起的腹水模型,并进行利尿药治疗。探究体循环静脉压增高致水肿发生的机制,及不同类型利尿药消除水肿的药理作用和机制。

【实验原理】

哺乳动物的血液和组织液间的恒定主要依靠液体交换平衡和组织液与体外交换平衡来维持。病理条件下,过多液体在组织间隙或体腔中积聚,导致平衡失调,该病理过程称为水肿(edema)。腹水(ascites)指过多液体在腹腔中积聚,其发病机制包括:①由于毛细血管流体静压增高、血浆胶体渗透压下降、微血管(包括毛细血管和微静脉壁)通透性增加以及淋巴回流受阻等因素,使血管内外液体交换失平衡,组织液生成大于回流,在腹腔聚积;②肾小球滤过率下降,近端小管、远端小管和集合小管重吸收钠水增多,体内外液体交换失衡致使钠水潴留,体液聚积于腹腔,形成腹水。

以呋塞米(furosemide)为代表的高效利尿药(high efficacy diuretic)可通过抑制肾脏髓祥升支粗段肾小管细胞膜上的 Na^+-K^+-$2Cl^-$ 同向转运体的功能,抑制肾脏浓缩与稀释尿液的功能,导致肾髓质高渗程度降低,使原尿中的 Na^+、Cl^- 浓度提高,因而排出大量近于等渗的尿液,产生强大的利尿作用,临床上常用于治疗各种严重的水肿。

高渗葡萄糖溶液经静脉注射进入血液,可迅速提高血浆渗透压(plasma osmotic pressure),使组织间液向血浆转移而产生组织脱水作用,也明显增加循环血容量和肾小球滤过率(glomerular filtration rate)。由于肾小管液的渗透压提高,使水和部分离子在肾小管的重吸收减少,排出量增多,产生渗透性利尿(osmotic diuresis)。

【实验材料】

1. 实验对象　健康成年家兔,雌雄不拘。

2. 实验器材与药品　小动物呼吸机,静脉输液装置,兔手术台,动脉夹,计滴器,哺乳类手术器械,尿道插管,10mL 注射器;20% 氨基甲酸乙酯,生理盐水,50% 葡萄糖,0.1% 呋塞米,1% 盐酸普鲁卡因。

【实验方法】

1. 麻醉固定　健康家兔 3 只,分别称重、编号(A、B、C)后按 5mL/kg 的剂量耳缘静脉注射 20% 氨基甲酸乙酯麻醉,仰卧固定于兔台。

2. 颈静脉插管　剪去颈部被毛,做颈部正中纵切口,长度 3～5cm。在外侧皮下找到颈外静脉,择一粗段并分离出 3cm 长度,穿线 2 根,结扎远心端,另 1 根备用。在结扎点近心处,以眼科镊轻提静脉壁,用眼科剪做一 V 形切口,插入连于输液装置的充满生理盐水之输液管,结扎固定。缓慢输入生理盐水(5～10 滴 /min),保持静脉通畅。

3. 气管插管　分离气管,在气管下穿入一根粗线绳备用,在气管正中部做倒 T 形切口,在切口处插入气管插管。用粗棉绳结扎气管和插管,固定插管,并将气管插管的一端连接到呼吸机上,调节呼吸机上各参数,使呼吸比为 1.25∶1,呼吸频率 23 次 /min。调节潮气量使动物胸腹部轻度起伏即可。

4. 尿道插管　尿道内滴入 2～3 滴 1% 盐酸普鲁卡因,将导尿管头端涂上少量液体石蜡,从尿道口插入,见尿液流出后再推进 2cm,使插入总长度为 10～12cm。

5. 阻碍下腔静脉回流　剪去右侧胸壁被毛,在皮肤上沿胸骨右缘做 6～7cm 长的纵切口,钝性分离肌肉,暴露 7～9 肋骨。用大止血钳靠紧胸骨右缘平行地自 9～10 肋间隙插入,从 6～7 肋间隙穿出,夹紧,用骨剪剪断 7～9 肋骨。打开右胸腔,找到下腔静脉,用动脉夹把下腔静脉的大部分(不少于 2/3)夹闭或完全夹闭。用止血钳关闭胸腔。

6. 腹水生成　调节静脉滴注速度至约 120 滴 /min,记录输液瓶中液面刻度并开始计时。液体输入约 250mL 时停止输液,至 50～60min 时打开腹腔观察有无腹水生成,观察肝肾改变。

7. 药物处理和观察　A 兔经耳缘静脉注射生理盐水 1～1.5mL/kg,并同时放开下腔静脉上的动脉夹,观察尿量变化并比较腹部腹水、肝肾改变情况。B 兔由耳缘静脉注射 0.1% 呋塞米溶液 1～1.5mL/kg,并同时放开下腔静脉上的动脉夹,观察尿量变化并比较腹水、肝肾改变情况。C 兔由耳缘静脉注射 50% 葡萄糖溶液 10mL/kg,并同时放开下腔静脉上的动脉夹,观察尿量变化并比较腹水、肝肾改变情况。实验结束时比较三组家兔前述观察项目的结果差异。

【实验结果】

记录家兔不同处理后各时间段尿量,计算总尿量,将实验数据填入表 11-4。结果以 $\bar{x} \pm s$ 表示,用方差分析进行统计学分析。

表 11-4 不同实验处理对家兔尿量的影响

编号	体重 /kg	药物	药物体积 /mL	各时间段尿量 /(mL/5min)	总尿量 /mL
A		生理盐水			
B		0.1% 呋塞米			
C		50% 葡萄糖			

【讨论】

讨论腹水形成的机制和病因,分析利尿药在上述情况下的使用结果,讨论实验的主要干扰因素及改进方法。

【注意事项】

1. 手术切口不宜过大,手术过程中勿损伤血管、膈肌、纵隔及心脏等重要组织、器官。
2. 颈部手术时,切开皮肤、分离结缔组织、静脉、肌肉、气管时,组织层次要清楚,尽量减少出血。
3. 防止动脉夹脱落。
4. 导尿管插入端口宜圆钝、光滑,以免损伤尿道,使用前先在导管上做好长度为 10cm、12cm、14cm 的标记符号,在插管时便于掌握进管深度。

【思考题】

1. 讨论腹水形成的机制及临床可能引起腹水的病因。
2. 一次口服大量清水和静脉快速注射大量生理盐水后尿量如何变化? 作用机制如何?
3. 能否静脉快速注射大量清水? 为什么?
4. 静脉注射高渗葡萄糖对尿量有何影响? 为什么会出现尿糖?
5. 呋塞米的利尿原理是什么?
6. 利尿药在本实验中的使用结果如何? 为什么?

【探究性实验】

利尿药和脱水药的利尿作用有何不同?

利尿药作用于肾脏,可抑制肾小管对钠、水的重吸收,利尿作用强。脱水药是指在体内不被代谢或代谢较慢,静脉给药后能迅速升高血浆渗透压,引起组织脱水的药物。脱水药虽然也有利尿作用,但在作用原理、强度和用途上与利尿药完全不同。脱水药以排水为主,对钠的影响不大,所以利尿作用弱。脱水药静脉注射后,可暂时地升高血浆渗透压,很快使水分由组织转移到血液中,使组织脱水,作用快而强。利尿药则是通过大量利尿后,血容量减少后,通过液体的平衡调节,使组织中的水分进入血液而产生脱水作用,所以脱水作用较脱水药慢且弱。临床上利尿药常用于治疗心脏、肝脏、肾脏疾病引起的水肿以及高血压病,可以消肿降压。而脱水药由于利尿作用较弱,而且必须静脉注射,使用不便,所以常不作为利尿药使用,主要用来治疗急性肾衰竭及脑水肿。

比较利尿药和脱水药的利尿作用,可选择家兔作为实验对象,静脉注射典型的高效能利尿药呋塞米和脱水药甘露醇,比较给药后不同时间的尿量和尿成分改变,从而评价利尿药和脱水药不同的作用机制和药效学特点,讨论两种药物的临床应用。

(王梦令)

第三节　疾病动物模型

急性肾损伤(acute kidney injury,AKI)是各种病因引起的肾功能急速下降。AKI 是临床上最常见的急危重症之一,并发症多,具有较高的病死率。研究 AKI 发病机制与寻找新的药物治疗靶点均需要稳定可靠的疾病模型。由于肾脏缺血、肾毒性药物和感染为临床上AKI 的高发诱因,目前实验室也常将这些因素用于疾病模型的复制。根据建模方法,AKI模型主要分为缺血再灌注型、药物诱导型与感染型三类,常用动物有大鼠、小鼠、家兔和犬,目前一些体型小、结构简单且易于操作的动物如斑马鱼也逐渐成为新的模型动物,可实现对 AKI 模型动物整体、细胞、分子的一体化观察。

一、缺血再灌注型急性肾损伤动物模型

缺血为急性肾损伤最常见的病因之一,是 AKI 模型的首选造模因素。肾脏遍布丰富的微血管网,其血容量不足是引起肾脏循环障碍、组织损伤的病理基础,随后血液恢复再灌注阶段可通过引发炎症级联反应、活性氧(ROS)氧化损伤、细胞凋亡、细胞内 Ca^{2+} 代谢失衡、能量代谢障碍等机制,造成肾组织再次受损。缺血再灌注型急性肾损伤动物模型包括双侧肾蒂夹闭法、一侧肾缺血再灌注加对侧肾切除法、部分结扎腹主动脉法、远端脏器缺血诱导法、失血性休克法等,一般以手术方式造模。

二、药物诱导型急性肾损伤动物模型

由药物诱导的急性肾损伤模型主要是肾毒性物质作用于肾脏所致。常见造模方法包括:氨基糖苷类抗生素诱导法、造影剂诱导法、顺铂诱导法、氯化汞诱导法、其他药物诱导法等。给药以注射方式为主。

三、感染型急性肾损伤动物模型

严重感染和感染性休克是诱发急性肾损伤的常见病因。流行病学研究显示,以脓毒症所致的全身性炎症感染是临床感染性 AKI 的最主要诱因。目前感染性肾损伤模型主要用于脓毒症等临床感染性疾病的研究,通过手术或毒素致使动物感染,进而造成肾脏损伤。

(王梦令)

第十二章
内分泌系统实验

内分泌系统是调控机体全身活动的重要功能系统,包括内分泌腺体(如垂体、甲状腺、肾上腺等)和具有分泌功能的内分泌组织和细胞(如胰岛、卵泡细胞、黄体细胞等)。内分泌系统通过调节体内激素的分泌发挥其生理学功能,参与调控人体的代谢、生长、发育、生殖、运动等生命现象。内分泌系统功能障碍常常表现为激素功能亢进或减低。本章通过对比不同处理因素对血糖动态变化的影响和子宫平滑肌收缩运动的调节,促进学生更好地掌握胰岛素、胰高血糖素、缩宫素等内分泌激素的生理学作用和机制;通过复制急性炎症动物模型,探讨糖皮质激素的药理学作用机制和临床意义。

第一节　基础性实验

实验1　血糖的动态影响因素

【课前要求】

1. 实验理论　胰岛素生理学功能和血糖调节因素。
2. 实验方法　小鼠尾静脉采血(参考第五章第五节)。
3. 实验准备　在线学习"临床问题导入"和"实验设计",完成自测题,预测实验结果。

【实验目的】

通过观察不同激素作用后小鼠血糖的变化,分析激素对血糖的调节作用和机制。

【实验原理】

体内血糖(blood glucose)含量的相对稳定是机体进行正常生理活动的重要保障。各种激素共同作用,最终维持体内血糖的相对稳定。其中,胰岛素(insulin)由胰岛 B 细胞分泌,可通过促进糖原的合成,促进肌肉和脂肪组织对葡萄糖的吸收和利用,发挥降低血糖的作用。而胰高血糖素能动员糖原的分解,使血糖浓度升高。此外,肾上腺素、甲状腺素和糖皮质激素等也可通过影响糖的代谢途径来调节血糖的浓度。

【实验材料】

1. 实验对象　健康成年小鼠(禁食16h)。

2. 实验器材与药品 血糖仪及血糖试纸，注射器，干棉球；0.01% 肾上腺素，0.01U/mL 胰岛素，10% 地塞米松，1μg/mL 胰高血糖素，生理盐水。

【实验方法】

1. 取体重相近，性别相同的空腹小鼠 5 只，称重并做好标记，随机分为生理盐水组（对照组）、胰岛素组、肾上腺素组、胰高血糖素组及地塞米松组。

2. 分别对 5 组小鼠进行尾静脉采血，用血糖试纸吸取血液，然后将试纸插入血糖仪，记录血糖读数作为未给药前的初始血糖值。

3. 分别给各组标记好的小鼠腹腔注射上述激素（0.01mL/g），对照组注射等量的生理盐水。注射后立即计时，分别在 10min、20min 及 30min 进行尾静脉采血，测量并记录血糖值。

【实验结果】

记录各项实验结果，将原始数据整理、列表（如表 12-1）。观察血糖变化特点并记录不同组别在不同时间点的血糖值。结果以 $\bar{x} \pm s$ 表示，用方差分析进行统计分析。

表 12-1　各种处理后血糖动态变化　　　　　　　　　　　　　　单位：mmol/L

组别	注射前	10min	20min	30min
生理盐水				
胰岛素				
肾上腺素				
胰高血糖				
地塞米松				

【讨论】

结合具体实验数据，分析各处理因素对小鼠血糖变化的影响及调节机制。

【注意事项】

1. 小鼠腹腔注射时，要避免针头损伤腹内器官。
2. 注射药物的剂量准确，计时正确。

【思考题】

实验中的各激素对血糖的影响是什么？其具体作用机制是什么？

（齐宏妍）

实验 2　糖皮质激素的抗炎作用

【课前要求】

1. 实验理论 糖皮质激素的药理学作用机制。

2. 实验方法　小鼠腹腔注射（参考第五章第一节）。复制小鼠急性炎症模型。记录、采集和分析相关数据。

3. 实验准备　在线学习"临床问题导入""实验设计"和操作视频（数字资源 5-4），完成自测题，预测实验结果。

【实验目的】

通过急性炎症小鼠模型的复制和激素干预，分析糖皮质激素对炎性水肿的作用和机制。

【实验原理】

急性炎症（acute inflammation）是机体对致炎因子的刺激所发生的立即和早期反应。急性炎症的主要特点是以血管反应为中心的渗出性变化，导致血管内的白细胞和抗体等透过血管壁进入炎症反应部位，消灭病原体，稀释并中和毒素，为炎症修复创造良好的条件。二甲苯是一种具有强烈化学刺激性的有机溶剂，涂抹在动物表皮上，可损伤局部组织，引起接触部位释放致炎物质，使局部毛细血管通透性增加、白细胞浸润，进而导致急性炎症反应。

糖皮质激素（glucocorticoid）是一种肾上腺皮质激素，属甾体类化合物，由束状带合成和分泌，包括氢化可的松（hydrocortisone）和可的松（cortisone）等，其分泌和生成受促皮质素（ACTH）的调节。糖皮质激素作用广泛。生理情况下所分泌的糖皮质激素主要影响物质代谢过程，超生理剂量的糖皮质激素具有抗炎、抗免疫等药理作用。糖皮质激素的抗炎作用强大，能对抗各种原因如物理、化学、生理、免疫等因素所引起的炎症反应。

【实验材料】

1. 实验对象　健康成年鼠，雌雄不拘。
2. 实验器材与药品　电子天平，直径 8mm 打孔器，粗剪刀，注射器；二甲苯，0.5% 地塞米松溶液，生理盐水。

【实验方法】

1. 取体重相近、性别相同的 2 只小鼠，随机分为对照组和地塞米松组，记录体重并做好标记。
2. 用约 0.1mL 的二甲苯涂抹两组小鼠左耳前后两面皮肤，复制小鼠急性炎症模型。
3. 观察并记录小鼠左耳肿胀情况。30min 后，实验组小鼠腹腔注射 0.5% 地塞米松溶液（0.1mL/10g）；对照组小鼠腹腔注射等量的生理盐水。
4. 地塞米松给药 2h 后，处死小鼠。沿耳郭基线剪下左右两耳、用打孔器分别在相同部位打下圆耳片，经天平称重并记录重量。计算小鼠左耳的肿胀程度（左耳的肿胀程度用同一只鼠的左耳与右耳圆耳片重量差表示）。

【实验结果】

记录各项实验结果，将原始数据整理、列表（如表 12-2）。观察地塞米松对小鼠耳朵肿胀程度的影响，计算对照组和地塞米松组小鼠左耳的肿胀率。肿胀程度以 $\bar{x} \pm s$ 表示，采用 t 检验分析；肿胀率用百分率表示，统计学分析采用 χ^2 检验。

表 12-2 地塞米松对小鼠左耳肿胀程度的影响

组别	肿胀程度 /mg	肿胀率 /%
对照组		
地塞米松组		

【讨论】

结合具体实验数据,讨论并分析地塞米松对小鼠二甲苯诱导急性炎性的作用及机制。

【注意事项】

1. 所取圆耳片应与涂二甲苯的部位相同。
2. 腹腔注射药物的剂量要准确,避免漏药。

【思考题】

1. 糖皮质激素的抗炎机制是什么?
2. 试分析糖皮质激素在临床用药时的注意事项。

（齐宏妍）

实验 3 子宫平滑肌兴奋药对离体大鼠子宫的作用

【课前要求】

1. 实验理论 缩宫素的生理学作用及机制。缩宫素的药理机制。
2. 实验方法 应用生理信号采集处理系统记录、采集和分析相关数据(参考三章第二节)。
3. 实验准备 在线学习"临床问题导入"和"实验设计",完成自测题,预测实验结果。

【实验目的】

制备实验动物离体子宫,观察不同剂量子宫平滑肌兴奋药物在调控子宫收缩中的作用,分析其作用机制。

【实验原理】

缩宫素(oxytocin)是一种肽类激素,由 9 个氨基酸组成,又称催产素。主要由下丘脑的室旁核和视上核合成,并转运至神经垂体释放。缩宫素具有刺激乳腺分泌乳汁的功能,在分娩过程中可以选择性兴奋子宫平滑肌,促进子宫平滑肌的节律性收缩。此外,它还能减少人体内肾上腺素等压力激素的水平,从而降低血压。体外研究发现,小剂量的缩宫素可兴奋子宫平滑肌,使收缩力加强,收缩频率加快,但大剂量则会引起子宫强直性收缩。子宫平滑肌对缩宫素的敏感性受雌激素水平的调控,雌激素水平升高可以显著提高其敏感性。

【实验材料】

1. 实验对象 健康雌性大鼠(160～240g)。

2. 实验器材与药品 RM6240多道生理信号采集处理系统,张力换能器,哺乳动物手术器械,麦氏浴槽;0.01U/mL、0.1U/mL、1U/mL、10U/mL缩宫素,乐氏液,0.1%雌激素,95%O_2+5%CO_2混合气体。

【实验方法】

1. 实验仪器连接和设置 在麦氏浴槽中加乐氏液10mL,控制温度在38℃,接入95%O_2+5%CO_2混合气体,调节气流速度,至气泡逐一溢出。将张力换能器与生物信号采集系统相连,设置仪器参数:时间常数直流,滤波频率10Hz,灵敏度1.5g,采样频率100Hz,扫描速度25s/div。

2. 离体子宫肌条制备 实验前24h,雌性大鼠腹腔注射雌激素0.2mL。脊椎脱臼法处死实验对象,经腹部手术,取出子宫,立即放入装有4℃乐氏液的培养皿中,仔细剥离子宫壁上的结缔组织和脂肪,然后将子宫的两角在其相连处剪开,取一条1.5～2cm的子宫肌条,两端用棉线结扎。将子宫肌条放入麦氏浴槽中,一端固定于固定钩,另一端与张力换能器相连。调节前负荷为1g,稳定15～30min。

3. 记录正常情况下收缩张力和频率。

4. 将0.01U/mL缩宫素按0.01mL、0.02mL、0.07mL剂量顺序加入灌流液,每次待反应稳定后再加入下一个剂量。观察子宫肌条收缩情况,记录收缩张力和频率。

5. 将0.1U/mL缩宫素按0.02mL、0.07mL剂量顺序加入灌流液,待反应稳定后观察子宫肌条收缩情况,记录收缩张力和频率。

6. 将1U/mL缩宫素按0.02mL、0.07mL剂量顺序加入灌流液,待反应稳定后观察子宫肌条收缩情况,记录收缩张力和频率。

7. 将10U/mL缩宫素按0.02mL、0.07mL剂量顺序加入灌流液,待反应稳定后观察子宫肌条收缩情况,记录收缩张力和频率。

【实验结果】

记录各项实验结果,将原始数据整理、列表。观察子宫肌条收缩情况,记录收缩张力和频率。结果以$\bar{x}±s$表示,用方差分析进行统计分析。

【讨论】

结合具体实验数据,讨论并分析各处理因素对大鼠子宫平滑肌的作用及调节机制。

【注意事项】

1. 制备子宫样本应避免过度拉扯,损伤子宫。
2. 注意给药时需等反应稳定后,再依次加药。

【思考题】

1. 缩宫素对子宫收缩的作用和药理基础是什么？
2. 调节子宫平滑肌对缩宫素敏感性的因素有哪些？其作用机制是什么？

（齐宏妍）

第二节　综合性实验

实验　胰岛素的过量反应及其解救

【课前要求】

1. 实验理论　胰岛素的生理作用及药理机制。
2. 实验方法　小鼠腹腔注射、尾静脉注射、尾静脉采血（参考第五章第一节和第五节）。
3. 实验准备　在线学习"临床问题导入""实验设计"和操作视频（数字资源 5-4，数字资源 5-5），完成自测题，预测实验结果。

【实验目的】

通过胰岛素过量注射及解救，探究胰岛素降低血糖的作用及胰岛素过量诱发低血糖反应时的救治原则。

【实验原理】

胰岛素（insulin）具有促进糖原合成、抑制糖原分解、加速葡萄糖的氧化和酵解、促进糖异生等功能，从而发挥其降血糖的作用。血糖指的是血液中所含的葡萄糖含量。胰岛素是机体内唯一降低血糖水平的激素。胰岛素使用过量，可引起血糖突然降低，诱发惊厥现象。机体中脑组织的糖原储存量极少，但耗能极高。所以脑组织需要不断地从血中摄取葡萄糖，来维持脑细胞正常活动的能量供给。因此，脑组织对血糖浓度的改变极为敏感。胰岛素过量导致的低血糖可使脑组织能量供给严重不足，进而导致脑功能失调，重者会出现惊厥甚至昏迷，临床上常给予高渗葡萄糖溶液来缓解上述症状。

【实验材料】

1. 实验对象　健康成年小鼠（禁食 12h）。
2. 实验器材与药品　血糖仪及血糖试纸，恒温水浴槽，大烧杯，注射器；20U/mL 胰岛素溶液，25% 葡萄糖注射液，生理盐水。

【实验方法】

1. 取禁食 12h 的小鼠 3 只，分别称重并标记。随机分为对照组、实验组和治疗组。
2. 将 3 只小鼠放入烧杯，置于水温为 37～38℃的水浴槽中 10min 后，进行尾静脉采血，用血糖试纸吸取血液,然后将试纸插入血糖仪,测定小鼠血糖初始值,观察并记录每只小鼠的正常活动情况。

3. 取实验组和治疗组小鼠,分别腹腔注射胰岛素液 10U/10g,对照组小鼠给予腹腔注射等量的生理盐水。再次将烧杯置于水浴锅中,观察小鼠的行为变化。10min 后按 2 中操作测定小鼠血糖的变化。

4. 当实验组和治疗组小鼠发生肢体强直、抽搐等惊厥症状时,迅速取出。治疗组小鼠立即尾静脉注射 25% 葡萄糖注射液 0.5～1mL,实验组注射等量的生理盐水,观察比较小鼠的行为变化,10min 后按 2 中操作测定小鼠血糖的变化。

【实验结果】

记录各项实验结果,将原始数据整理、列表(如表 12-3)。观察比较小鼠的行为变化,记录发生的时间和血糖变化。血糖结果以 $\bar{x} \pm s$ 表示,用方差分析进行统计分析。

表 12-3 小鼠血糖变化

组别	初始血糖 / $(mmol \cdot L^{-1})$	注射胰岛素后血糖 / $(mmol \cdot L^{-1})$	注射葡萄糖后血糖 / $(mmol \cdot L^{-1})$
对照组			
实验组			
治疗组			

【讨论】

结合具体实验数据讨论并分析胰岛素注射过量的临床反应和治疗原则。

【注意事项】

1. 实验小鼠一定要禁食处理。

2. 确保恒温水浴槽的水温保持在 37～38℃。水温过低或过高均会抑制低血糖反应的出现。

3. 抢救用的高渗葡萄糖溶液应事先抽好备用。

【思考题】

1. 胰岛素可通过哪些机制降血糖?

2. 胰岛素过量有何临床不良反应? 救治原则是什么?

【探索性实验】

红杉醇调控机体糖耐量的研究

随着生活水平的日益提升,人口老龄化以及肥胖症发生率的激增,糖尿病已成为严重影响人们健康的一种常见的内分泌代谢疾病。糖尿病是由遗传和环境因素共同作用而引起的一组以糖代谢紊乱为主要表现的临床综合征。主要体现为胰岛素分泌不足、胰岛素抵抗或两者同时存在而引起的碳水化合物、脂肪、蛋白质、水和电解质代谢紊乱。我国糖尿病患者占世界总患者人数的四分之一左右,而且还以 120 万人次 / 年的速度递增,严重威胁人民的健康。研究发现,合理控制餐后血糖可以有效控制糖尿病症状。糖苷酶抑制剂可以竞争性抑制人体小肠黏膜刷状缘上的 α- 葡萄糖苷酶,减少淀粉、蔗糖的分解和吸收,有效控制餐后血糖。使用高效的 α- 葡萄糖苷酶抑制剂来干预葡萄糖耐量的缺损,成为治疗 2 型糖尿病的重要药物。阿卡波糖、伏格列波糖、米格列醇等糖苷酶抑制剂的使用会带来反酸、胀气和腹泻等不良反应,所以寻找高效且不良反应少的新型糖苷酶抑制剂备受关注。红杉醇又名西曲依醇,具有抑制肝糖原分解和葡萄糖吸收、降低血脂、改善氧化应激状态、保护胰岛 β 细胞、减轻肝损伤等功能。

实验对象可选择小鼠,结合糖耐量动物模型试验,分别检测不同剂量的红杉醇对小鼠糖耐量的影响。同时还可以利用体外试验,检测红杉醇对 α- 葡萄糖苷酶的酶活性抑制作用,可以选取现有的 α- 葡萄糖苷酶抑制剂作为阳性对照。检测指标包括血糖动态检测曲线、酶活性抑制率等。综合分析红杉醇是否通过影响 α- 葡萄糖苷酶调控机体糖耐量。

(齐宏妍)

第三节 疾病动物模型

一、非胰岛素依赖型糖尿病动物模型

非胰岛素依赖型糖尿病(noninsulin-dependent diabetes mellitus,又称 2 型糖尿病)是主要由胰岛素抵抗和胰岛素分泌不足引起的一组以糖代谢紊乱为临床表现的内分泌代谢综合征。胰岛素抵抗和 β 细胞功能缺陷是 2 型糖尿病的基本特征。糖尿病动物模型能够较好地模拟糖尿病的发生与发展过程,有利于揭示糖尿病的发病机制以及筛选治疗药物,在生物医学和转化医学等领域具有广泛的应用价值。

非胰岛素依赖型糖尿病动物模型(animal models of noninsulin-dependent diabetes mellitus)的建立方法主要包括自发性和诱导性建模。小鼠、大鼠是常用的建模动物。可利用近交系筛选方法获得自发性 2 型糖尿病的动物,如 GK(Goto-Kakizaki)大鼠或 OLETF(Otsuka Long-Evans Tokushima Fatty)大鼠。也可利用胰腺切除法联合其他化学药物 [如链脲佐菌素(STZ)]、高糖高脂的饲料喂养的膳食诱导、化学药物诱导 [如链脲佐菌素(STZ),四氧嘧啶] 等方式构建 2 型糖尿病模型。其中,STZ 是目前使用最广泛的糖尿病动物模型化学诱导剂,对哺乳动物胰岛 β 细胞产生特异性毒性,引起胰岛素合成减少,诱发糖尿病。STZ 还可以联合高脂饮食诱导 2 型糖尿病,造模成功率近 80%。近年来,利用基因工程技术构建相关基因型的 2 型糖尿病动物模型也得到了广泛应用,如 *IR* 基因缺失纯合子小鼠、*IRS-1* 基因缺失纯合子小鼠,在成年后均出现胰岛素抵抗表型。不同的 2 型糖尿病动物模型的建立为进一步从基因和分子水平上阐明人类糖尿病的发病机制提供了有利的研究基础。

二、毒性弥漫性甲状腺肿动物模型

毒性弥漫性甲状腺肿又称 Graves 病(Graves' disease,GD),是一种常见的器官特异性自身免疫性疾病,也是甲状腺功能亢进的最主要病因。临床表现主要有甲状腺毒症、弥漫性甲状腺肿大,部分伴有突眼或胫前黏液性水肿。GD 患者可伴有或不伴有甲状腺功能亢进。GD 严重时还可诱发重度心律失常、重度肝损害、重度肌萎缩及重度贫血等临床症状。实验动物模型可以在活体水平研究人类疾病的真实反应,对疾病发病机制探讨、在体功能研究、药物新靶点发现和临床前药效学评价具有重要意义。

毒性弥漫性甲状腺肿动物模型(animal models of Graves' disease)一般选用小鼠、大鼠为实验动物。目前建模成功率较高,且操作简便的方法主要是外源性药物诱导和促甲状腺激素受体(thyrotropin receptor, TSHR)过表达。外源性药物诱导模型可采用外源性甲状腺素药物(如甲状腺素片,左甲状腺素钠片等),通过口服、皮下注射等方式,诱导甲状腺激素水平升高,且反馈性地抑制 TSH 的分泌。TSHR 腺病毒感染法则可通过过表达 TSHR 全长的腺病毒或 TSHR-A 亚单位的腺病毒两种模式,肌内注射小鼠,诱导 GD 发生。但由于啮齿类动物与人类免疫学反应、病理学特征上存在较大差异,使得啮齿类动物模型存在着不可忽视的局限性,人 GD 的一些典型临床表现难以在小鼠和大鼠模型中成功再现。因此,猕猴模型作为最常见的非人灵长类动物模型也被用于 GD 的研究。可利用过表达 TSHR-A 亚单位的重组腺病毒进行肌内注射建立 GD 猕猴模型,进而检测其外周血 T_4、T_3、TR-Ab 等相关指标,以及甲状腺、脾等组织的结构改变。

(齐宏妍)

第十三章
神经系统实验

神经系统调节和控制其他各系统的功能活动,使机体成为一个完整的统一体。各种神经反射是神经系统功能的实现方式,表现为中枢神经系统参与机体对刺激感受器所发生的规律性反应。神经系统通过调整机体功能活动,使机体适应不断变化的外界环境,维持机体与外界环境的平衡。更重要的是,经过长期的进化发展,人类的神经系统特别是大脑皮层产生了语言和思维等高级功能,人类不仅能被动地适应外界环境的变化,而且能主动地认识客观世界,改造客观世界。本章通过动物实验帮助学生直观了解中枢神经系统的功能,分析生理及疾病状态下影响神经功能的因素及其作用机制,加深对临床神经系统疾病发病机制及治疗基本原理的认识。

第一节　基础性实验

实验1　家兔大脑皮层运动功能定位和去大脑僵直

【课前要求】

1. 实验理论　大脑皮层的运动调节功能及其生理机制,去大脑僵直产生的机制。
2. 实验方法　家兔气管插管和开颅手术(第五章第四节)。
3. 实验准备　在线学习"临床问题导入""实验设计"和操作视频(数字资源 5-9,数字资源 5-11),完成自测题,预测实验结果。

【实验目的】

观察电刺激家兔大脑皮层不同区域引起的有关肌肉运动,分析大脑皮层运动区的功能定位关系及其特点。复制实验动物的去大脑僵直现象,分析脑干对肌紧张的调节作用。

【实验原理】

大脑皮层是调节躯体运动功能的最高级中枢。在大脑皮层中主要有三个区域与运动直接相关,分别是:初级运动皮层(primary motor cortex)、运动辅助皮层(supplementary motor cortex)和前运动皮层(premotor cortex)。大脑皮层运动区(cortical motor area)通过锥体系(pyramidal system)和锥体外系(extrapyramidal system)下行通路控制脑神经核运动神经元和脊髓前角运动神经元的活动,以支配肌肉的运动。大脑皮层运动区对肌肉运动的支配呈规律有序的排列,且随着动物的进化逐渐精细。高等灵长类动物和人的中央前回的运动功能定位最为明显,其他哺乳动物如鼠和兔,其皮层运动区功能定位已具有一定雏形。

中枢神经系统对肌紧张具有易化和抑制双重作用,在正常情况下,通过这两种作用,使骨骼肌保持适当的紧张性,以维持机体正常姿势。若在中脑上、下丘之间切断脑干,使大脑皮层运动区和纹状体等部位与脑干网状结构的功能联系中断,抑制系统传导被阻断,使抑制肌紧张的作用减弱,易化作用相对增强,动物出现因伸肌张力增高而导致的四肢伸直、脊柱挺硬、头尾昂起的角弓反张状态,称为去大脑僵直(decerebrate rigidity)。

【实验材料】

1. 实验对象　健康成年家兔,雌雄不拘。

2. 实验器材与药品　兔头固定架,电刺激器,刺激电极,哺乳动物手术器械,骨蜡或止血海绵,纱布,脱脂棉,液状石蜡,骨钻,咬骨钳;20% 氨基甲酸乙酯,生理盐水。

【实验方法】

1. 固定麻醉　家兔称重,按 5mL/kg 的剂量从耳缘静脉缓慢注入 20% 氨基甲酸乙酯,同时观察家兔麻醉反应,麻醉不宜过深,以免影响实验观察。麻醉后仰卧位固定于手术台上,并将头固定在头架上。

2. 手术准备　沿颈正中线切开皮肤,暴露气管,行气管插管,以防开颅手术时窒息死亡。分离两侧颈总动脉并结扎。

3. 开颅手术　手术操作参考第五章第四节。

将动物改为俯卧位,头部抬高固定。剪去头顶部的被毛,用手术刀从眉间至枕骨部做正中切口,将头皮与骨膜纵行切开,用刀柄向两侧剥离肌肉与骨膜,暴露额骨和顶骨。用小骨钻在冠状缝和人字缝间钻开颅骨(钻孔位置见图 13-1),然后以小咬骨钳扩展创口,若遇到颅骨出血,可用骨蜡填塞止血。扩创过程中切勿损伤硬脑膜和矢状窦,以免造成出血。暴露一侧大脑,用注射针头将硬脑膜挑起,然后用眼科剪仔细剪去硬脑膜。将 37℃左右的液状石蜡滴在暴露的脑表面上,以防止皮质干燥。手术完成后松开放松兔的四肢和头,以观察躯体运动。

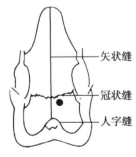

图 13-1　兔颅骨标志

4. 电刺激大脑皮层不同区域　接通刺激器的电源,选择合适的刺激参数:波宽 0.1~0.2ms,频率 20~50Hz,强度 10~20V。将刺激电极的连线与电刺激器相连,依次刺激大脑皮层的不同区域,每次刺激持续 5~10s。

5. 切断脑干　将兔头托起,使鼻骨前缘与手术台面成 60°。用刀柄由大脑半球后缘与小脑之间伸入,轻轻托起两大脑半球枕叶,即可见到中脑上、下丘部分。用手术刀在上、下丘之间向口裂方向 45°方位插入,切断脑干,以纱布覆盖创面(图 13-2)。松开动物四肢,将动物侧卧置于手术台上,数分钟后可见兔的四肢伸直、头部后仰、尾部上翘,呈现角弓反张状态,即去大脑僵直现象(图 13-3)。若不明显,可用两手提起兔的背部抖动,兔的四肢伸肌受重力牵拉作用,肌紧张会明显增强。

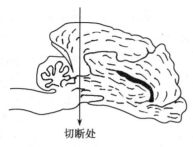

图 13-2 兔脑干切断示意图

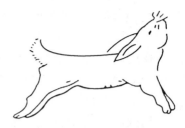

图 13-3 兔去大脑僵直

【实验结果】

1. 观察刺激大脑皮层所引起的骨骼肌运动，包括咀嚼活动、肢体活动和扭头活动等。将观察到的实验结果标记在事先画好的兔大脑半球示意图上，并与图 13-4 进行比较。

2. 观察家兔的去大脑僵直现象，以文字描述家兔的躯体姿态特点。

【讨论】

1. 根据实验观察结果分析家兔皮层功能定位的特点。

2. 结合实验观察结果，分析去大脑僵直产生的机制，并论述中枢神经系统对肌紧张和躯体运动的调节作用。

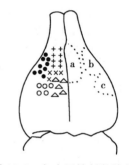

图 13-4 兔皮层的刺激效应区

a. 中央后区；b. 脑岛区；c. 下颌运动区；○头；● 下颌；△ 前肢；＋ 颜面肌肉和下颌；× 前肢和后肢。

【注意事项】

1. 若麻醉过浅妨碍手术进行，可在头皮下局部注射普鲁卡因。但麻醉不宜过深，否则将影响电刺激的效应，也不易出现去大脑僵直现象。

2. 注意止血和保护大脑皮层。手术中颅骨创口出血时，可用骨蜡止血。

3. 刺激电极头端应圆融，以防止对大脑皮层的机械性损伤。

4. 脑干切断部位要准确，过低将伤及延髓呼吸中枢，导致呼吸停止。过高则不易出现去大脑僵直现象。

【思考题】

1. 刺激大脑皮层引起的肢体运动有何特点？为什么？

2. 锥体系和锥体外系在运动调节中的作用有何不同？

3. 何谓 α 僵直和 γ 僵直？本实验中的去大脑僵直属于何种僵直？为什么？

4. 在家兔呈去大脑僵直后，再分别切断延髓或切断脊髓背根，将对肌紧张产生什么影响？为什么？

5. 试结合实验结果总结高位中枢和脑干网状结构对肌紧张的调节作用。

（王梦令）

实验 2 反射弧的分析和反射时的测定

【课前要求】

1. 实验理论 神经系统调节中反射与反射弧的生理机制。
2. 实验方法 脊蟾蜍制备方法。
3. 实验准备 在线学习"临床问题导入"和"实验设计",完成自测题,预测实验结果。

【实验目的】

通过阻断脊髓躯体运动反射的不同组成部分,分析反射弧的完整性与反射活动的关系。通过调整刺激强度,观察刺激强度与反射时的关系。

【实验原理】

在中枢神经系统的参与下,机体对内外环境刺激作出规律性反应的过程称为反射(reflex)。反射是神经调节的基本形式。较复杂的反射需要较高级中枢部位的处理与整合,而一些较简单的反射,只需通过中枢神经系统的低级部位就能完成。将高位中枢切除后仅保留脊髓的动物称为脊动物。此时由于脊髓已失去高级中枢的正常调节,动物产生的各种反射活动均为单纯的脊髓反射,有利于反射过程的观察和研究。

反射活动的结构基础是反射弧(reflex arc)。典型的反射弧由感受器、传入神经、神经中枢、传出神经和效应器五个基本成分组成。反射弧任何一个环节的解剖结构和生理完整性受损,反射活动就无法实现。反射时(reflex time)是指反射通过反射弧各组成部分所需的时间,即从刺激作用于感受器开始,到效应器出现反射活动为止所经历的时间。反射时的长短除了与反射弧在中枢交换神经元的多少及是否存在中枢抑制有关外,还与刺激强度有关。一定条件与一定刺激强度范围内,刺激越强,则反射时越短。

将蟾蜍断头后制成脊蟾蜍,各组织器官功能可基本维持正常,其脊休克时间也只有数秒,最长不过数分钟。因为没有大脑,脊蟾蜍的所有反射均通过脊髓完成,是本实验较为理想的动物。

【实验材料】

1. 实验对象 蟾蜍(或者蛙),雌雄不拘。
2. 实验器材与药品 蛙类手术器械,计时器;0.1%、0.3% 和 0.5% 硫酸。

【实验方法】

1. 制备脊蟾蜍 用粗剪刀由两侧口裂处剪去蟾蜍上方头颅,制成脊蟾蜍。将蟾蜍俯卧位固定在蛙板上,于右侧大腿背侧纵行剪开皮肤,在股二头肌和半膜肌之间的沟内找到并分离坐骨神经干,在神经干下穿一条细线备用。手术结束后,用肌夹夹住蟾蜍下颌,悬挂在铁支柱上(图 13-5)。

2. 反射弧的分析

(1)将浸有 0.5% 硫酸溶液的小滤纸片贴在近后肢的下腹部皮肤,观察双后肢反应。待出现反应后，用清水洗掉滤纸片和硫酸，用纱布擦干皮肤。提起穿在右侧坐骨神经下的细线，剪断坐骨神经，再重复上述实验，记录反应结果。

（2）分别将左右后肢趾尖浸入盛有 0.5% 硫酸的培养皿内（浸没仅限于趾尖，两侧足趾浸没的范围应相等），观察双侧后肢反应。

（3）沿左后肢趾关节上做一环形皮肤切口，将切口以下的皮肤全部剥脱（趾尖皮肤一定要完全剥离），再用 0.5% 硫酸溶液浸泡趾尖，观察该侧后肢的反应。

（4）将浸有 0.5% 硫酸纸片贴于左后肢皮肤，观察引起的反应。用烧杯内的清水洗掉纸片及硫酸，擦干皮肤后，将探针插入脊髓腔内反复捣毁脊髓，用浸有 0.5% 硫酸溶液的小滤纸片贴在下腹部，记录结果。

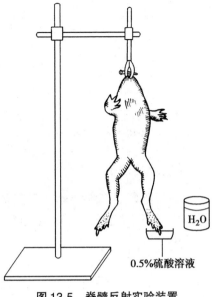

图 13-5　脊髓反射实验装置

3. 反射时的测定

（1）按前述方法制备脊蟾蜍。

（2）用培养皿盛 0.1% 硫酸溶液，将蟾蜍任一后肢的脚趾尖浸入硫酸溶液中，记录从浸入至后肢发生屈曲所经历的时间。一旦出现屈肌反应，立即将后肢取出浸入烧杯内的清水中，清洗皮肤上的硫酸溶液。重复测定 3 次，两次实验间隔至少 2～3min。求出反射时的平均值。

（3）另分别将蟾蜍后肢的脚趾尖浸入 0.3%、0.5% 硫酸溶液，测得各自的反射时。注意均重复测定 3 次，求出反射时的平均值。

【实验结果】

记录处理前后的反射情况及反射时。反射时以 $\bar{x} \pm s$ 表示，用方差分析进行统计分析。

【讨论】

根据具体实验结果，分析各项处理对反射和反射时的影响及机制。

【注意事项】

1. 离断颅脑部位要适当，太高可能保留部分脑组织而出现自主活动，太低会损伤上部脊髓，影响反射的引出。

2. 浸入硫酸溶液的部位应限于一个趾尖，每次浸泡范围、深度应保持一致。

【思考题】

1. 什么是脊动物？

2. 如何根据实验结果分析反射弧中某一部分损伤对反射活动的影响？

3. 不同浓度硫酸测得的反射时为什么不同？

4. 欲证明反射弧由 5 个部分组成,试设计实验。

（王梦令）

实验 3　小鼠小脑损伤引起的共济失调

【课前要求】

1. 实验理论　小脑对运动进行调节的生理机制。
2. 实验方法　小鼠麻醉和小脑损伤模型复制方法。
3. 实验准备　在线学习"临床问题导入"和"实验设计",完成自测题,预测实验结果。

【实验目的】

观察小鼠一侧小脑被破坏后出现的肌紧张失调和平衡功能障碍,分析小脑对躯体运动的调节功能及其特点。

【实验原理】

小脑是调节躯体运动的重要中枢。小脑与大脑、丘脑、脑干网状结构、前庭系统和脊髓等处有广泛而复杂的纤维联系,是锥体外系的重要组成部分,具有维持身体平衡、调节肌肉紧张和协调随意运动等重要功能。小脑损伤引起的运动协调和平衡障碍称为小脑性共济失调(cerebellar ataxia)。本实验观察小鼠一侧小脑损伤引起的运动失调和平衡功能障碍。

【实验材料】

1. 实验对象　小鼠,雌雄不拘。
2. 实验器材与药品　通用型小动物麻醉机(R500),动物手术器械,小鼠手术台,9 号注射针头;异氟烷。

【实验方法】

1. 麻醉　取小鼠一只,在实验台上观察其正常活动情况,注意其姿势、肌张力和运动表现。开启小动物麻醉机,按如下操作对小鼠进行麻醉:

（1）打开氧气气源(不超过 0.42MPa)。

（2）逆时针旋转空气流量调节旋钮,并查看流量计内浮标位置,调节至合适的流量值。

（3）将小鼠放入诱导盒中,将气体转换开关拨向"Chamber"指示方向,使异氟烷流向麻醉诱导盒。

（4）按下刻度盘锁定键,旋转蒸发器刻度盘,调节麻醉气体浓度至 1.5%。

（5）诱导麻醉完成后,旋转蒸发器刻度盘,调节合适的维持麻醉浓度,将气体转换开关拨向"Mask"指示方向,此时,异氟烷流向麻醉面罩。

（6）将小鼠从麻醉诱导盒取出,将其头放置于麻醉面罩里,确认动物麻醉状态良好后,可进行后续的实验操作。

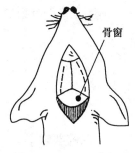

图 13-6　破坏小鼠小脑
操作示意图

2. 暴露小脑　剪去小鼠头顶部的被毛,沿头颅正中线剪开头皮,直达耳后部。以左手拇指和示指捏住其头部两侧,右手持棉球将顶间骨上的一层薄肌向后推压分离,尽量使顶间骨暴露出来。通过半透明的颅骨即可看到小脑。

3. 破坏小脑　用注射针头在顶间骨的一侧刺入 3mm,搅动破坏一侧小脑后出针,用棉球按压止血(图 13-6)。

4. 行为观察　待小鼠清醒后,注意观察其姿势是否平衡,活动有何异常。比较两侧肢体的屈伸和肌张力有何变化。

【实验结果】

用文字描述一侧小脑破坏前后小鼠的姿势及活动情况。

【讨论】

结合具体实验结果,分析小脑对小鼠姿势、活动、肌张力等的调节作用及机制。

【注意事项】

1. 使用小动物麻醉机时,建议在将动物从麻醉诱导盒取出之前,先按下快速充氧按钮,将诱导盒内的高浓度麻醉气体冲淡,以减少打开诱导盒时挥发的麻醉气体。

2. 麻醉过程中要密切观察小鼠的呼吸变化,麻醉过深易导致动物死亡。

3. 破坏小脑时以选用 9 号注射针头为宜。要垂直进针,深度适宜,刺入太深会损伤中脑、延髓和对侧小脑,刺入太浅则无破坏作用。

【思考题】

1. 试述小脑各部分对身体运动的调节作用。
2. 小脑性共济失调有何表现?
3. 如何区别小脑性共济失调和感觉性共济失调?

(王梦令)

第二节　综合性实验

实验 1　热板法镇痛实验

【课前要求】

1. 实验理论　镇痛药的药理作用及机制。
2. 实验方法　小鼠腹腔注射(参考第五章第一节)。
3. 实验准备　在线学习"临床问题导入""实验设计"和操作视频(数字资源 5-4),完成自测题,预测实验结果。

【实验目的】

通过热板法观察并比较麻醉性镇痛药哌替啶与非麻醉性镇痛药罗通定的镇痛效应。

【实验原理】

哌替啶（pethidine）为人工合成品，是吗啡的代用品。哌替啶通过中枢神经系统的阿片受体发挥作用，属麻醉性镇痛药，成瘾性较吗啡轻，镇痛效力约比吗啡弱 10 倍，持续时间也比吗啡短。罗通定（rotundine）结构为四氢帕马丁，属非麻醉性镇痛药，无成瘾性，镇痛作用比哌替啶弱。罗通定的作用机制尚待阐明，但有证据表明，罗通定阻断脑内多巴胺受体，抑制痛觉信息在脊髓水平的传递，亦增加与痛觉有关的特定脑区脑啡肽原和内啡肽原的表达，促进脑啡肽和内啡肽的释放，产生镇痛作用。

热刺激足部使小鼠产生舔足反应，即热痛反应。本实验以小鼠出现舔足的时间作为痛反应指标，比较哌替啶和罗通定的镇痛作用。

【实验材料】

1. 实验对象　小鼠，雌性。
2. 实验器材与药品　超级恒温器，热板罐；0.25% 哌替啶，0.25% 硫酸罗通定，生理盐水。

【实验方法】

1. 热板准备　将热板罐与超级恒温器连接，调节热板温度恒定于（55±0.1）℃。
2. 动物筛选和分组
（1）动物筛选：取体重相近的雌性小鼠，将小鼠放入热板罐内并开始计时，罐口盖以透明盖，观察到出现舔后足后取出小鼠，此段时间作为该鼠的热痛反应时间。若小鼠在 30s 内不舔后足或放入热板罐内发生逃避、跳跃者予以剔除。
（2）动物分组：将筛选合格的小鼠 30 只，称重，编号，随机分成哌替啶组、罗通定组和对照组，每组 10 只小鼠。测量每只小鼠的正常痛阈值一次，作为该鼠给药前痛阈值。
（3）药物处理：哌替啶组小鼠按 25mg/kg 的剂量腹腔注射 0.25% 哌替啶；罗通定组小鼠按 25mg/kg 的剂量腹腔注射 0.25% 罗通定；对照组小鼠腹腔注射等体积生理盐水，同时开始计时。
3. 实验观察
（1）在给药后 15min、30min、60min 各组测小鼠痛阈一次。如果用药后放入热罐内 60s 未出现热痛反应，应立即将小鼠取出，以免脚趾烫伤，其痛阈按 60s 计算。
（2）计算各给药组的用药前、后各次的小鼠热痛反应时间（即痛阈值）的平均值，并计算痛阈提高百分率。

$$痛阈提高百分率=\frac{用药后平均热痛反应时间-用药前平均热痛反应时间}{用药前平均热痛反应时间}\times100\%$$

【实验结果】

记录各药物组在用药前后不同时间的痛阈值,以 $\bar{x} \pm s$ 表示,两组比较用 t 检验分析,多组比较用方差分析。计算痛阈提高百分率,同时以折线图表述实验结果。

【讨论】

比较哌替啶与罗通定的镇痛作用强度及药效持续时间,讨论两者的作用机制。

【注意事项】

1. 因雄性小鼠遇热时睾丸易下垂,阴囊触及热板而影响实验观察,故实验应选用雌性小鼠。

2. 室温以15℃为宜,温度过低动物感觉迟钝,过高则敏感,均不利于实验观察。

【思考题】

1. 麻醉性镇痛药和解热镇痛药在镇痛方面的作用机制有何不同?
2. 试述麻醉性镇痛药和解热镇痛药的药效学特点和临床用途。

【探究性实验】

比较麻醉性镇痛药和解热镇痛药对急性疼痛和慢性疼痛的疗效差异

疼痛可以粗略地划分为两种形式:急性疼痛和慢性疼痛。急性疼痛又称为锐痛,是指一种性质如刺痛、刀割样的尖锐疼痛,通常能够准确地感受到疼痛部位,其区域较小,但疼痛的程度很强,持续时间较短,但频率较高。临床上锐痛常见于由外伤引起的疼痛,如体表被锐器划伤所导致的疼痛,有时也可见于内脏疼痛引起的体表牵扯痛。慢性疼痛则是一种持续时间长,但不太尖锐的疼痛,常见于内脏的严重疼痛或者癌性疼痛。

作用于阿片受体的麻醉性镇痛药如吗啡对于急性疼痛有较好的效果。解热抗炎镇痛药如阿司匹林、布洛芬等则可通过对环氧合酶的抑制而减少前列腺素的合成,由此减轻组织的充血、肿胀,具有中度程度的镇痛效果,对于慢性疼痛效果较好(如牙痛、头痛、神经痛、肌肉痛、关节痛等),但对急性疼痛效果较差。

急性疼痛和慢性疼痛的痛觉传入、传达途径及感觉区不同,因此在筛选时所用的镇痛模型应有所区别。一般而言,热刺激、机械刺激、电刺激所产生的疼痛与急性疼痛较为接近,化学刺激法产生的疼痛与慢性疼痛较接近。因此,在比较麻醉性镇痛药和解热镇痛药对急性疼痛和慢性疼痛的疗效差异时,应选用合适的疼痛模型。物理致痛模型如热板法模型可作为急性疼痛模型,化学致痛如醋酸扭体模型可作为慢性疼痛模型。实验设计中可以使用典型的麻醉性镇痛药如吗啡,解热抗炎镇痛药如阿司匹林。为全面考察药物的镇痛效应,除了观察药物的最大效应外,还应对药效持续时间进行检测。实验动物可选择大鼠或者小鼠。

(王梦令)

实验2 探究药物对抗电刺激引起小鼠惊厥的作用

【课前要求】

1. 实验理论 中枢兴奋性疾病的病因学,抗癫痫药、抗惊厥药的药理作用及机制。
2. 实验方法 小鼠腹腔注射(参考第五章第一节),电惊厥仪使用方法。
3. 实验准备 在线学习"临床问题导入""实验设计"和操作视频(数字资源5-4),完成自测题,预测实验结果。

【实验目的】

制备电惊厥的实验动物模型,设计实验探究未知药物对电惊厥动物的保护作用。

【实验原理】

惊厥(convulsion)是指骨骼肌异常的非自主性强直与阵挛性抽搐,并引起关节的运动。惊厥是中枢神经系统过度兴奋导致的疾病。临床上常用的抗惊厥药物有苯二氮䓬类、巴比妥类、水合氯醛和硫酸镁。巴比妥类药物可抑制中枢神经系统,随着剂量增大,中枢抑制作用的程度逐渐增强。当剂量大于催眠剂量时巴比妥类药物具有抗惊厥作用,临床上用于治疗小儿高热、破伤风、子痫、脑炎等及中枢兴奋药中毒引起的惊厥。用电刺激在小鼠头部形成强电流,可产生全身强直性惊厥。电惊厥小鼠表现为前肢屈曲、后肢伸直。本实验复制小鼠电惊厥模型,观察巴比妥类的抗惊厥效应,并探究未知药物的抗惊厥作用。

【实验材料】

1. 实验对象 小鼠,雌雄不拘。
2. 实验器材与药品 JTC-1型惊厥及痛觉实验交流刺激器;0.5%苯巴比妥钠,待测药物,生理盐水。

【实验方法】

1. 开机及参数设置 将刺激输出线插入刺激器的刺激输出插座。开启JTC-1型惊厥及痛觉实验交流刺激器电源开关。仪器参数设置:"刺激周期"选择"单刺激","刺激时间"选择0.5s或1s。转动"电压调节"旋钮,使输出电压至20V(图13-7)。
2. 筛选动物 将JTC-1型惊厥及痛觉实验交流刺激器输出线的鳄鱼夹尖端用生理盐水浸湿后,将一个鳄鱼夹夹于小鼠两耳根间的皮肤,另一个夹住下颌部,将小鼠后肢悬空,按"开始/停止"按钮,观察小鼠是否发生惊厥。若小鼠未发生惊厥,则逐渐增加输出电压,直至小鼠发生惊厥为止,记下每只小鼠发生惊厥的刺激电压值。小鼠的惊厥发生过程:僵直屈曲期→后肢伸直期→阵挛期→恢复期,以后腿强直作为惊厥的标志。
3. 分组处理 按上述方法挑选出发生电惊厥反应的小鼠30只,称重、编号,随机分成对照组、苯巴比妥组和待测药物组。待测药物组小鼠按10mL/kg腹腔注射待测药物溶液,苯巴比妥组小鼠按50mg/kg剂量腹腔注射0.5%苯巴比妥钠溶液,对照组小鼠腹腔注射等体积生理盐水。

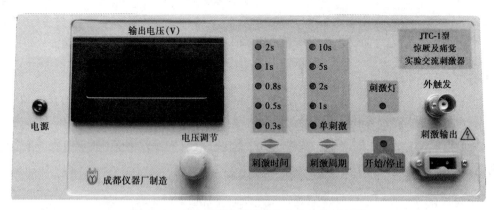

图 13-7 JTC-1 型惊厥及痛觉实验交流刺激器

4. 实验观察 给药 15min 或 30min 后,以给药前同样的电参数刺激小鼠,观察小鼠惊厥发生情况。

【实验结果】

1. 记录各组出现惊厥和死亡的小鼠数量,计算百分率,以 χ^2 检验分析待测药物处理组与对照组惊厥发生率有无差异,并与苯巴比妥钠组进行比较。

2. 绘制统计图表,表示上述统计结果。

【讨论】

分析苯巴比妥钠对抗小鼠电惊厥的作用及机制。评价待测药物的抗惊厥作用。

【注意事项】

1. JTC-1 型惊厥及痛觉实验交流刺激器输出电压范围已经超出人体的安全范围,仪器通电时,不要直接接触刺激器输出线的金属夹或使夹子相互接触造成短路。操作时应使用绝缘手套。

2. 不使用仪器时,请关闭电源开关或将"输出电压"调到最小,避免意外触发造成人体伤害或仪器损坏。

【探究性实验】

探究苯巴比妥对癫痫的治疗作用

癫痫是一种以中枢神经系统异常兴奋为特征的临床常见疾病,发病机制非常复杂。目前认为,中枢神经系统兴奋性与抑制性间的不平衡是导致癫痫发生的原因,其主要与离子通道、神经递质及神经胶质细胞的改变有关。

离子通道是体内可兴奋性组织和细胞兴奋性调节的基础,各种原因引起的离子通道功能异常均可导致疾病的发生。目前认为很多人类特发性癫痫是离子通道病,即有缺陷的基因编码有缺陷的离子通道蛋白而发病,其中钠离子、钾离子、钙离子通道与癫痫相关性的研究较为明确。此外,癫痫性放电与神经递质关系也极为密切,正常情况下兴奋性与抑制性神经递质保持平衡状态,神经元膜稳定。当兴奋性神经递质过多或抑制性递质过少,都能使兴奋与抑制间失衡,使膜不稳定并产生癫痫性放电。

惊厥和癫痫同属中枢神经细胞异常兴奋所导致的疾病,癫痫大发作时即表现为惊厥。在抗癫痫新药的研究中最常用的动物模型是最大电休克(maximal electroshock, MES)诱导的癫痫发作实验和戊四唑(pentylenetetrazole, PTZ)诱导的癫痫发作实验。MES是传统癫痫模型,电流(小鼠50mA,大鼠150mA)通过耳朵或角膜电极使动物产生晕厥,面部及前肢阵挛为最小电休克,产生后肢强直性伸展及屈曲继而阵挛者为MES,能抑制MES的药物可作为治疗全身性癫痫的候选药物。皮下注射PTZ能够模拟人类的失神发作和肌痉挛发作。为了解苯巴比妥是否具有癫痫治疗作用。在实验设计中可选择MES模型和PTZ模型。实验动物可选择大鼠或者小鼠。采用Racine评分评价癫痫发作的严重程度和苯巴比妥的治疗作用。

（王梦令）

实验3　药物对小鼠学习记忆功能的影响

【课前要求】

1. 实验理论　抗阿尔茨海默病(Alzheimer's disease, AD)药物的药理作用及机制;检索全文数据库中的相关研究论文。

2. 实验方法　小鼠灌胃(参考第五章第一节),水迷宫实验方法(参考第三章第四节)。

3. 实验准备　在线学习"临床问题导入"和"实验设计",完成自测题,预测实验结果。设计实验,证明某药对学习记忆障碍具有潜在的治疗作用。

【实验目的】

应用水迷宫实验方法,观察和评价药物对学习和记忆功能的影响。

【实验原理】

中枢胆碱能系统在学习、记忆、注意力等认知功能的调节中起着很关键的作用。改善中枢胆碱能系统的功能可减轻认知功能的损害。学习和记忆是脑的高级神经活动,其基本过程大致可分为获得(acquisition)、巩固(consolidation)和再现(retrieval)三个阶段。不同的药物可以特异性地作用于上述某一个阶段,从而在研究中建立不同类型的记忆障碍模型,如东莨菪碱、氯丙嗪和氯氮䓬等中枢抑制剂可明显抑制记忆的获得,造成动物学习记忆障碍。多奈哌齐是第二代胆碱酯酶(cholinesterase, ChE)抑制剂,其治疗作用是可逆性地抑制乙酰胆碱酯酶(acetylcholinesterase, AChE)引起的乙酰胆酰水解而增加受体部位的乙酰胆碱含量。

Morris水迷宫利用在水中设置平台,强迫动物通过游泳寻找平台的方法,可测试动物对空间位置和方位觉的学习记忆能力。

【实验材料】

1. 实验对象　健康成年小鼠,雌雄各半。

2. 实验器材与药品 Morris 水迷宫系统(水池直径 120cm,高 38cm,平台直径 6cm,高 14cm),摄像头,ANY-maze 动物行为学分析软件,台式高速冷冻离心机,分光光度计,体重计,1mL 注射器,计时器;2% 东莨菪碱,盐酸多奈哌齐。

【实验方法】

1. 动物分组与模型的建立 将 30 只小鼠随机分为 3 组,每组 10 只。

(1)模型组:于实验前 3 天开始每天腹腔注射东莨菪碱一次(1.0mg/kg)。开始实验后,每次训练前 30min 腹腔注射东莨菪碱(1.0mg/kg)。

(2)实验组:于实验前 6 天开始每天腹腔注射盐酸多奈哌齐(3mg/kg)。开始实验后于训练前 1h 腹腔注射盐酸多奈哌齐(3mg/kg)。训练前 30min 腹腔注射东莨菪碱(1.0mg/kg)。

(3)对照组:于实验前 6 天开始每天腹腔注射等体积生理盐水,开始实验后于训练前 1h 腹腔注射一次生理盐水。

2. 行为学实验方法 用过圆心的两条相互垂直线将水迷宫分为Ⅰ、Ⅱ、Ⅲ、Ⅳ四个象限,平台位于Ⅰ象限,水面下 1.5cm,位置固定,水温稳定在(25±0.5)℃。每日将小鼠依次从Ⅱ、Ⅲ、Ⅳ象限区域面朝桶壁放入水迷宫中,小鼠立上平台后,让其在平台上站立 5～10s。休息 30～60s 后继续进行下一次训练。记录其自下水到抵达并停留在平台(Ⅰ象限)上所用的时间,即潜伏期。以 120s 为限,若此时间内动物不能到达平台,则将小鼠置于平台上 10s,让其熟悉环境(图 13-8,图 13-9)。实验训练阶段连续进行 3 天,每天训练 4 次。训练结束 24h 后,移除平台。然后选取相同入水点将小鼠放入水中,摄像,用 ANY-maze 动物行为学分析软件测量小鼠第一次到达原平台位置的时间、穿越原平台的次数。

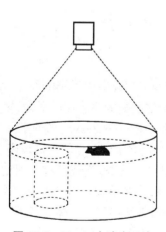

图 13-8 Morris 水迷宫系统

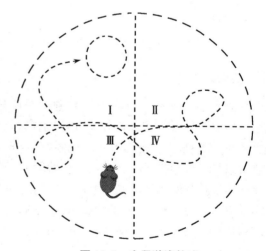

图 13-9 小鼠游泳轨迹

3. ACh 含量和 AChE 活性测定 实验结束后,处死小鼠,于冰台上迅速取出全脑,去其脑干及小脑,用 4℃生理盐水漂洗,滤纸吸干后称重。样品以冰生理盐水配制成 20% 匀浆液,匀浆后 4℃下 4 500r/min 离心 5min,取上清液,按羟胺比色法进行 ACh 含量及 AChE 活性测定。

【实验结果】

将实验结果填入表 13-1～表 13-3，结果以 $\bar{x} \pm s$ 表示，用方差分析进行统计分析。

表 13-1 药物对小鼠水迷宫潜伏期的影响

组别	n	平均潜伏期[*]/s		
		第1天	第2天	第3天
对照组				
模型组				
药物组				

[*] 潜伏期：小鼠自下水到抵达并停留在平台上所用的时间。

表 13-2 药物对小鼠水迷宫记忆保持的影响

组别	n	首次到达原平台位置的时间 /s	穿越原平台的次数 / 次
对照组			
模型组			
药物组			

表 13-3 药物对小鼠脑组织 ACh 含量及 AChE 活性的影响

组别	n	ACh 含量 /$(nmol \cdot L^{-1})$	AChE 活性 /$(\mu mol \cdot mg^{-1})$
对照组			
模型组			
药物组			

【讨论】

结合具体实验结果，讨论多奈哌齐对东莨菪碱所致小鼠学习记忆障碍的影响及其机制。

【注意事项】

1. 学习、记忆实验宜在安静环境内进行，室内温度、湿度和光照度应适宜并保持一致。实验过程中应尽可能保持安静，避免声音影响动物对方向的判断。

2. 水迷宫温度维持在 $(25 \pm 0.5)℃$，水温过低或过高均容易导致动物产生应激反应。

3. 减少非特异性干扰，如情绪、运动活动水平、应激和内分泌等因素。

4. 每次实验结束后，需要将动物毛发擦干，避免动物受凉死亡。

5. 实验中需要在水中加入不易变质的染料，不仅可以增加水面与动物颜色的对比度，也可以防止动物透过透明的水看到平台。白鼠推荐使用食用黑色素作为染料，黑色小鼠可以钛白粉为染料。

6. 由于动物生物节律问题，在一天不同的时间段进行实验会导致实验结果不同。固定时间点开展实验，可以获得更为准确的实验结果。

【思考题】

1. 影响学习记忆功能的主要生化机制有哪些？
2. 阿尔茨海默病的主要治疗药物有哪些？其作用机制分别是什么？

（王梦令）

实验 4　局灶性脑缺血动物模型及药物的保护作用

【课前要求】

1. 实验理论　缺血性脑损伤的病理生理机制，钙离子通道阻断药的药理作用及机制。
2. 实验方法　大鼠腹腔注射、动脉插管及脑组织切片和染色。
3. 实验准备　在线学习"临床问题导入"和"实验设计"，完成自测题，预测实验结果。

【实验目的】

制备大鼠大脑中动脉栓塞所致的局灶性脑缺血模型，探究钙通道阻滞剂对脑缺血所致的脑梗死体积及神经症状的影响。

【实验原理】

采用线栓阻塞一侧大脑中动脉（middle cerebral artery）是目前较常用的局灶性脑缺血（focal cerebral ischemia）模型制备方法。该方法在无须开颅的条件下可产生稳定性较好的局灶性脑梗死，并可在清醒状态下进行缺血后再灌注。大鼠脑血管的解剖特点接近人类，且较其他动物价格低廉，故大脑中动脉阻塞（middle cerebral artery occlusion, MCAO）多采用大鼠建模。用尼龙线经大鼠颈内动脉插入至大脑中动脉，阻断其血供造成大脑中动脉供血区局部脑缺血，阻断后不同时间，大鼠出现不同程度的行为障碍和脑组织的梗死。

氯化三苯基四氮唑（triphenyltetrazolium chloride, TTC）可以被正常脑组织中的脱氢酶还原为红色化合物，使该区域变为红色，而梗死区内因缺乏脱氢酶，脑组织呈白色。

尼莫地平属于二氢吡啶类的钙通道阻滞剂，通过抑制钙离子进入细胞而抑制血管平滑肌细胞的收缩。尼莫地平具有较高的亲脂性，容易通过血脑屏障，从而对脑动脉有较强的作用。尼莫地平可使血管扩张，增加脑组织的血供，减轻缺血后的神经系统症状，减小脑梗死体积，对脑缺血性损伤具有保护作用。

【实验材料】

1. 实验对象　健康成年 SD 大鼠，雄性。
2. 实验器材与药品　恒温水浴槽，手术台，哺乳动物手术器械一套，小动脉夹，线栓（直径 0.21mm 尼龙丝），缝合弯针，ImageJ 图像处理软件；3% 戊巴比妥钠，2%TTC，4% 中性甲醛，尼莫地平。

【实验方法】

1. 大鼠 MCAO 模型　大鼠以 3% 戊巴比妥钠（3mg/100g）腹腔注射麻醉。待动物麻醉后仰卧位固定，颈部正中切开，钝性分离肌肉组织，沿右侧胸锁乳突肌向下寻找颈总动脉，分离动脉鞘并游离颈总动脉，两端穿线备用。用动脉夹夹闭颈内动脉，在颈总动脉与颈内动脉分叉处剪一小口，将头端光滑圆融的尼龙线经颈内动脉插入至大脑中动脉，插入深度 17.5～18mm，插入时如遇到阻力，将线略回撤，重新插入。然后在切口处用丝线将尼龙线带丝线一并结扎，缝合切口。待动物清醒后，观察神经系统的症状，并按 Longa 的 5 分制标准进行评分。

2. 脑组织 TTC 染色和组织病理观察　建模后 24h，动物断头取脑，置于冰箱内 10min 使脑组织因冷冻而变硬。以刀片于视交叉平面垂直向下作冠状切面，随之向后每隔 3mm 切片，即相当于视交叉平面，上丘顶端平面，下丘底端平面。将脑片置于 2%TTC 溶液中（37℃）孵育 15～20min。正常脑组织被染成鲜红色，缺血区呈灰白色，界限清晰。倒掉染色液，将脑片放入生理盐水中冲洗 2～3 次，然后用 4% 中性甲醛固定 1～5 天。拍照、测定梗死体积。也可进一步进行尼氏染色（Nissl staining）或 HE 染色进行病理观察。

3. 动物缺血前 20min 静脉注射尼莫地平，观察对脑缺血的保护作用，与对照组相比，表现为神经系统症状减轻，脑梗死体积减小。

4. 观察指标

（1）神经系统症状（Longa 评分标准）：0 分，无神经损伤；1 分，提尾时对侧前肢内收屈曲（表明轻度神经损伤）；2 分，爬行时向对侧旋转（表明中度神经损伤）；3 分，站立或爬行时，向对侧倾倒（表明重度神经损伤）；4 分，无自主活动伴意识障碍。

（2）梗死体积的测定：厚脑片经 TTC 染色，数码摄图像，用 ImageJ 图像处理软件计算脑片左、右半脑面积和梗死面积。将每一脑片的面积乘以厚度，相加，分别得到左半脑体积、右半脑体积和梗死体积的近似值。脑梗死灶体积计算：梗死灶体积 = 左半脑体积 –（右半脑体积 – 梗死体积）。

（3）组织病理观察：切片做尼氏染色后，显微镜下观察各处理组大鼠海马神经元形态和数量改变。

（4）脑组织含水量的测定：判断脑水肿的程度，干湿比重法：分离左右大脑半球，称量湿重，然后放入 110℃ 烘箱中烤干 24h，称量脑组织干重。脑含水量（%）=（湿重 – 干重）/ 湿重 ×100%。

【实验结果】

将实验结果填入表 13-4，以 $\bar{x} \pm s$ 表示，用方差分析进行统计分析。

表 13-4　尼莫地平对小鼠缺血性脑损伤的影响

组别	n	神经症状评分	脑梗死体积/mm³	神经元密度/（10³·mm⁻²）	脑水含量/（g/100g组织）
对照组					
模型组					
药物组					

【讨论】

根据实验结果,探讨尼莫地平对脑缺血的保护作用及其机制,并分析实验结果的影响因素和改进方法。

【注意事项】

1. 麻醉药对脑缺血的影响较大,理想的麻醉方法应先吸入 1%～3% 氟烷或 70% 氯化亚氮 +30% 氧,手术时将氟烷降到 0.5% 并辅以神经肌肉阻断剂。也可选用戊巴比妥钠或用氨基甲酸乙酯麻醉。

2. 根据大鼠体重,对线栓的直径有不同的要求。250g 以下体重常选 0.26mm 的尼龙线,250～300g 的选 0.26～0.28mm 的尼龙线。

3. 插入尼龙线时勿用力过猛,以免穿破血管。

4. 尼龙线栓应有足够的长度,否则不能阻断大脑中动脉的血供。

5. MCAO 建模后出现以下情况的大鼠应予以剔除:手术中出血过多,术后 3h 未苏醒者;Longa 评分法为 0 分者;颅底出血(大脑中动脉起始部可见出血块)。

【思考题】

1. 脑缺血所致神经细胞损伤的病理生理机制与药物干预靶点是什么?

2. 尼莫地平对脑缺血性组织损伤的保护作用机制是什么?

(王梦令)

实验 5　精神分裂症样行为动物模型的建立与分析

【课前要求】

1. 实验理论　精神分裂症的发病机制及动物模型种类。

2. 实验方法　小鼠震惊反射测试,旷场实验,三箱社交行为测试,筑巢行为测试,快感样行为测试和 Y 迷宫实验。

3. 实验准备　在线学习"临床问题导入"和"实验设计",完成自测题,预测实验结果。

【实验背景】

精神分裂症(schizophrenia)是一组常见的、病因未明的精神类疾病,严重影响患者及照料者的生活质量。其发病机制复杂,尚未完全阐明。研究发现多巴胺和谷氨酸受体活性的改变不足以解释精神分裂症发生的所有症状或病因,精神分裂症可能涉及多种神经递质及其受体功能的改变。

精神分裂症患者主要表现为多种行为的反常,包括妄想、幻觉、运动行为的明显紊乱或异常,包括紧张症等阳性症状,以及情感淡漠、社会回避、意志减退、快感缺失、言语贫乏等阴性症状。此外,患者还伴随有不同程度认知障碍,以及情绪反常。精神分裂症的行为表型在动物模型中主要可通过以下行为学检测来反应:①动物感觉运动门控功能检测:精神分裂症患者往往存在感觉运动门控功能损害,这也是其发病的内在机制之一;②阳性症状相关的动物行为检测:虽然尚无较理想的模拟阳性症状的动物模型,但目前在临床前研究中往往把自发活动增高作为与精神分裂症阳性症状的关联表现;③阴性症状相关的动物行为检测:精神分裂症的大部分阴性症状,如意志减退、情感淡漠在动物中不易模拟,而社交回避(如分析动物在面对陌生的同类时的行为反应)和快感缺失(如分析对糖水的偏好和获取)则相对容易在动物中进行模拟和检测;④动物认知功能缺陷检测:精神分裂症患者主要表现为工作记忆损害。

精神分裂症样行为动物模型的造模方法目前主要有三类:药理模型、发育模型和转基因模型。其中药理模型的使用最广泛且最容易实现。通过急性或慢性给予如谷氨酸受体NMDA 受体(N-methyl-D-aspartate receptor)的拮抗剂、多巴胺受体激动剂等,从而诱导出类似精神分裂症的行为表型,如自发活动增高、感觉运动门控缺陷、社交回避以及认知功能缺陷等。基于谷氨酸功能异常假说,NMDA 受体拮抗剂被广泛用于精神分裂症的相关研究。常用的非竞争性受体拮抗剂主要包括苯环己哌啶(phencyclidine,PCP)、地佐环平(dizocilpine,MK-801)和氯胺酮(ketamine)。其中 MK-801 是一种比 PCP 和氯胺酮选择亲和力更强的非竞争性 NMDA 受体阻断剂,对脑内其他受体结合力较低。并且,MK-801 急性注射可以诱导急性精神病性反应,如感觉运动门控损害、活动增加、社交回避以及认知功能损害等。因此,MK-801 适宜作为精神分裂症样行为动物模型的诱导药物,常常用来作为抗精神分裂症药物临床前评价的建模。

一、感觉运动门控功能测试

【实验目的】

通过观察动物对于刺激的震惊反射幅度,评价注射 MK-801 前后动物的感觉运动门控功能的变化。

【实验原理】

感觉运动门控功能受损是精神分裂症的典型表现。震惊反射(startle reflex)抑制是动物对威胁性刺激的保护机制。在遇到突然的声、光等强刺激时,动物会表现出全身肌肉屈曲伸直的反射,即震惊反射,行为上表现为惊跳等。听震惊反射特指由强烈的声音刺激产生的震惊反射。尽管震惊反射能够帮助动物快速应对突如其来的刺激,但也会干扰正常的行为活动和认知加工。中枢神经系统能够对其接收到的信息进行过滤和筛选,以确保思维的连贯性,此即为感觉运动门控的"加工保护"机制。大脑利用该机制,可对其接收到的感觉信息进行过滤,以保护前脉冲刺激信号、减少后出现的震惊刺激对前脉冲刺激的干扰。当多个刺激信号先后出现时,中枢神经系统将优先处理先出现的刺激信号,对先出现的刺激信号进行早期编码,而抑制后出现的信号,即一个较弱的刺激(前脉冲)会抑制对随后的更强的刺激(脉冲)的反应,这就是所谓的前脉冲抑制现象。

目前主要用前脉冲抑制效率(prepulse inhibition,PPI)这一行为学参数评价动物的感觉运动门控功能是否完整。在强声音刺激之前的一定时间(几十至几百毫秒)内,先出现一个弱的域下声音刺激(即前脉冲),会降低动物对强声音刺激的听震惊反射幅度,对震惊反射幅度的抑制率即为 PPI。当感觉运动门控功能正常时，动物具有明显的前脉冲抑制现象；当该功能缺损时，PPI 的数值会显著下降，称为感觉运动门控功能缺失。

【实验材料】

1. 实验对象 小鼠，8～12 周龄雄性，给药组和对照组小鼠尽量为同窝出生，或者不同窝出生但年龄相差不超过 1 周。

2. 实验器材与药品 震惊反射测试仪（图 13-10），注射器，体重秤，分析天平；生理盐水，0.05mg/mL MK-801。

【实验方法】

1. 药物注射 给药组小鼠腹腔注射 MK-801[0.2mg/（kg·d）]2 周，测试当天在测试前半小时给药；对照组小鼠注射等量生理盐水。

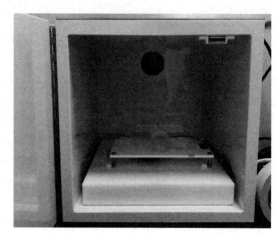

图 13-10 小鼠震惊反射测试仪

2. 感觉运动门控功能评价 先将小鼠放入测试箱内适应 5min，同时给予小鼠 70dB 的背景噪声。每只小鼠给予 5 种类型的实验测试：只给背景声音的无刺激实验（70dB），单独的惊跳反射刺激（startle stimulus，120dB，40ms），3 种前脉冲（pre-pulse）和震惊配对刺激（startle stimulus）。前脉冲刺激分别为 74dB、78dB 和 82dB，每种刺激持续 20ms，间隔 100ms 后给予 120dB 的震惊配对刺激，持续 40ms。前 10 个刺激和后 10 个刺激都为惊跳反射刺激，以将动物初始反应降低。每个刺激之间间隔 10～20s。其他刺激按照伪随机的顺序给予。为了避免气味的影响，每次实验后都用纸清理掉小鼠的排泄物，并用 70% 乙醇消除小鼠的气味。

3. 评价指标 $PPI(\%)=(1-\dfrac{震惊配对刺激反应幅度}{单独惊跳反射刺激反应幅度})\times100\%$。

【实验结果】

记录各项实验结果，将原始数据整理、列表并记录。结果以 $\bar{x}\pm s$ 表示，用 t 检验分析。

【讨论】

结合实验数据讨论腹腔注射 MK-801 后小鼠的感觉运动门控功能变化及影响因素。查阅资料，讨论与感觉运动门控功能异常相关的疾病并评价本实验的意义。

【注意事项】

1. 实验前将小鼠放在实验房间适应至少 30min，避免小鼠因对新环境的应激和不适应而导致的行为改变。

2. 每次实验结束后要用 70% 乙醇擦拭仪器，避免小鼠气味对行为的影响。

3. 将小鼠放入固定器中时，要尽量将小鼠卡紧，避免小鼠在固定器中挣扎移动导致其头部方向的变化而致测试不准。

【思考题】

1. 利用 MK-801 建立精神分裂症样行为动物模型的原理是什么？
2. 分析惊跳反射实验的影响因素及解决方法。
3. 小鼠的感觉运动门控功能主要受哪些脑区调节？所涉及的神经环路有哪些？

二、旷场实验

【实验目的】

通过观察动物在旷场箱中的运动距离、平均速度、运动时间、不动时间，评价注射 MK-801 前后动物运动水平的变化；通过观察动物前 5 分钟在旷场箱中央区的滞留时间、进出次数、运动距离，评价注射 MK-801 前后动物焦虑水平的变化；通过统计动物在旷场箱中的直立次数，评价注射 MK-801 前后动物探究行为的变化。

【实验原理】

旷场实验是一个用来检测一般活动水平以及探索习惯的感觉运动测试。旷场设备（旷场箱）由开口的方形盒子构成（长 × 宽 × 高为：45cm×45cm×45cm）。啮齿类动物具有恐惧新异环境的特性，主要在旷场箱内的周边部活动，而在中央区活动较少。但同时动物又具有探究本性，这使它们会对旷场箱的中央区域进行探索（图 13-11）。腹腔注射 MK-801 可诱导动物出现运动量的改变（运动距离、平均速度和运动时间），并可能改变动物在旷场中的探究活动如直立次数等。

【实验材料】

1. 实验对象 小鼠，8～12 周龄雄性，给药组小鼠和对照组小鼠尽量为同窝出生，或者不同窝出生但年龄相差不超过 1 周。
2. 实验器材与药品 旷场箱，注射器，体重秤，分析天平；生理盐水，0.05mg/mL MK-801。

【实验方法】

1. 药物注射 给药组小鼠腹腔注射 MK-801[0.2mg/（kg·d）]2 周，测试当天在测试前半小时给药；对照组小鼠则注射等量生理盐水。
2. 旷场实验
（1）将小鼠面朝一个特定的方向放入旷场箱中央，让其自由探索 2h。
（2）用软件进行行动轨迹的自动追踪和小鼠的运动距离、平均速度、运动时长、中央区/周边区滞留时间、进

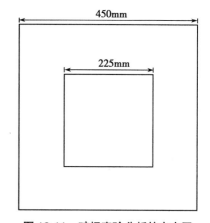

图 13-11 旷场实验分析的中央区和周边区

入次数等参数的分析,并手动统计小鼠的直立次数。

(3)实验结束后将小鼠放回笼中。为了避免气味的影响,每次试验后都用纸清理掉小鼠的排泄物,并用70%乙醇消除小鼠的气味。

【实验结果】

参考表13-5和表13-6记录对照组和给药组小鼠的运动距离、平均速度、运动时长、中央区/周边区滞留时间、进入次数和直立次数,结果以 $\bar{x} \pm s$ 表示,用 t 检验分析。

表13-5 MK-801对小鼠旷场中运动水平、焦虑水平以及探究行为的影响

组别	总运动距离/mm	平均速度/(mm·s⁻¹)	运动时间/s	不动时间/s	中心时间/s	外周时间/s	直立次数
对照组							
给药组							

表13-6 MK-801对小鼠旷场中各个阶段的运动水平、焦虑水平以及探究行为的影响

组别	时间点	总运动距离/mm	平均速度/(mm·s⁻¹)	运动时间/s	不动时间/s	中心时间/s	外周时间/s	直立次数
对照组	0～10min							
	10～20min							
	20～30min							
	……							
	110～120min							
给药组	0～10min							
	10～20min							
	20～30min							
	……							
	110～120min							

【讨论】

结合数据讨论MK-801对小鼠的运动水平、焦虑水平以及探究行为的影响,分析旷场实验的影响因素,讨论在旷场实验中如何减小外界环境对旷场中小鼠运动的影响。

【注意事项】

1. 实验开始前5天对小鼠每天抚摸1～2min,实验开始前至少30min将小鼠放入实验房间适应,使小鼠适应试验环境和实验者,以减少非特异性应激刺激对实验动物检测中的影响,但此实验事先不需要提前训练。

2. 实验时需要拉上帘子来避免外界环境对动物的影响。

3. 要保持仪器的四个角度光照强度相同。

4. 实验过程中应保持安静。

5. 每次实验结束后用 70% 乙醇擦拭旷场箱,避免上一个动物留下的排泄物和气味对下一个动物造成影响。测试过的动物不能放回原笼,应放入新笼,避免对还未做行为学测试的小鼠造成影响。

【思考题】

1. 除了评价小鼠的运动量外,旷场实验还可评价小鼠哪些行为和功能?
2. 试述旷场实验和家笼实验的区别。从实验方法、目的、评价指标等方面展开讨论。

三、三箱社交行为测试

【实验目的】

通过观察小鼠在三箱中分别与空的金属笼、放有从未接触过鼠的金属笼以及放有先前接触过鼠的金属笼的接触时间,评价注射 MK-801 对小鼠社会性和社会新奇性的影响。

【实验原理】

社交是指社会上人与人之间的交际往来,是人们传递信息、交流思想,以达到某种目的的社会各项活动。人们只有不断地相互交往和沟通信息,才能不断丰富自己、提升自己、扩充自己。对于许多动物来说,社交同样重要。社交行为障碍也是精神分裂症等精神疾病的典型特征。因此,社交行为的变化就成了判断精神分裂症的标准之一。三箱社交实验的原理是基于小鼠天生喜群居、对新物件具有探索倾向以及"喜新厌旧"的特性,在动物模型上研究社交行为的变化。

【实验材料】

1. 实验对象　小鼠,8～12 周龄雄性,给药组小鼠和对照组小鼠尽量为同窝出生,或者不同窝出生但年龄相差不超过 1 周。
2. 实验器材与药品　三箱实验设备(图 13-12),金属笼,注射器,体重秤,分析天平;生理盐水,0.05mg/mL MK-801。

【实验方法】

1. 药物注射　给药组小鼠腹腔注射 MK-801[0.2mg/(kg·d)]2 周,测试当天在测试前半小时给药;对照组小鼠则注射等量生理盐水。
2. 三箱社交实验　设备由方形的树脂玻璃箱(60cm×35cm×10cm)组成,隔板将箱平均分为三个矩形箱,并在隔板上设有小门,允许小鼠自由穿梭。实验分为三个阶段,第一阶段是适应阶段,将测试小鼠放入箱内自由探索左右侧的空金属笼(L,R)10min,并记录近距离接触时间,如小鼠在第一阶段中对左右侧存在明显偏好时,则在第二阶段将有偏好的一侧作为空笼,第三阶段在有偏好的一侧放置熟悉小鼠。第二阶段主要反映小鼠的社会性,在一侧箱的金属笼中放入一只性别、体重与测试鼠一致且从未有过接触的陌生鼠,记为 S1,记录 10min 内测试鼠与空金属笼(E)和陌生鼠(S1)的近距离接触时间(当小鼠鼻子近距离接触或指向铁笼时判定为近距离接触,当其他部位接触铁笼而鼻子没有指向铁笼或趴在铁

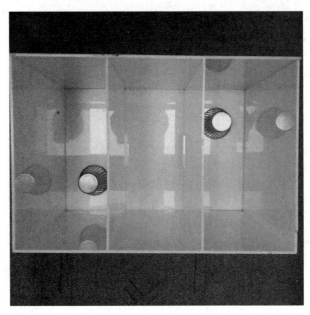

图 13-12　三箱实验设备

笼上时不判定为近距离接触）。第三阶段主要反映小鼠的社会新奇性，在另一侧箱的金属笼中放入另一只性别、体重与测试鼠一致且从未有过接触的陌生鼠，记为 S2，记录 10min 内测试鼠与 S1 和 S2 的近距离接触时间。整个过程用软件对小鼠进行追踪和记录，并计算偏好指数。第二阶段的偏好指数 =（与 S1 的接触时间 – 与空笼的接触时间)/(与 S1 的接触时间 + 与空笼的接触时间）× 100%，第三阶段的偏好指数 =（与 S2 的接触时间 – 与 S1 的接触时间)/(与 S2 的接触时间 + 与 S1 的接触时间）× 100%。为了避免气味的影响，每次实验后都用纸清理掉小鼠的排泄物，并用 70% 乙醇消除小鼠的气味。

【实验结果】

参考表 13-7 记录各项实验结果，以 $\bar{x} \pm s$ 表示，两组比较用 t 检验分析，三组比较用方差分析。

表 13-7　MK-801 对三箱实验中小鼠社交行为的影响

组别	第一阶段			第二阶段			第三阶段		
	L/s	R/s	偏好指数 /%	E/s	S1/s	偏好指数 /%	S1/s	S2/s	偏好指数 /%
对照组									
给药组									

【讨论】

结合具体实验数据讨论 MK-801 对小鼠的社会性和社会新奇性的影响。讨论放入金属笼中小鼠的年龄、品系以及金属笼放置位置等差异对实验结果的影响。分析影响实验结果的干扰因素以及如何排除，总结实验结论，提出实验改进的方法和策略。

【注意事项】

1. 每次实验结束后,用70%乙醇擦拭干净箱体和金属笼,避免箱体和金属笼中残留的小鼠气味对下一批小鼠行为的影响。

2. 放入金属笼中的鼠应为与实验小鼠同龄不同窝的C57BL/6J小鼠,每一批小鼠应尽量使用同样的接触鼠。

3. 为避免小鼠爬上金属笼,可在笼子上放置水瓶,避免小鼠因爬上金属笼而对实验结果造成的影响。

4. 小鼠鼻子近距离指向金属笼内并发生嗅探时才可判断为在进行探索或社交,当其他部位接触金属笼而鼻子没有指向金属笼或站在金属笼上时不是社交或者探索活动。

【思考题】

1. 三箱社交实验可评价动物的社交行为,社交行为障碍常出现在哪些疾病中?

2. 小鼠的社交行为主要受哪些脑区调节?所涉及的神经环路有哪些?

3. 除了三箱社交实验,还有哪些行为学范式可以来评价动物的社交行为?

四、筑巢行为测试

【实验目的】

通过对小鼠所筑的巢进行筑巢评分以及对其未使用的棉花进行称重,评价MK-801对小鼠筑巢行为的影响。

【实验原理】

筑巢是小鼠的天性,也是其常见的日常行为和本能行为,还可反映小鼠社交相关行为。筑巢行为实验研究方法简便易行,可通过筑巢评分和未使用棉花数量反映小鼠的社会行为和日常活动能力。

【实验材料】

1. 实验对象　小鼠,8～12周龄雄性,给药组小鼠和对照组小鼠尽量为同窝出生,或者不同窝出生但年龄相差不超过1周。

2. 实验器材与药品　体重秤,分析天平,注射器,棉花;生理盐水,0.05mg/mL MK-801。

【实验方法】

1. 药物注射　给药组小鼠腹腔注射MK-801[0.2mg/(kg·d)]2周,测试当天在测试前半小时给药;对照组小鼠则相应注射生理盐水。

2. 筑巢实验　实验前48h,将小鼠置于装有新鲜垫料的笼内单只饲养,自由获得食物和水。房间温度维持在(21±2)℃。关灯前1个小时,将3g压缩棉花放入笼内,第二天上午对没有用来筑巢的棉花(＞0.1g)进行称重,并对小鼠筑的巢进行评分(图13-13):1分,完全没有碰触棉花;2分,部分棉花被撕咬(50%～90%仍是完整的);3分,棉花大部分被撕咬但是没有明显成型的巢;4分,有成型的巢但较为松散扁平;5分,成型的巢,巢壁高于小鼠身体。

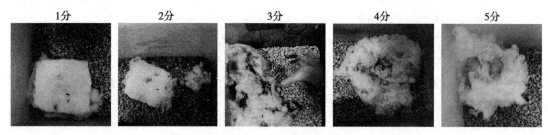

图 13-13　小鼠筑巢各级评分

【实验结果】

记录对照组和给药组的筑巢评分结果,以 $\bar{x} \pm s$ 表示,采用 t 检验分析。

【讨论】

结合具体实验数据讨论 MK-801 对小鼠筑巢行为的影响。讨论小鼠的筑巢行为可反映哪些方面的行为改变。

【注意事项】

1. 筑巢实验开始前单笼饲养,让小鼠在新笼内适应至少48h。

2. 所用棉花应洁净无污染,放置棉花时注意位置,避免因水瓶漏水而对筑巢评分和未使用棉花的重量造成影响。

【思考题】

1. 筑巢材料的偏好和难易程度可能影响筑巢结果,试通过查阅资料,分析如何选择合适的筑巢材料。

2. 试分析筑巢行为的影响因素。

3. 群体筑巢实验和个体筑巢实验有什么区别? 试从实验方法、评价指标、反映参数等方面进行分析。

五、快感样行为测试(糖水偏好实验)

【实验目的】

通过测定注射 MK-801 后小鼠糖水摄入量的变化,评价小鼠的快感样行为。

【实验原理】

糖水偏好测试是检测快感缺失的经典方法。正常小鼠喜爱糖水,糖水摄入量或偏好指数的降低表示动物出现快感缺乏。糖水偏好率与动物的快感程度呈正相关,值越小则表明动物的快感缺失越严重。

【实验材料】

1. 实验对象　小鼠,8～12周龄雄性,给药组小鼠和对照组小鼠尽量为同窝出生,或者不同窝出生但年龄相差不超过1周。

2. 实验器材与药品　体重秤,分析天平,糖水瓶,注射器;蔗糖,生理盐水,0.05mg/mL MK-801。

【实验方法】

1. 药物注射　给药组小鼠腹腔注射MK-801[0.2mg/(kg·d)]2周,测试过程中照常给药;对照组小鼠则相应注射生理盐水。

2. 糖水偏好实验　将小鼠进行单笼饲养,自由获取食物和水。一周以后,将正常饮水瓶换为两个外观、颜色和容量都一样的糖水小瓶,分别标记为瓶A和瓶B,并装有1%的蔗糖(图13-14)。为了排除小鼠对位置及水瓶的偏爱,24h后将瓶A和瓶B互换位置,48h后称重并计算瓶A和瓶B的糖水消耗量;将瓶A和瓶B中的糖水换为正常的饮水,24h后更换瓶A和瓶B的位置,48h后称重并计算瓶A和瓶B中水的消耗量;将瓶A中的饮水更换为1%的蔗糖,瓶B中更换新的正常饮水,24h后更换瓶A和瓶B的位置,48h后分别称重并计算瓶A和瓶B中糖水及水的消耗量。糖水偏好计算方法为:糖水偏好率(%)=[糖水消耗量/(糖水消耗量＋水消耗量)]×100%。

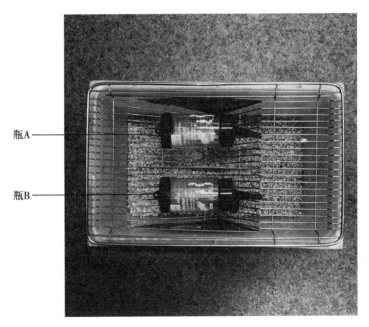

瓶A

瓶B

图13-14　糖水偏好实验

【实验结果】

参考表13-8记录对照组和给药组的糖水消耗量和水消耗量,计算糖水偏好百分比,以$\bar{x} \pm s$表示,用t检验进行统计分析。

表 13-8 MK-801 对小鼠糖水偏爱的影响

组别	摄入水量 /mL	摄入糖水量 /mL	糖水偏好率 /%
对照组			
给药组			

【讨论】

结合具体实验数据讨论 MK-801 对小鼠的糖水偏好行为的影响。试分析糖水偏好实验的影响因素及解决方法，分析不同浓度的糖水以及不同时长下的糖水偏好（如 2h、48h 等）结果所反映的快感情况的差异。

【注意事项】

1. 实验前一定要将瓶表面残留的水擦干净，为了测量，应在糖水偏好实验前一天准备好糖水和清水，并将瓶分开放，以便瓶表面的水分蒸发。

2. 实验前一定要检查好水瓶是否漏水。

3. 给小鼠糖水和清水时，应注意动作要轻慢，尽可能地减少误差，避免糖水和清水漏出。

【思考题】

1. 除了糖水偏好实验外，还有哪些实验可以评价小鼠的快感样行为？

2. 快感缺失这一症状除了会出现在精神分裂症中外，还有哪些精神疾病也会出现？

3. 与快感行为相关的脑区有哪些？

4. 快感样行为与奖赏行为的区别以及相关性？

六、Y 迷宫检测工作记忆

【实验目的】

通过对小鼠在 Y 迷宫内的自发性交替活动的计算，评价注射 MK-801 后小鼠工作记忆的变化。

【实验原理】

Y 迷宫主要应用于动物工作记忆的测试。Y 迷宫由三个完全相同的臂组成，每个臂的尽头贴有不同形状、不同颜色的标记物来让小鼠对三个臂进行区分。Y 迷宫主要利用啮齿类动物探究新奇环境的天性，不需要动物学习任何规则和技巧，能够有效地反映动物对新环境的识别记忆能力。根据分析动物进入各臂的次序并统计正确次数来反映实验动物的工作记忆。

【实验材料】

1. 实验对象 小鼠，8~12 周龄雄性，给药组小鼠和对照组小鼠尽量为同窝出生，或者不同窝出生但年龄相差不超过 1 周。

2. 实验器材与药品 Y迷宫装置(图13-15),体重秤,分析天平,注射器;生理盐水,0.05mg/mL MK-801。

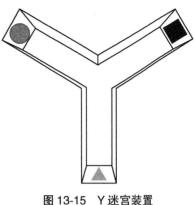

【实验方法】

1. 药物注射 给药组小鼠腹腔注射MK-801[0.2mg/(kg·d)]2周,测试当天在测试前半小时给药;对照组小鼠则相应注射生理盐水。

2. Y迷宫实验 将小鼠放在一个臂的末端,记录8min内小鼠进入各个臂的顺序。小鼠连续进入三个不同的臂(如1、2、3或1、3、2或3、2、1等),算一次完整的交替行为。最大交替值为进臂次数的总和减去2。

图13-15 Y迷宫装置

交替率(%)=(实际交替值/最大交替值)×100%。并记录总路程及进臂数。

【实验结果】

参考表13-9记录对照组和给药组小鼠进入各个臂的顺序、次数和总路程,计算交替率(%),以$\bar{x}\pm s$表示,用t检验进行统计学分析。

表13-9 MK-801对小鼠Y迷宫中工作记忆的影响

组别	实际交替值	最大交替值	交替率/%	总路程	总进臂数
对照组					
给药组					

【实验讨论】

结合具体实验数据讨论MK-801对小鼠工作记忆的影响。讨论总路程及进臂数有什么意义。Y迷宫实验除了评价动物的工作记忆外,还可评价动物的辨别性学习和参考记忆,查阅资料,总结利用Y迷宫评价动物不同记忆的实验方法并比较他们之间的区别。

【注意事项】

1. 每一只小鼠应被放置在同一个臂的尽头。

2. 实验结束后用70%乙醇将仪器擦拭干净,避免气味对小鼠行为造成的影响。

【思考题】

1. 工作记忆和参考记忆有什么区别?可以分别用什么行为学范式来评价?

2. 本实验中,哪些因素可影响动物的工作记忆?

3. 有关记忆的脑区和神经环路有哪些?

【探究性实验】

探究典型和非典型抗精神分裂症药物对
MK-801诱导的精神分裂症样行为的不同作用

1. 实验背景　目前,精神分裂症的治疗主要以药物治疗为主,以心理干预为辅。抗精神分裂症药物主要分为典型和非典型抗精神病药物两类。典型抗精神分裂症药物主要以氯丙嗪、氟哌啶醇、奋乃静等为代表,多为单纯的多巴胺 D_2 受体阻断剂,但此类药物有较强的副作用(如锥体外系反应等),并对阴性症状作用不明显。非典型抗精神分裂症药物主要以氯氮平、利培酮、奥氮平等为代表,能够双重拮抗 5- 羟色胺受体和多巴胺受体。临床数据显示,非典型抗精神分裂症药物在有效改善阳性症状、阴性症状的同时,锥体外系症状等副作用较小,可有效改善患者的症状和生活质量,具有较好的耐受性和依从性。因此,相较于典型抗精神分裂症药物,非典型药物的作用谱广、疗效好、安全性好,已逐渐作为首选药物广泛应用于各类精神疾病的治疗。

目前认为,谷氨酸受体功能紊乱是精神分裂症发生的重要因素。啮齿类动物注射NMDA 受体拮抗剂会出现类似精神分裂症的行为改变,如感觉运动门控障碍、运动量增加、社会回避以及记忆障碍,并且可以通过注射临床上常用的抗精神分裂症药物使这些行为恢复正常。因此 NMDA 受体拮抗剂可作为研究精神分裂症的病理机制,检验新型抗精神分裂症药物有效性的有力工具,也是目前国内外研究中最常使用的一种精神分裂症药物模型的建立方法,其代表性药物有氯胺酮、PCP 和 MK-801。其中 MK-801 可以引起动物产生类似精神分裂症的阳性症状、阴性症状的表现,因此广泛用于抗精神分裂症药物的研究中。

2. 科学问题　典型和非典型抗精神分裂症药物的作用机制不同,对于 MK-801 诱导的精神分裂症样行为是否存在不同作用? 如何以实验动物为研究对象,设计实验探究典型(氯丙嗪、氟哌啶醇)和非典型(氯氮平、利培酮)抗精神分裂症药物对 MK-801 诱导的精神分裂症行为的不同作用?

3. 实验设计要点

(1)实验对象:应考虑物种、品系、性别、年龄等因素(如常用的小鼠、大鼠等)。

(2)实验动物的数量、分组:可根据动物实验原则,确定具有统计学实验意义的最少实验动物数量;实验分组可根据是否给予抗精神分裂症药物、是否给予 MK-801 处理两个因素,综合考虑处理组别和实验对照的设置。

(3)实验设计方法:可根据实验组数,选择实验设计方法,以及行为学实验顺序。

(4)观察指标:建议参考上述探究精神分裂症的相关行为学实验,选择合适的观察指标。

(5)控制非处理因素:如药物的浓度、给药方式、给药浓度应正确,实验数据采集准确等。

请根据上述实验设计要点,查阅相关资料、文献,制定具体的实验方案并实施。探究典型(氯丙嗪、氟哌啶醇)和非典型(氯氮平、利培酮)抗精神分裂症药物对 MK-801 诱导的精神分裂症样行为表现的不同作用。

(胡薇薇)

第三节　疾病动物模型

一、疼痛实验动物模型

由于伦理学等原因，无法对人体疼痛进行深入的机制研究。因此，在研究疼痛机制，寻找治疗靶点时必须建立疼痛实验动物模型（animal models of pain）。疼痛是机体对伤害性刺激的感受和反应，是复杂的生理心理活动。疼痛由痛觉和痛反应两部分组成，在研究疼痛时，通常采用测量痛阈（pain threshold）的方法。痛阈指引起疼痛的最小伤害性刺激量。但由于痛觉是意识水平的感觉，动物是否具有痛觉无法确定，而只能检测其对伤害性刺激的行为反应，因此，在建立疼痛动物模型时，有时用伤害性感受阈（nociceptive threshold）替代痛阈，建立疼痛动物模型即对其伤害性感受阈进行测量。实验中常以动物对伤害性刺激的逃避反应作为观察指标。如果动物无法逃避伤害性刺激，就会引起情绪反应，发出嘶叫声，因此伤害性刺激引起的嘶叫反应也可以作为伤害性感受阈的测量指标。常见的疼痛研究模型分为生理性疼痛模型和病理性疼痛模型。

生理性疼痛模型有助于观察和了解痛觉现象及其机制，特别是疼痛相关的细胞形态学、细胞生物学和分子生物学水平的改变。常用的有热辐射 - 逃避法、机械刺激 - 逃避法，通过热刺激和机械刺激使动物致痛，通过观察动物的逃避行为测量动物的伤害性感受阈。

病理性疼痛并非由外来刺激导致，因此无法逃避，实验中通过观察动物因疼痛出现扭体、舔足和抬高患肢等自我保护行为，作为其伤害性感受阈。病理性疼痛模型分为急性和慢性疼痛模型。急性疼痛模型包括模拟腹腔炎症的扭体模型、模拟躯体炎症的甲醛致痛模型和白陶土 - 鹿角菜胶炎症模型等。慢性病理性疼痛模型包括：①炎症性疼痛模型，如以福氏佐剂作为致炎物质的多发性佐剂关节炎、单发性佐剂关节周围炎和单发性佐剂关节腔炎模型等。福氏佐剂是一种免疫佐剂，可以加强机体对抗原产生免疫的能力。炎症疼痛模型诱导的是动物的免疫反应性炎症，其目的是模拟某些自身免疫性疾病如风湿性关节炎。其中，单发佐剂性关节腔炎模型因其疼痛持续时间长，临床症状易于定量，且疼痛只局限于关节局部，是一种研究长期慢性炎症性疼痛状态下神经系统功能改变的理想模型。②神经源性疼痛模型，包括中枢神经系统损伤性神经源性疼痛模型，疾病导致的周围神经性疼痛模型和外伤导致的周围神经性疼痛模型。上述模型较为理想地模拟了相应的临床疼痛疾患。但也有一些神经痛如疱疹后神经痛、三叉神经痛等，目前尚缺少理想的动物模型。

二、癫痫实验动物模型

癫痫实验动物模型（animal models of epilepsy）可大致分为急性癫痫模型、慢性癫痫模型、遗传性癫痫模型以及癫痫抵抗性模型。癫痫的病因复杂，临床类型较多，在研究癫痫病理生理改变及筛选抗癫痫药物时，所选择的癫痫模型起到十分重要的作用。

1. 急性癫痫模型　通过单次物理或药物处理，导致动物癫痫的一次急性发作模型。包括最大电休克模型（maximal electroshock model，MES 模型）和戊四唑癫痫模型（pentylenetetrazole model，PTZ 模型）。MES 模型常用于模拟人类的强直阵挛癫痫大发作，是使用最多、研究最透彻的模型之一，而皮下注射戊四唑（PTZ）癫痫模型能够模拟人类的肌阵挛癫痫全身发作。MES癫痫模型和PTZ癫痫模型制备方法简单，且有比较高的筛选抗癫痫化合物的效率，已成功发现了临床有抗癫痫疗效的化合物，如经典的抗癫痫药物苯妥英和乙琥胺。因此，目前MES模型和PTZ模型被作为初次筛选癫痫药物的"金标准"。

2. 慢性癫痫模型　慢性癫痫模型用于反映癫痫发作的发生、发展及其反复发作的脑部病理生理的改变，可以更深入了解癫痫的发生和发展。根据给予刺激的强度和引起的病情严重程度的不同，慢性癫痫模型又可分为点燃模型、持续性癫痫模型和自发性癫痫模型。

（1）点燃模型（kindling model）：点燃模型是通过反复的电和化学刺激丘脑、海马等区域，从而在脑电图上表现为进行性癫痫样活动，在行为学上表现为癫痫样发作的模型。点燃模型模拟的是人类的癫痫复杂性部分发作及其继发的全身性发作，且能较好地模拟癫痫进行性发展和长期反复自限性发作的特点，如能产生脑内局限甚至广泛的病灶、降低癫痫发作的阈值、逐渐增加癫痫发作的持续时间、加重癫痫发作的病情、最终导致自发性癫痫的发生。同时，点燃模型还能够引起丘脑、海马等区域结构和电生理的改变，从而较好地模拟了人类的颞叶性癫痫发作，为研究难治性癫痫及药物抵抗性癫痫提供了可能。

（2）持续性癫痫模型：在点燃模型的基础上，持续地给予动物丘脑、海马高强度电刺激，或者腹腔内反复注射致病剂量的胆碱能受体激动剂毛果芸香碱、谷氨酸受体激动剂等都能够引起癫痫持续状态的发生，得到持续性癫痫动物模型。但需注意，模型的致死率相对较高，因此在研究癫痫持续状态时，常给予地西泮降低其死亡率。

（3）自发性癫痫模型：在动物脑内埋入电极并给予持续一段时间的电刺激，或者系统给予红藻氨酸、毛果芸香碱等致病药物后，都可能引起大脑的局限甚至广泛性病理损伤如海马硬化。而这种局限或者广泛性损伤有可能作为癫痫发作的病灶，从而引发慢性癫痫的自发性发作。

3. 遗传性癫痫模型　主要包括听源性癫痫模型和转基因癫痫模型。①由高强度的声音刺激引起的癫痫发作被称为听源性惊厥。用高强度的声音刺激某些对于声音非常敏感的动物品系，即可诱发癫痫发作。这些动物除听源性癫痫的相关症状以外，还具备其他的神经精神系统疾病的特点。②转基因癫痫模型可模拟临床上因相关基因突变导致癫痫发作的病例，其病变表现多样，涉及的基因可分为三类：离子通道及相关受体基因、非离子通道基因以及X连锁基因。

4. 癫痫抵抗性模型　现有的临床治疗方法已经使大部分癫痫患者的症状得到控制，但仍有约三分之一患者表现为对药物的抵抗性，癫痫症状难以控制。前文提及的点燃模型也可用于药物抵抗性癫痫的研究。其机制是该模型能够增强癫痫发作的易感性，同时能引起丘脑、海马等边缘系统的结构和电生理的改变，模拟人类的颞叶性癫痫发作，可用于研究难治性癫痫及药物抵抗性癫痫。

（王梦令）

第十四章
药物代谢动力学和药物效应动力学实验

药物代谢动力学(pharmacokinetics，PK)和药物效应动力学(pharmacodynamics，PD)是机体和药物相互作用的两个方面。在药物进入机体后，药物代谢动力学(药代动力学)和药物效应动力学(药效动力学)是按时间同步进行着的两个密切相关的动力学过程，前者着重阐明机体对药物的作用，即药物在体内的吸收、分布、代谢和排泄及其消除的动力学过程；后者描述药物对机体的作用，即药物效应随着时间和浓度而变化的动力学过程。药代动力学和药效动力学的研究是药理学研究的核心内容。

药物吸收后首先进入血液循环，以后继续通过各种屏障进入细胞间隙及细胞内液。药物在体内的分布多数是不均匀的，且处于动态平衡中，随药物的吸收与排泄不断变化。药理作用强度取决于药物在靶器官的浓度。药代动力学和药效学研究的是药物剂量与药物浓度改变所导致药理学作用变化之间的关系，因此，在新药临床前研究到Ⅲ期临床试验的药物的研发阶段，为了实现药物最大疗效，同时减少其副作用，常常需要考虑药代动力学和药效动力学。在临床实践中，也需要树立"药代动力学决定药效动力学"的用药理念。本章实验主要涉及药物体内过程及其影响因素的分析，药物与受体相互作用的探讨及药物效应评价等，帮助学生深入理解生理和病理状态对个体药代动力学过程的影响及其临床药效学后果。

第一节　基础性实验

实验1　药物剂量对药物效应的影响

【课前要求】

1. 实验理论　药物的量效关系；影响药物效应的因素。
2. 实验方法　小鼠捉拿和腹腔注射(参考第五章第一节)。
3. 实验准备　在线学习"临床问题导入""实验设计"和操作视频(数字资源5-4)，完成自测题，预测实验结果。

【实验目的】

分析不同剂量药物的作用差异。

【实验原理】

药物在体内产生的效应(effect)受到多种因素的影响,如药物的剂量、制剂、给药途径、联合应用以及患者的生理因素、病理状态等。其中,剂量(dose)是影响药物效应的重要因素,不同剂量产生的药物效应是不同的。在一定范围内剂量愈大,药物在体内的浓度愈高,药效也就愈强。有时药物还可在不同剂量时产生不同性质的效应。戊巴比妥钠是一种中枢抑制药,随着给药剂量的增大,其中枢抑制作用逐渐加强,依次表现为镇静、催眠、抗惊厥、麻醉直至延髓麻痹。

小鼠在正常体位时表现为四足着地,如用手轻轻将其置于侧卧或仰卧,小鼠会立即恢复正常体位,称为翻正反射。如小鼠超过1min仍不能恢复正常体位则为翻正反射消失,是麻醉药物起效的客观指标。本实验通过比较不同剂量戊巴比妥钠作用下小鼠翻正反射消失和恢复的情况,了解给药剂量对药物效应的影响。

【实验材料】

1. 实验对象　小鼠,雌雄不拘。
2. 实验器材与药品　体重计,计时器;5g/L、2g/L 和 0.5g/L 戊巴比妥钠溶液。

【实验材料】

1. 实验分组　取体重接近、性别相同的小鼠 30 只,分成 A、B、C 三组,观察小鼠正常活动情况及翻正反射。
2. 药物处理　A、B、C 三组小鼠分别按 100mg/kg(5g/L,0.2mL/10g),40mg/kg(2g/L,0.2mL/10g)和 10mg/kg(0.5g/L,0.2mL/10g)的剂量腹腔注射戊巴比妥钠溶液。
3. 实验观察　药物注射完毕,将小鼠置于容器中,观察比较三组小鼠的活动变化,记录翻正反射消失时间和翻正反射恢复时间。

【实验结果】

列出各组小鼠给药剂量、翻正反射消失时间和恢复时间结果的原始数据统计表(表 14-1),结果以 $\bar{x} \pm s$ 表示,用方差分析进行统计分析。简要描述不同剂量时戊巴比妥钠作用的差异。

表 14-1　不同剂量戊巴比妥钠对小鼠翻正反射的影响

组别	戊巴比妥钠/(mg·kg⁻¹)	翻正反射/min	
		消失时间	恢复时间
A			
B			
C			

【讨论】

结合实验结果,论述不同药物剂量对药物作用的影响,讨论影响药物效应的因素及意义。

【注意事项】

各组药物使用的注射器及针头应专用,药物注射剂量要准确,以免干扰实验结果。

【思考题】

1. 药物的不同剂量对其作用有何影响? 其在临床用药中的意义有哪些?
2. 如何评价临床治疗药物的有效性和安全性?

（王梦令）

实验2　给药途径对药物作用的影响

【课前要求】

1. 实验理论　药物在体内的过程和影响药物效应的因素。
2. 实验方法　小鼠灌胃、腹腔和皮下注射(参考第五章第一节)。
3. 实验准备　在线学习"临床问题导入""实验设计"和操作视频(数字资源 5-3,数字资源 5-4,数字资源 5-6),完成自测题,预测实验结果。

【实验目的】

分析不同给药途径对药物作用的影响。

【实验原理】

大多数药物需进入血液并分布到作用部位才能发生作用。药物自给药部位进入全身血液循环的过程称为吸收(absorption)。吸收速度的快慢及吸收数量的多少直接影响药物的起效时间及强度。不同给药途径,因药物吸收速度和吸收量不同,药物效应呈现差异,主要包括"量差异"(即同一效应,但作用强度不同)和"质差异"(即出现不同的药理效应)。

尼可刹米(nikethamide)能选择性兴奋延髓呼吸中枢,提高呼吸中枢对 CO_2 的敏感性,使呼吸加深、加快,对血管运动中枢也有一定兴奋作用,还可刺激颈动脉体化学感受器,反射性兴奋呼吸中枢。过量尼可刹米可引起血压上升、心动过速、肌震颤、强直性抽搐,甚至死亡。

本实验通过比较小鼠灌胃、腹腔和皮下注射相同剂量尼可刹米所引起中枢呼吸兴奋作用的差异,了解不同给药途径对药效的影响。

【实验材料】

1. 实验对象　小鼠,雌雄不拘。
2. 实验器材与药品　2% 尼可刹米。

【实验方法】

1. 实验分组　性别、体重相近的小鼠 30 只,称重编号,随机分为 A、B、C 三组,每组 10 只小鼠。观察各鼠的活动情况。

2. 给药处理　A、B、C 三组小鼠分别以灌胃、皮下注射、腹腔注射法按 0.4g/kg（20g/L，0.2mL/10g）的剂量给予尼可刹米。给药后开始计时，密切观察小鼠的反应（兴奋、跳跃、惊厥、死亡）。

3. 实验观察　小鼠惊厥表现为全身性、对称性骨骼肌阵挛或强直性抽搐。记录动物首次出现惊厥时的时间（药物作用的潜伏期），从给药到动物死亡的时间。

【实验结果】

制备表格，列出各组小鼠的惊厥潜伏期和死亡时间，结果以 $\bar{x} \pm s$ 表示，用方差分析进行统计分析。

【讨论】

分析不同给药途径引起药物作用差异的原因，讨论影响药物效应的因素。

【注意事项】

1. 小鼠灌胃操作要规范，勿使灌胃针误入气管或刺破食管、胃壁，以避免影响药物吸收或引起小鼠死亡。

2. 尼可刹米起效快，给药后应密切观察小鼠反应，及时记录时间。

【思考题】

1. 不同给药途径在哪些情况下可使药物的作用产生量的差异？在哪些情况下又可使药物的作用产生质的不同？

2. 设计实验，证明给药途径对药物效应的影响。

（王梦令）

实验 3　药物在体内的分布

【课前要求】

1. 实验理论　药物代谢动力学理论知识。

2. 实验方法　小鼠尾静脉注射、小鼠灌胃、小鼠血样采集、组织匀浆制备、分光光度计使用（参考第三章第三节、第五章第一节和第五节）。

3. 实验准备　在线学习"临床问题导入""实验设计"和操作视频（数字资源 5-5，数字资源 5-6），完成自测题，预测实验结果。

【实验目的】

观察小鼠口服磺胺嘧啶钠（sodium sulfadiazine，SD-Na）后一定时间血液、肝脏、脂肪组织中药物的浓度，分析药物在体内的分布情况。

【实验原理】

药物代谢动力学主要研究药物在生物体内的转运、代谢变化过程和药物浓度随时间变化的规律。其基本的过程是药物的吸收（absorption）、分布（distribution）、代谢（metabolism）和排泄（excretion）。药物吸收后首先进入血液循环，之后通过各种生理屏障进入细胞间隙及细胞内液。药物在体内的分布多数是不均匀的，且处于动态平衡中，随药物的吸收与排泄不断变化。药理作用强度取决于药物在靶部位的浓度。药物与血浆蛋白结合后形成结合型药物，在体内的分布受限，因此血浆蛋白水平的变化可以通过改变药物分布影响药物作用强度。了解药物在体内的分布有助于认识和掌握药物的作用和应用。

本实验通过测定磺胺类给药后小鼠血、肝、脂肪组织中药物的浓度，以了解药物的吸收、分布及其影响因素。

【实验材料】

1. 实验对象　体重 25g 以上雌性小鼠。
2. 实验器材与药品　离心机，组织匀浆器，分光光度仪，酸式及碱式滴定管；150g/L 磺胺嘧啶钠（SD-Na），50g/L 三氯醋酸，5g/L 麝香草酚，5g/L 亚硝酸钠，牛血清白蛋白（BSA）。

【实验方法】

1. 分组和给药　小鼠 20 只，称重，编号后随机分为对照组和处理组，每组 10 只。实验前 24h，处理组小鼠按 0.1mL/10g 的剂量尾静脉注射 0.05g/L BSA，对照组小鼠尾静脉注射等体积生理盐水。

2. 测定血中 SD-Na 浓度

（1）对两组小鼠按 1.5g/kg 的剂量灌胃 150g/L SD-Na 溶液，记录给药时间，于给药后 45～60min 剪断股动脉或取眼球放血，将血采集入经肝素或枸橼酸钠预处理的离心管中。

（2）取血 0.2mL 置另一试管内，加 50g/L 三氯醋酸溶液 9.8mL，充分振荡后放置 10min，过滤。

（3）取滤液 6mL，加入 5g/L 亚硝酸钠溶液 0.5mL，充分摇匀后再加入 5g/L 麝香草酚溶液（以 200g/L 氢氧化钠溶液配制）1.0mL，摇匀，静置 10min 后，用分光光度计测定（460nm 波长），记录测得的吸光度，从标准曲线（见【附】）查得 SD-Na 浓度，所得数即为血中 SD-Na 浓度。

3. 测定肝、脂肪中 SD-Na 浓度

（1）小鼠放血后，打开腹腔取肝脏及脂肪组织（睾丸或卵巢附近脂肪组织较多，两侧腹股沟处皮下亦有一定数量脂肪组织）于培养皿中，将肝脏和脂肪组织分别剪碎。

（2）称取 0.5g 肝组织，放置于盛有 50g/L 三氯醋酸溶液 2.0mL 的匀浆器中研碎。将匀浆倒入试管中，再加 50g/L 三氯醋酸 2.0mL 研磨一次，匀浆倒入同一试管。然后以 50g/L 三氯醋酸溶液洗涤匀浆器，溶液也倒入试管中，总容积达 10mL 为止。充分振摇，静置 10min，过滤。

（3）取滤液 6mL，加入 5g/L 亚硝酸钠溶液 0.5mL，充分摇匀后再加入 5g/L 麝香草酚溶液 1.0mL，摇匀后静置 10min，用分光光度计测定（460nm 波长），记录测得的吸光度。从标准曲线上查得 SD-Na 浓度，将此数值乘 2/5（因所取组织重量为 0.5g）即为肝中 SD-Na 浓度。

4. 依同法测定脂肪组织中 SD-Na 浓度。

【实验结果】

标准曲线法计算两组小鼠血、肝和脂肪组织中 SD-Na 浓度（mg/100mL），以 $\bar{x} \pm s$ 表示，采用 t 检验分析比较两组小鼠间的差异。绘制统计图表。

【讨论】

根据实验结果，讨论 SD-Na 在体内分布的不均匀性，及靶器官的浓度不均匀性对药理作用强度的影响。讨论 BSA 对 SD-Na 在体内分布的影响及机制。

【注意事项】

1. 空白管配制　以 50g/L 三氯醋酸混合液代替滤液，将 50g/L 三氯醋酸溶液 6.0mL，5g/L 亚硝酸钠溶液和 0.5mL 5g/L 麝香草酚溶液 1.0mL 溶液混匀即可。

2. 血中 SD-Na 浓度以 mg/100mL 表示，而肝、脂肪组织中 SD-Na 含量以 mg/100g 湿重表示。

【思考题】

1. 试述药物的分布及其影响因素。
2. 如何检测药物在体内分布的广泛程度？
3. 欲了解某药的体内分布，试设计实验。

【附】

标准曲线的绘制

于一系列试管中，分别加入 1g/L、0.8g/L、0.6g/L、0.4g/L、0.2g/L、0.1g/L 和 0.05g/L 的 SD-Na 溶液 0.2mL，再分别加入 5g/L 三氯醋酸溶液 9.8mL，摇匀。取 6mL 再依次加入 5g/L 亚硝酸钠溶液 0.5mL，5g/L 麝香草酚液 1mL，摇匀后静置 10min，以分光光度计（460nm 波长）测定、记录各管的吸光度。以吸光度值为纵坐标，SD-Na 浓度（mg/100mL）为横坐标绘制标准曲线。

（王梦令）

实验 4　肝功能损害对药物作用的影响

【课前要求】

1. 实验理论　异丙酚的药物动力学特点和药理学作用。
2. 实验方法　小鼠腹腔注射（参考第五章第一节），复制肝损伤模型。
3. 实验准备　在线学习"临床问题导入""实验设计"和操作视频（数字资源 5-4），完成自测题，预测实验结果。

【实验目的】

观察小鼠肝功能损伤对药物效应的影响,分析肝功能损伤对药代动力学的影响,探讨肝脏在药物代谢中的重要性及其临床意义。

【实验原理】

肝脏是人体内重要的消化腺体之一,也是体内药物生物转化的重要场所。异丙酚(propofol)是一种速效短效的全麻药,在体内主要经肝脏的生物转化(biotransformation)消除。异丙酚的脂溶性极高,原形由肾小球滤过较少,也易被肾小管再吸收,其主要消除方式由肝药酶代谢,以水溶性代谢产物经肾脏排泄。肝脏损伤极易使异丙酚的生物转化受阻,从而使小鼠的麻醉时间延长。

药物代谢动力学和药物效应动力学是机体与药物相互作用的两个方面,药物吸收、分布、代谢和排泄过程的变化均可引起药物效应的改变。本实验通过观察肝损伤对异丙酚麻醉效应的影响,探讨药物代谢动力学改变对药效的影响。

【实验材料】

1. 实验对象　小鼠,雌雄不拘。

2. 实验药品与器材　计时器,注射器;10% 四氯化碳植物油溶液、植物油、1% 异丙酚溶液等。

【实验方法】

1. 复制肝损伤模型　小鼠称重,编号,随机分为肝损伤组和对照组,每组 10 只。实验开始前 24h,肝损伤组小鼠按 0.2mL/10g 皮下注射 10% 四氯化碳植物油溶液,复制肝损伤模型。对照组小鼠皮下注射同体积溶剂(植物油)。

2. 翻正反射检查　将小鼠仰卧在实验台上,若能在 1min 内恢复正常体位,为翻正反射存在,否则为翻正反射消失。

3. 给药和观察　按 0.1mL/g 分别给对照组和肝损伤组小鼠腹腔注射 1% 异丙酚溶液,观察并记录从给药到翻正反射消失和翻正反射从消失到恢复的时间。分析异丙酚在两组小鼠体内的药代动力学过程有何差异。

4. 肝脏外观　处死小鼠,剖视肝脏观察形态改变,分析肝脏外观(大小、色泽和表面质地)改变与异丙酚麻醉作用维持时间的关系。

【实验结果】

记录各项实验结果,将原始数据整理、列表。结果以 $\bar{x} \pm s$ 表示,采用 t 检验统计方法分析小鼠从给药到翻正反射消失及翻正反射从消失到恢复的时间的差异,用文字描述两组小鼠肝脏外观差异。

【讨论】

结合具体实验数据分析肝损伤对药物效应的影响及机制,讨论实验结果的临床意义。

【注意事项】

1. 确保实验环境的温度不低于 25℃。
2. 小鼠麻醉期间须注意维持体温。
3. 异丙酚要注射到腹腔内,避免注射到皮下、肌肉或肠管内。

【思考题】

1. 肝功能损伤对异丙酚的麻醉作用有何影响?为什么?
2. 临床上肝功能障碍的患者在使用经肝脏代谢的药物时应如何调整给药方案?

(王梦令)

第二节 综合性实验

实验 1 肾功能损伤对家兔苯酚磺酞清除的影响

【课前要求】

1. 实验理论 药物体内过程及药物代谢动力学。
2. 实验方法 家兔动脉插管及采血,分光光度计使用方法,药代动力学(药动学)参数计算方法。
3. 实验准备 在线学习"临床问题导入""实验设计"和操作视频(数字资源 5-2,数字资源 5-10),完成自测题,预测实验结果。

【实验目的】

分析肾功能受损家兔对苯酚磺酞(phenolsulfonphthalein, PSP)的清除规律,探究肾功能受损对药动学的影响及相关药动学参数的改变机制。

【实验原理】

苯酚磺酞(PSP)经静脉注射后可迅速分布全身,其血浆浓度与各组织器官的浓度之间保持动态平衡,此时整个机体可视作单一房室,即一室模型。在给药后不同时间取血测定血药浓度,根据血药浓度与时间关系曲线(C-t 曲线)可计算以下药动学参数:

1. 血药浓度(C) 血药浓度随时间(t)变化的规律以 C-t 曲线表示,0 时刻的血药浓度用 C_0 表示,t 时刻的血药浓度用 C_t 表示等。

2. 消除速率常数(k) 消除速率常数是指单位时间内药物被消除的比率。PSP 在体内的消除遵循一级动力学规律,血药消除速度与血浆药物浓度成正比。$dC/dt=-kC$ 公式中,C、t、k 分别为血药浓度、时间和一级消除速率常数,负号表示药物浓度随时间下降。对 $dC/dt=-kC$ 式积分后得 $C_t=C_0e^{-kt}$,C、C_0、e 分别表示经 t 时间后的血药浓度、初始血药浓度和自然对数。$C_t=C_0e^{-kt}$ 式两侧取自然对数后得 $lnC_t=lnC_0-kt$。该式表明 lnC_t 与 t 之间呈线性关系，若已知给药几个时间点的血药浓度，则可利用直线回归分析法计算出 k 与 C_0。令 $lnC_t=y$、$lnC_0=a$（a 为截距）、$-k=b$（b 为斜率）、$t=x$，则 $lnC_t=lnC_0-kt$ 可表示为直线方程 $y=bx+a$。

3. 消除半期（$t_{1/2}$）　消除半衰期是指血浆 PSP 浓度下降一半所需要的时间，按 $lnC_t=lnC_0-kt$，PSP 的血浆半衰期 $t_{1/2}$ 即当 $C_t=0.5C_0$ 时得 $t=t_{1/2}=ln2/k=0.693/k$。

4. 表观分布容积（V_d）　PSP 的表观分布容积（V_d）是按照其血浆药物浓度（C）推算体内药物总量（A）在理论上应占有的体液容积，反映 PSP 在体内的分布广窄程度。其计算公式 $V_d=A(mg/kg)/C(mg/L)$，A 一般取 0 时刻（静脉注射后瞬间）的体内药量，C 一般取 C_0（0 时刻的血浆浓度，或称初始浓度）。

5. 清除率（CL）　清除率是指单位时间内有多少体液容积内的药物被清除，与消除速率常数的关系为 $CL=k×V_d$。

PSP 在家兔体内无生物转化过程，主要经肾脏排泄。家兔肾功能受损后，PSP 的排泄速率减慢，对与消除有关的药动学参数（$t_{1/2}$，k，CL）有何影响？肾功能受损后，与药物体内分布相关的参数（V_d）是否受影响？各个药动学参数的变化能否反映肾功能受损程度？本实验通过测定正常及肾功能受损家兔血浆中 PSP 浓度，绘制药物浓度 - 时间关系曲线（C-t curve），分别求得 PSP 的消除速率常数及相关动力学参数，以探究肾功能损害对药物消除的影响。

【实验材料】

1. 实验对象　健康成年家兔，雌雄不拘。

2. 实验器材与药品　离心机，自动尿液分析仪（URIT-500B），分光光度计，尿试纸条（URIT-11G）；0.6%PSP 溶液，6% 氯化汞溶液，20% 氨基甲酸乙酯，稀释液（0.9%NaCl 29mL+1mol/L NaOH 1mL），1% 肝素钠。

【实验方法】

1. 肾损伤模型　实验前 48h 按 0.2mL/kg 的剂量给家兔皮下注射 6% 氯化汞溶液，制备家兔急性肾功能损伤模型。

2. 家兔麻醉和动脉插管　肾功能正常及肾功能受损的家兔称重后，按 5mL/kg 的剂量耳缘静脉注射 20% 氨基甲酸乙酯进行麻醉（肾功能受损家兔麻药剂量减至健康兔的 2/3）。麻醉后将家兔固定于手术台，剪去颈部被毛，做颈部正中切口长约 5cm，钝性分离皮下组织和颈部肌肉，暴露分离颈动脉，行颈总动脉插管。松开动脉夹即可采集血样。

3. 膀胱插管和尿液分析　剪去下腹部被毛，在耻骨联合上方，沿腹正中线做纵向皮肤切口长约 4cm。以手术剪沿腹白线剪开肌层，将膀胱拉出至腹壁外。分离两侧输尿管，在输尿管下穿线，结扎膀胱颈部以防止尿液从尿道排泄。用止血钳提起膀胱前壁（靠近膀胱顶端），选择血管较少处，剪开一纵向切口，插入膀胱插管，用粗棉线结扎固定膀胱壁和插管。手术完成后以温热的生理盐水纱布覆盖创面。用培养皿采集由插管流出的尿液 10mL，浸润尿试纸条，把试纸条背面多余尿液用滤纸吸干，放置 URIT-500B 自动尿液分析仪测试位进行样本分析，检测尿蛋白、尿糖水平。分析家兔肾损伤病理改变对尿蛋白、尿糖水平的影响。

4. 注射 PSP 和采血　按 1mL/kg 从耳缘静脉注射 1% 肝素钠，按 0.2mL/kg 的剂量在另一侧耳缘静脉注射 0.6%PSP 溶液。注射后第 2min、5min、10min、15min、20min 和 25min 分别从颈动脉插管取血 2mL（注意每次取血前应将导管内的陈血放去），置于刻度试管内，离心 10min（2 000r/min）后取上清液（血浆）0.2mL，置于另一试管，加稀释液 3mL 摇匀用于比色。

5. PSP 血浆浓度计算　用分光光度计（波长 520nm）测定 PSP 含量。先用稀释液调零，然后测定稀释血浆的吸光度 A_{520nm}。实验室已利用不同浓度的 PSP 标准液计算吸光度与 PSP 浓度的线性关系：$A_{520nm}=0.006C-3\times10^{-5}$，其中 C 为 PSP 的血浆浓度。

【实验结果】

1. 记录肾损伤家兔和正常家兔各时间点的 A_{520nm}，计算 PSP 血浆浓度（C）和 lnC，记入表 14-2，结果以 $\bar{x}\pm s$ 表示，并作 lnC_t-t 曲线。

表 14-2　家兔静脉注射 PSP 后不同时间点血浆 PSP 浓度

取血时间 /	正常家兔			肾损伤家兔		
min（x）	吸光度	PSP 浓度 /（mg·L^{-1}）	lnC_t（y）	吸光度	PSP 浓度 /（mg·L^{-1}）	lnC_t（y）
2						
5						
10						
15						
20						
25						

2. 计算药动学参数 C_0、$t_{1/2}$、V_d 和 CL，结果以 $\bar{x}\pm s$ 表示，填入表 14-3，采用 t 检验统计方法分析肾损伤组和对照组家兔各药动学参数的差异。

表 14-3　正常家兔与肾功能受损家兔的药动学参数

参数	正常家兔	肾损伤家兔
K/（min^{-1}）		
$t_{1/2}$/min		
V_d/（L·kg^{-1}）		
CL/[L·kg^{-1}·min^{-1}]		

【讨论】

对实验结果进行分析，根据尿检结果讨论肾功能损伤的病理特点。分析肾功能损伤对家兔 PSP 吸收、分布和清除过程的影响，并与药动学参数改变相联系。

【注意事项】

1. 在动脉插管前，用肝素溶液充盈插管，以免凝血堵塞插管。
2. 耳缘静脉注射药物的剂量要准确，一次将全部药液注入后即计时。

3. 为保证家兔在实验中有充分的尿液排出，实验前给家兔多喂青菜以补充水分，或者在麻醉后向兔胃内灌入 40～50mL 清水，以增加基础尿量。

4. 尿样采集后应尽快检测，防止因微生物污染标本影响检测结果。

5. 血液样本应严格避免污染，尤其不能被 PSP 药液污染。取血和处理血样本时应尽量注意避免溶血，明显溶血的血浆不能用于 PSP 含量测定。

6. 吸取离心产物上清液时，不能将血细胞吸到试管内稀释比色，否则会影响吸光度检测。每次加液后应摇匀，以保证显色反应。

【思考题】

1. 试述 K、$t_{1/2}$、V_d、CL 和生物利用度的定义、单位、主要计算方法和临床意义。

2. 分析肾功能损伤对药代动力学参数 K、$t_{1/2}$、V_d、CL 的影响。

【探究性实验】

健康成年人与老年人药物清除率的差异

药物在肝脏中发生生物转化，继而随尿液排出，这一过程称为药物的清除（elimination）。血浆清除率（plasma clearance，CL）是肝肾等的药物清除率的总和，即单位时间内多少容积血浆中的药物被清除，单位为 L/h，如按体重计算单位为 L/(kg·h)。CL 是肝肾等清除药物能力的总和，反映机体清除药物的能力，与机体的肝、肾等清除药物器官的功能状态密切相关。当机体的肝和/或肾功能不良时 CL 值会下降并对药物的消除产生影响。一般来说，肝功能障碍主要影响脂溶性药物的清除率，肾功能障碍主要影响水溶性药物的清除率。临床可依据病人的肝或肾功能状态选用药物或适当调整剂量。

肝脏的药酶系统在初生和新生儿时期不完善且很难代谢多数药物。因此，新生儿与成人相比，相同体重（或体表面积）需相对较少量的药物。老年人如同新生儿一样，机体酶活力下降，因此较之健康成人，老年人药物的肝脏清除率也会降低。

肾脏从血液中把药物滤出并将其排入尿液。许多因素可影响肾脏对药物的排泄能力，如药物或代谢物的水溶性和药物的血浆蛋白结合率等。肾脏对药物的排泄也依赖于尿量、肾脏血流灌注以及肾脏的功能。当人衰老时，肾脏功能同时减退，85 岁老人的肾功能仅为 35 岁成人的一半。因此，老年人的肾脏药物清除率也低于健康成人。

比较健康成人与老年人的药物清除率，实验设计中可选择健康 8 月龄兔（青年兔）和自然衰老的 30 月龄兔（老年兔）作为实验对象，检测的药物须在体内具有肝脏和肾脏两种清除形式，同时血浆浓度易于检测（如磺胺类药物）。采集两组家兔给药后不同时间点的血样，检测样本中的药物浓度，绘制浓度-时间曲线，即可计算出药物清除率。

（王梦令）

实验 2　普鲁卡因半数致死量（LD_{50}）的测定和计算

【课前要求】

1. 实验理论　药物剂量与效应关系。

2. 实验方法　小鼠腹腔注射，LD_{50} 的加权直线回归计算方法（Bliss 法）。

3. 实验准备　在线学习"临床问题导入""实验设计"和操作视频（数字资源 5-4），完成自测题，预测实验结果。

【实验目的】

应用药物半数致死量（LD_{50}）的测定方法计算普鲁卡因的 LD_{50}。

【实验原理】

药效中的质反应指接触药物的群体中出现某种效应（包括有效、中毒或死亡）的个体在群体中所占比率，一般以百分率或比值表示。由于实验动物的抽样误差，药物能使动物致死的剂量大多在 50% 质反应的上下，呈常态分布。在急性毒性试验中 50% 质反应即半数致死量（median lethal dose，LD_{50}）。在这样的质反应中药物计量和质反应间呈 S 形曲线，S 形曲线的两端处较平，而在 50% 质反应处的曲线斜率最大，此处药物剂量稍有变动，则动物的死亡或存活反应出现明显差异。因此，测定 LD_{50} 能比较准确地反映药物毒性的大小。LD_{50} 数字越小，表明药物毒性越大。常用加权直线回归法（Bliss 法）等对 LD_{50} 进行计算。

【实验材料】

1. 实验对象　小鼠（体重 22~25g），雌雄不拘。
2. 实验器材与药品　体重计；2% 盐酸普鲁卡因。

【实验方法】

1. 预实验　正式实验前取小鼠 8~10 只，实验前禁食 12h，不禁水，以 2 只为一组，分成 4~5 组。选择剂量间距较大的一系列剂量，分别给各组腹腔注射 2% 盐酸普鲁卡因溶液，观察给药后 2h 内出现的症状并记录死亡数，找出引起 0% 及 100% 死亡率剂量的所在范围（致死量在 105~150mg/kg 范围内）。

2. 在预实验所获得的 0% 和 100% 致死量的范围内，选用几个剂量（一般用 5 个剂量，按等比级数增减，相邻剂量之间比例为 1：0.7 或 1：0.8）。各剂量组动物数为 10 只，分别称重、编号后，按动物的体重和性别分层随机分配，完成动物分组和剂量计算后按组腹腔注射给药。为保证实验顺利进行，建议先从中剂量组开始给药，以便能从最初几组动物接受药物后的反应来判断大小两端的剂量是否合适，根据实验结果随时调整给药剂量。尽可能使动物的死亡率在 50% 左右，死亡率为 0% 或 100% 时不能用于计算（实验以全班为一个单位，每组各做每一剂量组的 2 只小鼠）。

3. 实验观察　给药后即观察小鼠活动改变情况和死亡数，存活小鼠一般都在 15~20min 内恢复常态，故观察 30min 内的死亡率。

【实验结果】

列出剂量（单位体重所用药量，mg/kg）、死亡率等 LD_{50} 的计算数据简明表，报告 LD_{50} 及其 95% 可信限计算结果。

【讨论】

对实验结果进行讨论,分析影响和干扰实验结果的因素及原因。

【注意事项】

1. 用药量需准确,注射方法规范,以减少操作误差。
2. 判断小鼠死亡应以呼吸、心脏搏动停止为依据。

【思考题】

1. 测定 LD_{50} 的意义是什么?有何临床意义?
2. LD_{50} 在生命科学领域有广泛应用,是衡量毒性大小的重要参数。现计划采用急性毒性试验,测定 96h 内某病原菌对斑马鱼的 LD_{50},试设计实验。

【附】

LD_{50} 及其 95% 可信限计算

LD_{50} 计算方法有多种,这里介绍最常用的加权直线回归法(Bliss 法)。此法虽计算步骤较多,但结果较精确,实际应用时可借助于计算机。

首先,用较大的剂量间距确定致死剂量的范围,进而在此范围内设定若干剂量组,剂量按等比方式设计,相邻两个剂量间距比例在 0.65~0.85 之间,给药后观察 7~14 天内动物一般情况和死亡数,根据死亡率计算 LD_{50}。若死亡率为 0% 或 100%,0% 和 100% 无对应的概率单位,可采用校正数,0% 校正为 $0.25/n$(n 为该组动物数),100% 校正为 $(n-0.25)/n$,并采用 0.1%~99.9% 的百分率与概率单位换算表。现用下述例子具体说明计算方法。

例:将某批中药厚朴注射液注射于小鼠腹腔,3 天内的死亡率如附表 14-1 所示,求 LD_{50} 及其 95% 可信限。

附表 14-1　厚朴注射液处理后小鼠死亡率

剂量/($g \cdot kg^{-1}$)	4.25	5.31	6.64	8.30
死亡率(死亡数/试验动物数)	1/10	3/10	5/10	9/10

计算步骤如下:

1. 列计算用表　将各项数据填入附表 14-2,概率单位和权重系数分别查附表 14-3 和附表 14-4。

附表 14-2　小鼠腹腔注射厚朴注射液 LD_{50} 计算表

剂量(D)	lgD(X)	X^2	n	死亡率/%	概率单位(Y)	权重系数	权重*(W)	WX	WX^2
4.25	0.628 4	0.394 9	10	10	3.72	0.343	3.43	2.155 4	1.354 5
5.31	0.725 1	0.525 8	10	30	4.48	0.576	5.76	4.176 6	3.028 4
6.46	0.810 2	0.656 5	10	50	5.00	0.637	6.37	5.161 2	4.181 8

续表

剂量(D)	lgD(X)	X^2	n	死亡率/%	概率单位(Y)	权重系数	权重*(W)	WX	WX^2
8.30	0.919 1	0.844 7	10	90	6.28	0.359	3.59	3.299 5	3.032 5
							$\sum W$	$\sum WX$	$\sum WX^2$
							19.15	14.792 6	11.597 0

*权重=权重系数 × 各组动物数(n)。

附表 14-3　百分率与概率单位对照表

百分率	0	1	2	3	4	5	6	7	8	9
0		2.67	2.95	3.12	3.25	3.36	3.45	3.52	3.59	3.66
10	3.72	3.77	3.83	3.87	3.92	3.96	4.01	4.05	4.08	4.12
20	4.16	4.19	4.23	4.26	4.29	4.33	4.36	4.39	4.42	4.45
30	4.48	4.5	4.53	4.56	4.59	4.61	4.64	4.67	4.69	4.72
40	4.75	4.77	4.80	4.82	4.85	4.87	4.90	4.92	4.95	4.97
50	5.00	5.03	5.05	5.08	5.10	5.13	5.15	5.18	5.20	5.23
60	5.25	5.28	5.31	5.33	5.36	5.39	5.41	5.44	5.47	5.50
70	5.52	5.55	5.58	5.61	5.64	5.67	5.71	5.74	5.77	5.81
80	5.84	5.88	5.92	5.95	5.99	6.04	6.08	6.13	6.18	6.23
90	6.28	6.34	6.41	6.48	6.55	6.64	6.75	6.88	7.05	7.33

附表 14-4　概率单位与权重系数对照表

概率单位	权重系数	概率单位	权重系数	概率单位	权重系数	概率单位	权重系数
1.1	0.000 82	2.5	0.049 79	3.9	0.404 74	5.3	0.616 09
1.2	0.001 18	2.6	0.061 68	4.0	0.438 63	5.4	0.600 52
1.3	0.001 67	2.7	0.075 64	4.1	0.471 44	5.5	0.580 89
1.4	0.002 35	2.8	0.091 79	4.2	0.502 6	5.6	0.557 88
1.5	0.003 27	2.9	0.110 26	4.3	0.531 59	5.7	0.531 59
1.6	0.004 51	3.0	0.131 12	4.4	0.557 88	5.8	0.502 6
1.7	0.006 14	3.1	0.154 36	4.5	0.580 99	5.9	0.471 44
1.8	0.008 28	3.2	0.179 94	4.6	0.600 52	6.0	0.438 63
1.9	0.011 05	3.3	0.207 74	4.7	0.616 09	6.1	0.404 74
2.0	0.014 57	3.4	0.237 53	4.8	0.627 42	6.2	0.370 31
2.1	0.019 03	3.5	0.269 07	4.9	0.634 31	6.3	0.355 89
2.2	0.024 58	3.6	0.301 99	5.0	0.636 62	6.4	0.301 99
2.3	0.031 43	3.7	0.335 89	5.1	0.634 31	6.5	0.269 07
2.4	0.039 77	3.8	0.370 31	5.2	0.627 42	6.6	0.237 53

概率单位	权重系数	概率单位	权重系数	概率单位	权重系数	概率单位	权重系数
6.7	0.207 74	7.3	0.076 54	7.9	0.019 03	8.5	0.003 27
6.8	0.179 94	7.4	0.061 68	8.0	0.014 57	8.6	0.002 35
6.9	0.154 36	7.5	0.049 79	8.1	0.011 04	8.7	0.001 67
7.0	0.131 121	7.6	0.039 77	8.2	0.008 28	8.8	0.001 18
7.1	0.110 26	7.7	0.031 43	8.3	0.006 14	8.9	0.000 82
7.2	0.091 79	7.8	0.024 58	8.4	0.004 51	9.0	0.000 56

2. 计算 LD_{50}　lgD 与概率单位之间有线性关系,因此将 lgD 作为 X,概率单位作为 Y,即 Y=a+bX,用统计软件作直线回归计算得到 a=−1.774 12,b=8.620 911。LD_{50} 的对数值与概率单位 5 相对应,按 Y=a+bX 计算得到 X=0.785 778,即为 LD_{50} 的对数(称为 m),取其反对数,就是 LD_{50}:LD_{50}=lg^{-1}m=6.106 3g/kg。

3. 计算 LD_{50} 的 95% 可信限　由于实验求得的 LD_{50} 存在抽样误差,因此须按统计学方法确定 LD_{50} 值 95% 可能出现的范围(95% 可信限)。在此例,由于 n 数相等,算法如下:

$m \pm 1.96 S_m$(S_m 为 m 的标准误)

m=lgLD_{50}=0.785 778(见上述计算步骤)

$$S_m{}^2 = 1/b^2 [(m-\bar{X})^2 / \sum W(X-\bar{X})^2 + 1/\sum W]$$

其中 $\sum W(X-\bar{X})^2 = \sum WX^2 - (\sum WX)^2 / \sum W = 0.170\ 4$,b=8.620 911,$\bar{X} = \sum WX / \sum W = 0.772\ 5$,因而:

$$S_m{}^2 = 0.013\ 46 \times [(0.785\ 8 - 0.772\ 5)^2 / 0.170\ 4 + 0.052\ 22]$$
$$= 0.000\ 717$$

$$S_m = \sqrt{S_m^2} = \sqrt{0.000\ 717} = 0.026\ 77$$

$m \pm 1.96 S_m = 0.785\ 8 \pm 0.052\ 47 = 0.733\ 31 \sim 0.838\ 25$

分别取反对数,取 LD_{50} 的 95% 可信限:5.411 4～6.890 5g/kg。

LD50 及其 95% 可信限:6.106 3g/kg(5.411 4～6.890 5g/kg)

【探究性实验】

计算药物治疗指数

药物半数致死量(median lethal dose, LD_{50})与半数有效量(median effective dose, ED_{50})的比值称为治疗指数(therapeutic index, TI)。TI 为药物的安全性指标,TI 小的药物在治疗剂量和毒性剂量之间的范围较窄,一般将 TI ≤ 2 的药物称为窄治疗指数药物(narrow therapeutic index drug, NTID)。与非 NTID 相比,NTID 治疗中更易发生药物不良反应。

欲计算药物的 TI,实验设计中可选择经典的镇静催眠药(如戊巴比妥钠)作为待测药。因为镇静催眠药随着剂量增加,可相继产生镇静、催眠、抗惊厥、麻醉和死亡的药效,量效关系清晰。以小鼠为实验对象,将用药后小鼠翻正反射消失作为戊巴比妥钠药效指标。正式实验前须进行预实验,寻找戊巴比妥钠的 0%(D_{min})和 100%(D_{max})死亡剂量,正式实验时在两个剂量间设置 5～6 个戊巴比妥钠对数剂量实验组,观察和记录规定时间内小鼠翻正反射消失情况及动物死亡数量。半数致死量（LD_{50}）和半数有效量（ED_{50}）的计算可以采用加权直线回归法（Bliss 法）通过药代动力学软件完成，药物治疗指数的计算公式为 $TI=LD_{50}/ED_{50}$。

（王梦令　胡薇薇）

第三节　药物临床前研究和临床试验

新药（new drugs）是指在化学结构、药物组分和药理作用上不同于现有药品的药物。我国 2016 年发布的《化学药品注册分类改革工作方案》中对新药的定义是"境内外均未上市的创新药"。由于新药中含有新的、未经药用的化学物质，因此对预期用于临床的新药，须对其药理作用进行研究，分为临床前研究（preclinical research）和临床试验（clinical trial）两个阶段。

一、临床前研究

新药临床前研究以动物为实验对象，除药学研究以外，一般还包括药效学研究、药代动力学研究和安全性研究，其目的是对新药的取舍提供初步意见。

（一）药效学研究

包括主要药效学研究和一般药理学研究。药效学研究主要观察药物对实验动物生理机能、生化指标和组织形态学的影响，确定药物的治疗作用。一般药理学研究指对新药进行主要药效以外的广泛药理作用的研究（包括整体实验和离体实验），以了解新药的全面药理作用和不良反应。

1. 主要药效学研究

（1）实验动物：大鼠、小鼠应为清洁级以上的实验动物，家兔及豚鼠等动物应为普通级及以上动物。

（2）动物模型：药效学评价尽量采用整体动物实验，尽量采用与临床适应证相似或相近的成熟的疾病模型。根据药物作用特点选择相应的动物模型，应围绕制剂的临床适应证选择最具代表性的 2 个或 2 个以上动物模型，对制剂的药效进行评价。

（3）组别设置：实验设计应符合随机、对照、重复的原则。至少应设三个剂量组，同时还应设空白对照和已知药物对照。每组动物数应符合统计学要求。

（4）检测指标选择：检测指标应与其临床适应证相匹配，且所检测的指标应能进行定量或半定量。

2. 一般药理学研究　我国《新药审批办法》中规定各种药理作用的新药都要用产生主要药效作用的剂量和给药途径（溶于水的药物应静脉注射），对清醒或麻醉动物进行以下一般药理学研究：

（1）中枢神经系统：定性和定量评价给药后动物的运动功能、行为改变、协调功能、感觉 / 运动反射和体温等的变化。

（2）心血管系统：测定给药前后的血压（包括收缩压、舒张压和平均压）、心电图（包括 Q-T 间期、P-R 间期、ST 段和 QRS 波等）和心率等的变化。

（3）呼吸系统：测定给药前后动物的呼吸频率和呼吸深度等的变化。

（二）药代动力学研究

新药的药代动力学研究内容主要包括药物的吸收、分布和排泄情况，其结果可为设计和优化临床试验给药方案提供参考信息。

在血药浓度-时间曲线的绘制过程中，应根据试验中测得的受试动物的血药浓度-时间数据，求得受试药物的主要药代动力学参数。静脉注射给药时，应提供消除半衰期（$t_{1/2}$）、表观分布容积（V_d）、血药浓度-时间曲线下面积（AUC）、清除率（CL）等参数值；血管外给药时，除提供上述参数外，还应提供峰浓度（C_{max}）和达峰时间（T_{max}）等参数，以反映药物吸收、消除的规律。

吸收试验应提供药物绝对生物利用度或相对生物利用度，建议采用非啮齿类动物（如犬、猴等）进行自身交叉实验设计，用同一受试动物比较生物利用度。

分布试验可选用小鼠或大鼠，在有效剂量下至少测定心、肝、脾、肾、胃肠道、生殖器官、脑、体脂、骨骼肌等组织中的药物分布。

排泄试验建议同时提供啮齿类和非啮齿类动物的排泄数据，啮齿类（大鼠、小鼠等）每种性别3只动物，非啮齿类（如犬）每种性别2~3只动物。记录药物及主要代谢产物自粪、尿、胆汁排出的速度及总排出量（占总给药量的百分比）。

血浆蛋白结合试验可根据药物的理化性质及实验室条件，选择使用一种方法进行至少3个浓度（包括有效浓度）的试验，每个浓度至少重复3次，以了解药物与血浆蛋白的结合率，以及可能存在的浓度依赖性和血浆蛋白结合率的种属差异。

生物转化试验可用于了解新药在体内的生物转化情况，包括转化类型、主要转化途径及可能涉及的代谢酶表型。

还应进行药物代谢酶及转运体研究，及采用放射性同位素标记技术研究物质平衡。

（三）临床前安全性研究

为了解新药可能的毒性靶器官和毒性反应，保证临床用药的安全性，新药在临床前研究中须进行毒理学实验，分为一般毒性试验（包括急性毒性试验、长期毒性试验）和特殊毒性试验（包括生殖、致突变、致癌、依赖性、过敏、光敏等试验）。下面简单介绍急性毒性试验和长期毒性试验。

1. 急性毒性试验

（1）实验动物：急性毒性试验至少采用两种哺乳动物，一般选用一种啮齿类动物和一种非啮齿类动物。原则上应为健康成年动物，动物的性别要求雌雄各半。

（2）给药途径：给药途径应至少包括临床拟用途径和一种能使原型药物较完全地进入循环的途径（如静脉注射）。

（3）剂量：给药剂量应包括未见毒性剂量及出现严重毒性（危及生命）的剂量，同时设空白和/或溶媒（辅料）对照组。

（4）观察时间及指标：给药后一般连续观察至少14天。观察的指标包括一般指标（如动物外观、行为、对刺激的反应、分泌物、排泄物等）、动物死亡情况（死亡时间、濒死前反应等）、动物体重变化等。记录所有的死亡情况、出现的症状，以及症状起始的时间、严重程度、持续时间等。所有实验动物均应进行解剖，任何组织器官出现体积、颜色、质地等改变时，均应记录并进行组织病理学检查。

2. 长期毒性试验 长期毒性试验(重复给药毒性试验)是药物非临床安全性评价的核心内容,它与急性毒性、生殖毒性以及致癌性等毒理学研究有着密切的联系,是药物从药学研究进入临床试验的重要环节。

(1)实验动物:一般化学药物的长期毒性试验采用两种实验动物,一种为啮齿类,另一种为非啮齿类。选择正常、健康和未孕的动物,动物体重差异应在平均体重的 20% 之内。每个试验组应使用相等数量的雌、雄动物。每组动物的数量应能够满足试验结果的分析和评价的需要。

(2)给药途径:原则上应与临床给药途径一致。

(3)给药剂量:至少设高、中、低三个剂量给药组和一个溶媒(辅料)对照组,必要时还需设立空白对照组或阳性对照组。高剂量原则上应使动物产生明显的毒性反应,甚至出现个别动物死亡。低剂量原则上应高于动物药效学实验的等效剂量,并不使动物出现毒性反应。为考察毒性反应的剂量-反应关系,应在高剂量和低剂量之间设立中剂量。

(4)给药频率和期限:给药期限短的药物应每天给药,给药期限长(3个月或以上)的药物,每周至少应给药6天。给药期限通常与拟定的临床疗程、临床适应证和用药人群有关。

(5)检测指标和检测时间:必须检测的指标包括血液学指标、血液生化学指标、尿液分析指标、组织病理学指标。此外,还应根据受试物的特点,有针对性地增加相应的检测指标。还应进行毒物代谢动力学试验,选择合适的时间点采样测定,从而获得血药浓度-时间曲线下面积(AUC)、峰浓度(C_{max})、达峰时间(T_{max})等参数。

三、临床试验

药物临床试验是指任何在人体(包括病人和健康志愿者)进行的药物的安全性和有效性研究。根据药物研发进程和研究内容,药物临床试验一般分为Ⅰ、Ⅱ、Ⅲ、Ⅳ期临床试验和药物生物等效性试验。

(一)Ⅰ期临床试验

Ⅰ期临床试验在新药人体试验的起始期进行,为初步的临床药理学及人体安全性评价试验,包括耐受性试验和药代动力学研究。Ⅰ期临床试验一般以健康受试者为试验对象。

1. 人体耐受性试验(clinical tolerance test) 一般指新药的人体安全性试验。在临床前研究中积累了详细的动物实验研究基础上,通过观察人体对该药的耐受程度,测量人体对新药的最大耐受剂量及其产生的不良反应,为确定Ⅱ期临床试验用药剂量提供重要的科学依据。

2. 人体药代动力学研究(clinical pharmacokinetics) 由于药物效应(包括治疗效应和不良反应)与靶部位的药物浓度相关,该研究主要通过数学模型和统计学方法,定量描述药物及其代谢物在人体内的含量随时间变化的动态过程,以了解药物在人体内的吸收、分布、生物转化及排泄过程的规律,为Ⅱ期临床试验给药方案的制订提供科学的依据。

(二)Ⅱ期临床试验

Ⅱ期临床试验是对新药治疗作用进行初步评价的阶段,试验对象为患者。试验目的是初步评价药物对目标适应证患者的治疗作用和安全性,也为Ⅲ期临床试验研究设计和给药剂量方案的确定提供依据。此阶段的研究设计可以根据具体的研究目的采用多种形式,如随机盲法对照临床试验,即使用安慰剂或已上市药物作为对照药物对新药的疗效进行评价。

Ⅱ期临床试验的另一个重要目的是获得更多的药物安全性方面的资料，以及确定Ⅲ期临床试验的给药剂量和方案。

（三）Ⅲ期临床试验

Ⅲ期临床试验的目的是进一步验证药物对目标适应证患者的治疗作用和安全性，评价用药的利益与风险关系，最终为药物注册申请的审查提供充分的依据。试验一般应为具有足够样本量的随机对照试验（randomized controlled trial，RCT）。临床试验将对试验药物与安慰剂（不含活性物质）或已上市药品的有关参数进行比较。试验结果应当具有可重复性。

因为Ⅲ期临床试验的目的是确定新药的治疗作用，因此采用的样本量要远大于前两期试验，更多样本量有助于获取更全面的药物安全性和疗效方面的资料，对药物的效益/风险进行评估，为产品获批上市提供证据。

（四）Ⅳ期临床试验

新药上市后的开放性试验，不设立对照组，也有人称为"Ⅲ期临床试验 B"（phase Ⅲ B）。Ⅳ期临床试验的目的是对数量庞大的新药品者进行数据收集和分析，以发现在上市前的临床研究中因发生率太低而没有被发现的不良反应。进行上市后研究的另一目的是进一步拓宽药品的适应证范围。

（五）生物等效性试验

生物等效性试验是通过检测生物利用度和其他药代动力学参数，比较不同剂型的药物在相同的试验条件下，药物活性成分的吸收程度和速度有无显著性差异的实验研究，试验对象为健康志愿者，一般要求18～24例。

（王梦令）

第十五章
多系统综合实验

机体内各器官系统的主要功能不同,但在神经系统和体液因素的调节下相互联系、制约和配合,共同应对内外环境的变化。疾病时机体内环境稳态遭到破坏,发生损伤和抗损伤失衡,机体通过复杂机制进行调节。本章通过多种理化因素影响机体血压、尿生成及呼吸运动,探究多系统之间相互协调的生理机制,并通过复制休克和酸碱平衡紊乱动物模型,探究机体稳态失衡时的复杂调节机制及机体功能代谢改变。

实验 1　循环和泌尿系统综合实验

【课前要求】

1. 实验理论　动脉血压调节和肾脏泌尿功能调节的机制;血管活性药物、利尿剂及垂体后叶素的药理作用及机制。

2. 实验方法　颈部手术和腹部手术(参考第五章第四节、第八章第二节实验 2 和第十一章第一节实验 1)。

3. 实验准备　在线学习"临床问题导入"和"实验设计",完成自测题,预测实验结果。

【实验目的】

观察多种生理、药理因素对血压和尿量的影响,分析循环和泌尿系统的协同调节机制。

【实验原理】

循环系统(circulatory system)通过血液循环承担着物质运输的主要功能,对体内各器官系统都至关重要。泌尿系统(urinary system)则通过尿的生成和排泄将血液循环运输来的机体代谢产物排出体外,维持内环境的稳定。正常情况下,安静时两侧肾脏的血流量可达到心输出量的 20%～25%,大大多于心、脑的血供。当全身动脉血压在 80～180mmHg 范围内波动时,通过肾血管的自身调节可维持肾血流量的相对稳定,但当动脉血压降到 80mmHg以下时,肾小球毛细血管血压将相应下降,继而造成有效滤过压下降。肾血流灌注还受到多种神经体液因素的调节。有效循环血量减少时,可兴奋交感神经,激活肾素 - 血管紧张素 - 醛固酮系统,促进抗利尿激素的释放,使水的排出减少、重吸收增加、尿量减少。而肾脏通过尿的生成调节,又能与循环系统相互配合调节机体体液容量和渗透压的稳定。本实验通过调节多种影响循环和 / 或泌尿系统的生理、药理处理因素,观察两个系统的相应改变,分析其生理调控机制。

【实验材料】

1. 实验对象　健康成年家兔,雌雄不拘。

2. 实验器材与药品　压力换能器,RM6240多道生理信号采集处理系统,刺激电极,兔手术台,哺乳动物手术器械,动脉插管,膀胱插管,注射器;20%氨基甲酸乙酯,生理盐水,1%肝素溶液,20%葡萄糖注射液,0.01%去甲肾上腺素溶液,1%呋塞米(速尿),1 000U/L垂体后叶素。

【实验方法】

1. 实验仪器和装置

(1)仪器和装置连接:血压换能器放置在与心脏同一水平面,换能器输出线与生物信号处理系统连接。计滴器与计滴插口连接。

(2)仪器参数设置:启动RM6240多道生理信号采集处理系统软件,1通道输入计滴器,默认参数;2通道输入压力换能器,模式为血压,时间常数为直流,滤波频率30Hz,灵敏度90mmHg,采样频率800Hz,扫描速度5s/div。连续单刺激方式。

2. 麻醉固定　家兔称重后,用20%氨基甲酸乙酯按5mL/kg经耳缘静脉注射麻醉,将兔仰卧位固定于兔手术台上。剪去颈部及下腹部被毛。

3. 颈部手术　剪去颈前部被毛,正中切开皮肤5～7cm,钝性分离颈部组织,分离左侧颈总动脉和右侧迷走神经,在迷走神经下穿线备用,行左总颈动脉插管(参考第五章第四节和第八章第二节实验2)。

4. 腹部手术　在耻骨联合上方沿正中线切开皮肤4～5cm,暴露膀胱,在膀胱顶部血管较少的部位行膀胱插管(参考第五章第四节和第十一章第一节实验1)。

5. 正常血压和尿量　连续记录动脉血压和尿流量(滴/min)。

6. 盐水负荷增加对血压和尿量的影响　经耳缘静脉快速注射37～38℃生理盐水20mL(或6～9mL/kg),1min内注射完,观察注射前后血压和尿量的变化。后续每次完成处理后,需等待尿量、血压恢复后,再进行新的处理和操作。

7. 去甲肾上腺素对血压和尿量的影响　经耳缘静脉注射0.01%去甲肾上腺素溶液0.3mL,观察注射前后血压和尿量的变化。

8. 葡萄糖溶液对血压和尿量的影响　经耳缘静脉注射20%葡萄糖注射液5mL,观察注射前后血压和尿量的变化。

9. 刺激迷走神经对血压和尿量的影响　剪断右侧迷走神经,用中等强度(5～10V,频率30Hz,波宽2ms)电刺激右侧迷走神经外周端30～60s。观察刺激前后血压和尿量的变化。刺激过程中应注意观察血压变化,如血压过低,应减小刺激强度或停止刺激。

10. 利尿剂对血压和尿量的影响　按5mg/kg经耳缘静脉注射1%呋塞米,观察注射前后血压和尿量的变化。

11. 垂体后叶素对血压和尿量的影响　按0.75U/kg经耳缘静脉注射1 000U/L垂体后叶素,观察注射前后血压和尿量的变化。

【实验结果】

参考表 15-1 记录各项实验处理前后血压和尿量的变化,记录变化最明显时的数据,以 $\bar{x} \pm s$ 表示,采用 t 检验分析。

表 15-1 多种生理、药理因素对家兔血压和尿量的影响

处理项目	血压 /mmHg		尿量 /(滴·min^{-1})	
	处理前	处理后	处理前	处理后
注射生理盐水 20mL				
注射 0.01% 去甲肾上腺素溶液 0.3mL				
注射 20% 葡萄糖溶液 5mL				
刺激迷走神经				
注射 1% 呋塞米(5mg/kg)				
注射垂体后叶素(0.75U/kg)				

【讨论】

结合具体实验结果讨论不同处理因素对血压和尿量影响的机制,分析两者之间的对应关系。

【注意事项】

1. 实验前应给予动物高水分食物(如菜叶等),或灌胃 40～50mL 清水。
2. 膀胱插管时操作需轻柔,以免膀胱受刺激而缩小,增加插管难度。
3. 每次处理前应使血压和尿量基本恢复到正常,或者至稳定水平。
4. 实验过程中注意动物保温,减少体液蒸发。

【思考题】

1. 动脉血压对尿生成有何影响?
2. 生理盐水的注射速度和剂量会对实验结果产生什么影响?
3. 葡萄糖注射液的浓度会对实验结果产生什么影响?
4. 如果剪断并刺激迷走神经外周端,会对后续其他实验结果造成什么影响?

(沈 静)

实验 2 循环、呼吸和泌尿系统综合实验

【课前要求】

1. 实验理论 动脉血压调节、肾脏泌尿功能调节和呼吸调节的机制;血管活性药物、利尿剂及垂体后叶素的药理作用及机制。

2. 实验方法 颈部手术和腹部手术(参考第五章第四节、第九章第二节实验1和第十一章第一节实验1)。

3. 实验准备 在线学习"临床问题导入"和"实验设计",完成自测题,预测实验结果。

【实验目的】

观察多种理化刺激对循环、呼吸和泌尿功能的影响,探究机体在整体状态下的整合调节机制。

【实验原理】

机体内各器官系统在神经系统和体液因素的调节下相互联系,共同应对内外环境的变化,发生代偿性、失代偿性改变。循环、呼吸和泌尿系统在维持内环境稳态上发挥着重要作用,如循环和泌尿系统对体液容量和渗透压的调节,呼吸和泌尿系统对酸碱平衡的调节等。本实验通过多种理化刺激影响血压调节、尿生成过程及呼吸运动,进而观察并分析循环、呼吸和泌尿系统的相应改变,及其对维持机体内稳态的作用。

【实验材料】

1. 实验对象 健康成年家兔,雌雄不拘。

2. 实验器材与药品 压力换能器,呼吸换能器,RM6240多道生理信号采集处理系统,刺激电极,兔手术台,哺乳动物手术器械,气管插管,动脉插管,膀胱插管,动脉夹,注射器;20%氨基甲酸乙酯,生理盐水,1%肝素溶液,2%乳酸溶液,20%葡萄糖注射液,0.01%去甲肾上腺素溶液,0.001%乙酰胆碱溶液,1%呋塞米(速尿),1 000U/L垂体后叶素。

【实验方法】

1. 实验仪器和装置

(1)仪器和装置连接:血压换能器和呼吸换能器与生物信号处理系统2、3通道连接。计滴器与计滴插口连接。

(2)仪器参数设置:启动RM6240多道生理信号采集处理系统软件,1通道输入计滴器,默认参数;2通道输入压力换能器,模式为血压,时间常数为直流,滤波频率30Hz,灵敏度90mmHg;3通道输入呼吸换能器,模式为流量,时间常数为直流,滤波频率30Hz,灵敏度100mL/s,采样频率800Hz,扫描速度1s/div。连续单刺激方式。

2. 麻醉固定 家兔称重后,用20%氨基甲酸乙酯按5mL/kg经耳缘静脉注射麻醉,将兔仰卧位固定于兔手术台上。剪去颈部及下腹部被毛。

3. 颈部手术 在颈部做5~7cm切口,钝性分离颈部组织,分离左侧颈总动脉和右侧迷走神经,在迷走神经下穿线备用,行左总颈动脉插管,分离气管,行气管插管(参考第五章第四节和第九章第二节实验1)。

4. 腹部手术 从耻骨联合向上沿中线做4~5cm切口,暴露膀胱,在膀胱顶部血管较少的部位行膀胱插管(参考第五章第四节和第十一章第一节实验1)。

5. 正常血压、呼吸和尿量 连续记录动脉血压、呼吸曲线和尿流量(滴/min)。

6. 降低吸入气氧分压 用一个小烧杯扣住流量头的通气口(气管插管开口),将氮气导管口沿杯壁深入烧杯,使氮气混入杯中气体,进而降低吸入气的氧分压,家兔呼吸运动明显增强后立即停止,观察处理前后血压、呼吸和尿量的改变。

7. 增加吸入气二氧化碳分压 待呼吸曲线恢复正常后,同样使杯中混入二氧化碳气体,家兔呼吸运动明显增强后立即停止,观察处理前后血压、呼吸和尿量的改变。

8. 改变血液酸碱度的影响 待呼吸曲线恢复正常后,经耳缘静脉缓慢注射 2% 乳酸溶液 2mL,观察注射前后血压、呼吸和尿量的改变。

9. 夹闭颈总动脉的影响 待血压恢复稳定后,用动脉夹夹闭右侧颈总动脉 15s,观察处理前后血压、呼吸和尿量的改变。

10. 颈动脉窦加压的影响 待血压恢复稳定后,用手指压迫一侧颈内动脉和颈外动脉分叉处 15s,观察处理前后血压、呼吸和尿量的改变。

11. 盐水负荷增加的影响 待血压、呼吸和尿量基本恢复正常后,经耳缘静脉快速注射 37～38℃ 生理盐水 20mL(或 6～9mL/kg),1min 内注射完,观察注射前后血压、呼吸和尿量的改变。

12. 去甲肾上腺素的影响 待血压、呼吸和尿量基本恢复正常后,经耳缘静脉注射 0.01% 去甲肾上腺素溶液 0.3mL,观察注射前后血压、呼吸和尿量的改变。

13. 乙酰胆碱的影响 待血压、呼吸和尿量基本恢复正常后,经耳缘静脉注射 0.001% 乙酰胆碱溶液 0.3mL,观察注射前后血压、呼吸和尿量的改变。

14. 葡萄糖溶液的影响 待血压、呼吸和尿量基本恢复正常后,经耳缘静脉注射 20% 葡萄糖注射液 5mL,观察注射前后血压、呼吸和尿量的改变。

15. 刺激迷走神经的影响 待血压、呼吸和尿量基本恢复正常后,剪断右侧迷走神经,用中等强度(5～10V,频率 30Hz,波宽 2ms)电刺激右侧迷走神经外周端 30～60s。刺激过程中注意观察血压变化,如血压过低,应减小刺激强度或停止刺激。观察刺激前后血压、呼吸和尿量的改变。

16. 利尿剂的影响 待血压、呼吸和尿量基本恢复正常后,按 5mg/kg 经耳缘静脉注射 1% 呋塞米,观察注射前后血压、呼吸和尿量的改变。

17. 垂体后叶素的影响 待血压、呼吸和尿量基本恢复正常后,按 0.75U/kg 经耳缘静脉注射 1 000U/L 垂体后叶素,观察注射前后血压、呼吸和尿量的改变。

【实验结果】

记录各项实验处理前后血压、呼吸(频率、幅度)和尿量的变化,结果以 $\bar{x} \pm s$ 表示,采用 t 检验分析。

【讨论】

结合具体实验结果讨论不同处理因素对血压、呼吸和尿量影响的机制。

【注意事项】

1. 实验前应给予动物高水分食物(如菜叶等),或灌胃 40～50mL 清水。

2. 膀胱插管时操作需轻柔,以免膀胱受刺激而缩小,增加插管难度。

3. 静脉注射乳酸溶液时,应注意控制注射速度,避免家兔死亡。

4. 每次处理前应使血压、呼吸和尿量基本恢复到正常，或者至稳定水平。

5. 实验过程中注意动物保温，减少体液蒸发。

【思考题】

1. 呼吸运动发生变化对血压有什么影响？

2. 刺激迷走神经后，家兔的血压、呼吸和尿量会发生什么变化？其机制是什么？

3. 本实验中各项处理的先后顺序对实验结果有无影响？应如何控制非处理因素的干扰？

（沈　静）

实验 3　休克综合实验

【课前要求】

1. 实验理论　休克的发病机制和防治原则。

2. 实验方法　颈部手术和腹部手术（参考第五章第四节）。

3. 实验准备　在线学习"临床问题导入"和"实验设计"，完成自测题，预测实验结果。

【实验目的】

复制休克动物模型并进行抢救，观察机体多器官系统功能变化及微循环改变，探究休克的发生机制及干预手段。

【实验原理】

休克（shock）是以机体重要器官微循环灌注量急剧减少、细胞受损为主要特征的急性全身性病理过程。失血、感染、创伤、过敏等多种原因都可以引起休克。不同病因引起的休克虽然发病过程不同，但微循环障碍是多数休克发生的共同基础，一般包括微循环缺血期、淤血期和衰竭期。休克早期，机体可通过增加回心血量、增加心输出量、增高总外周阻力和血液重分布进行代偿，晚期则演变为有效循环血量急剧减少、血压进行性下降和各器官功能广泛障碍的失代偿状态。如低血容量性休克在短期失血量不超过全身血量的 10% 时，机体可通过代偿维持平均动脉压和组织灌流量稳定，但当快速失血超过全血量的 15%～25% 时就会进入失代偿阶段，出现休克表现，直至失血量超过 45%～50% 时，可导致迅速死亡。因此，尽早去除病因、恢复重要器官血流灌注是休克防治的重要原则。本实验通过大量失血复制低血容量性休克、内毒素处理复制感染性休克动物模型，并组合多种治疗方案进行抢救。

【实验材料】

1. 实验对象　健康成年家兔，雌雄不拘。

2. 实验器材与药品　压力换能器，呼吸换能器，RM6240 多道生理信号采集处理系统，微循环显微镜,刺激电极,兔手术台,哺乳动物手术器械,气管插管,动脉插管,膀胱插管,动脉夹,注射器;20% 氨基甲酸乙酯,生理盐水,1% 肝素溶液,微循环灌流液,内毒素 LPS,去甲肾上腺素注射液,多巴胺注射液。

【实验方法】

1. 实验仪器和装置

(1)仪器和装置连接:计滴器、血压换能器和呼吸换能器分别与生物信号处理系统 1、2、3 通道连接。

(2)仪器参数设置:启动 RM6240 多道生理信号采集处理系统软件,1 通道输入计滴器,默认参数;2 通道输入压力换能器,模式为血压,时间常数为直流,滤波频率 30Hz,灵敏度 90mmHg;3 通道输入呼吸换能器,模式为流量,时间常数为直流,滤波频率 30Hz,灵敏度 100mL/s,采样频率 800Hz,扫描速度 1s/div。

2. 麻醉及手术 家兔称重后,用 20% 氨基甲酸乙酯按 5mL/kg 经耳缘静脉注射麻醉,将兔仰卧位固定于兔手术台上,行气管插管术及左颈总动脉、右颈外静脉、股动脉和输尿管插管术(参考第五章第四节)。其中,静脉插管接输液装置,股动脉插管连接已肝素化的 50mL 注射器。

3. 肠系膜微循环观察 沿腹中线做一长 5~6cm 切口,打开腹腔,轻轻拉出一段小肠,将肠系膜平铺在微循环显微镜载物台上,选择有细小血管走行、脂肪较少区域进行观察,记录微循环血流流动形式、流速、血细胞运动情况等。

4. 复制休克模型 以失血性休克模型及感染性休克模型为例。

(1)失血性休克模型

1)少量放血:打开股动脉上的动脉夹,按 7mL/kg 的量放血,记录失血量,观察 10min 的心率、血压、呼吸、尿量和肠系膜微循环变化。

2)大量放血:少量放血 10min 后,按总量 14~18mL/kg 继续放血(总量包括少量放血量),放血时间不少于 5min,使平均动脉压降至 40mmHg。如血压回升,则再次放血,使血压维持在 40mmHg 水平。记录失血量,观察心率、血压、呼吸、尿量和肠系膜微循环变化。

(2)感染性休克模型:经耳缘静脉注射 LPS,总量为 5mg/kg;对照组给予等量生理盐水。以血压下降 30%~40% 维持 5min 以上为模型成功标准。记录时间,观察心率、血压、呼吸、尿量和肠系膜微循环变化。

5. 休克抢救

(1)失血性休克模型:将注射器内的血液转移到输液瓶内,从颈外静脉回输原血,观察心率、血压、呼吸、尿量和肠系膜微循环血流是否恢复。再继续输入生理盐水进行抢救,直至上述生理指标和微循环恢复正常。也可在输注生理盐水的同时给予去甲肾上腺素(0.2mg/kg)或多巴胺(0.2mg/kg)进行抢救。

(2)感染性休克模型:可选择多种治疗方案,如单独输入生理盐水,或在输注生理盐水的同时给予去甲肾上腺素或多巴胺进行抢救。观察心率、血压、呼吸、尿量和肠系膜微循环血流是否恢复。

【实验结果】

记录各项实验处理前后心率、血压、呼吸和尿量变化，结果以 $\bar{x} \pm s$ 表示，采用 t 检验分析，并描述肠系膜微循环改变。

【讨论】

结合实验观察和结果，讨论休克发生的原因、微循环机制及阶段，相应的神经体液调节机制及对机体的影响。讨论休克抢救的效果及不同方案的机制。

【注意事项】

1. 麻醉深浅要适度，麻醉过浅可能导致因疼痛刺激引起的神经源性休克。
2. 动、静脉导管和抽血用注射器在插管前应先用肝素溶液充盈或润洗，并进行全身肝素化抗凝。放血后也应及时往动脉导管内推注肝素溶液以免血液凝固。
3. 从注射器向输液瓶转移血液时，应顺着瓶壁流入，以免引起红细胞破坏。

【思考题】

1. 除实验中观察的生理指标外，还可以检查哪些常见指标？其变化机制是什么？
2. 失血性休克模型中，回输原血后动物的血压是否能恢复至原来的水平？为什么？
3. 如果想比较几种抢救方案的治疗效果，该如何设计实验？

（沈 静）

实验 4 酸碱平衡紊乱综合实验

【课前要求】

1. 实验理论 酸碱平衡紊乱的代偿调节机制及对机体的影响。
2. 实验方法 颈部手术和动脉血气分析（参考第三章第三节和第五章第四节）。
3. 实验准备 在线学习"临床问题导入"和"实验设计"，完成自测题，预测实验结果。

【实验目的】

通过复制单纯型和混合型酸碱平衡紊乱动物模型，探究机体的酸碱平衡代偿调节机制和代谢、功能变化。

【实验原理】

体液酸碱度的相对恒定是机体维持内环境稳定的核心环节。血液的缓冲系统、细胞内外的离子交换、肺和肾的调节是维持酸碱平衡的重要机制。其中，血液的缓冲系统起效最快，主要将强酸（碱）变为弱酸（碱），但缓冲作用不持久；肺的调节也非常迅速，主要通过改变肺泡通气量来控制 CO_2 的排出，一般几分钟即可发挥作用，30分钟达到高峰，但主要作用于挥发酸；肾脏的调节作用较慢，往往在几小时后才开始发挥作用，3～5天达到高峰，主要调节固定酸,虽然作用相对较慢,但拥有强大的排酸保碱功能。在一些病理情况下,因酸碱超负荷、严重不足和/或调节机制障碍,可造成体内酸碱稳态破坏,称为酸碱平衡紊乱(disturbance of acid-base equilibrium)。酸碱平衡紊乱是临床上多种疾病或病理过程的继发性变化,包括单纯型紊乱(代谢性酸中毒、呼吸性酸中毒、代谢性碱中毒和呼吸性碱中毒)以及二重或三重混合型酸碱平衡紊乱。

本实验通过气胸复制呼吸性酸中毒动物模型;通过呼吸中枢兴奋药引起通气过度,复制呼吸性碱中毒模型;通过直接输入酸或碱复制代谢性酸中毒和代谢性碱中毒模型。并在模型复制成功后根据防治原则进行纠正。进一步在呼吸性酸中毒模型基础上,叠加代谢性酸碱失衡因素,复制混合型酸碱平衡紊乱的动物模型,观察酸碱平衡紊乱对家兔的影响。

【实验材料】

1. 实验对象 健康成年家兔,雌雄不拘。

2. 实验器材与药品 压力换能器,呼吸换能器,RM6240 多道生理信号采集处理系统,血气分析仪,兔手术台,哺乳动物手术器械,气管插管,动脉插管,胸腔穿刺针,注射器;20% 氨基甲酸乙酯,生理盐水,1% 肝素溶液,25% 尼可刹米,12%NaH_2PO_4,5%$NaHCO_3$ 溶液。

【实验方法】

1. 实验仪器和装置

(1)仪器和装置连接:血压换能器和呼吸换能器分别与生物信号处理系统 1、2 通道连接。

(2)仪器参数设置:启动 RM6240 多道生理信号采集处理系统软件,1 通道输入压力换能器,模式为血压,时间常数为直流,滤波频率 30Hz,灵敏度 90mmHg;2 通道输入呼吸换能器,模式为流量,时间常数为直流,滤波频率 30Hz,灵敏度 100mL/s,采样频率 800Hz,扫描速度 1s/div。

2. 麻醉及手术 家兔称重后,用 20% 氨基甲酸乙酯按 5mL/kg 经耳缘静脉注射麻醉,将兔仰卧位固定于兔手术台上,行气管插管及颈总动脉插管(参考第五章第四节)。

3. 正常血压、呼吸和动脉血气 记录一段正常的血压和呼吸曲线,测定正常动脉血气(参考第三章第三节和第九章第二节实验 1)。

4. 复制单纯型酸碱平衡紊乱模型并纠正

(1)复制呼吸性酸中毒模型并纠正:在家兔右胸第 4、5 肋间隙与腋前线交界处,用穿刺针垂直刺入胸膜腔 1~1.5cm,当有落空感且动物呼吸幅度开始变小时说明穿刺成功,用胶布固定穿刺针的位置,造成开放性气胸。持续 10min 后,取颈动脉血做血气分析,同时观察呼吸和血压的变化。用 50mL 注射器将胸膜腔内气体抽尽(至胸膜腔内形成负压无法再抽出气体),立即拔出针头,观察 10min,待家兔呼吸恢复正常后取颈动脉血做血气分析。

(2)复制呼吸性碱中毒模型并纠正:经耳缘静脉缓慢按 0.4mL/kg 的剂量注射 25% 尼可刹米(注意速度不宜过快,以免引起惊厥)。10min 后取动脉血做血气分析,同时观察呼吸和血压的变化。待家兔呼吸慢慢恢复正常后再次取动脉血做血气分析。如果呼吸兴奋非常显著,也可适当给予镇静剂促其恢复。

(3)复制代谢性酸中毒模型并纠正:经耳缘静脉缓慢按 5mL/kg 的剂量注射 12%NaH_2PO_4溶液,速度控制在 3~4mL/min。10min 后取血做血气分析,同时观察呼吸和血压的变

化。按 X（mL）=|ΔBE|×0.5×体重（kg）（ΔBE 是注射酸前后的 BE 值之差）计算所需补充 5%NaHCO₃ 溶液量，耳缘静脉注射，速度控制在 3～4mL/min。10min 后取动脉血做血气分析，同时观察呼吸和血压的变化。

（4）复制代谢性碱中毒模型并纠正：经耳缘静脉缓慢按 5mL/kg 的剂量注射 5%NaHCO₃ 溶液，速度控制在 3～4mL/min。10min 后取动脉血做血气分析，同时观察呼吸和血压的变化。然后通过输注生理盐水进行治疗（也可用 0.1mol/L 稀盐酸溶液 3mL/kg 进行治疗）。20～30min 后取动脉血做血气分析，同时观察呼吸和血压的变化。

5. 复制混合型酸碱平衡紊乱模型

（1）呼吸性酸中毒合并代谢性碱中毒模型：在气胸模型基础上，进一步静脉注射 5%NaHCO₃ 溶液。10min 后取动脉血做血气分析，同时观察呼吸和血压的变化。

（2）呼吸性酸中毒合并代谢性酸中毒模型：在气胸模型基础上，进一步静脉注射 12%NaH₂PO₄ 溶液。10min 后取动脉血做血气分析，同时观察呼吸和血压的变化。

【实验结果】

记录各项实验处理前后血压、呼吸和动脉血气分析变化，结果以 x̄±s 表示，采用 t 检验分析。

【讨论】

结合实验观察和结果，讨论酸碱平衡紊乱的机制及对机体的影响。

【注意事项】

1. 取血时注意血液与空气样本隔绝，以免血气分析不准确。
2. 注射酸和碱时速度要慢，随时注意观察呼吸变化。

【思考题】

1. 本实验中酸碱平衡紊乱治疗措施的原理是什么？
2. 以上酸碱平衡紊乱模型对应的临床病因可能有哪些？

（沈　静）

第十六章
人体功能实验

人体机能学实验是通过生物医学电子测量的技术和方法，以人体为实验对象，观察和分析正常人体生理功能变化及其规律的一类实验。通过参与实验，实验者和受试者能直观检测人体自身的功能和代谢改变，接触临床试验仪器设备，进行人体相关的实践训练，促进基础知识与临床实际应用的联系和转化。本章包括人体感觉系统、神经肌肉系统、心血管系统、呼吸系统、泌尿系统、神经系统和内分泌系统相关实验，有些与动物实验相辅相成、互为补充，有些与临床实验室检查密切相关，可培养学生综合运用多学科知识和临床辩证思维的能力。

第一节　人体感觉系统实验

实验1　视觉功能实验

一、视敏度、视野和盲点的测定

【课前要求】

1. 实验理论　人眼的基本结构和折光功能；视网膜的结构特点和感光功能；视野测定的意义。
2. 实验方法　视力表和弧形视野计的使用；盲点测定方法；综合验光仪视力检查法。
3. 实验准备　在线学习"临床问题导入"和"实验设计"，完成自测题。

【实验目的】

检测视敏度、视野和盲点，根据人眼视觉系统的成像原理分析检查结果，并解释视觉检查的临床意义。

【实验原理】

视敏度（visual acuity）又称视力，是指眼对物体细微结构进行分辨的能力。外界物体上两个点发出的光线经眼内节点所形成的夹角称为视角。当视角为 1' 角时，物体在视网膜上的成像正好相当于一个视锥细胞的平均直径，接近人眼的视力限度。视力表即根据该原理设计,主要用于检查视网膜黄斑区中心凹的视敏度即中心视力(图 16-1)。我国目前采用标准对数视力表,受试者站在距离 5m 处进行检测。视力计算公式为:受试者视力 =5-lgα,α 为在 5m 处能看清物体的视角。如受试者能辨认第 10 行"E"字的开口,相当于能分辨 1′ 视角的视力,此为正常视力标准,记为 5.0。

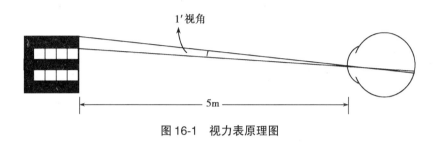

1′视角

5m

图 16-1　视力表原理图

视野(visual field)是指单眼固定注视前方一点时所能看到的全部空间范围,相对于中心视力而言,视野还包括了周边视力。正常人的视野范围因为面部结构的阻挡,呈现鼻侧和额侧较窄、颞侧和下侧较宽的特点,而双眼视野的部分重叠则消除了鼻侧盲区。同时,在相同光照下,不同颜色的视野并不相同,白色视野最大,黄色、蓝色和红色视野次之,绿色视野最小。视野的测定有助于了解视网膜、视觉传导通路及视觉中枢的功能。当有视力异常时,临床上常先用直接对比法由医生对患者进行面对面视野筛查,进而可用手动或自动视野计进行更详细的检查。

视神经自视网膜穿出的部位(即视神经乳头所在区域)没有感光细胞,外来光线在此处不能引起视觉,故称该部位为生理性盲点(blind spot)。一些视觉相关疾病可在视野检查中发现生理性盲点扩大,甚至出现病理性盲点。如生理性盲点的大小可作为视盘水肿程度的间接测量指标,影响黄斑的疾病可引起中央盲点等。根据物体成像规律,通过测量盲点投射区域,可找出盲点的所在位置和范围。

【实验材料】

1. 实验对象　健康成年志愿者。

2. 实验器材　标准对数视力表,视野计,综合验光仪,指示棒,遮眼板,各色视标,视野坐标图纸,白纸,尺,笔。

【实验方法】

1. 视敏度测定

(1)将视力表挂在光线充足、均匀的背景上,受试者站立或坐在距离 5m 远处。视力表第 10 行视标的高度与受试者眼睛在同一高度。

(2)受试者用遮眼板先遮住一只眼(勿压迫眼球),用另一只眼观察视力表,按检查者要求说出表上视标的朝向。检查时自上而下、从大到小进行辨识,直到受试者不能正确判别为止。将能清楚辨认的最小行视标(辨认正确的视标数应超过该行视标总数的一半)所标数字作为该眼的视力。

(3)如果受试者视力不到 4.0(无法辨认最大视标),可以让其前进至能辨认最大视标时止步，测定其与视力表的距离。采用5分记录法时，以5分减去视角的对数值表达视力。由于最大视标代表在5m远处该图形缺口所形成视角是10′，即在50m处视角为1′，因此可以根据下列公式计算受试者视力。

$$\frac{1}{视角（\alpha）}=\frac{受试者与视力表的距离（d）}{能看清字母行数的设计距离（D）}$$

$$视力 =5-\lg(\alpha)= 5-\lg\left(\frac{50}{d}\right)$$

（4）用同样方法测定另一眼视力。

2. 视野测定

（1）熟悉视野计构造及使用方法：常用弧形视野计（图16-2）主要构造为一个半圆弧形金属板，中央固定，可以旋转。圆弧外面有刻度，表示由该点向视网膜周边投射光线与视轴所形成夹角的度数，可用来表示视野界限。圆弧对侧为头架，设有支持下颌的托片和固定眼窝下缘用的眼托。

（2）测定视野：将视野计对着光线充足处放好，受试者背光而坐，面向视野计，下颌放在支架上，调整托颌架高度，使受检眼正对视野计中心，遮盖一眼，受检眼注视中央固定点不动，然后检查者将圆弧调至0°，将白色视标沿弧板内面，由周边向中央慢慢移动，直至受试者发现视标，记下此时弧板外面的刻度。旋转弧板，每隔45°重复上述操作，得到8个点，将各点位置记录在视野坐标图纸上（图16-3），用笔连接起来，即得出该眼的视野范围。按照相同操作方法，分别用红、黄、绿视标测定有色视野。用同样方法测定另一眼的视野。

3. 盲点测定

（1）测定盲点投射区域：将一张白纸平贴在受试者对面的墙上，与其头部等高。受试者立于纸前50cm处，遮住一眼。

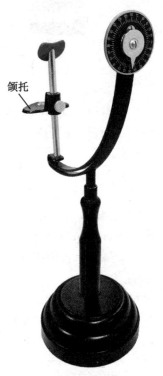

图16-2　弧形视野计

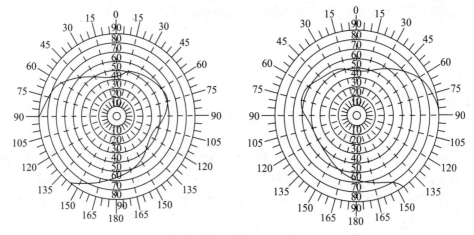

图16-3　视野坐标图纸

检查者在纸上与受检眼相平处用黑笔做一个"十"字记号,令受试者始终注视该记号。检查者将小视标由记号处沿水平线向受检眼颞侧慢慢移动,直至受试者刚刚看不见视标时,记下相应位置。继续移动视标,直至受试者再次看见视标时,记录该位置。由两个记录点的中点起,沿不同方位移动视标,记录各个方向上视标能被看见和看不见的交界点(至少 8 个),将各点连接成一个大致呈圆形的圈,即为该眼的盲点投射区域(图 16-4)。

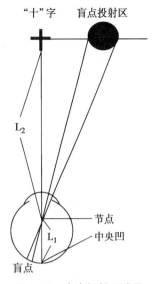

图 16-4　盲点投射区域及盲点直径计算原理

(2)计算盲点的直径:根据相似三角形各对应边成正比的定理,利用盲点投射区域的直径可以计算出盲点的直径(见图 16-4)。

$$\frac{盲点的直径}{盲点投射区域的直径} = \frac{L_1(15mm)}{L_2(500mm)}$$

因此,盲点的直径(mm)= 盲点投射区域的直径(mm)× 0.03

同理,可以计算盲点与中央凹的距离。

盲点与中央凹的距离(mm)= 盲点投射区与"十"字记号的距离(mm)× 0.03

4. 综合验光仪视力检查法(图 16-5)

(1)仪器准备

1)打开仪器电源开关,调节座椅高度,移动验光仪至被检者正前方。

2)嘱受试者摘掉眼镜或者角膜接触镜,将下颌放入颌托,额头靠入头靠,升降颌托,直到被检者的外眦角与支架上的高度标志对准。

(2)客观验光(电脑验光仪)

1)嘱受试者正视前方,注视验光仪内的光标,并在测量过程中保持头位不动。

2)检查者通过仪器的监视器先观察受试者右眼的位置,并使用操纵杆前后调焦,使图像清晰;上下左右移动操纵杆使角膜反光点光标位于瞳孔中心。重复测量 3 次。

3)测量左眼的屈光度。

(3)主觉验光

1)雾视检查

A. 将观察臂上的仪器调至受试者前面,确认受试者的左眼和右眼都处于检查窗的中心。

B. 将验光仪传入的球镜度数降低 0.75～1.0D,投射单行 0.3～0.5 的视标,如果能看清 0.5 的视标,说明雾视程度不够,双眼以 −0.25D 为梯度同步递减(远视以 +0.25D 为梯度同步递增),3～5s 递变一次,加大雾视到模糊可分辨状态。嘱受试者双眼注视投射视标 3～5min。

2)散光检查:如果受试者看到的散光画面上所有线条均一样清晰,表明无散光,否则,将散光度数从 0.00 调整到 −0.25,然后再到 −0.50,直到每条线都清晰为止。

3)精确验光度数(MPMVA):依次投射出 0.6 至 1.0 的单行视标(增加近视度数或者降低远视度数),不能看清则增加 −0.25D,直到看清 1.0 的视标(达到初次 MPMVA),即达到最佳矫正视力的最高正镜度。

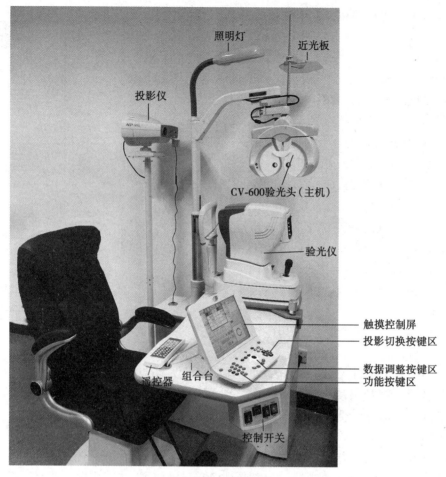

图 16-5 综合验光仪

4）精确测量散光轴和散光度数（交叉柱镜检查）

A. 出示"蜂窝状精确散光轴向"视标，并在左下角轴向精度调整为每档 5°，按照"进十退五"的原则进行调整，直至蜂窝状视标的两边一样清晰为止。

B. 散光度精确测量：将精度调整为每档 25°，直至 1、2 面清晰程度差不多为止。

5）红绿视标检查：出示红绿色标，如红色更清楚则增加 −0.25D（近视红色清晰欠矫，绿色清晰过矫），再按"绿 - 红 - 绿"顺序出示和调整，直至红绿视标一样清晰为止。

6）找出最佳矫正视力，确认最大正镜度。

7）按同样步骤完成左眼检查。

【实验结果】

记录双眼的视敏度结果。记录无色和有色视野，描述两者的差异。测定盲点直径和盲点与中央凹的距离。记录综合验光结果。

【讨论】

与标准正常值比较，分析测得的视敏度、视野和盲点实际结果的意义。讨论无色视野和有色视野差异的机制和临床视野检查的意义。讨论盲点的生理意义。根据综合验光结果分析视力情况。

【注意事项】

1. 实验时应摘去佩戴的眼镜。

2. 视力表应采用人工照明,直接照明法照度不低于300lx,后照法(视力表灯箱或屏幕显示)视力表白底的亮度不低于200cd/m²。照明光应均匀、恒定、无反光、不眩目。

3. 视野测定时,受检眼应始终凝视中央固定点不动,眼球不能任意转动,应用"余光"观察视标。测定不同颜色的视野之间可间隔休息5min,以免眼睛疲劳造成检测误差。

4. 盲点测定时,受检眼应始终注视"十"字记号,眼球不能任意转动。

【思考题】

1. 视力、视角、视标大小和检测时的距离有什么关系?视力计算公式的原理是什么?

2. 为什么各种颜色的视野不同?视野缺损与视觉通路的神经解剖有何联系?视野缺损患者的视力是否有变化?

3. 正常人视物为什么感觉不到盲点的存在?测量盲点有什么临床意义?

4. 散光的原理是什么?如何进行纠正?

二、近反射和瞳孔对光反射

【课前要求】

1. 实验理论 视觉调节中近反射和瞳孔对光反射的机制。

2. 实验方法 瞳孔近反射、视轴会聚和瞳孔对光反射的检查方法。

3. 实验准备 在线学习"临床问题导入"和"实验设计",完成自测题,预测实验结果。

【实验目的】

检测瞳孔近反射、视轴会聚和瞳孔对光反射,根据人眼视近物及感受光线强弱时的调节原理分析检查结果,并解释其临床意义。

【实验原理】

当我们注视近物(6m以内)或被视物体由远移近时,眼睛会通过晶状体曲率增加、瞳孔缩小(瞳孔近反射)和视轴会聚进行调节,使物体依然能成像于视网膜上,这些反应统称为近反射(near reflex)。其中,晶状体曲率增加可调节折光能力,使摄入眼内的光线聚焦在视网膜上;瞳孔缩小可减少折光系统的球面像差和色像差,使成像更加清晰;视轴会聚则使物像始终能落在两眼视网膜的对称区域以避免复视。

瞳孔对光反射(pupillary light reflex)是指瞳孔的大小可随入射光量的多少而改变,以控制入眼的光线量。强光可引起瞳孔反射性缩小,弱光则引起瞳孔反射性增大。瞳孔对光反射的效应呈双侧性,一侧眼受到光照刺激时,双侧眼的瞳孔均会缩小,该现象称为互感性对光反射。由于瞳孔对光反射传入系统(视网膜或视神经)的病变不会影响瞳孔大小,当患者出现瞳孔不等大时往往提示支配瞳孔括约肌的传出纤维可能发生了病变。

【实验材料】

1. 实验对象 健康成年志愿者。
2. 实验器材 手电筒。

【实验方法】

1. 瞳孔近反射和视轴会聚 受试者背光而坐,注视正前方远处的物体(如手指、铅笔),观察其双眼瞳孔的大小。然后将物体从远处向受试者眼前移动,观察其瞳孔大小变化和两眼瞳孔间距的改变。

2. 瞳孔对光反射

(1)受试者背光而坐,注视远方,盖住一侧眼睛,观察另一侧瞳孔的大小是否发生改变。

(2)将室内光线尽可能调暗,让受试者注视远方。检查者用手在受试者鼻梁处隔开两眼视野,用手电筒直接照射受试者的右眼,观察其瞳孔是否缩小(直接对光反射),并观察左眼瞳孔是否缩小至相同大小(间接对光反射)。将手电筒的光束移到鼻梁,使双侧瞳孔扩大,再将光束直接照射左眼,检查两侧瞳孔是否缩小至相同大小。然后做"摆动手电筒"的动作:先迅速将手电筒的光束由左眼移到右眼,观察瞳孔大小是否改变,再把光束迅速移回左眼,观察瞳孔大小是否改变。重复"摆动手电筒"的动作数次,观察光线直射一侧瞳孔时该眼的瞳孔直径相比照射对侧眼时是否有反复增大的倾向。

【实验结果】

描述所见现象及瞳孔大小、形态、位置,对光反应是否存在及灵敏度。

【讨论】

结合观察现象讨论瞳孔近反射和瞳孔对光反射的机制和反射途径的区别,分析其临床意义。

【注意事项】

1. 瞳孔近反射和视轴会聚时,物体由远及近移动过程中,受试者的双眼要紧紧盯住物体。
2. 瞳孔对光反射检查时,受试者需注视远方,不可注视灯光。

【思考题】

1. 盖住一侧眼睛,另一侧瞳孔的大小会改变吗?为什么?
2. 光照射一侧瞳孔时,另一侧瞳孔有何变化?说明其反射途径。
3. 瞳孔对光反射有什么临床意义?如果重复"摆动手电筒"的实验发现左侧瞳孔有反复增大的倾向,可能说明什么问题?

(沈　静　梅汝焕)

实验2　林纳试验和韦伯试验

【课前要求】

1. 实验理论　听觉系统的组成和声音在听觉系统中的传播方式和途径。
2. 实验方法　使用音叉做林纳试验和韦伯试验的方法。
3. 实验准备　在线学习"临床问题导入"和"实验设计",完成自测题,预测实验结果。

【实验目的】

检测林纳试验和韦伯试验并比较声音的气传导和骨传导途径,分析声音传导途径的特点和临床使用音叉试验鉴别听力障碍的原理。

【实验原理】

声波传入耳蜗的途径可分为:①空气传导(air conduction):声波经外耳道引起鼓膜振动,再经听骨链和前庭窗膜进入耳蜗;②骨传导(bone conduction):声波直接引起颅骨振动,进而引起位于颞骨骨质中的耳蜗内淋巴液的振动。林纳试验(Rinne test)又称骨气导比较试验,正常人生理状态下以气传导为主,听力正常者气导时程比骨导时程持续时间长,即林纳试验阳性,反之则为阴性。传音性(传导性)耳聋时,病耳的骨传导常大于空气传导。若患感音性(神经性)耳聋,则空气传导与骨传导均有不同程度的减退。韦伯试验(Weber test)又称骨导偏向试验,用于测量两耳感受到的声音响度是否相等。临床上可用这两种试验帮助区分传音性(传导性)耳聋和感音性(神经性)耳聋。

【实验材料】

1. 实验对象　健康成年志愿者。
2. 实验器材　256Hz 或 512Hz 音叉,橡皮锤,胶管,耳塞或干棉球,秒表。

【实验方法】

1. 比较同侧耳的气传导和骨传导功能(林纳试验)

(1)保持室内安静,受试者取坐姿。检查者敲响音叉后,立即置音叉柄于受试者被检测的颞骨乳突部测其骨导听力,计时,待听不到声音时记录其时间并立即将音叉臂末端移置于外耳道口外侧 1cm 水平,测其气导听力,若仍能听到声音,则表示气传导比骨传导时间长,称林纳试验阳性。反之,骨传导比气传导时间长,则称林纳试验阴性。

(2)用耳塞或棉花塞住一侧外耳道,模拟气传导障碍,在同侧重复上述(1)实验步骤,结果气传导时间比骨传导时间短,此称林纳试验阴性。

2. 比较两耳的骨传导功能(韦伯试验)

(1)敲击音叉后将叉柄底部紧压于前额正中发际处,记录两耳听到的声音强度是否相同。

(2)用棉球塞住受试者一侧外耳道,重复上述操作,记录两耳感受到的声音变化或受试者感到声音偏向哪一侧。

（3）取出棉球，将胶管一端塞入受试者被检测耳孔，胶管的另一端塞入另一个人的某侧耳孔，检查者将发音的音叉置于受试者同侧的颞骨乳突部，观察另一个人能否听到声音。解释其传导机制。

【实验结果】

记录各实验条件下受试者听到声音时长或声音偏向。

【讨论】

结合实验结果比较气传导与骨传导的功效，并讨论临床上用两种试验帮助区分传音性耳聋和感音性耳聋的机制。

【注意事项】

1. 实验环境应尽量保持安静，以免影响测试效果。
2. 不可用力过猛敲击音叉，也不能用坚硬物体敲击以防损害音叉。
3. 音叉放在外耳道时，音叉叉支震动方向要正对外耳道，同时防止音叉与持音叉手指外的其他物体接触。

【思考题】

1. 高频音叉和低频音叉在传导时有什么不同？
2. 为什么正常人气传导产生的声音大于骨传导产生的声音？
3. 单侧传音性耳聋或感音性耳聋分别提示病变部位可能在哪里？

（沈　静）

第二节　人体神经肌肉系统实验

实验　人体肌电图描记

【课前要求】

1. 实验理论　肌电测定的原理及其影响因素。
2. 实验方法　肌电图的描记和分析方法。
3. 实验准备　在线学习"临床问题导（入）"和"实验设计"，完成自测题，预测实验结果。

【实验目的】

检测正常肌电图和神经传导速度，分析肌电图的描记原理和波形特征。

【实验原理】

肌纤维（细胞）属于可兴奋细胞，其安静时细胞膜内外两侧存在内负外正的电位差，称跨膜静息电位或膜电位。肌纤维兴奋时,兴奋部位的静息膜电位减小,达某一临界水平时,突然由负变正,然后迅速恢复正常负的静息膜电位水平。这种兴奋时膜电位的一次短促、快速而可逆的倒转变化,便形成动作电位,后其沿着细胞膜向细胞深部传导,通过兴奋-收缩耦联使肌肉产生收缩活动。

一般情况下,肌纤维总是在神经系统控制下产生兴奋而发生收缩活动。该过程首先由支配肌纤维的运动神经元产生兴奋,发放神经冲动(动作电位)并沿轴突传导到末梢,释放乙酰胆碱作为递质,进而实现运动神经肌肉接头处的兴奋传递,引起肌纤维动作电位的传导和扩布而发生电位变化,这种电位变化称为肌电。基于该生物电现象,采用表面或针型电极将体内肌肉兴奋活动的复合动作电位引导到肌电图仪上,经过适当的滤波和放大,记录所得到的曲线图形,称为肌电图(electromyogram, EMG)。由针型电极(point electrode)引导出的往往是几个毫米范围内一个运动单位或亚单位的数十条肌纤维的电活动,由表面电极(surface electrode)记录的为多个运动单位的波形总合。若用置于皮肤上的刺激电极,在两个刺激点上分别刺激运动神经,以贴在肢体远端皮肤上的引导电极记录两个诱发肌电图,用两个刺激点之间的距离除以两个肌肉动作电位起始点时间差就可以得到人运动神经传导速度(motor nerve conduction velocity, MCV)。正常的肌肉在完全松弛的情况下不出现电活动,在记录仪上仅描出一条平稳的基线。参与活动的运动单位和肌纤维愈多,收缩愈强,肌电图的振幅也愈大。通过肌电图的研究,可以了解肌肉收缩力量和速度的发展状况,判定肌肉的疲劳程度等。

【实验材料】

1. 实验对象　健康成年志愿者。

2. 实验器材与药品　NDI-097肌电图机,可用于人体的生理信号采集处理系统,握力换能器,哑铃,表面粘贴电极,接地电极;75%乙醇棉球,生理盐水。

【实验方法】

1. 神经传导速度的检查

(1)开机登录:确保肌电图机(图16-6)各部分连接准确无误后,启动主机和电脑系统,输入受试者信息。

(2)正中神经运动传导速度检查

1)电极安放

A. 受试者取端坐位,臂伸平放松置于桌面上,用75%乙醇棉球充分擦拭受试者拟测定和刺激部位的皮肤,进行脱脂和消毒处理。

B. 将记录电极和参考电极沿肌肉的纵方向(相距约2cm)贴附于鱼际肌的皮肤面上,在前臂或手掌表面夹上接地电极,远端电极(参考电极)与输入导线的负极相连(黑色),近端电极(记录电极)与输入导线的正极相连(红色),接地电极与输入导线的地线相连(绿色)。

C. 刺激电极第1刺激点在腕部中央附近(掌长肌腱和桡侧腕屈肌腱之间),第2刺激点在正中神经的尺骨窝附近。刺激电极负极朝向记录电极放置。(图16-7)

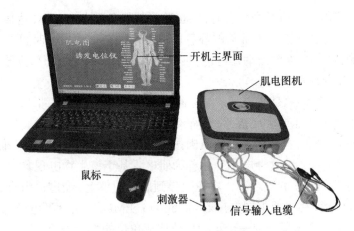

图 16-6　NDI-097 肌电图机

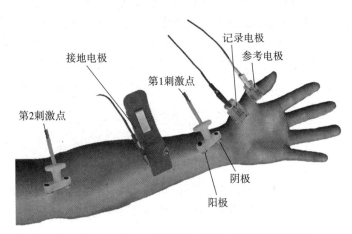

图 16-7　正中神经运动传导速度测定的电极安放位置

2)波形采集:手持刺激电极放置在第 1 刺激点,调节电流强度(0→弱→强→超强刺激),调节波幅,获得满意波形后停止采集。移至第 2 刺激点,按同样的方法采集到满意波形。

3)波形分析:用皮尺测量第 1 与第 2 刺激点的距离,在软件中输入测量距离(单位:mm),即可自动计算出神经传导速度。

(3)感觉神经传导速度检查

1)电极安放:①顺流法:将指环状电极套在示指或中指作刺激电极,并在神经干 1 点或 2 点上记录神经的激发电位(图 16-8)。②反流法:电极安放同顺流法,但以神经干上的两对电极作为刺激电极,而以示指或小指上的环状电极作为记录电极,此法测得的感觉神经的电位较高,一般容易得到。

2)波形采集:手持刺激电极放置在刺激点,鼠标中键调节电流强度(0→弱→强→超强刺激),调节波幅,获得满意波形后停止采集。

3)波形分析:用皮尺测量刺激点到记录电极之间的距离,在软件中输入测量距离(单位:mm),即可自动计算出神经传导速度。

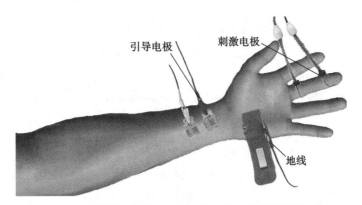

图 16-8 感觉神经传导速度测定的电极安放位置(顺流法)

2. 握力与肌电的关系

(1)实验仪器和装置

1)仪器和装置连接:将握力换能器和肌电信号输入线分别插入 RM6240 生物信号采集处理系统的 1、2 通道。

2)仪器参数设置:采样频率 2 000Hz,1 通道"握力",扫描速度 1s/div,时间常数为直流,滤波频率 100Hz,灵敏度 25kg;2 通道"肌电",扫描速度 1s/div,时间常数为 0.02s,滤波频率 1 000Hz,灵敏度 5mV。

(2)电极安放:用 75% 乙醇棉球擦拭桡侧腕长伸肌等拟安装电极处的皮肤表面,将记录电极粘贴在桡侧腕长伸肌肌腹表面的皮肤上,沿着肌肉收缩的纵行方向,在距记录电极约 2cm 处的皮肤表面粘贴引导电极,在同侧肢体肌肉分布较少的部位,贴置一个接地电极。仪器的输入导线与皮肤表面电极相连。

(3)受试者静坐,被测上肢肌肉完全放松,打开记录按钮,如果握力记录不为零,先调节零点,观察显示屏上的变化,随后逐渐加大握力,3~5s 后达到最大并维持 3s,停止记录。

(4)计算最大握力值的 20%、40%、60%、80%,测试并计算相应的肌电曲线(图 16-9)。

(5)完成另一只手的握力测试。

3. 肌肉疲劳与肌电的关系

(1)实验仪器和装置

1)仪器和装置连接:将肌电导线插入 RM6240 生物信号采集处理系统的 1 通道。

2)仪器参数设置:采样频率 2 000Hz,1 通道"肌电",扫描速度 1s/div,时间常数为 0.02s,滤波频率 1 000Hz,灵敏度 5mV。

(2)电极安放:用 75% 乙醇棉球擦拭肱二头肌表面皮肤,在其肌腹位置粘贴记录电极,沿肌肉收缩的纵行方向,距记录电极约 2cm 处粘贴引导电极,在同侧肢体肌肉分布较少的部位,贴置一个接地电极;将仪器的输入导线与皮肤表面电极相连。

(3)受试者被测上臂下垂,抬起前臂保持与躯干成 90° 姿势,记录一段肌电阈值曲线。

(4)被测手缓慢抓取桌面上合适重量的哑铃,保持前臂与躯干成 90° 的姿势不变,直到被测手臂力竭,停止记录。

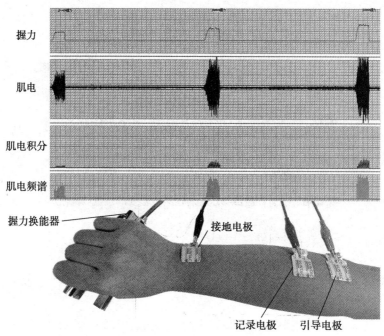

握力
肌电
肌电积分
肌电频谱
握力换能器
接地电极
记录电极 引导电极

图 16-9 握力与肌电测定方法

【实验结果】

1. 记录正中神经运动传导速度（末端运动潜伏期 DML、CMAP 负相波波幅或峰 - 峰波幅）和感觉神经传导速度（SNAP 基线 - 负相波波幅或峰 - 峰波幅）。

2. 测量握力与肌电幅值、肌电频率的关系。

3. 记录肌肉疲劳过程中不同时间点肌电幅值、频率的变化。

4. 对实验数据进行统计学分析。实验结果以 $\bar{x} \pm s$ 表示，运动与感觉神经传导速度比较用 t 检验，握力与肌电的关系、疲劳与肌电的关系用 logistic 回归分析。

【讨论】

1. 为什么要用不同的测定方法来测定运动神经传导速度和感觉神经传导速度？有哪些因素会影响神经传导速度的测定？

2. 握力和肌肉疲劳与肌电幅值、肌电频率的关系是怎样的？

【注意事项】

1. 必须使用三箱电源插座和插头供电，并保证插座的地线完整；当出现触摸设备外壳有电击样感觉或电源线破损等情况时，应及时停止操作。

2. 不要将刺激电极置于心脏区域，刺激电极、记录电极和地线应置于肢体同一侧，以减少通过躯体的泄漏电流。

3. 禁止安装心脏起搏器、金属性心导管者及血友病、血小板减少等有明显出血倾向、开放性骨折或创伤伤口未愈合者进行肌电图检查。

4. 用 75% 乙醇清洁消毒电极和被检查者皮肤，确保引导电极及接地电极与皮肤接触良好。检查时体温在30℃以上,并能充分暴露所要检查的部位。

5. 握力与肌电关系、疲劳实验过程中,宜一直保持同一个姿势不变,疲劳实验时还应尽全力延长实验测试时间。一般男女同学分别使用5.0kg和2.5kg哑铃;强健者,男女同学分别使用7.5kg和5.0kg哑铃。

6. 不同通道的同一时间点均需测量数据时,测量扫描速度应调成一致才能同步测量。同一通道测量时,前后测量点的测量曲线长度应保持一致。

【思考题】

1. 肌肉做主动的收缩运动,能否记录到肌电图?若肌肉收缩力逐渐增大,记录的肌电图会出现什么变化?

2. 采用针型电极引导肌电与表面电极引导记录的肌电图一样吗?为什么?

(梅汝焕)

第三节　血液系统实验

实验1　血细胞计数

【课前要求】

1. 实验理论　血细胞的组成及手工计数原理。
2. 实验方法　用血细胞计数板对红细胞、白细胞和血小板进行手工计数的方法。
3. 实验准备　在线学习"临床问题导入"和"实验设计",完成自测题。

【实验目的】

对正常血细胞进行手工计数,分析其计数原理及数值的临床意义。

【实验原理】

血细胞计数(blood cell count)是指测量血液中红细胞、白细胞和血小板的数量。其中红细胞数量最多,约占血细胞总数的99%,白细胞数量最少,约占0.1%。不同类型血细胞的数量改变可提示多种健康问题,是临床上最常用的实验室检查之一。除采用自动化血液分析仪以外,还可以使用经典的手工计数法。

手工计数法需将血液样本进行适当稀释后,滴入特制的血细胞计数板,在显微镜下观察,通过计数一定容积内的血细胞个数并换算成每升血液内的数目进行测定。血细胞计数板主要由标有方格的计数池组成(图16-10)。计数池的两侧各有一条支持柱,将专用的盖玻片置于其上,就可形成高0.1mm的计数池。计数池的长、宽均为3.0mm,被分成9个大方格,每个大格的容积为$1.0mm \times 1.0mm \times 0.1mm = 0.1mm^3(0.1\mu L)$。其中,四角上的大方格等分为16个中方格(边长0.25mm),主要用于白细胞计数;中央的一个大方格等分为25个中方格(边长

0.2mm），每个中方格又被进一步等分为 16 个小方格，主要用于红细胞和血小板计数（图 16-11）。红细胞、白细胞和血小板的计数原理相同，但采用的稀释液和所使用的稀释倍数不同。

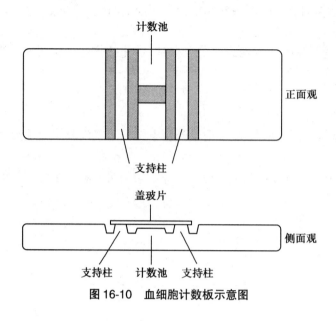

图 16-10　血细胞计数板示意图

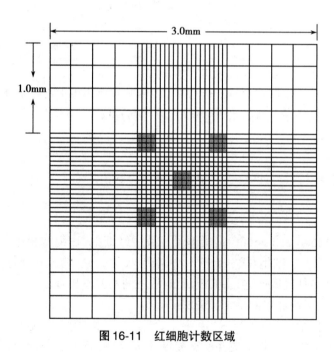

图 16-11　红细胞计数区域

【实验材料】

1. 实验对象　健康成年志愿者。

2. 实验器材与药品　显微镜，血细胞计数板，盖玻片，75% 乙醇棉球，一次性采血针，小试管，微量吸管，微量移液器；红细胞稀释液（氯化钠 0.5g、结晶硫酸钠 2.5g、氯化汞 0.25g，加蒸馏水至 100mL），白细胞稀释液（冰醋酸 1mL、1% 亚甲蓝 1mL，加蒸馏水至 100mL），血小板稀释液（草酸铵 1.0g、EDTA-Na$_2$ 0.012g，加蒸馏水至 100mL）。

【实验方法】

1. 红细胞计数

（1）加稀释液：在试管中加入 2mL 红细胞稀释液。

（2）采血及稀释：在左手环指指端侧面或耳垂进行末梢采血，用干棉球擦去第一滴血（常混有组织液，影响计数的准确性），用微量吸管采集 10μL 血液。擦去吸管外壁黏附的血液，将微量吸管插入含有红细胞稀释液的试管深部，轻轻释放血液，并吸放液体 2～3 次以洗净吸管内黏附的血细胞，立即混匀。

（3）充液：将盖玻片置于洁净干燥的计数板上，吸取稀释好的血细胞悬液（用前可再次混匀），放于计数板与盖玻片接触面侧缘，让其自然流入计数池，室温下水平静置 2～3min，待血细胞下沉到底部。注意充液不可过多或过少，过多则溢出而流入两侧槽内，使盖玻片浮起；过少则易引入气泡，致使无法计数。

（4）计数：先在低倍显微镜下观察红细胞的分布是否均匀，不匀应重新充液。找到中央大方格，将其置于视野中央，换用高倍镜计数。选择中央大方格的四角和最中间的 5 个中方格进行计数（每个中方格有 16 个小方格，共计数 80 个小方格，见图 16-11）。对于压在线上的红细胞，统一遵循"数上不数下，数左不数右"的原则，即将压在每个小方格上侧和左侧的红细胞计算在内。

（5）计算：红细胞数目（RBC/L）=N/80 × 400 × 10 × 200 × 10^6=N × 10 000 × 10^6 N 为 5 个中方格（即 80 个小方格）内红细胞总数，400 为一个大方格内小方格数目，得到 0.1μL 血液中红细胞数，乘以 10 得到 1μL 血液中红细胞数，再乘以稀释倍数 200，最后乘以 10^6 得到每升血液中红细胞数。

2. 白细胞计数　在试管中加入 0.38mL 白细胞稀释液，采血 20μL，稀释后静置 10min，待完全溶血后再混匀和充液。白细胞采用四角上的大方格进行计数，每个大方格含 16 个中方格，计数原则和红细胞计数相同。

白细胞数目（WBC/L）=N/4 × 10 × 20 × 10^6=N × 50 × 10^6

N 为 4 个大方格内白细胞总数，N/4 为每个大方格（0.1μL）内平均白细胞数，乘以 10 得到 1μL 血液中白细胞数，再乘以稀释倍数 20，最后乘以 10^6 得到每升血液中白细胞数。

3. 血小板计数　在试管中加入 0.38mL 血小板稀释液，采血 20μL，稀释后静置 10min，待完全溶血后再混匀和充液。因血小板较小较轻，充液后室温下水平静置 10～15min，待血小板下沉到底部后进行计数。选择中央大方格的四角和最中间的共 5 个中方格进行计数，计数区域和计数原则与红细胞计数相同。

血小板数目（PLT/L）=N/80 × 400 × 10 × 20 × 10^6=N × 1 000 × 10^6

N 为 5 个中方格（即 80 个小方格）内血小板总数，400 为一个大方格内小方格数目，得到 0.1μL 血液中血小板数，乘以 10 得到 1μL 血液中血小板数，再乘以稀释倍数 20，最后乘以 10^6 得到每升血液中血小板数。

【实验结果】

记录采血样本中红细胞、白细胞和血小板的数目,与正常数值进行比较。

【讨论】

与标准正常值比较,分析测得的红细胞、白细胞和血小板数目的变化。讨论可能的实验误差和改进方法。讨论血细胞数目减少或增多的临床意义。

【注意事项】

1. 采血时针刺皮肤 2～3mm,以使血液能自然流出或轻轻挤压流出为宜。应避免动作缓慢或过分挤压采血部位造成凝血或组织液混入血液。

2. 计数板应充分清洁、干燥。

3. 血细胞稀释混匀时不可过度振荡。

4. 充液前可再次混匀血细胞悬液。充液不可过多或引入气泡。

5. 取样要准确,吸管外的血液要擦去,吸管内的血液要全部洗入稀释液中;稀释比例要准确。

6. 计数结果应取至少两次的平均值,差异超过 5% 时建议重新充液计数。

【思考题】

1. 比较红细胞、白细胞和血小板稀释液的异同和作用原理。

2. 自动化血液分析仪可以检测血细胞的数目和分类,其原理是什么?除数目外,血细胞的形态应如何检测,有何临床意义?

(沈 静)

实验 2　ABO 血型鉴定及交叉配合试验

【课前要求】

1. 实验理论　ABO 血型鉴定及交叉配合试验的原理和方法。

2. 实验方法　用玻片法或试管法进行 ABO 血型鉴定和交叉配合试验。

3. 实验准备　在线学习"临床问题导入"和"实验设计",完成自测题,预测实验结果。

【实验目的】

鉴定 ABO 血型并进行交叉配合试验,明确临床上安全输血的基本原则。

【实验原理】

血型是指红细胞膜上特异性抗原的类型,包括 ABO、Rh 等 30 多个不同系统。ABO 血型系统中,红细胞膜上的抗原有 A 和 B 两种不同类型,对应人类血清中相应的抗 A 和抗 B 抗体。根据红细胞膜上抗原的情况,可将血液分为 A、B、AB 和 O 四型。当给人体输入血型不相容的血液时,抗原和抗体结合可发生红细胞凝集反应,进而在补体的作用下发生红细胞破裂溶血。因此,为保证临床输血安全,必须进行血型鉴定(blood typing),将受试者的红细胞分别与标准 A 型血清(含抗 B 抗体)与标准 B 型血清(含抗 A 抗体)混合,通过观察有无凝集现象判断受试者的血型。

交叉配合(cross-matching)又称相容性试验,是将供血者的红细胞与受血者的血清以及受血者的红细胞与供血者的血清分别混合,观察有无凝集现象。进行交叉配合不仅能检验血型鉴定是否有误,还能发现供血者和受血者是否还存在其他不相容的血型抗原或抗体,因此也是安全输血前必须进行的试验。

【实验材料】

1. 实验对象　健康成年志愿者。
2. 实验器材与药品　显微镜,离心机,采血针,双凹玻片,滴管,吸管,小试管,牙签,一次性采血针,消毒注射器及针头,消毒棉球;A 型标准血清,B 型标准血清,生理盐水,75% 乙醇,碘酒。

【实验方法】

1. ABO 血型鉴定(玻片法)

(1)制备红细胞悬液:75% 乙醇棉球消毒左手环指指端侧面,用采血针刺破皮肤,用消毒后的尖头滴管吸取少量血,滴 1 滴于盛有 0.8mL 生理盐水的小试管中,混匀后制成红细胞悬液(约 5% 浓度)。

(2)混合血清:取双凹玻片一块,在两端分别标上 A 和 B。在相应小凹处分别加入 A 型标准血清或 B 型标准血清各 1 滴,然后再各加入 1 滴红细胞悬液,用两支牙签分别混匀(注意两个小凹内液体不可互相接触)。

(3)观察凝集现象:静置 10min 后用肉眼观察有无凝集现象,根据表 16-1 判定血型。肉眼不易分辨时也可用显微镜进行观察。

表 16-1　凝集反应与血型的关系

A 型标准血清(抗 B 血清)	B 型标准血清(抗 A 血清)	受试者血型
−	+	A
+	−	B
+	+	AB
−	−	O

注:"+"表示有凝集反应,"−"表示无凝集反应。

2. ABO 血型鉴定(试管法)　取干净小试管 2 支,分别标记 A 和 B,加入 A 型标准血清或 B 型标准血清各 1 滴,再加入受试者红细胞悬液各 1 滴,混匀后静置 10min,离心 1min(1 000r/min)。取出试管后用手指轻弹试管底部,使沉淀物浮起,在良好的光源下进行观察。若有沉淀物成团飘起,表示发生凝集现象;若沉淀物呈烟雾状散开,重新恢复至红细胞悬液状态,则表示无凝集现象。

3. 交叉配合（玻片法） 碘酒消毒皮肤后，用消毒注射器在肘正中静脉采集静脉血2mL，取其中1滴用于制备红细胞悬液，剩余血液加入小试管，待其凝固后离心得血清备用。用同样方法制备供血者的红细胞悬液和血清。

取双凹玻片一块，在两端分别标上"主"和"次"字样。主侧滴加供血者红细胞悬液和受血者血清各1滴；次侧滴加受血者红细胞悬液和供血者血清各1滴。用两支牙签分别混匀，静置10min后肉眼观察有无凝集反应，肉眼不易分辨时可用显微镜观察。如果两次交叉配合均无凝集反应，说明相合，能够输血。如果主侧发生凝集反应，说明不合，不能输血。如果仅次侧发生凝集反应，只在紧急情况下考虑少量输血。

4. 交叉配合（试管法） 取干净小试管2支，分别标记"主"和"次"字样，按玻片法加入相应红细胞悬液和血清各1滴，混匀后静置10min，离心1min（1 000r/min），观察有无凝集反应。

【实验结果】

记录ABO血型鉴定和交叉配合结果。

【讨论】

根据不同受试者的实验结果，讨论是否符合安全输血原则。

【注意事项】

1. 红细胞悬液及血清应新鲜配制，以防出现假凝集现象。
2. 牙签不能混用，两个小凹内液体不可互相接触。

【思考题】

1. 临床上确保安全输血的原则有哪些？
2. ABO血型系统中各种血型之间应如何进行输血？
3. 即使供血者和受血者的ABO血型相合，仍有部分病人会发生溶血，为什么？

（沈　静）

第四节　心血管系统实验

实验1　人体动脉血压测定及运动、体位对血压的影响

【课前要求】

1. 实验理论　动脉血压的形成过程、影响因素和生理意义。
2. 实验方法　血压的间接测定方法，血压计和听诊器的正确使用方法。
3. 实验准备　在线学习"临床问题导入"和"实验设计"，完成自测题，预测实验结果。

【实验目的】

通过间接法测定动脉血压,明确动脉血压测定的原理,探究体位变化和运动对人体血压的影响。

【实验原理】

动脉血压简称血压(blood pressure)是指动脉内的血液对血管壁的侧压强。血压测量方法分为直接测量和间接测量。直接测量是将导管刺入血管,将压力传感器直接与血管相连,是血压测量的金标准,常用于危重病人。间接测量分为:有袖带测量和无袖带测量。在测量方式上,传统血压计采用的是柯氏(Korotkoff)音法,而电子血压计除少数采用柯氏音法以及基于超声波多普勒效应来检测的超声测压法外,多数采用振荡(示波)法。

柯氏音法和振荡法血压测量原理:当袖带内压高于收缩压时,动脉阻断,此时无Korotkoff音,但有幅度较小的脉动波;缓慢放气,当袖带内压力等于收缩压时,脉动波幅度增大并开始出现Korotkoff音;随着袖带内压力降低,脉动波幅度不断增大,当袖带内压力达到某一值时,脉动波幅度将达到最大值,此时袖带内压力即为动脉平均压;随着袖带内压力进一步下降,脉动波幅度不断减小,当袖带内压力等于舒张压时,Korotkoff音减弱或消失,脉动波振幅降到较低值。振荡法即根据袖带内压力与脉动波幅的变化特征来识别动脉平均压、收缩压及舒张压,而柯氏音法是靠识别手臂中传出的声音(Korotkoff音)判断收缩压和舒张压。

【实验材料】

1. 实验对象　健康成年志愿者。

2. 实验器材　血压计或可用于人体的生理信号采集处理系统,听诊器,手表,心音换能器。

【实验方法】

1. 血压的测定方法

(1)使用血压计测定动脉血压(图16-12)

1)水银式血压计在使用时先驱净袖带内的空气,打开水银柱根部的开关。

2)受试者取端坐位,脱去一侧衣袖,静坐5min。

3)受试者前臂伸平,置于桌上,令上臂中段与心脏处于同一水平。将袖带卷缠在距离肘窝上方2cm处,松紧度适宜,以能插入两指为宜。

4)于肘窝处靠近内侧触及动脉脉搏,将听诊器胸件放于上面。

5)一手轻压听诊器胸件,一手紧握橡皮

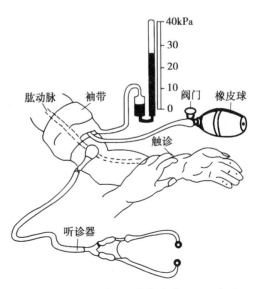

图16-12　血压计测量人体动脉血压示意图

球向袖带内充气,使水银柱上升到听不到血管音时,继续打气使水银柱继续上升 2.6kPa(20mmHg),一般达 24kPa(180mmHg),随即松开放气螺帽,徐徐放气,以降低袖带内压,在水银柱缓慢下降的同时仔细听诊。当突然出现"蹦蹦"样的血管音时,血压计上所示水银柱刻度即代表收缩压。

6)继续缓慢放气,这时声音发生一系列的变化,先由低而高,而后由高突然变低钝,最后则完全消失,声音消失时血压计上所示水银柱刻度即代表舒张压。

(2)用生理信号采集处理系统测定动脉血压

1)将心音换能器和压力换能器分别插入 RM6240 的第 1 通道和第 2 通道,压力换能器定标,压力换能器的测压口与袖带胶管相连(图 16-13)。有源音箱或耳机插头插入监听。

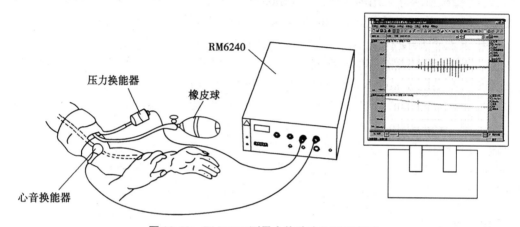

图 16-13 RM6240 测量人体动脉血压示意图

2)启动 RM6240 系统,第 1 通道模式选择"心音",时间常数为交流低增益,灵敏度 20mV,滤波频率 100Hz,数字滤波为高通 200～300Hz;第 2 通道模式选择"血压",时间常数为直流,灵敏度 12.0kPa(90mmHg),滤波频率 OFF;采样频率 800Hz,扫描速度 1s。

3)受试者取端坐位,脱去一侧衣袖,静坐 5min。

4)受试者前臂伸平,置于桌上,令上臂中段与心脏处于同一水平。将袖带卷缠在距离肘窝上方 2cm 处,松紧度适宜,以能插入两指为宜。

5)于肘窝处靠近内侧触及动脉脉搏,将心音换能器放于上面。启动记录按钮。

6)一手轻压心音换能器,一手紧握橡皮球向袖带内充气使第 2 通道压力显示 24kPa(180mmHg)。随即松开气球螺帽,徐徐放气,使袖带内压缓慢下降,当突然出现"蹦"样声音时,第 1 通道出现首个血管音波,该血管音波所对应的第 2 通道的压力即为收缩压。

7)继续缓慢放气,脉冲波和声音先由低而高,而后由高突然变低,最后则完全消失。末个血管音波所对应的第 2 通道的压力即舒张压。

2. 测定安静坐位状态下的心率和血压 受试者上臂缠上袖带,在安静环境中静坐 5min,不讲话,每隔 2min 测量血压、脉搏各一次(测 15s 的脉搏数乘以 4 作为每分钟的值),直至测量数据连续 3 次稳定,取最后 3 次数据,分别算出脉搏和血压的平均值。

3. 观察体位变化对脉搏和血压的影响

(1)受试者卧床安静 10min 后,每隔 2min 测定其血压和脉搏数,直至稳定为止。

（2）受试者下床站立于地上，起立后30s内测定其血压和脉搏数，以后分别在3min、5min及10min时各测定脉搏与血压一次，比较血压和脉搏数变化。

4. 观察运动对血压和脉搏的影响 以每2秒1次的速度进行20次蹲下起立运动或在跑步机上统一时速跑步5min，在运动后即刻、3min、5min和10min时各测定脉搏与血压一次。运动前脉搏、血压可在安静时测定，也可在准备活动前测定，测定运动后脉搏、血压，一般先测15s脉搏再测定血压，并记录所得结果。全部测定和记录要在1min内完成。其步骤如下：

（1）受试者坐位，测定其运动前的脉搏、血压，并做好记录。

（2）截断脉压带和血压计之间的连接，让脉压带仍绑在受试者上臂。

（3）受试者双手叉腰，两腿分开与肩同宽，按2秒1次的节奏蹲起20次。

（4）运动后即刻坐下，立即先测其运动后第一分钟前15s的脉搏，然后测定血压。

（5）运动后3min、5min和10min时，仍按第一分钟要求，测定脉搏和血压。

【实验结果】

列表记录安静状态、不同体位、运动后不同时间的收缩压、舒张压和心率，结果以 $\bar{x} \pm s$ 表示，采用方差分析进行统计分析。

【讨论】

分析不同体位及运动前后血压变化的机制，讨论其临床意义。

【注意事项】

1. 室内须保持安静，以利于听诊。袖带不宜绕得太松或太紧。

2. 动脉血压通常连续测2～3次，每次间隔2～3min。重复测定时袖带内的压力须降到零位后方可再次打气。一般取两次较为接近的数值为准。

3. 上臂位置应置于心脏水平，袖带应缚于肘窝以上。听诊器胸件放在肱动脉位置上面时不要压得过重或压在袖带下测量，也不能接触过松以致听不到声音。

4. 如血压超出正常范围，应让受试者休息10min后再测。受试者休息期间，可将袖带解下。

5. 注意正确使用血压计，开始充气时打开水银柱根部的开关，使用完毕后应关上开关，以免水银溢出。

6. 心音换能器轻压于肱动脉上，不要滑动，以减小噪声。音箱远离心音换能器，音量适当，以避免啸叫。

【思考题】

1. 如何测定收缩压和舒张压？其原理如何？

2. 测量血压时，为什么听诊器胸件不能压在袖带底下？

3. 为什么不能在短时间内反复多次测量血压？

（梅汝焕）

实验2　人体心电图检查及心音检查

【课前要求】

1. 实验理论　心电图产生的原理、正常波形和生理意义。心音的产生原理和意义。
2. 实验方法　用心电图机或可用于人体的生理信号采集处理系统记录人体心电图和心音图。
3. 实验准备　在线学习"临床问题导入"和"实验设计",完成自测题。

【实验目的】

记录人体心电图和心音图,辨认正常波形并分析其生理和临床意义。

【实验原理】

正常人心脏在收缩之前,首先发生电位变化,由窦房结发出兴奋,按一定途径和时程,依次传至心房和心室,最终引起整个心脏的兴奋。心脏组织各部分在兴奋的过程中出现的生物电活动,可通过心脏周围的导电组织和体液传导到身体表面被电极和仪器测到,形成心脏电变化曲线,称心电图(electrocardiogram, ECG)。心电图记录的是心脏在兴奋时各电极之间的电位差,因此,根据电极放置的位置和导线的连接不同,所测得的心电图波形也不一样。疾病状态下心肌电生理特性和电活动的改变可形成异常心电图表现,临床上常用于心律失常、心脏传导系统异常、心肌缺血及心肌损伤等疾病的检查。

在心动周期中,心脏的舒缩活动、瓣膜的启闭、血液流速变化和血液撞击心室壁、大动脉壁等引起的振动,可通过听诊器在胸部某些部位闻及声音,称为心音(heart sound)。将心音的机械振动通过传感器转换为电信号后,可形成心音图(phonocardiogram)。心脏某些异常活动可引起心音特征改变,造成杂音或其他异常心音,对于心脏疾病的诊断具有参考价值。

【实验材料】

1. 实验对象　健康成年志愿者。
2. 实验器材与药品　心电图机或可用于人体的生理信号采集处理系统,听诊器,心音换能器,导联线,75%乙醇棉球;导电膏。

【实验方法】

1. 心电图检查(心电图机)
(1)连接心电图机:连接心电图机的地线、导联线和电源线,预热3~5min。
(2)安放电极:受试者平卧于检查床上,全身放松,平静呼吸。暴露手腕前侧、脚踝内侧和胸前区皮肤,用乙醇棉球擦净皮肤后用干棉球擦干,涂抹一层薄薄的导电膏。将4个肢体电极和6个胸电极按以下位置安放,连接导联线:RA 在右手腕,LA 在左手腕,LL 在左足踝,RL 在右足踝,V_1 在胸骨右缘第4肋间,V_2 在胸骨左缘第4肋间,V_3 在 V_2 和 V_4 连线中点,V_4 在左锁骨中线第5肋间,V_5 在左腋前线第5肋间,V_6 在左腋中线第5肋间(图16-14)。

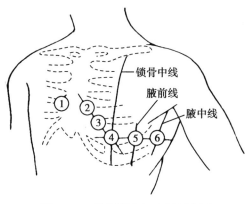

图 16-14 胸导联电极安放示意图

（3）记录心电图：调整心电图机放大倍数，使 1mV 标准电压时描笔振幅移动为 10mm。记录 Ⅰ、Ⅱ、Ⅲ、aVR、aVL、aVF、V₁、V₃、V₅ 导联的心电图。

（4）分析心电图：心电图的纵轴为电压，横轴为时间，记录在特殊坐标纸上（每格 1mm²）。心电图走纸速度通常为 25mm/s。因此，水平方向一小格（1mm）代表 0.04s。纵向图形表示波的高度（波幅），标准校准为 10mm（10 个小格）等于 1mV。测量波幅时，向上的波形从基线上缘测到波峰的顶点，向下的波形从基线下缘测到波峰的底点。临床上应采用系统方法解读心电图，辅助疾病诊断。

1）辨认心电图各波段：辨认 P 波、QRS 波群、T 波、P-R 间期、ST 段和 Q-T 间期（图 16-15）。

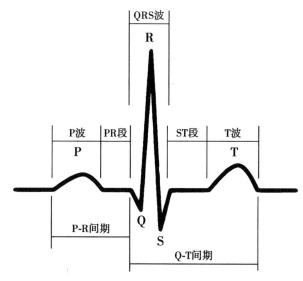

图 16-15 心电图各波测量

2）心率：测量相邻两个心动周期中的 P 波与 P 波（P-P 间期）或 R 波与 R 波（R-R 间期）的间隔时间，心率（次 /min）=60（s）/P-P 间期（或 R-R 间期，s）。如果心律不规则，可连续测量 5 个心动周期的 P-P 间期或 R-R 间期，取平均值后再计算心率。

3）心律：观察 P 波是否存在；是否一个 P 波对应一个 QRS 波，且 P 波在前；P 波和 QRS 波是否规则；P-R 间期是否恒定等。

4）电轴：心电轴是指额面 QRS 波群的平均心电向量，成人正常值为 –30°～90°。常用方法是测量 Ⅰ 和 Ⅲ 导联 QRS 波群振幅的代数和来作图求得：①计算 Ⅰ 和 Ⅲ 导联 QRS 波群振幅（向上为正，向下为负）的代数和：如 Ⅰ 导联向上波为 7mm，向下为 1mm，则代数和为 7–1=6；Ⅲ 导联向上波为 5mm，向下为 1mm，则代数和为 5–1=4。②画出标准 Ⅰ、Ⅱ、Ⅲ 导联的导联轴，都平移到中点，分别作垂直于 Ⅰ 导联 +6 和 Ⅲ 导联 +4 的垂线，两线相交点与中心点（轴心）相连，所指方向即为心电轴方向。

5）心电图各波的分析：测量Ⅱ导联中P波、QRS波群、T波的时间和电压，并测量P-R间期和Q-T间期的时间。

2. 心电图检查（RM6240多道生理信号采集处理系统）

（1）启动系统：双击"心电图全12导联采集系统"程序。

（2）打开心电图记录界面：点击"导联开关"，选择"开启全12导联ECG（5-16通道）"选项，此时1～4通道为物理通道，5～16通道依次显示全十二导联心电图的Ⅰ、Ⅱ、Ⅲ、aVR、aVL、aVF、V_1、V_2、V_3、V_4、V_5、V_6，共计12个导联心电图模式。

（3）电极安放和连接：按心电图机检查方法安放和连接肢体和胸导联电极。

（4）启动记录：开启12个导联的心电图实时记录模式。

（5）测量和分析：选择多道生理信号采集处理系统ECG自动分析测量功能。

（6）波形辨认和间期测量：在各导联ECG曲线上辨认出P波、QRS波群和T波，并根据波的起点测定P-R间期和Q-T间期。测定Ⅱ导联中P波、QRS波群、T波的时间和电压，并测量P-R间期和Q-T间期的时间。

3. 心音听诊和心音图记录

（1）心音听诊：受试者解开上衣，取坐位。检查者坐在对面，将听诊器的胸件紧贴受试者胸部皮肤，依次听取心音（二尖瓣听诊区，主动脉瓣听诊区，肺动脉瓣听诊区，三尖瓣听诊区）。测1分钟心率，听诊节律是否整齐。根据音调、响度、持续时间和时间间隔等辨别第一心音和第二心音。比较各瓣膜听诊区两心音的声音强弱。

（2）心音图记录

1）连接仪器：将心音换能器插入RM6240XC型多道生理信号采集处理系统的1通道，心电图导联线插入2通道。1通道选择"心音"模式，时间常数0.02s，灵敏度1mV，滤波频率100Hz，数字滤波为高通40Hz。2通道选择"心电"模式，时间常数1s，灵敏度1～2mV，滤波频率100Hz，采样频率4kHz，扫描速度500ms。

2）记录心音图和心电图：记录受试者的一组心音图和心电图（二尖瓣听诊区）（图16-16）。

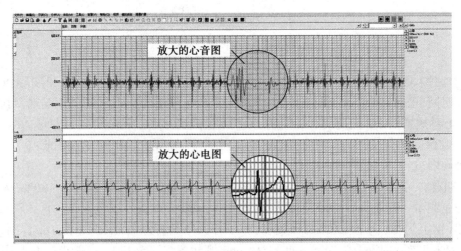

图16-16　RM6240C型多道生理信号采集处理系统心音图实验界面

1通道为心音图，2通道为心电图。

3）分析数据：在心电图上测量平均心动周期，计算心率，在心音图上测量第一心音和第二心音持续的时间。测量第一心音起点至第二心音起点的时间差。测量心电图的Q波起点至第一心音起点的平均时间差。

【实验结果】

记录一组正常人心电图和心音图，分析心电图心率、心律和电轴，辨认各波形，并测量相应间期。测量第一心音和第二心音持续时间、第一心音起点至第二心音起点的时间差和心电图的Q波起点至第一心音起点的平均时间差。

【讨论】

讨论心电图和心音图各项实验结果的生理特点及临床意义。分析实验干扰因素及改进方法。

【注意事项】

1. 受试者平静呼吸，肌肉放松，室温较低时应注意保暖，防止寒冷引起寒战，影响实验结果。
2. 心电图电极和皮肤要紧密接触，防止基线漂移。重复使用电极之前必须先进行清洁和消毒。
3. 放置胸部电极时，注意防止金属电极彼此接触，或使相邻电极的导电膏区域重叠。
4. 心音听诊时应保持室内安静。心音换能器轻轻按压于听诊区，不要滑动，以减少噪声。

【思考题】

1. 心电图的记录原理是什么？为什么心电图各导联的波形不一样？
2. 心音听诊区与各瓣膜的解剖位置关系是什么？
3. 如何从心音图上分析心脏收缩和舒张的时间？

（沈　静　梅汝焕）

第五节　呼吸系统实验

实验1　人体肺通气功能的测定

【课前要求】

1. 实验理论　呼吸时肺的解剖位置与肺容积的关系，肺通气功能及相关概念。
2. 实验方法　肺通气功能的测定。
3. 实验准备　在线学习"临床问题导入"和"实验设计"，完成自测题，预测实验结果。

【实验目的】

测定人体肺通气量的各项参数，分析其生理和临床意义。模拟限制性和阻塞性通气功能障碍,探究相应肺通气功能检测的改变。

【实验原理】

肺功能检查(pulmonary function test, PFT)是运用呼吸生理知识和现代检查技术来了解人体呼吸系统功能状态的检查。肺通气(pulmonary ventilation)功能检查具有无创、定量、重复性好的特点,是常规肺功能检测的基本内容。

评价肺通气功能的基础指标包括肺容积(lung volume)和肺容量(lung capacity)。根据不同呼吸水平时肺所处解剖位置能容纳的气体量,可分为四个互不重叠的基础肺容积(basal lung volume),包括潮气量(tidal volume, TV)、补吸气量(inspiratory reserve volume, IRV)、补呼气量(expiratory reserve volume, ERV)和残气量(residual volume, RV)。由两项或两项以上的基本肺容积联合气量构成几个常用肺容量,如深吸气量(inspiratory capacity, IC)、功能残气量(functional residual capacity, FRC)、肺活量(vital capacity, VC)、肺总量(total lung capacity, TLC)等。在临床上,通过肺功能测定,可以提示呼吸功能不全的严重程度,鉴别通气障碍的类型,显示气体分布和气体交换的基本状态等。

【实验材料】

1. 实验对象 健康成年志愿者。

2. 实验器材 RSFJ1000肺功能仪,体脂秤,鼻夹,一次性吹筒,腰带,灭菌纱布,解剖镊子,75%乙醇棉球。

【实验方法】

1. 检测前准备

(1)连接好电源和传感器,启动软件,进入检测界面预热10~15min(图16-17)。

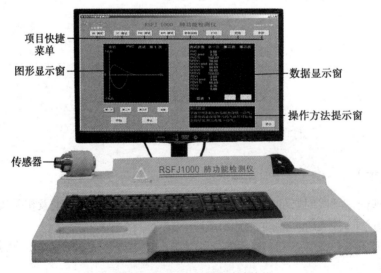

图16-17 RSFJ1000肺功能仪

（2）受试者测量身高、体重,并熟悉检查过程中的各种吹吸气动作和仪器的操作流程。

（3）在软件中输入受试者的姓名、性别、年龄、身高、体重等参数。

（4）将一次性纸质吹筒与传感器进口连接。受试者面对仪器站立,手持传感器,夹鼻夹,等待检查者发出指令。

2. 正常肺通气功能检测

（1）每分钟静息通气量（MV）检测

1）检查者选择"MV 测试",同时大声喊出"开始"。

2）受试者听到指令后,立即将吹筒含入嘴中（不漏气）,听到"嘟"声后开始平静而均匀地呼吸,1min 后自动结束本次测试。

（2）肺活量（VC）检测

1）检查者选择"VC 测试",同时大声喊出"开始"。

2）受试者听到指令后,立即将吹筒含入嘴中（不漏气）,听到"嘟"声后平静地呼吸 3 次,然后用力深吸到最大量,随即较快地将气体全部呼出,再正常地吸一口气。

3）检查者点击"停止"按钮结束本次测试。

（3）用力肺活量（FVC）检测

1）检查者选择"FVC 测试",同时大声喊出"开始"。

2）受试者听到指令后,立即将吹筒含入嘴中（不漏气）,听到"嘟"声后平静地呼吸 2～3 次,然后用力深吸到最大量,随即以最快的速度和最大的力量将肺内的气体尽可能彻底地全部呼出,再正常地吸一口气。

3）检查者点击"停止"按钮结束本次测试。

（4）每分钟最大通气量（MVV）检测

1）检查者选择"MVV 测试",同时大声喊出"开始"。

2）受试者听到指令后,立即将吹筒含入嘴中（不漏气）,听到"嘟"声后立即用最快的速度、最大的力气又快又深地呼吸,12s 后自动结束本次测试。

3. 利用腰带固定胸壁限制胸廓扩张,模拟限制性通气功能障碍,按正常肺通气功能检测程序进行检查。

4. 在吹筒中填塞灭菌纱布,直到向吹筒内吹气时感到明显不畅为止,模拟阻塞性通气功能障碍,再按正常肺通气功能检测程序进行检查。

【实验结果】

记录正常、限制性和阻塞性通气功能障碍时的 VT、IRV、ERV、MVV、FVC、FEV1.0、FEV1.0/FVC%、FEV3.0、FEV3.0/FVC%、MMF 数值,结果以 $\bar{x} \pm s$ 表示,采用方差分析进行统计分析。

【讨论】

分析正常、模拟限制性和阻塞性通气功能障碍时肺功能各项测试指标的变化机制,讨论其临床应用和意义。

【注意事项】

1. 受试者手持传感器,保持手柄末端与软管连接部分平直,无折压,避免出现测试图形上漂或下漂。

2. 听到计算机提示音后,受试者应立即嘴含传感器进行测试。在测试过程中,嘴应该始终含住呼吸接口,不能漏气。

3. 实验过程中受试者如有呼吸困难等身体不适,应立即停止实验。

【思考题】

1. MVV 反映肺通气的哪些结构和功能,其生理意义是什么?

2. 测定肺活量与用力肺活量的意义有何不同? 气道轻度狭窄或肺弹性降低的病人,其肺活量与用力肺活量是否一定同时下降?

（梅汝焕）

实验 2　人体呼吸运动的影响因素

【课前要求】

1. 实验理论　呼吸运动的中枢调节、反射性调节以及运动负荷状态下的调节机制。
2. 实验方法　用呼吸传感器描记人体呼吸运动的变化。
3. 实验准备　在线学习"临床问题导入"和"实验设计",完成自测题,预测实验结果。

【实验目的】

检测人体呼吸运动曲线的变化,探究中枢和反射性调节因素对呼吸运动的影响及机制。

【实验原理】

呼吸运动(respiratory movement)是由呼吸肌的收缩和舒张引起的胸廓节律性扩大和缩小。呼吸的节律起源于呼吸中枢,除脑干的基础调节外,一定程度上还受大脑皮层的随意调节。呼吸的频率、深度和样式则受到中枢和外周化学感受器、肺及其他感受器(如气道黏膜、关节和肌肉感受器、动脉压力感受器、疼痛和温度感受器等)的反射性调节。

呼吸运动可表现为腹式呼吸和胸式呼吸。前者以膈肌舒缩活动为主;后者以肋间外肌舒缩活动为主。正常人的呼吸运动是腹式和胸式混合式呼吸。通过张力传感器描记呼吸时胸廓的变化一定程度上可以反映呼吸作用的强弱。

【实验材料】

1. 实验对象　健康成年志愿者。
2. 实验器材与药品　可用于人体的生理信号采集处理系统,呼吸换能器,纸袋,计时器;钠石灰。

【实验方法】

1. 正常呼吸曲线　受试者取坐位,将呼吸换能器水平围绕于受试者胸部呼吸运动最明显的位置,记录2～3min正常平静状态的呼吸运动。

2. 过度通气　受试者尽可能深快呼吸,连续做15～20次,停止后自然恢复正常呼吸。观察并记录深呼吸前后呼吸运动曲线。注意深呼吸后呼吸运动的暂停和恢复过程。

3. 重复呼吸　用中等大小纸袋覆盖受试者口鼻,对着袋内做深呼吸1min,立即拿开纸袋。观察并记录深呼吸前后呼吸运动曲线。如受试者感觉不适,应立即停止实验。

4. 低氧呼吸　在纸袋内放入一小包钠石灰,用纸袋覆盖受试者口鼻,对着袋内做深呼吸1min,立即拿开纸袋。观察并记录深呼吸前后呼吸运动曲线。如受试者感觉不适,应立即停止实验。

5. 精神集中对呼吸运动的影响　让受试者完成精细操作(如穿针)或维持某个姿势(如单脚站立)。观察并记录实验前后的呼吸运动曲线。

6. 说话对呼吸运动的影响　让受试者分别默读和朗诵同一段文字,观察并记录实验前后的呼吸运动曲线。

7. 运动对呼吸运动的影响　让受试者做下蹲和起立运动(每2秒完成1次,20次)或原地高抬腿(每分钟50次,5min),观察并记录运动前后的呼吸运动曲线。

【实验结果】

记录各组实验前后呼吸运动曲线,选择变化最明显的区域,计算平均呼吸频率,以$\bar{x} \pm s$表示,采用t检验分析。

【讨论】

讨论不同实验条件下人体呼吸运动改变的生理机制和临床意义。分析实验干扰因素及改进方法。

【注意事项】

1. 注意呼吸换能器与胸廓的接触要尽量紧密。

2. 实验过程中受试者如有呼吸困难等身体不适,应立即停止实验。

【思考题】

1. 重复呼吸中,影响呼吸运动的机制是什么?

2. 运动对呼吸的影响机制有哪些?未经训练的个体和训练有素的运动员在相同运动强度时,其通气量改变是否一样?停止运动后,呼吸运动不能马上恢复正常的机制是什么?

(沈　静)

第六节 泌尿系统实验

实验1 人体尿液分析

【课前要求】

1. 实验理论 肾小球的滤过功能,肾小管和集合管的物质转运功能。
2. 实验方法 用尿成分分析仪对人体尿液的主要成分进行检测。
3. 实验准备 在线学习"临床问题导入"和"实验设计",完成自测题,预测实验结果。

【实验目的】

检测正常人尿液主要成分,根据检测结果解释肾脏在维持机体内环境稳态中的作用。比较运动前后尿液成分的改变,并分析其影响因素。

【实验原理】

肾脏通过生成尿液排出机体代谢终产物、调节体液容量和渗透压、调节电解质及酸碱平衡,参与机体内环境稳态的维持。尿液分析(urinalysis)可通过多种无创手段对尿液成分进行分析,为急、慢性肾脏疾病和其他系统疾病的评估、进展监测等提供重要信息。临床上常进行尿液分析和尿沉渣分析。尿成分分析仪可通过嵌在试剂条上的一系列吸收垫对尿液成分进行显色和定量评估,主要测定尿液中的 pH、亚硝酸盐、葡萄糖、蛋白质、隐血、酮体、胆红素、尿胆原、尿比重、白细胞、维生素 C 等。尿沉渣分析仪采用显微摄像技术自动识别和分类尿液中的有形成分,主要检验尿液中的红细胞、白细胞、上皮细胞、管型、结晶、细菌等的数量和形态。生理情况下尿液成分的短时改变也可反映正常机体的不同状态。比如运动后尿蛋白含量的检测可用来评定运动强度、机能状态和适应情况,尿胆原的水平可反映机能状态等。

【实验材料】

1. 实验对象 健康成年志愿者。
2. 实验器材 全自动尿成分分析仪,尿成分分析试纸,全自动尿沉渣分析仪,功率自行车等定量负荷运动仪器设备,一次性试管,一次性采尿杯,试管架。

【实验方法】

1. 检测正常尿样 受试者用一次性采尿杯收集清洁中段尿 10~15mL,转入一次性试管。肉眼评估尿液的颜色和浑浊度。将分析试纸的试剂端完全浸入尿样中 2s 后缓慢抽出,沿试管口刮去试纸侧边多余尿液,装载入全自动尿成分分析仪进行检测。将装有尿液的试管放入全自动尿沉渣分析仪采样针正下方,进样后进行尿沉渣检测。

2. 检测运动后尿样 受试者进行剧烈运动,如在功率自行车上进行大强度蹬骑(达到最大心率的 60% 以上)。运动结束后 15min、1.5h 分别留取尿液进行检测。

3. 检测项目 肉眼评估尿液的颜色和浑浊度,尿成分分析仪检测酸碱度、尿比重、隐血、葡萄糖、蛋白质、胆红素、尿胆原、酮体、亚硝酸盐、白细胞等,尿沉渣分析仪检测红细胞、白细胞、上皮细胞、管型、结晶、细菌等。

【实验结果】

记录一组正常人运动前后的尿液检测结果,结果以 $\bar{x} \pm s$ 表示,采用 t 检验分析。

【讨论】

讨论各项尿液检测结果的生理意义,并分析运动对尿液成分的影响。

【注意事项】

1. 正常尿样留取时受试者应保持平静状态,以免影响结果的准确性。
2. 尿液留取后应在 2 小时内于室温下尽快检测。

【思考题】

1. 运动后哪些尿液分析指标会发生变化? 机制是什么?
2. 影响尿生成的因素有哪些?

（沈 静）

实验 2 人体尿生成调节实验

【课前要求】

1. 实验理论 肾脏在机体水钠平衡中的作用,尿液的浓缩和稀释机制。
2. 实验方法 记录尿量,用尿成分分析仪对人体尿液进行检测。
3. 实验准备 在线学习"临床问题导入"和"实验设计",完成自测题,预测实验结果。

【实验目的】

通过检测不同渗透压溶液摄入后人体的尿量、尿液成分和性质的改变,探究肾脏在机体水钠平衡中的作用和调节机制。

【实验原理】

肾脏在体内水和钠的平衡中具有重要作用,主要参与水钠的排出。尿液的排出量和渗透压可随体内液体量和渗透压的改变而发生大幅变化,进而维持内环境的稳态。改变肾小球滤过率或肾小管重吸收的因素均可对尿液生成(urine formation)造成影响。本实验通过大量饮用清水、等渗液和高渗液观察对尿液成分和性质的影响。

【实验材料】

1. 实验对象 健康成年志愿者。

2. 实验器材与药品 全自动尿成分分析仪，尿成分分析试纸，一次性试管，一次性采尿杯，试管架；饮用蒸馏水，生理盐水，10% 葡萄糖。

【实验方法】

1. 实验前准备

（1）实验前 3～4h 内避免饮用含酒精及咖啡因的饮料（咖啡、茶、可乐等）。

（2）测量体重。

（3）根据性别、体重将受试者随机分为四组（对照组、蒸馏水组、0.9% 生理盐水组和 10% 葡萄糖组）。

2. 尿生成实验 实验开始时，受试者用一次性采尿杯收集清洁中段尿 10～15mL，转入一次性试管。将分析试纸的试剂端完全浸入尿样中 2s 后，放入尿成分分析仪进行检测。受试者排空膀胱。计时开始后两个小时内，每隔 30min 收集一次尿液，记录尿量、排尿时间及做尿成分分析。

（1）对照组：实验过程中不饮用任何溶液。

（2）蒸馏水组、0.9% 生理盐水组和 10% 葡萄糖组：10min 内根据 20mL/kg 饮用不同溶液。

所有受试者在实验过程中除指定液体外禁食禁饮。各组尿液采集的具体时间不需要完全同步，但要保证每次采样的间隔时间准确。

3. 检测项目 各个时间点受试者的尿量、尿比重等参数。

【实验结果】

记录 4 组受试者的体重、溶液饮用量、尿量、尿比重等结果，以 $\bar{x} \pm s$ 表示，采用 t 检验分析。作尿量 - 时间关系图、尿比重 - 时间关系图。

【讨论】

分析各项实验因素对尿液成分和性质的影响，并讨论其生理机制和临床意义。

【注意事项】

1. 实验前避免剧烈活动。

2. 有肾脏、心血管系统等疾病，或者有其他医学问题，或者正在服用药物的人员不能作为受试者。

3. 尿液留取后应在 2h 内于室温下尽快检测。

【思考题】

1. 肾脏调节水平衡的机制有哪些？除本实验方案外，生活中还有哪些因素可以影响尿量？

2. 尿比重和尿渗透压的关系是什么？尿量对渗透压有何影响？实验中受试者的血浆渗透压会有什么改变？

3. 临床上有哪些类似试验？有什么临床意义？

（沈　静）

第七节　神经系统实验

实验　人体脑电图检查

【课前要求】

1. 实验理论　正常脑电图产生原理、波形特征及其在生理及病理情况下的变化特点。
2. 实验方法　用脑电图仪记录不同生理情况下人体脑电波的改变。
3. 实验准备　在线学习"临床问题导入"和"实验设计"，完成自测题，预测实验结果。

【实验目的】

检测正常人体基本脑电波频率及波幅，并比较不同影响因素作用后脑电波的改变。

【实验原理】

大脑皮层的神经细胞在无明显刺激情况下，就可自发地产生节律性的电活动。通过在头皮表面安放引导电极，可以检测这些自发脑电活动并记录脑波模式，称为脑电图（electroencephalogram，EEG）。目前认为，脑电波是由大量神经元同步发生的突触后电位经总和后形成的。脑电图检查是分析、判断大脑电生理功能的一种神经系统检查方法，可用于脑部功能性或病理性病变的诊断，临床上常用于癫痫发作、脑肿瘤、脑损伤、睡眠或记忆问题、昏迷状态的评估等。

脑电波根据其频率可分为 α、β、θ 和 δ 波 4 种基本波形（图 16-18）。比 α 波快的波称为快波，比 α 波慢的波称为慢波。各波形的主要特点如表 16-2 所述。正常情况下，不同生理状态下的脑电波形可发生改变，如睡眠时多出现高波幅慢波，而在觉醒时多出现低波幅快波；血糖、体温和糖皮质激素处于低水平时，α 节律减慢，相反情况时，α 节律加快。本实验观察正常人清醒时不同因素作用后的脑电图变化。

【实验材料】

1. 实验对象　健康成年志愿者。
2. 实验器材与药品　脑电图仪，引导电极。

【实验方法】

1. 建立病历　点击"病历档案"下拉菜单中的"新建采集"，在弹出的"病人信息"输入窗口中输入被检者信息及左右利，点击"确定"完成新病历的建立。

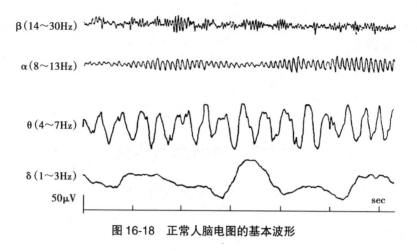

图 16-18　正常人脑电图的基本波形

表 16-2　正常脑电图基本波形的特点

波形	频率/Hz	波幅/μV	常见部位	出现条件
δ	0.5~3	20~200	颞、枕叶	婴幼儿正常时，成人熟睡时
θ	4~7	100~150	颞、枕叶	少年正常时，成人困倦时
α	8~13	20~100	枕叶	成人安静闭眼时、清醒时
β	14~30	5~20	额、顶叶	成人活动时

2. 参数设置　设置放大器：信号方式为 EEG，高频滤波为 30Hz，时间常数为 0.3s，工频陷波为 50Hz；导联方式：M1-16；增益 10μV/mm；速度 30mm/s；间距为 X1；闪光设置一般保持默认，即刺激频率按 1、3、9、12、15、18、20、25、30、40、50Hz 递增，且每个频率刺激 10s，间隔 10s。

3. 电极放置及连接　受试者取坐位，全身放松，平静呼吸。将电极帽戴在受试者头上，18 个电极（包括 2 个耳电极）安放于不同部位（国际 10-20 系统电极放置法）。电极位置根据头颅大小及形状进行适当调整。将电极与脑电图仪连接。

4. 阻抗测试和定标　单击"阻抗测试"，如果显示屏的测试连接点显示"浅绿色或黄色"表示电极接触良好；单击"定标"输出方波，测试标定脑电图波形的大小。

5. 记录 α 波　受试者保持安静、闭眼和放松状态，不思考问题。记录一段稳定的脑电波变化，注意识别 α 波及其节律的出现。

6. α 波阻断实验

（1）在受试者安静、闭眼和放松状态下，观察 30s 稳定的 α 波。然后突然令其睁眼 3~5s，再闭眼。如此反复 2~3 次，每次间隔 10s，观察 α 波的阻断现象（α 波消失而呈现以 β 波为主的快波）。

（2）在受试者安静、闭眼和放松状态下，观察 30s 稳定的 α 波。然后与其交谈或让其心算简单数学题，观察是否有 α 波的阻断现象。

（3）点击软件中的"闪光""呼吸""压迫""声响""咀嚼"等事件按钮做诱发实验，观察是否有 α 波的阻断现象。

【实验结果】

采集正常人安静闭眼时及不同实验条件下的脑电波,测量α波、β波等波形的频率和振幅,测定刺激开始到出现α波阻断现象的时间,以$\bar{x} \pm s$表示,采用t检验分析。

【讨论】

讨论脑电波形成和α波阻断的机制。

【注意事项】

1. 实验前8～12h不要饮用含咖啡因的饮料。正在服用药物的人员不宜作为受试者。
2. 实验时室内环境保持安静,光线不宜过强。
3. 记录正常α波时,受试者尽量避免眨眼、咬牙、吞咽及其他活动,保持身体各部位的静止状态。
4. 由于脑电图的个体差异较大,如观察不到α波,可更换受试者。

【思考题】

1. 什么是脑电图的伪差? 如何在描记中注意识别和排除?
2. 生活中还有哪些常见因素可影响脑电活动? 如何设计实验来进行观察?

(沈　静　梅汝焕)

第八节　内分泌系统实验

实验1　糖耐量试验及运动对人体血糖的影响

【课前要求】

1. 实验理论　胰岛素生理学功能和血糖调节因素。
2. 实验方法　人指尖采血;血糖仪的正确使用。
3. 实验准备　在线学习"临床问题导入"和"实验设计",完成自测题,预测实验结果。

【实验目的】

通过糖耐量试验的测定,分析机体的血糖调节机制,并探究运动对血糖的影响。

【实验原理】

血糖(blood glucose)是指人体血中的葡萄糖含量。葡萄糖不仅是人体结构物质的重要组成部分,也是机体的主要能量来源。在正常情况下,机体的内在调节系统可以维持糖代谢的平衡,从而使血糖的变化处于一定的生理范围(3.89～6.11mmol/L)。血糖的调节受到体内多种因素的影响。其中,胰岛素(insulin)由胰腺β细胞分泌,是体内唯一的降血糖激素。胰岛素可通过促进靶细胞对葡萄糖摄取利用,促进糖原、脂肪和蛋白质的合成等方式调节血糖的变化。当体内血糖含量升高时,胰岛素的合成和释放增加。此外,胰高血糖素(glucagon)、肾上腺素、糖皮质激素和生长激素等均能促进机体代谢加快,血糖升高。饮食和运动也是影响机体血糖水平的重要的外在调节因素。糖是有氧运动的主要燃料,运动不仅可以促进糖原的分解,还可以提高肌肉对葡萄糖的摄取和利用,有效地降低血糖,改善机体的糖耐量。

葡萄糖耐量是指人体对所摄入的葡萄糖的处置调控能力。正常人的糖调节机制完好,血糖都能在进食后保持在一个比较稳定的范围内,即使一次性摄入较多糖分,血糖也会很快恢复到正常水平,表明正常人对葡萄糖有很强的耐受能力,即葡萄糖耐量正常。当体内存在胰岛素抵抗(insulin resistance)和 / 或胰岛素分泌不足时,机体对糖的吸收、利用能力显著下降,进食后血糖显著升高,且在短时间内不能恢复至正常水平,表明机体耐糖能力减低,即糖耐量异常。

测定机体空腹血糖和尿糖是反映体内糖代谢状态的临床常用指标。当机体发生糖代谢紊乱时,则会出现高血糖症(hyperglycemia)或低血糖症(hypoglycemia)。临床上常见的高血糖症是糖尿病(diabetes mellitus),是由胰岛素分泌绝对或相对不足,或胰岛素抵抗而引起的以糖、脂肪、蛋白质代谢紊乱为主要临床特征的内分泌代谢性疾病,可引发多系统损害,导致眼、肾、神经、心脏、血管等组织器官的慢性进行性病变和功能衰竭。

糖耐量试验(glucose tolerance test, GTT),也称葡萄糖耐量试验,是诊断糖尿病的一种实验室检查方法,包括静脉和口服两种,前者称IVGTT,后者称OGTT。IVGTT主要用于评价葡萄糖利用的临床研究手段,或胃切除后、吸收不良综合征等特殊病人,而OGTT是临床最常见的检查手段,可以检测机体对血糖的调节能力,判断受检者是否存在糖调节异常及糖尿病。

【实验材料】

1. 实验对象　健康成年志愿者。
2. 实验器材与药品　采血针,血糖试纸,血糖检测仪;75%乙醇。

【实验方法】

1. 采血前,志愿者需禁食8~14h。将志愿者随机分为两组,对照组和运动组。
2. 对两组志愿者指尖进行消毒,用采血针刺破指尖,用血糖试纸吸取少量血液,将血糖试纸插入血糖仪检测端进行检测,记录空腹血糖值。
3. 在取血后5min内每组志愿者口服葡萄糖75g(溶于250~300mL水中)。
4. 从口服第一口糖水时开始计时,分别在30min、1h、2h、3h按上述采血方式取血,测量并记录血糖值。对照组在整个测量过程中保持休息状态;运动组在口服糖水后,在跑步机上以中度运动负荷跑步15min(保持最大心率60%左右),按照上述时间点采血并测量血糖值。
5. 结果分析　正常数值参考范围:空腹血糖3.9~6.1mmol/L,口服葡萄糖0.5~1h血糖达高峰(6.7~9.5mmol/L),2h血糖小于7.8mmol/L,3h后血糖恢复正常。

【实验结果】

记录不同组别、不同时间点血糖浓度,结果以 $\bar{x} \pm s$ 表示,采用 t 检验分析。

【讨论】

根据实验结果,讨论血糖变化的调控机制以及运动对血糖的调节作用。

【注意事项】

1. 试验前 3 天,志愿者每天进食的碳水化合物不能少于 $200 \sim 300g$,否则可能使糖耐量减低而出现假阳性。
2. 保证受试者空腹时长至少 8h。
3. 受试期间不能喝茶、咖啡等,不能剧烈运动。

【思考题】

1. 机体调节血糖的因素有哪些?
2. 高血糖受试者与正常受试者糖耐量有什么差别? 为什么?
3. 糖耐量降低的标准是什么? 如何正确理解糖耐量降低与糖尿病之间的关系?

(齐宏妍)

实验 2 甲状腺激素测定

【课前要求】

1. 实验理论 甲状腺激素的生理学功能。
2. 实验方法 人静脉采血;甲状腺激素的测定。
3. 实验准备 在线学习"临床问题导入"和"实验设计",完成自测题,预测实验结果。

【实验目的】

测定人体甲状腺激素水平的指标,分析其生理及临床意义。

【实验原理】

甲状腺激素(thyroid hormone)是酪氨酸碘化物,包括甲状腺素(T_4)、三碘甲状腺原氨酸(T_3)和极少量的逆三碘甲状腺原氨酸(rT_3),由甲状腺的腺泡上皮细胞合成和释放。T_4 和 T_3 占总分泌量的 99% 以上,其中 90% 为 T_4。但 T_3 的生物学活性最强,是 T_4 的 $3 \sim 8$ 倍。rT_3 不具有甲状腺激素生物学活性。甲状腺激素的分泌受垂体激素促甲状腺激素(TSH)的调节。当 TSH 与其特异性腺泡细胞膜受体结合后,可激活甲状腺激素的合成和分泌,引起血液中 T_3、T_4 浓度的升高,进而通过负反馈机制抑制 TSH 的释放。甲状腺激素有重要的生理功能:可调控人体神经细胞的生长发育,维持神经系统的正常功能;刺激线粒体对氧气的消耗,促进产热;增强机体代谢活性,抑制合成;刺激交感神经兴奋,增加心肌收缩力,增加心输出血量和心肌耗氧量,促进消化道运动和消化腺分泌等。

甲状腺功能亢进(hyperthyroidism)是由多种病因引起甲状腺激素分泌过多而导致的以神经、消化、循环等系统兴奋性过高和代谢亢进为主要表现的临床综合征。在临床上,患者常伴有突眼、眼睑水肿等症状。甲亢病因很多,其中80%与Graves病相关。甲状腺激素检测(T_3、T_4、TSH、FT_3和FT_4)是临床常见的用于诊断甲状腺功能异常的实验室检查方法,能有效反映机体内甲状腺相关激素水平,指导临床诊断和治疗。

【实验材料】

1. 实验对象　健康成年志愿者。

2. 实验器材与药品　静脉一次性采血针,无抗凝剂真空采血管,低温离心机,全自动化学发光分析仪;T_3、T_4、FT_3、FT_4和TSH检测试剂盒,碘酒。

【实验方法】

1. 志愿者采血前需保持空腹状态,将前臂放在实验台上,掌心向上,在采血部位上端约6cm处,将压脉带绕手臂一圈打一活结,压脉带末端向上。要求被采血者握拳几次,使静脉隆起。

2. 用碘酒消毒采血部位皮肤,取下针头无菌帽,以左手拇指固定静脉穿刺部位下端,右手持注射器,示指固定针头下座。保持针头斜面沿静脉走向使针头与皮肤成30°角斜行快速刺入皮肤,然后成5°角向前穿破静脉壁进入静脉腔。确认穿刺入静脉中心位置,并沿着静脉走向将针头推入10～15mm。

3. 针头进入血管后见少量回血时,将真空采血管插入试管托内采血针中,血液因试管内负压作用自动流入试管,采集静脉血4～5mL后拔出试管即可。

4. 松开压脉带,用消毒棉签压住进针部位,迅速向后拔出针头。继续紧按住消毒棉签3min止血。

5. 将采集的血样置于室温30min后,静待血样凝固。再将血样进行离心处理,3 000r/min,15min,4℃。

6. 离心结束后,小心取出样品,避免震动,吸取上层透明澄清部分,即血清。将血清置于无菌的离心管中备用,也可保存在-20℃冰箱中,用于后续甲状腺激素检测试剂盒的相关检测。

7. 后续样品按照甲状腺激素检测试剂盒操作流程进行。

【实验结果】

测定并记录志愿者T_3、T_4、FT_3、FT_4和TSH数值,与正常数值进行比较。

【讨论】

论述甲状腺功能各项测试指标的生理学意义及临床应用。

【注意事项】

1. 受试者试验前3天应饮食清淡,保证空腹采血。

2. 分离血清时不能剧烈晃动样品，以免引起溶血。

3. 实验过程中需严格按照试剂盒操作流程进行操作。

【思考题】

1. FT_3 和 FT_4 的生理意义是什么？与 T_3 和 T_4 有什么不同？

2. TSH 的生理意义是什么？对甲状腺激素分泌的调控机制是什么？

（齐宏妍）

第十七章
虚拟仿真实验

第一节 机能学(生理科学)仿真实验

机能学实景仿真实验系统采用真实实验场景和真实实验数据技术进行仿真,真实、科学、生动,令实验者身临其境(图17-1)。数据智能化测量提高实验效率,并拓展实验教学内涵。

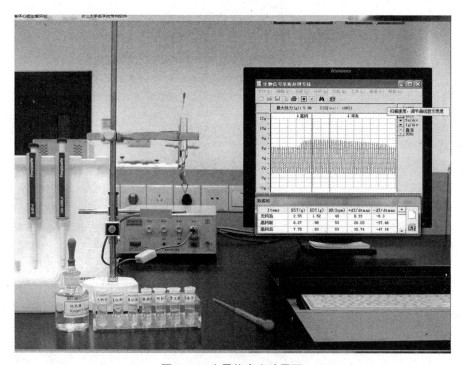

图 17-1 实景仿真实验界面

机能学实景仿真实验系统包含 63 项实景仿真实验、64 项多媒体实验微课和在线课程,还包含实验动物手术、数据统计等学习资源。

一、机能学实景仿真实验系统启动

在 Windows 桌面上双击"实景仿真实验"(目标程序为 exp.exe),系统启动,进入"机能学实景仿真实验系统"。点击系统界面内的"中文"或"ENGLISH",进入中文或英文仿真实验目录窗口。点击"END",系统退出。

二、进入实验项目操作

1. 仿真实验 鼠标点击"神经肌肉""血液""循环"等图标,可出现相对应系统的实验项目目录,鼠标点击实验项目名称即可进入相应的实验项目进行实验。点击"END",系统退出(图17-2)。

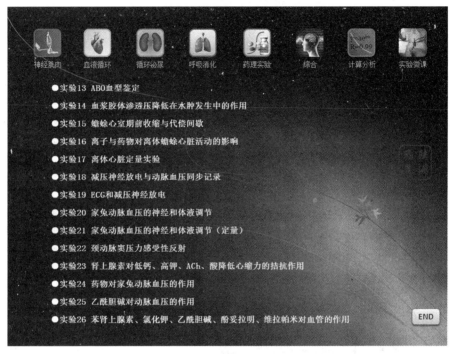

图17-2 仿真实验目录界面

2. 多媒体实验微课 双击桌面教学资源,进入教学资源页面,选择点击"实验微课"即进入目录页面(可安装在本机或服务器)。鼠标点击某一项目实验名称,系统即进入实验项目的界面(网页),实验者可用鼠标点击相应实验内容,进行自主学习,观察实验的目的、测量、实验方法、实验结果及结果机制等。

3. 记录仪器操作 仿真实验中的多道生理信号采集处理系统的具体操作方法请参见电子资源(数字资源17-1)。

实验1 药物对神经兴奋性的影响

【实验目的和原理】

神经纤维的兴奋性除受神经纤维本身类型、直径等影响外,还与神经纤维所处环境有关,如温度、细胞外液的离子浓度、pH、渗透压、药物等。普鲁卡因(procaine)是一种局部麻醉药,常用于手术局部的浸润麻醉等。普鲁卡因与 Na^+ 通道内侧受体结合,引起 Na^+ 通道蛋白构象变化,Na^+ 通道关闭,阻滞 Na^+ 内流,使细胞不能产生动作电位。细胞外 K^+ 浓度增加,可使细胞内外 K^+ 的浓度梯度减小,细胞内的 K^+ 外流减少,导致静息电位升高(绝对值减小)。当静息电位升高到阈电位以上水平时,Na^+ 通道不能从失活状态恢复到备用状态,Na^+ 内流受阻,细胞不能产生动作电位,这种现象也称为去极化阻滞。

本实验旨在设计实验验证某些药物对神经兴奋性的影响,探究高钾、普鲁卡因对神经兴奋性的影响及其机制。

【实验步骤和方法】

1. 实验装置连接和系统参数设置 神经干标本盒内左侧第一对为刺激电极,与生物(多道生理)信号采集处理系统刺激器输出端相连(图 17-3),红色鳄鱼夹为刺激输出正极,黑色鳄鱼夹为刺激输出负极;紧邻的一个黑色鳄鱼夹为信号输入的接地电极。向右第 1 对(信号输入的负极和正极)和第 2 对引导电极分别与生物(多道生理)信号采集处理系统第 1 和第 2 通道相连。引导电极间距为 10mm。生物(多道生理)信号采集处理系统参数:第 1 和第 2 通道时间常数 0.02s,滤波频率 30kHz,灵敏度 5mV,采样频率 100kHz,扫描速度 0.2ms/div。单刺激模式,刺激波宽 0.1ms,延迟 1ms,同步触发。

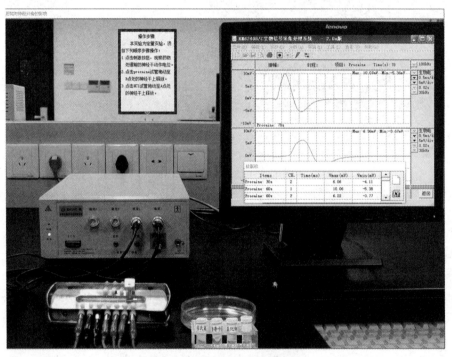

图 17-3 药物对神经兴奋的影响

2. 标本放置 神经干标本平直地置于标本盒上。

3. 观察神经干正常时的 BAP 点击"刺激"按钮,观察两个双相动作电位(BAP)正、负相振幅。

4. 4% 普鲁卡因处理神经干 在提示出现后,鼠标点击带有普鲁卡因标签的试管,将其拖动至 B 点处的神经干上释放,B 点处的神经干上出现一滤纸。观察第 2 通道的 BAP 正、负相振幅。

5. 3mol/L 氯化钾处理神经干 在提示出现后,鼠标点击带有氯化钾标签的试管,将其拖动至 A 点处的神经干上释放,A 点处的神经干上出现一滤纸。观察第 1 通道的 BAP 正、负相振幅。待第 1 通道的 BAP 的负相波接近零时,按"刺激"按钮,停止刺激,关闭刺激器。

6. 自动获取数据 系统会对实验开始时及开始后每隔 30s 的数据进行自动测量,并将数据自动导入到数据板。实验结束,点击数据板"导出数据"按键,导出数据。

7. 手动获取数据 点击"翻页"键,测量普鲁卡因处理前后各时间点的第 2 通道 BAP 的正相和负相波振幅;测量氯化钾处理前后各时间点的第 1 通道 BAP 的正相和负相波振幅。点击数据板"导出数据"按键,导出数据。

【实验结果】

1. 将获取的数据按第 1 通道正相波和负相波振幅、第 2 通道正相波和负相波振幅整理成四列。以药物处理时间为横坐标,动作电位正相振幅、负相振幅为纵坐标分别绘制普鲁卡因、氯化钾对神经干动作电位振幅影响的曲线。

2. 分别计算第 1 通道正相波和负相波振幅、第 2 通道正相波和负相波振幅的相关系数。用数学方程表达双相动作电位正相振幅和负相振幅变化规律,并分析正、负相动作电位振幅变化的相关性。

【讨论】

论述普鲁卡因、氯化钾处理神经干后其 BAP 正、负相振幅的变化及机制。论述药物作用的时效关系及机制。论述 BAP 正相波和负相波振幅变化的相关性及机制。

【思考题】

1. 普鲁卡因、氯化钾处理神经干,神经干 BAP 正、负相振幅会发生什么变化?为什么?
2. 普鲁卡因、氯化钾对神经干的兴奋性会产生什么影响?其机制如何?
3. 第 1 通道或第 2 通道正相波和负相波振幅的变化是否具有相关性?为什么?

实验 2 肌梭传入冲动的测定

【实验目的和原理】

从电生理学的角度定量研究机械能转化为神经的感觉传递过程,必须要获得肌梭的单位发放。理论上可通过两条途径实现:隔离单个肌梭或记录单根感觉纤维的发放,而最简便的办法是在某种特殊的动物中寻找仅含有单个肌梭的标本。在感觉生理的发展史上,蛙的肌梭占有特殊的历史地位。这不仅是由于它是人们引入传入冲动所发现的第一个感觉末梢器官,而且也是证明感受器电位的原始标本。蛙肌梭发放的第一次系统研究应归功于 1931 年 B. H. C. Matthews 的工作。Matthews 巧妙地利用蛙后肢中趾的小肌肉(通常只含有一个肌梭),详细地探讨了肌梭的行为和各方面的特征,他的卓越贡献为肌梭的深入研究奠定了重要基础。

肌梭（muscle spindle）是一种骨骼肌感受牵拉刺激的特殊的梭形感受器装置，长几毫米，外层为结缔组织囊，整个肌梭附着于梭外肌纤维旁，并与其平行排列呈并联关系。肌梭静息时，肌梭冲动维持一定水平。当肌肉被拉长时，肌梭传入冲动增加。γ神经传出冲动增加时，肌梭传入冲动增加。肌肉收缩缩短时，肌梭传入冲动减少。牵拉肌肉可在肌梭传入神经上记录到肌梭传入冲动发放变化。给肌梭加载负荷，肌梭的放电具有位相性成分与持续性成分两个时相：位相性成分与负荷（刺激）的变化速率有关，负荷加载初期，放电频率突然增加；持续性成分与负荷大小（刺激强度）有关，某一负荷加载一定时间后，肌梭的放电频率比较恒定，即适应。肌梭的这个特性与肌梭的核袋纤维和核链纤维感受负荷状态有关，核袋纤维上的螺旋形末梢在肌肉长度增加的过程中，放电频率显著增加，而当肌肉被拉长并维持长度不变时，放电频率维持在一定水平不变，此时放电频率低于肌肉被拉长过程中的放电频率，但高于肌肉被拉长前的频率。核链纤维上的螺旋形末梢在肌肉长度增加的过程中，放电频率显著增加，而当肌肉被拉长并维持长度不变时，放电频率与被拉长前无显著差异。

本实验运用肌梭传入冲动记录和测定的实验方法，探究重力牵拉强度与肌梭传入冲动发放频率之间的关系及机制。

【实验步骤和方法】

1. 实验装置连接和仪器参数设置 标本盒引导电极接生物（多道生理）信号采集处理系统1通道，1通道时间常数0.02s，灵敏度0.01mV，滤波频率3kHz，采样频率40kHz，见图17-4。

2. 标本准备 蟾蜍Ⅲ趾短深伸肌一端固定于标本盒，肌腱系线通过滑轮系一金属小钩，肌梭传入神经（腓深神经）悬挂在引导电极上，见图17-4。

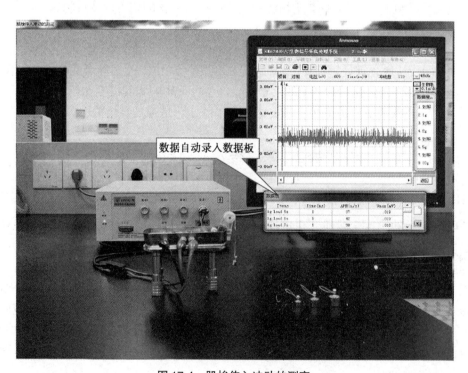

图17-4 肌梭传入冲动的测定

3. 无负荷　观察记录肌肉在不加负荷时其自发放电 10s。

4. 加载 1g 负荷　观察记录肌肉加载 1g 负荷时肌梭放电 15s(操作:拖动实验台上 1g 砝码至金属小钩释放,砝码即悬挂在金属小钩处,牵拉肌肉;下同);卸载负荷 10s(操作:拖动金属小钩上的砝码至实验台原位释放,砝码即放回至实验台上,停止牵拉肌肉;下同)。

5. 加载 2g 负荷　观察记录肌肉加载 2g 负荷时肌梭放电 15s。

6. 加载 5g 负荷　观察记录肌肉加载 5g 负荷时肌梭放电 15s。

7. 加载 10g 负荷　观察记录肌肉加载 10g 负荷时肌梭放电 15s。

8. 数据测量　停止记录。打开数据搜索板,在数据记录区上,鼠标在"对照""1g"等标记后单击,系统即以 1s 为单位时间自动测量各项试验和各时间点传入冲动数并录入数据板。

【实验结果】

以 1s 为单位时间,测量不同重量牵拉肌肉时的传入冲动数,并以时间为横坐标,以传入冲动数为纵坐标绘制成图。用数学方程表达 10g 砝码牵拉肌梭时传入冲动数随牵拉时间变化的规律。

【讨论】

分析牵拉重量、持续时间与传入冲动数的关系。

【思考题】

1. 为什么单个肌梭的传入放电形式是等幅值的?

2. 在神经冲动传递过程中,感觉的强弱是以何种形式来实现的?

3. 在正常的张力水平,肌梭为什么会有自发性放电?

实验 3　离体心脏定量实验

【实验目的和原理】

参见第八章第二节实验 1。

【实验步骤和方法】

1. 实验装置连接和仪器参数设置　张力换能器连接 RM6240 多道生理信号采集处理系统第 1 通道,1 通道时间常数为直流,滤波频率 30Hz,灵敏度 1g,采样频率 400Hz,扫描速度 1s/div。

2. 离体心脏固定连接　试管夹固定心脏插管,蛙心夹与张力换能器用线相连,用蛙心夹夹住离体蟾蜍心室尖部,调节前负荷 1g 左右,记录心脏舒缩曲线。插管上方滴头处为加药、冲洗之处(图 17-5)。

3. 试剂药品及给药处理　试管架上的 eppendorf 管依次是无钙任氏液、$CaCl_2$、KCl、乙酰胆碱(acetylcholine, ACh)、阿托品(atropine sulfate, Atr)、肾上腺素(adrenaline, AD)、普萘洛尔(propranolol, Pro)。拖动药品或试剂(标签以上部分)至蛙心插管上方滴头处释放即

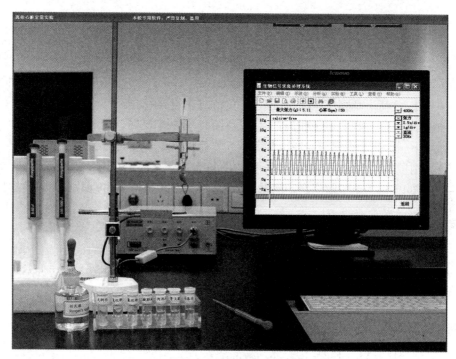

图 17-5 离体心脏定量实验

表示完成灌流液的更换或药品的滴加。拖动长吸管至插管上方释放即表示洗脱灌流液并用
1mL 任氏液定容。

4. 任氏液灌流 用 1mL 移液器向插管中加入 1mL 任氏液,心搏曲线稳定后记录一段
数据。

5. 无钙任氏液灌流 把插管内的任氏液全部更换为 1mL 无钙任氏液,心搏曲线稳定
后记录一段数据。用任氏液洗脱,加入 1mL 任氏液。

6. 高钙任氏液灌流 待曲线稳定后向灌流液中滴加 0.045mol/L $CaCl_2$ 溶液 25μL,心搏
曲线稳定后记录一段数据。用任氏液洗脱,加入 1mL 任氏液。

7. 高钾任氏液灌流 待曲线稳定后向灌流液中滴加 0.2mol/L KCl 溶液 25μL,心搏曲
线稳定后记录一段数据。用任氏液洗脱,加入 1mL 任氏液。

8. AD 任氏液灌流 待曲线稳定后向灌流液中滴加 6×10^{-5}mol/L 的 AD 溶液 10μL,心
搏曲线稳定后记录一段数据。用任氏液洗脱,加入 1mL 任氏液。

9. Pro 和 AD 任氏液灌流 待曲线稳定后向灌流液中滴加 5×10^{-4}mol/L Pro 溶液 10μL,
心搏曲线稳定后记录一段数据,再加入 6×10^{-5}mol/L 的 AD 溶液 10μL,心搏曲线稳定后记
录一段数据。用任氏液洗脱,加入 1mL 任氏液。

10. ACh 任氏液灌流 待曲线稳定后向灌流液中滴加 6×10^{-6}mol/L 的 ACh 溶液 10μL,
心搏曲线稳定后记录一段时间。用任氏液洗脱,加入 1mL 任氏液。

11. Atr 和 ACh 任氏液灌流 待曲线稳定后向灌流液中滴加 2×10^{-4}mol/L Atr 15μL,心
搏曲线稳定后记录一段数据。再向任氏液中加 6×10^{-6}mol/L 的 ACh 溶液 15μL,心搏曲线
稳定后记录一段时间。用任氏液洗脱,加入 1mL 任氏液。

12. 数据测量 测量各项处理前后的心率（heart rate，HR）、心脏舒张末期张力（end diastolic tension，EDT）、心脏收缩末期张力（End systolic tension，EST）。

【实验结果】

将各项处理前后心室收缩末期张力、心室舒张末期张力和心率数据列入表 17-1，结果以 $\bar{x} \pm s$ 表示，统计采用 t 检验。

表 17-1　钙离子、钾离子、肾上腺素、乙酰胆碱对离体蟾蜍心脏活动的影响

项目	EST/g		EDT/g		HR/（次·min^{-1}）	
	处理前	处理后	处理前	处理后	处理前	处理后
无钙任氏液						
22×10^{-4}mol/L 高钙任氏液						
69×10^{-4}mol/L 高钾任氏液						
6×10^{-7}mol/L AD 任氏液						
5×10^{-6}mol/L Pro 任氏液						
6×10^{-7}mol/L AD 任氏液						
6×10^{-8}mol/L ACh 任氏液						
3×10^{-6}mol/L Atr 任氏液						
6×10^{-8}mol/L ACh 任氏液						

【讨论】

论述各项处理引起心脏收缩、舒张和心率的变化机制。包括分析影响实验结果的主要干扰因素及改进方法。

【注意事项】

数据测量时，开启数据搜索板加快测量速度。

【思考题】

1. 正常蛙心搏动曲线的各个组成部分分别反映了心脏活动的哪些指标？

2. 按本实验的处理水平，用低钙任氏液，滴加 $CaCl_2$、KCl、AD、ACh 溶液灌流蟾蜍心脏后，心搏曲线分别发生什么变化，各自的机制如何？

实验 4　药物对家兔动脉血压的作用

【实验目的和原理】

参见第八章第二节实验 6。

【实验步骤和方法】

1. 实验装置连接和仪器参数设置 压力换能器置于家兔心脏水平位置，换能器和导管

充满抗凝生理盐水,加压100mmHg。压力换能器接RM6240多道生理信号采集处理系统1通道,1通道时间常数为直流,滤波频率100Hz,灵敏度20mmHg;采样频率800Hz。

2. 动物准备 家兔麻醉仰卧固定于手术台上,颈部手术分离颈总动脉,行颈总动脉插管后,仪器记录动脉血压(鼠标左键按下同时左右移动可浏览整个实验场景,如图17-6)。

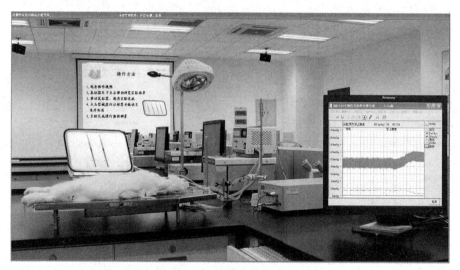

图17-6 药物对家兔动脉血压的作用的实验场景和装置

3. 观察正常血压波动曲线。

4. 静脉注射肾上腺素 按2μg/kg的剂量静脉注射肾上腺素(鼠标光标移动至器械盘,拖动注射器至家兔耳部处释放),观察药物注射前后的血压变化。

5. 静脉注射去甲肾上腺素 按2μg/kg的剂量静脉注射去甲肾上腺素,观察血压变化。

6. 静脉注射异丙肾上腺素 按2μg/kg的剂量静脉注射异丙肾上腺素,观察血压变化。

7. 静脉注射酚妥拉明 按1mg/kg的剂量静脉注射酚妥拉明,待血压稳定后再按上述剂量静脉注射肾上腺素、去甲肾上腺素、异丙肾上腺素,观察药物注射前后的血压变化。

8. 静脉注射普萘洛尔 按0.5mg/kg的剂量静脉注射普萘洛尔,待血压稳定后再按上述剂量静脉注射肾上腺素、去甲肾上腺素、异丙肾上腺素,观察药物注射前后的血压变化。

9. 静脉注射乙酰胆碱 按1μg/kg的剂量静脉注射乙酰胆碱,观察药物注射前后的血压变化。

10. 静脉注射阿托品 按100μg/kg的剂量静脉注射阿托品,观察药物注射前后的血压变化。

11. 静脉注射乙酰胆碱 按1μg/kg的剂量静脉注射乙酰胆碱,观察药物注射前后的血压变化。

12. 静脉注射大剂量乙酰胆碱 按100μg/kg的剂量静脉注射乙酰胆碱,观察药物注射前后的血压变化。

【实验结果】

测量各药物给药前后动脉血压的收缩压、舒张压及心率,并录入表17-2。用文字、数据描述正常和各项处理前后的动脉血压及心率。

表 17-2　肾上腺素类药物对家兔动脉血压的作用

实验项目	收缩压 /mmHg		舒张压 /mmHg		心率 /(次·min⁻¹)	
	用药前	用药后	用药前	用药后	用药前	用药后
静脉注射 2μg/kg 肾上腺素						
静脉注射 2μg/kg 去甲肾上腺素						
静脉注射 2μg/kg 异丙肾上腺素						
静脉注射 1mg/kg 酚妥拉明						
静脉注射 2μg/kg 肾上腺素						
静脉注射 2μg/kg 去甲肾上腺素						
静脉注射 2μg/kg 异丙肾上腺素						
静脉注射 0.5mg/kg 普萘洛尔						
静脉注射 2μg/kg 肾上腺素						
静脉注射 2μg/kg 去甲肾上腺素						
静脉注射 2μg/kg 异丙肾上腺素						

【讨论】

论述各项处理后动脉血压和心率变化的机制。

【注意事项】

数据测量时,开启数据搜索板加快测量速度。

【思考题】

1. 肾上腺素能激动哪些受体?
2. 静脉注射肾上腺素,血压常出现先升高,而后降低,然后逐渐恢复,其原因是什么?
3. 试述三种肾上腺素激动药对心脏活动、血压影响的异同点。
4. 酚妥拉明对肾上腺素引起的血压作用有何影响?
5. 阿托品对乙酰胆碱引起的血压作用有何影响?

实验 5　急性右心衰竭

【实验目的和原理】

参见第八章第二节实验 3。

【实验步骤和方法】

1. 实验装置连接和仪器参数设定　血压换能器、高灵敏度压力换能器置于心脏水平,换能器与导管充满抗凝生理盐水。血压换能器、高灵敏度压力换能器、呼吸换能器分别接

RM6240 多道生理信号采集处理系统 1、2、3 通道，1、2、3 通道时间常数为直流。1 通道模式为血压，滤波频率 100Hz，灵敏度 20mmHg；2 通道模式为压力，滤波频率 30Hz，灵敏度 12.5cmH$_2$O；3 通道模式为流量，滤波频率 100Hz，灵敏度 50mL/s；采样频率 800Hz。

2. 动物准备　家兔麻醉仰卧固定于兔台，左侧颈总动脉插管、右侧颈外静脉插管、气管插管分别接血压换能器、高灵敏度压力换能器、呼吸换能器记录动脉血压、中心静脉压和呼吸通气量。静脉输液针穿刺耳缘静脉并接微量注射泵上的注射器（图 17-7）。

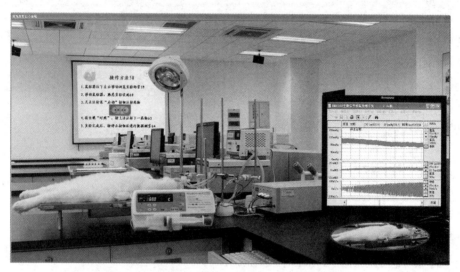

图 17-7　家兔急性右心衰竭的实验场景和装置

3. 观察记录动脉血压、中心静脉压和呼吸曲线。

4. 注射生理盐水　以 10mL/min 的速度静脉注射生理盐水 50mL（点击微量注射泵启动按键）。观察记录动脉血压、中心静脉压、呼吸曲线，监听呼吸音。

5. 注射 37℃ 的液体石蜡　按 0.5mL/kg 的剂量由耳缘静脉注射 37℃ 的液体石蜡，用微量注射泵以 0.5mL/min 速度注射（点击微量注射泵启动按键），观察中心静脉压、血压、呼吸、呼吸音的变化。待呼吸加强时，停止注射，观察血压是否下降 20mmHg，中心静脉压是否持续升高。

6. 注射生理盐水　血压稳定 5~10min 后，以 1mL/min 的速度静脉注射生理盐水（点击微量注射泵启动按键），直至动物死亡。连续观察记录动脉血压、中心静脉压、呼吸曲线。

【实验结果】

测量各项处理前后家兔的动脉血压、中心静脉压、呼吸频率、通气量。

【讨论】

论述本实验右心衰竭模型的复制机制，家兔右心衰竭过程中动脉血压、中心静脉压和呼吸变化的机制。

【注意事项】

数据测量时,开启数据搜索板加快测量速度。

【思考题】

1. 本实验右心衰竭模型中机体可出现哪几型缺氧表现?其机制是什么?
2. 本实验心力衰竭模型的复制机制是什么?
3. 本实验过程中家兔动脉血压、中心静脉压、呼吸发生哪些变化?为什么?

实验6　体液分布改变在家兔急性失血中的代偿作用

【实验目的和原理】

参见第八章第一节实验5。

【实验步骤和方法】

1. 实验装置连接和仪器参数设置　压力换能器置于家兔心脏水平位置,换能器和导管充满抗凝生理盐水,加压100mmHg;放血瓶充灌抗凝生理盐水,瓶内液面距心脏水平面65cm(约合50mmHg),换能器接RM6240多道生理信号采集处理系统1通道,通道时间常数为直流,滤波频率100Hz,灵敏度20mmHg,采样频率800Hz,扫描速度5s/div。

2. 动物准备　家兔麻醉仰卧固定于手术台上,颈部手术分离颈总动脉,行颈总动脉插管记录动脉血压。分离股动脉,行股动脉插管,插管连接放血瓶(图17-8)。

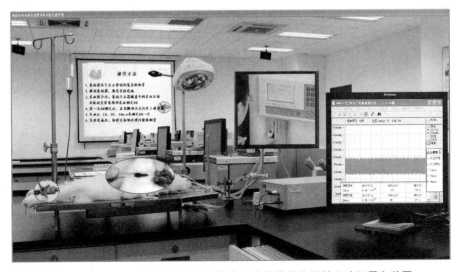

图17-8　体液分布改变在家兔急性失血中的代偿作用的实验场景和装置

3. 测定红细胞数(RBC)、血红蛋白(HGB)　关闭采血提示对话框,鼠标光标移动至器械盘,拖动注射器至家兔颈部释放,即出现颈静脉采血画面。采血结束后弹出血细胞计数仪,测定 RBC、HGB。测定完毕后,将 RBC、HGB 数据录入数据板。

4. 失血观察 鼠标左键在场景中按下,向右移动场景至家兔后肢,移动鼠标至与股动脉插管连接的三通处,点击三通放血。数据区记录血压并打标。观察失血、停止失血后 30min 过程中家兔动脉血压的变化。

5. 在失血停止即刻、10min、20min 和 30min 时,采血提示对话框出现,按步骤 3 测定 RBC、HGB。

6. 数据测量 待失血停止 30min,测定完成 RBC、HGB 后,停止记录。分别测定失血前和失血停止即刻、10min、20min、30min 时的动脉血压。

7. 失血开始至 140s,间隔 10s 测量收缩压、舒张压、心率。

【实验结果】

用文字、数据描述失血前和失血停止即刻、10min、20min、30min 时的动脉血压及 HGB(表 17-3)。用数学方程表达失血开始至 140s 内收缩压、舒张压和心率的变化规律。

表 17-3　家兔急性失血后动脉血压和血红蛋白浓度的变化

观察项目	失血前	失血停止后时间 /min			
		0	10	20	30
血红蛋白浓度 /($g \cdot L^{-1}$)					
平均动脉压 /mmHg					

【讨论】

论述家兔失血期间及失血停止后血压和 HGB 的变化机制。

【注意事项】

密切观察实验过程,及时采血测量血红蛋白。数据测量时,可开启数据搜索板加快测量速度。

【思考题】

1. 失血性休克时兔的各项生理指标及微循环有什么变化?其主要机制是什么?
2. 根据休克的病理生理改变,自行设计抢救方案,观察抢救效果。

实验 7　呼吸系统综合实验

【实验目的和原理】

参见第九章第二节实验 1。

【实验步骤和方法】

1. 实验装置连接和仪器参数设置 用胶管连接气管插管和流量头,流量头连接呼吸流量换能器,换能器接 RM6240 多道生理信号采集处理系统第 1 通道记录通气量,1 通道时间常数为直流,滤波频率 30Hz,灵敏度 100mL/s,采样频率 400Hz,扫描速度 5s/div。

2. 动物准备　家兔麻醉仰卧固定于手术台上,颈部手术分离气管,行气管插管(图 17-9)。

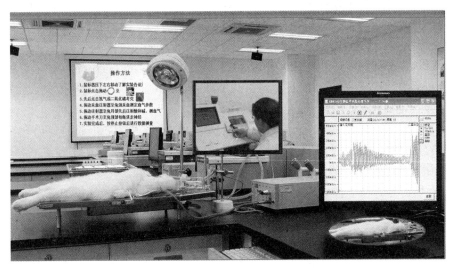

图 17-9　呼吸系统综合实验场景和装置

3. 正常呼吸曲线　记录一段正常呼吸曲线,辨认曲线上吸气、呼气的波形方向(呼气曲线向上,吸气曲线向下)。

4. 增加无效腔　在流量头通气口接一根长 50cm 的胶管(鼠标光标移至器械盘,拖动胶管至流量头通气口释放),观察呼吸运动变化。

5. 降低吸入气中的氧分压　开启 N_2 气阀(鼠标光标移至 N_2 气阀上点击),观察呼吸运动变化。

6. 增加吸入气中的二氧化碳分压　开启 CO_2 气阀(鼠标光标移至 CO_2 气阀上点击),观察呼吸运动变化。

7. 测定血气参数　用 1mL 注射器取肝素溶液少许进行抗凝处理,注射器针头沿向心方向刺入颈总动脉内并抽血 0.5mL 测定血气(操作:鼠标拖动器械盘中的采血注射器至颈部释放采血,采血完毕出现血气分析画面)。测定结束后,pH、PCO_2、PO_2、$[HCO_3^-]$ 和 BE 数据显示于数据板。

8. 复制酸中毒模型　按 5mL/kg 体重剂量于耳缘静脉注射 $12\%NaH_2PO_4$(操作:鼠标拖动器械盘中的 NaH_2PO_4 注射器至兔耳部释放,在弹出的对话框中按兔体重的 5 倍输入注射剂量,开始注射酸),观察兔呼吸运动变化。

9. 测定血气参数　测定注射酸后兔的血气参数(操作:待出现采血提示,按照上述步骤 7 进行采血,测定血气参数)。

10. 纠正酸中毒　按 $\Delta BE \times 0.5 \times$ 体重(ΔBE 是输入酸前后 BE 值之差的绝对值)计算出 $5\%NaHCO_3$ 的注射剂量,注射 $NaHCO_3$(操作:鼠标拖动器械盘中的 $NaHCO_3$ 注射器至兔耳部释放,在弹出的对话框中输入注射剂量,开始注射碱),观察兔呼吸运动变化。

11. 测定血气参数　采血测定补碱后的血气参数(操作:待出现采血提示,采血测定血气参数）。

12. 哌替啶对呼吸的抑制　按 50～100mg/kg 体重的剂量由兔耳缘静脉注射 5% 哌替啶（操作：鼠标拖动器械盘中的哌替啶注射器至兔耳部释放，缓慢注射），观察兔呼吸运动变化。

13. 尼可刹米对抗哌替啶对呼吸的抑制作用　待呼吸抑制明显时立即按 0.4mL/kg 体重的剂量静脉缓慢注入 25% 尼可刹米（操作：出现注射尼可刹米提示后，立即拖动器械盘中的含尼可刹米注射器至兔耳部释放注射），观察兔呼吸运动变化。

14. 切断迷走神经　切断一侧颈迷走神经（鼠标光标移至器械盘，拖动手术刀至兔颈部迷走神经处释放），观察切断一侧颈迷走神经后呼吸运动的变化。切断两侧颈迷走神经，再次观察呼吸运动变化。

15. 电刺激迷走神经中枢端　以强度 5V、频率 30Hz、波宽为 5ms 的连续电脉冲刺激一侧迷走神经中枢端（操作：打开刺激器，鼠标拖动刺激电极至兔颈部迷走神经处释放，点击"刺激"按钮），观察兔呼吸运动较迷走神经切断前有何改变。

16. 数据测量　待上述处理完毕，分别测定各项处理前、后的通气量和呼吸频率。

【实验结果】

测量各项处理前、后的通气量和呼吸频率，测量注射酸、碱前后的血气数据。

【讨论】

论述各项处理前后的通气量、呼吸频率和血气变化的机制。

【思考题】

1. 给兔吸入 CO_2、N_2 和注射酸溶液，兔的呼吸运动会发生什么变化？
2. 试比较吸入气中 CO_2、N_2 浓度增加，兔呼吸频率和幅度变化的差异及机制。
3. 切断兔迷走神经后及刺激兔迷走神经中枢端，兔呼吸运动发生变化的机制是什么？
4. 给兔静脉注射 NaH_2PO_4 其血气参数和呼吸运动的变化及机制是什么？

实验 8　缺氧耐受性实验

【实验目的和原理】

参见第九章第一节实验 1。

【实验步骤和方法】

1. 实验系统连接和仪器参数设置　按图 17-10 连接装置。两只 50mL 量筒分别加水至 50mL 刻度。移液管上端用胶管连接呼吸换能器测管口，下段插入量筒。125mL 缺氧瓶（广口瓶）瓶塞的玻璃通气管用胶管连接至呼吸换能器测压口，瓶内放入 5g 钠石灰包。左侧换能器接 RM6240 多道生理信号采集系统第 2 通道，右侧换能器接第 1 通道。生理信号采集处理系统参数设置：通道模式为呼吸，时间常数为 0.2s，滤波频率 30Hz，灵敏度 2mL/s，采样频率 500Hz，扫描速度 5s/div。

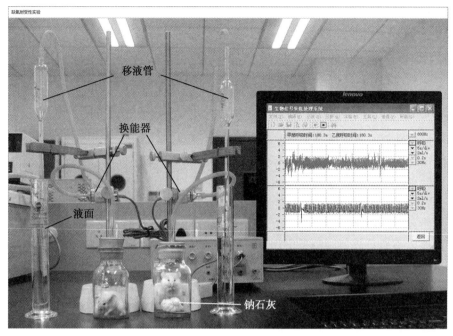

图 17-10　缺氧耐受性实验场景和装置

2. 药物处理　取性别相同、体重相近的小鼠 20 只随机分成生理盐水组、氯丙嗪低温组，每组 10 只小鼠。生理盐水组每只小鼠按 0.1mL/10g 的剂量腹腔注射生理盐水，并置于室温中；氯丙嗪低温组每只小鼠按 25mg/kg（0.1mL/10g）的剂量腹腔注射 2.5g/L 氯丙嗪，并放置于冰上。待氯丙嗪低温组小鼠呼吸频率降至 70 次 /min 后，将氯丙嗪低温组和生理盐水组小鼠分别放入左侧和右侧的缺氧内，密闭瓶塞，开始计时。

3. 从密闭测耗氧装置开始计时至小鼠死亡，记录小鼠的存活时间（T）。待鼠死亡后从量筒读出液面下降的体积，即为小鼠的总耗氧量（A）（见图 17-10）。解剖生理盐水组小鼠尸体，将肝脏、肺脏置于滤纸上，观察记录血液和脏器的颜色。

4. 总耗氧率计算　根据总耗氧量 A（mL）、存活时间 T（min）、鼠体量 W（g）三项指标，求出总耗氧率 R：

$$R[mL/(g \cdot min)]=A(mL)/[W(g) \times T(min)]$$

5. 呼吸频率　开启数据搜索，分别测量 1min、5min、10min、20min 和小鼠死亡前的呼吸频率（尽量取平稳段的呼吸波进行测量）。

【实验结果】

将各项实验结果原始数据记入表 17-4。对小鼠存活时间、总耗氧率进行显著性检验。用文字和数据描述各时间段的呼吸频率。

表 17-4　中枢神经系统功能抑制及低温对小鼠耐缺氧时间和耗氧率的影响

组别	体重 /g	耐缺氧时间 /s	耗氧量 /mL	耗氧率 /（mL · g⁻¹ · h⁻¹）
生理盐水组				
氯丙嗪组				

【讨论】

论述中枢神经系统功能抑制、低温对小鼠耐缺氧时间和耗氧率的影响及机制。论述两组小鼠呼吸频率变化及机制。论述影响实验结果的主要干扰因素及改进方法。

【思考题】

1. 低张性缺氧的表现特点如何？阐明其发生机制。

2. 低张性缺氧的小鼠口唇颜色有何改变？其发生机制是什么？

3. 分析实验中所观察到的各指标变化的发生机制。

4. 低温和抑制中枢神经系统功能为何能增强对缺氧的耐受？

5. 为什么要在缺氧瓶内放入钠石灰？这对缺氧机制的分析有何意义？

6. 为什么不能只凭氯丙嗪低温组和生理盐水组的 T、R 均数差异来得出缺氧耐受改变的结论？应做何统计处理？

7. 环境温度、年龄、中枢神经系统的功能状况不同，对缺氧耐受性有何影响？对临床有何指导意义？

实验 9　尿生成的影响因素

【实验目的和原理】

参见第十一章第一节实验 1，第十五章实验 1。

【实验步骤和方法】

1. 实验装置连接和仪器参数设置　压力换能器和导管充满抗凝生理盐水，置于家兔心脏水平位置，换能器接 RM6240 多道生理信号采集处理系统 2 通道；计滴器插头插入多道生理信号采集处理系统的计滴插口，1 通道为计滴器计滴，默认参数；2 通道时间常数直流，灵敏度 20mmHg，滤波频率 100Hz，采样频率 800Hz；连续单激刺激方式，刺激强度 5V，刺激波宽 5ms，刺激频率 30Hz（图 17-11）。

2. 动物准备　家兔麻醉仰卧固定于手术台上，颈部手术分离迷走神经、颈总动脉，行颈总动脉插管记录动脉血压。行膀胱插管，插管引流管置于计滴器上。

3. 正常血压和尿量　观察正常尿流量（滴 /min）和血压值。

4. 快速增加血容量　静脉快速注射生理盐水 20mL（鼠标光标移至器械盘，拖动注射器至兔耳部处释放，在输入框输入"20"，点击确定）。观察尿流量和血压变化。

5. 刺激迷走神经　待尿量恢复稳定后用强度 5V，频率 30Hz，波宽 2ms 的电脉冲间断刺激右侧颈迷走神经的末梢端 1～2min（开启刺激器，拖动刺激电极至家兔颈部，在右侧颈迷走神经末梢端处释放，刺激迷走神经）。观察尿流量和血压变化。

6. 静脉注射葡萄糖　静脉注射 200g/L 葡萄糖 5mL（鼠标光标移至器械盘，拖动注射器至兔耳部处释放，在输入框输入"5"，点击确定）。观察尿流量和血压变化。

7. 静脉注射去甲肾上腺素　静脉注射 0.1g/L 去甲肾上腺素 0.3mL（鼠标光标移至器械

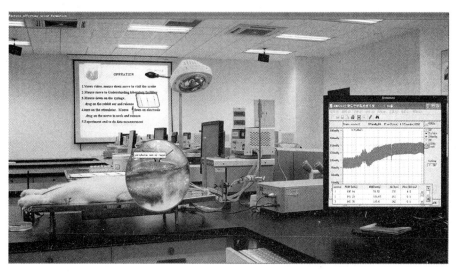

图 17-11　尿生成的影响实验的实验场景和装置

盘,拖动注射器至兔耳部处释放,在输入框输入"0.3",点击确定)。观察尿流量和血压变化。

8. 静脉注射呋塞米　按 5mg/kg 静脉注射 10g/L 呋塞米(鼠标光标移至器械盘,拖动注射器至兔耳部处释放,在输入框输入家兔体重 5 倍量数值,点击确定)。观察尿流量和血压变化。

9. 静脉注射酚红　静脉注射 6g/L 酚红 0.5mL(鼠标光标移至器械盘,拖动注射器至兔耳部处释放,在输入框输入"0.5",点击确定),记录从注射酚红起到尿中刚出现酚红的时间。

10. 静脉注射垂体后叶素　静脉注射垂体后叶素 2U(鼠标光标移至器械盘,拖动注射器至兔耳部处释放,在输入框输入"2",点击确定),观察尿流量和血压变化。

【实验结果】

测量各项处理后最大效应时尿流量和血压。尿量减小测量尿流量最小时的值,尿量增加测量尿流量最大时的值;血压升高测量最高点血压,血压降低测量最低点血压;血压最大效应和尿流量最大效应不在同一时间点时,分别进行测量。数据录入表 17-5。获取各项处理后尿流量开始改变及到达最大值的时间。

表 17-5　不同因素对家兔血压、尿流量的影响

实验项目	尿量 /(滴·min⁻¹)		血压 /mmHg	
	处理前	处理后	处理前	处理后
静脉快速注射 37℃生理盐水 20mL				
5V、30Hz、5ms 电刺激迷走神经外周端				
静脉注射 200g/L 葡萄糖 5mL				
静脉注射 0.1g/L 去甲肾上腺素 0.3mL				
静脉注射呋塞米 5mg/kg				
静脉注射 1 000U/L 垂体后叶素 2U				

【讨论】

论述各项处理前、后家兔尿量和血压变化的机制。分析各项处理的利尿或抗利尿作用强弱及起效快慢的机制。

【注意事项】

测量血压时,开启数据搜索功能,测量区域不宜过小。处理因素产生的对血压最大效应和对尿生成的最大效应在时间上有较大差异,测量时务必注意,尿流量应多测量几次,取最大效应的数据。

【思考题】

1. 本实验中哪些处理是通过影响肾小球滤过率而影响尿量的? 它们各自的作用机制如何?

2. 兔静脉注射 200g/L 葡萄糖 5mL 的利尿机制是什么? 计算证明动物是否出现糖尿。

3. 试解释垂体后叶素对尿量和血压的影响。

4. 静脉注入的酚红经什么方式进入尿液?

实验 10 卡巴胆碱 pD_2 和阿托品 pA_2 的测定

【实验目的和原理】

在一定范围内随着药量的增减,药效随之增减。药物的这种量与效的关系称为量效关系。药效的强弱呈连续增减变化,可用具体数量表示的称为量反应。以药物的剂量(整体动物实验)或浓度(体外实验)为横坐标,以效应强度为纵坐标作图,可获得直方双曲线;将药物浓度改用对数值作图则呈典型的对称 S 形曲线,称量反应的量效曲线,反映量效关系。

pD_2 和 pA_2 是根据药物效应计算的激动药及相应拮抗剂的亲和力常数,在药物受体分型、选择性激动剂或拮抗剂的研究中是常用的指标。

K_D(药物 - 受体复合物的解离常数)表示药物与受体的亲和力,是引起最大效应一半时(即 50% 受体被占领时)所需的药物剂量。K_D 越大,药物与受体的亲和力越小,两者成负相关关系。K_D 负对数($-lgK_D$)称为亲和力指数(pD_2),其值与亲和力成正相关关系。

pA_2 反映竞争性拮抗剂与受体的亲和力。竞争性拮抗剂无内在活性,不能在离体器官实验中直接测定其效应,根据竞争性拮抗剂对激动药量效曲线的影响可以间接计算竞争性拮抗剂的亲和力。在一定浓度的拮抗剂存在时,激动药增加一倍浓度才能产生与原来(未用拮抗剂时)相同的效应,此时拮抗剂摩尔浓度的负对数值就是 pA_2。

M 受体激动剂卡巴胆碱(carbachol,CCh)与平滑肌细胞膜上的胆碱受体(M_3)结合,通过 G 蛋白激活磷脂酶 C(PLC),PLC 将二磷酸磷脂酰肌醇(PIP_2)分解为二酰甘油(DAG)和三磷酸肌醇(IP_3),IP_3 与肌质网膜上的 IP_3 受体结合使肌质网释放 Ca^{2+},胞质 Ca^{2+} 浓度升高,平滑肌收缩加强。有文献报道,CCh 与平滑肌细胞膜上的胆碱受体(M_3)结合,可使平滑肌胞膜上的 Ca^{2+} 通道开放,细胞外 Ca^{2+} 内流增加,胞质 Ca^{2+} 浓度升高,平滑肌收缩加强。M 受体拮抗剂阿托品(atropine,ATR)与 M_3 受体结合而不产生激动作用,但能减少 CCh 与 M_3

受体的结合,从而产生抗 CCh 作用。

本实验测定 CCh 对离体豚鼠气管平滑肌的作用和 ATR 对 CCh 的竞争性拮抗作用,计算受体激动剂的 pD_2 及其拮抗剂的 pA_2。

【实验步骤和方法】

1. 配制卡巴胆碱和阿托品溶液 新鲜配制 10^{-6}mol/L、10^{-4}mol/L、10^{-2}mol/L 和 10^{-1}mol/L 四个浓度的卡巴胆碱以及 10^{-6}mol/L、10^{-5}mol/L、10^{-4}mol/L 和 10^{-3}mol/L 四个浓度的阿托品。

2. 仪器连接和参数设置 张力换能器插入生物信号采集处理系统第 1 通道,采用频率 10Hz,灵敏度 3g,时间常数 DC,滤波频率 10Hz,调零,扫描速度 50~100s。开启恒温器,温度 37℃。麦氏浴槽加 10mL 克 - 亨氏液,通入 5%CO_2+95%O_2 混合气体,调节气阀使气泡一个一个逸出。

3. 离体豚鼠气管标本制备 用木槌击昏豚鼠(仿真实验操作:拖动木槌至豚鼠头部,图 17-12),于颈部正中切口,分离气管。自甲状软骨下至气管分叉处剪取气管,置于 4℃盛有克 - 亨氏液的培养皿中(仿真实验操作:拖动手术剪至豚鼠颈部)。纵向剪开气管,再以 3 个软骨环作为间隔横向剪断气管,制成气管片(仿真实验操作:拖动剪刀至气管)。两个气管片用缝针在纵向切口处缝合连接,缝合 3 个气管片为一个气管标本(仿真实验操作:拖动针线至气管片)。

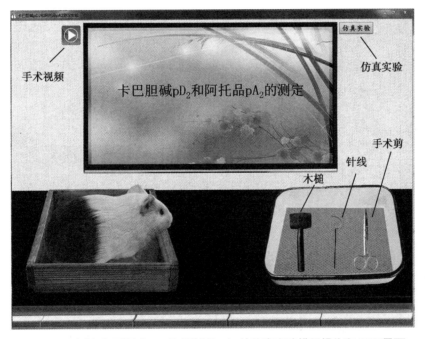

图 17-12 测定卡巴胆碱 pD_2 和阿托品 pA_2 的仿真实验模拟操作和 PPT 界面

4. 标本连接 气管标本一端扎线连接固定钩,标本移入 10mL 肌槽,标本另一端扎线连接换能器。调节离体气管标本前负荷为 1g,灌流 60min,使标本张力稳定。再调节离体气管标本前负荷至 1g,稳定 5min(仿真实验操作:拖动气管标本至麦氏浴槽)。

5. 无 ATR 时的 CCh 处理　待气管标本收缩张力稳定后按表 17-6 的 "CCh 加药量" 顺序逐一加药（累积法），加药后待气管张力稳定后再加下一个药，逐一加药完成后用温热克 - 亨氏液洗脱数遍，使气管标本张力（记录线）回复至加药前水平，调整张力至 1g，稳定 5min。

6. ATR 处理　按表 17-6 加 10^{-6}mol/L ATR 10μL，作用 15min。

7. 有 ATR 时的 CCh 加药处理　按表 17-6 的 "CCh 加药量" 顺序逐一加药，加药完成后用温热克 - 亨氏液洗脱数遍，使回肠张力（记录线）回复至加药前水平，稳定 10min。调整张力至 1g，稳定 5min。

8. ATR 加 CCh 处理　加 10^{-5}mol/L ATR 10μL，作用 15min。重复实验 7 步骤。加 10^{-4}mol/L ATR 10μL，作用 15min。重复实验 7 步骤。加 10^{-3}mol/L ATR 10μL，作用 15min。重复实验 7 步骤（仿真实验操作：拖动 CCh 或 ATR 试管至麦氏浴槽口，图 17-13）。

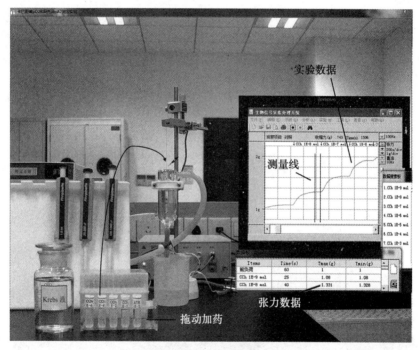

图 17-13　测定卡巴胆碱 pD_2 和阿托品 pA_2 的实景仿真实验界面

表 17-6　CCh 和 ATR 的加药量和终浓度

CCh 溶液浓度 / (mol·L^{-1})	CCh 加药量 / μL	CCh 终浓度 / (mol·L^{-1})	ATR 溶液浓度 / (mol·L^{-1})	ATR 加药量 / μL	ATR 终浓度 / (mol·L^{-1})
10^{-6}	10	10^{-9}	10^{-6}	10	10^{-9}
10^{-6}	90	10^{-8}	10^{-5}	10	10^{-8}
10^{-4}	9	10^{-7}	10^{-4}	10	10^{-7}
10^{-4}	90	10^{-6}	10^{-3}	10	10^{-6}
10^{-2}	9	10^{-5}			
10^{-2}	90	10^{-4}			
10^{-1}	90	10^{-3}			

【实验结果】

参考数字资源 17-2。

1. 数据测量　测量标本的前负荷（T_p）、每一项 CCh 处理后气管标本的最大收缩张力（T_n），确定标本收缩的最大张力（T_{max}）。

2. 计算效应百分率　$E\% = (T_n - T_p)/(T_{max} - T_p) \times 100\%$。

3. 绘制量效曲线　以 E% 为纵坐标、CCh 终浓度的负对数（$-logC$）为横坐标，绘制 ATR 浓度为 0、10^{-9}mol/L、10^{-8}mol/L、10^{-7}mol/L 和 10^{-6}mol/L 的五条量效曲线。

4. 计算 pD_2　在剂量负对数的量效曲线上，效应 E% 在 20% 至 80% 之间基本成直线，以药物浓度的负对数为 X，药物效应百分率 E% 为 Y，建立 Y=bX+a 方程。取 E% 在 20% 至 80% 之间的数据，作直线回归，求出回归方程的 a、b，当 Y=50，pD_2=X=(50–a)/b。计算获得 5 个 pD_2。无拮抗剂存在时激动剂的 pD_2 记为 pD_2，拮抗剂存在时激动剂的 pD_2 记为 pD_2^*。

5. 计算 pA_2

$A_1 = lg^{-1}(-pD_2)$：表示无拮抗剂存在时，激动剂产生一定效应所需的摩尔浓度。

$A_2 = lg^{-1}(-pD_2^*)$：表示拮抗剂存在时，激动剂产生相同效应所需的摩尔浓度。

（$A_2 - A_1$）/A_1：表示达到原有效应所需增加激动药的浓度占原用激动药浓度的比率。（$A_2 - A_1$）/$A_1 = A_2/A_1 - 1$。

$lg(A_2/A_1 - 1)$ 与拮抗剂浓度负对数值之间存在线性相关关系，以 $lg(A_2/A_1 - 1)$ 为 y，以拮抗剂（ATR）浓度的负对数值为 x，建立方程：$lg(A_2/A_1 - 1) = a + b(-lg[ATR])$，用直线回归计算得 a、b。

根据 pA_2 的定义，当 $A_2 = 2A_1$ 时，则 $-lg[ATR] = pA_2 = -a/b$。

（仿真实验操作：完成仿真实验全部加药，返回模拟操作界面，点击"结果计算"，显示 pD_2、pA_2、量效曲线、回归曲线和回归方程。）

【注意事项】

每次加药后待气管收缩张力稳定一定时间后再进行下一水平的处理。

【思考题】

1. 本实验为什么采用击昏豚鼠而不采用麻醉豚鼠制备气管标本？
2. 离体气管的收缩需要哪些条件？
3. CCh 引起气管收缩的机制是什么？
4. 药物与受体结合后的生物效应大小取决于哪几个因素？
5. pD_2 的值为何可以代表药物与受体的亲和力大小？
6. 本实验的 pD_2 和 pA_2 计算采用什么方法？

（厉旭云　陆　源）

第二节 人体虚拟仿真实验

实验1 人体呼吸系统虚拟实验

【实验目的和原理】

人体呼吸运动的控制系统由感受器、中枢控制器和效应器3个基本要素组成。化学感受器、肺及其他感受器将信息传入中枢控制器,经整合后传出至效应器(即呼吸肌),引起呼吸运动。机体通过呼吸运动调节血液中 O_2、CO_2 和 H^+ 的水平,动脉血、脑脊液或局部组织液中 O_2、CO_2 和 H^+ 的水平又通过化学感受性反射调节呼吸运动,从而维持这些因素在机体内环境中的相对稳定。正常肺具有很大的储备能力,在运动、高海拔等负荷状态下可以通过呼吸运动的调整满足机体的气体交换需求。如运动时肺通气量显著增加、弥散能力提高,可显著增加 O_2 摄取和 CO_2 排出;高海拔时低氧可刺激外周化学感受器反射性引起肺通气量增加。不同程度的运动强度和海拔高度,对动脉血中 O_2、CO_2 和 H^+ 的水平影响不同。在疾病状态下,肺的通气和换气过程受影响,导致呼吸功能障碍,甚至发生呼吸衰竭,进而影响机体血气平衡和内环境的稳定。本实验以局部人体呼吸系统(respiratory system)为虚拟实验对象,探究不同程度运动、海拔和肺部疾病情况下,呼吸生理参数、动脉血气等指标的动态改变,加深对呼吸运动调节机制的理解。

【实验步骤和方法】

1. 登录"呼吸生理虚拟实验系统",查看"学习目标"和"学习任务"(图17-14)。

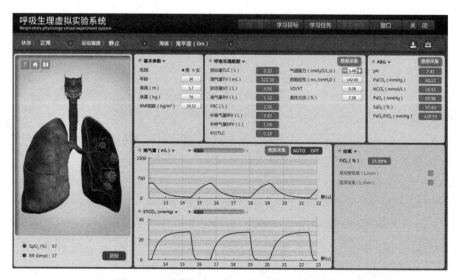

图17-14 "呼吸生理虚拟实验系统"实验界面

2. 正常状态 将"病人状态"调至"正常",分别选择男、女性别,观察肺部结构及功能差异,点击"数据采集"按钮,记录并分析肺功能和动脉血气(ABG)各项指标。

3. 不同运动强度 选择不同的运动强度,点击"数据采集"按钮,记录并分析肺功能和动脉血气(ABG)各项指标。

4. 不同海拔高度 选择不同的海拔高度,点击"数据采集"按钮,记录并分析肺功能和动脉血气(ABG)各项指标。

5. 慢性阻塞性肺疾病(COPD)

(1)将"病人状态"调至"COPD",观察肺部结构及功能改变,通过调节"气道阻力"模拟不同程度 COPD 时肺通气功能异常,点击"数据采集"按钮,记录并比较正常静息状态以及不同程度 COPD 时肺功能和动脉血气(ABG)各项指标的变化。

(2)将"气道阻力"调至 15cmH$_2$O/(L·s),给予不同浓度吸氧治疗,点击"数据采集"按钮,记录并分析每分通气量、潮气量(TV)、呼吸频率(RR)及动脉血气的指标变化。

6. 急性呼吸窘迫综合征(ARDS)

(1)将"病人状态"调至"ARDS",观察肺部结构及功能改变,点击"数据采集"按钮,记录并分析与正常静息状态相比肺功能和动脉血气(ABG)各项指标的变化。

(2)给予面罩吸氧治疗,点击"数据采集"按钮,记录并分析每分通气量、潮气量(TV)、呼吸频率(RR)及动脉血气的指标变化。

7. 哮喘

(1)将"病人状态"调至"哮喘",观察肺部结构及功能改变,点击"数据采集"按钮,记录并分析与正常静息状态相比肺功能和动脉血气(ABG)各项指标的变化。

(2)给予鼻导管吸氧治疗,点击"数据采集"按钮,记录并分析吸氧前后每分通气量、潮气量(TV)、呼吸频率(RR)及动脉血气的指标变化。

【实验结果】

记录并分析不同程度运动、海拔和肺部疾病情况下,肺功能和动脉血气各项指标的动态改变,结果以 $\bar{x} \pm s$ 表示,采用 t 检验分析。

【讨论】

论述不同运动强度和高海拔负荷下呼吸运动的变化特点和发生机制。论述不同肺部疾病对呼吸功能的影响和呼吸运动的代偿调节机制。

【思考题】

1. 不同运动强度时肺功能和动脉血气各项指标变化是否相同,为什么?
2. 进入高海拔地区不同时间,肺通气将会如何改变? 其机制是什么?
3. COPD 患者急性发作时的典型血气指标变化是怎样的? 其对呼吸运动的影响是什么?
4. 不同浓度吸氧治疗对 COPD 患者有何影响?
5. 哮喘、ARDS 患者肺功能和动脉血气指标异常的原因是什么?

实验2　慢性阻塞性肺疾病合并呼吸衰竭虚拟病人实验

【实验目的和原理】

慢性阻塞性肺疾病(chronic obstructive pulmonary disease，COPD)简称慢阻肺，是呼吸系统常见疾病，已成为导致慢性呼吸衰竭最主要的原因。慢阻肺的核心特征是存在持续的不完全可逆的气流受限，常由慢性支气管炎、肺气肿等导致，并可进一步引起呼吸衰竭、肺源性心脏病、肺性脑病、酸碱平衡紊乱等全身不良反应。慢阻肺合并Ⅱ型呼吸衰竭患者应低浓度持续给氧，以尽量降低过度辅助供氧导致高碳酸血症加重的风险。本实验以"标准化虚拟病人(electronic standardized patient，ESP)"为实验对象，通过计算机信息技术对慢阻肺合并呼吸衰竭典型病人的发病机制和临床表现进行模拟，并设计与外部环境的反馈调节，促进学生对相关疾病机制的探索和应用，培养临床思维能力。

【实验步骤和方法】

1. 登录软件，完成"学习资料"和"视频微课"的学习导读，明确"学习目标"和"学习任务"，观察病人病情和状态(图17-15)。

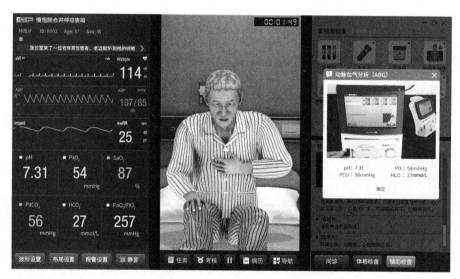

图17-15　"慢阻肺合并呼吸衰竭虚拟病人实验"界面

2. 问诊　通过"语音输入"或从"问题目录"中选择提问内容，完成"个人史""现病史"和"既往史"信息采集，完成自测题，提交后可进入下一模块。

3. 体格检查　依次操作"视诊""触诊""叩诊"和"听诊"，完成自测后进入下一模块。

4. 实验室检查　按提示进行"血常规""血生化""痰培养""动脉血气分析""胸部影像学""肺功能检查""心电图""心脏超声"等检查，完成自测后进入下一模块。

5. 发病机制　查看"呼吸动力学"(包括"肺通气""肺压力")、"肺部结构"、"循环系统"和"中枢系统"改变，完成自测后进入下一模块。

6. 填写或查看"电子病历"明确诊断。

7. 进行"吸氧治疗"和"药物治疗"，为病人提供合理的医学知识和人文关怀。通过"数据采集"记录吸氧前后动脉血气分析数据。

8. 完成综合性考核，查看学习报告。

【实验结果】

完成各模块操作，正确诊断和治疗，并形成完整的电子病历。记录吸氧前后动脉血气分析数据，以 $\bar{x} \pm s$ 表示，采用 t 检验分析。

【讨论】

论述患者发生慢阻肺合并呼吸衰竭的病因、发病机制和治疗后机体功能代谢改变的原因。

【思考题】

1. 该患者的肺通气功能有何变化？评价指标如何改变？

2. 引起该患者心脏病变的主要原因是什么？

3. 患者治疗前后的动脉血气分析结果提示什么？发生机制是什么？

4. 何时应对患者进行意识评估？评估结果异常提示什么？

5. 患者还可能发生哪些并发症？如何诊断及治疗？

（沈 静）

第十八章
实验数据计算分析软件

生理科学实验数据计算分析软件可解决有些实验数据计算繁复、信息不够丰富等问题，具有便捷、高效、可拓展实验教学内涵的特点，可以提高制图的效率，实现图表的规范化，探索实验数据规律的数学表达，创新教学方法。

第一节　药动学参数计算软件

在软件界面数据输入区按各数据项名称输入相应的实验原始数据或导入实验数据，即刻计算血药浓度、血药对数浓度、消除速率常数（K_e）、消除半衰期（$t_{1/2}$）等五项参数，绘制出时量曲线、半对数时量曲线，同时给出回归方程和相关系数（图18-1）。

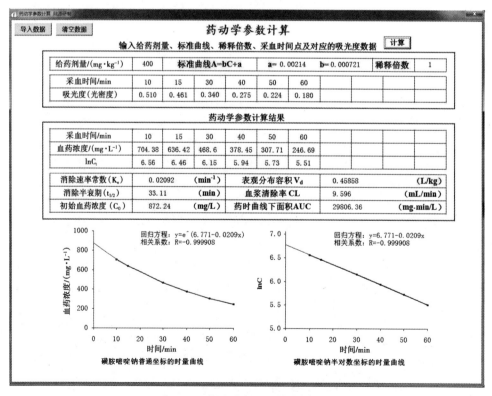

图18-1　药动学参数计算软件界面

1. 数据输入

（1）手工输入数据：点击"清空数据"按键，数据输入区的数据被清空，用鼠标点击数据输入单元（格子），即可输入数据，用"Tab"键切换数据输入单元，输入数据：给药剂量、标准曲线的 a 和 b，测试样品的稀释倍数，采血时间点及对应的吸光度（光密度）。

（2）导入输入数据：按样例 Excel 表（pdadt\PKPdata.xls）输入数据并保存（图 18-2）（提示：如图 18-2 中的 H5～K6 无相应的实验数据，应空格，不能输入 0 等任何字符）。点击软件界面的"导入数据"按键，数据即输入完毕。

项目名称输入区（A1~A6）　参数输入区（B1~B4）

	A	B	C	D	E	F	G	H	I	J	K
1	给药剂量/(mg·kg⁻¹)	3									
2	标准曲线A=bC+a，a=	−0.0007									
3	标准曲线A=bC+a，b=	0.047619			实验数据输入区（B5~K6）						
4	稀释倍数	16									
5	采血时间/min	2	5	10	15	20	25				
6	吸光度（光密度）	0.24	0.21	0.168	0.138	0.112	0.089				

图 18-2　导入数据的 Excel 文件（PKPdata.xls）数据输入格式

2. 计算　数据输入后，核对无误，点击"计算"按键，即刻呈现血药浓度、血药对数浓度、消除速率常数（K_e）、消除半衰期（$t_{1/2}$）、初始药物浓度（C_0）、表观分布容积（V_d）、血浆清除率（CL）五项参数，绘制出时量曲线、半对数时量曲线，同时给出时量曲线的回归曲线、指数回归方程、相关系数和半对数时量曲线的回归曲线、直线回归方程和相关系数（见图 18-1）。

3. 图题和时间坐标名称　可以根据实验使用的药物、采血时间修改时间坐标的名称、单位和图题，点击时间坐标名称或图题文字，删除原有信息，输入新时间坐标名称、单位和图题。

4. 提示　药动学参数计算先对给药剂量取对数，再进行直线回归，而后绘制指数回归曲线和直线回归曲线。因此，给药剂量不能小于等于零，否则会出现错误结果。

第二节　药物的半数有效量（ED_{50}）计算（Bliss 法）

在软件界面数据输入区按各数据项名称输入相应的实验原始数据或导入实验数据，即刻计算呈现有效率、有效量（ED_{50}、ED_{95}、ED_{99}）和 ED_{50} 的 95% 可信限，绘制出剂量效曲线和对数剂量 - 概率单位曲线、回归曲线、回归方程和相关系数（图 18-3）。

1. 数据输入

（1）手工输入数据：点击"清空数据"按键，数据输入区的数据被清空，用鼠标点击数据输入单元（格子），即可输入数据，用"Tab"键切换数据输入单元，输入数据：给药剂量、每组动物数和阳性动物数。

（2）导入输入数据：按样例 Excel 表（pdadt\BED50data.xls）输入数据并保存（图 18-4）（提示：如图 18-4 中的 G1～K3 无相应的实验数据，应空格，不能输入 0 等任何字符）。点击软件界面的"导入数据"按键，数据即输入完毕。

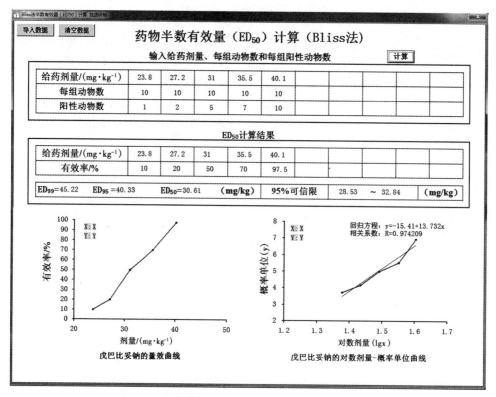

图 18-3 药物半数有效量(ED_{50})计算(Bliss 法)界面

实验数据输入区(B1～K3)

	A	B	C	D	E	F	G	H	I	J	K
1	给药剂量/(mg·kg⁻¹)	20	26.3	34.3	45.6	60					
2	每组动物数	10	10	10	10	10					
3	阳性动物数	0	1	4	7	10					

图 18-4 导入数据的 Excel 文件(BED50data.xls)数据输入格式

2. 计算 数据输入后,核对无误,点击"计算"按键,即刻呈现有效率、有效量(ED_{50}、ED_{95}、ED_{99})和 ED_{50} 的 95% 可信限,绘制出剂量效曲线、对数剂量 - 概率单位曲线、回归直线、回归方程和相关系数(见图 18-3)。

3. 图的测量 鼠标在图的曲线上移动时,会出现十字游标,并给出曲线处的 X、Y 坐标数值,可在图回归直线上读出各概率单位对应的药物对数剂量,如概率单位 5 对应的药物对数剂量,取反对数即为 ED_{50}。

4. 图题和坐标名称 可以根据实验使用的药物、给药剂量修改坐标的名称、单位和图题,点击坐标名称或图题文字,删除原有信息,输入新的坐标名称、单位和图题。

5. 提示 Bliss 法 ED_{50} 计算的依据是有效百分率对应的概率单位与给药剂量的对数呈线性关系,通过直线回归法计算获得 ED_{50}。因此,给药剂量不能小于等于零。0% 和 100% 无对应的概率单位,本软件采用校正数,即 0% 校正为 0.25/n(n 为该组动物数),100% 校正为（n–0.25）/n。本软件可适用有效率 0% 和 100% 的情况。本软件采用 0.1%～99.9% 的百分率与概率单位换算表。

第三节　药物的半数致死量（LD_{50}）计算（Bliss 法）

在软件界面数据输入区按各数据项名称输入相应的实验原始数据或导入实验数据，即刻计算呈现死亡率、致死量（LD_1、LD_5、LD_{50}）和 LD_{50} 的 95% 可信限，绘制出剂量死亡曲线和对数剂量 - 概率单位曲线、回归曲线、回归方程和相关系数（图 18-5）。

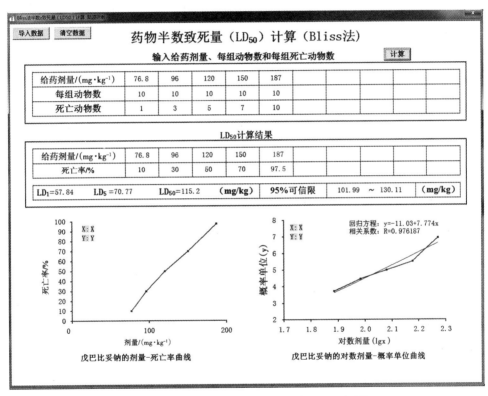

图 18-5　药物半数致死量（LD_{50}）计算（Bliss 法）界面

1. 数据输入

（1）手工输入数据：点击"清空数据"按键，数据输入区的数据被清空，用鼠标点击数据输入单元（格子），即可输入数据，用"Tab"键切换数据输入单元，输入数据：给药剂量、每组动物数和死亡动物数。

（2）导入输入数据：按样例 Excel 表（pdadt\BLD50data.xls）输入数据并保存（图 18-6）（提示：如图 18-6 中的 H1～K3 无相应的实验数据，应空格，不能输入 0 等任何字符）。点击软件界面的"导入数据"按键，数据即输入完毕。

2. 计算　数据输入后，核对无误，点击"计算"按键，即刻呈现死亡率、致死量（LD_1、LD_5、LD_{50}）和 LD_{50} 的 95% 可信限，绘制出剂量死亡曲线、对数剂量 - 概率单位曲线、回归直

实验数据输入区(B1~K3)

	A	B	C	D	E	F	G	H	I	J	K
1	给药剂量/(mg·kg⁻¹)	2070	2690	3500	4550	5920	7690				
2	每组动物数	10	10	10	10	10	10				
3	死亡动物数	0	2	3	5	8	10				

图 18-6 导入数据的 Excel 文件(BLD50data.xls)数据输入格式

线、回归方程和相关系数(见图 18-5)。

3. 图的测量 鼠标在图的曲线上移动时,会出现十字游标,并给出曲线处的 X、Y 坐标数值,可在图回归直线上读出各概率单位对应的药物对数剂量,如概率单位 5 对应的药物对数剂量,取反对数即为 LD_{50}。

4. 图题和坐标名称 可以根据实验使用的药物、给药剂量修改坐标的名称、单位和图题,点击坐标名称或图题文字,删除原有信息,输入新的坐标名称、单位和图题。

5. 提示 Bliss 法 LD_{50} 计算的依据是死亡百分率对应的概率单位与给药剂量的对数呈线性关系,通过直线回归法计算获得致死量 LD_1、LD_5、LD_{50}。因此,给药剂量不能小于等于零。0% 和 100% 无对应的概率单位,本软件采用校正数,即 0% 校正为 0.25/n(n 为该组动物数),100% 校正为(n−0.25)/n。本软件可适用死亡率 0% 和 100% 的情况。本软件采用 0.1%~99.9% 的百分率与概率单位换算表。

第四节 药物的治疗指数、安全系数和可靠安全系数计算(Bliss 法)

药物的治疗指数(TI)、安全系数(SF)和可靠安全系数(CSF)计算软件界面见图 18-7。在软件界面数据输入区按各数据项名称输入相应的实验原始数据或导入实验数据,即刻计算呈现药物有效率,死亡率,有效量(ED_{99}、ED_{95}、ED_{50}),致死量(LD_1、LD_5、LD_{50}),ED_{50}、LD_{50} 的 95% 可信限,以及药物的 TI、SF 和 CSF,绘制出量效曲线、死亡曲线和相对应的对数剂量 - 概率单位曲线、回归曲线、回归方程和相关系数(图 18-7)。

1. 数据输入

(1)手工输入数据:点击"清空数据"按键,数据输入区的数据被清空,用鼠标点击数据输入单元(格子),即可输入数据,用"Tab"键切换数据输入单元。数据输入区分上下两栏,上栏输入有效率实验数据:给药剂量、每组动物数和阳性动物数;下栏输入致死率实验数据:给药剂量、每组动物数和死亡动物数。

(2)导入输入数据:按样例 Excel 表(pdadt\TISFdata.xls)输入数据并保存(图 18-8)(提示:如图 18-8 中的 G1~K6 无相应的实验数据,应空格,不能输入 0 等任何字符)。点击软件界面的"导入数据"按键,数据即输入完毕。

2. 计算 数据输入后,核对无误,点击"计算"按键,即刻呈现药物有效率,死亡率,有效量(ED_{99}、ED_{95}、ED_{50}),致死量(LD_1、LD_5、LD_{50}),ED_{50}、LD_{50} 的 95% 可信限,以及药物的

TI、SF 和 CSF，绘制出量效曲线、死亡曲线和相对应的对数剂量 - 概率单位曲线、回归曲线、回归方程和相关系数（见图 18-7）。

3. 图题和坐标名称　可以根据实验使用的药物、给药剂量修改坐标的名称、单位和图题，点击坐标名称或图题文字，删除原有信息，输入新的坐标名称、单位和图题。

4. 提示　Bliss 法 ED 和 LD 计算的依据是有效或死亡百分率对应的概率单位与给药剂量的对数呈线性关系，通过直线回归法计算获得有效量（ED_{99}、ED_{95}、ED_{50}）、致死量（LD_1、LD_5、LD_{50}）。因此，给药剂量不能小于等于零。0% 和 100% 无对应的概率单位，本软件采用校正数，即 0% 校正为 $0.25/n$（n 为该组动物数），100% 校正为（$n-0.25$）/n。本软件可适用有效率、死亡率 0% 和 100% 的情况。本软件采用 0.1%～99.9% 的百分率与概率单位换算表。

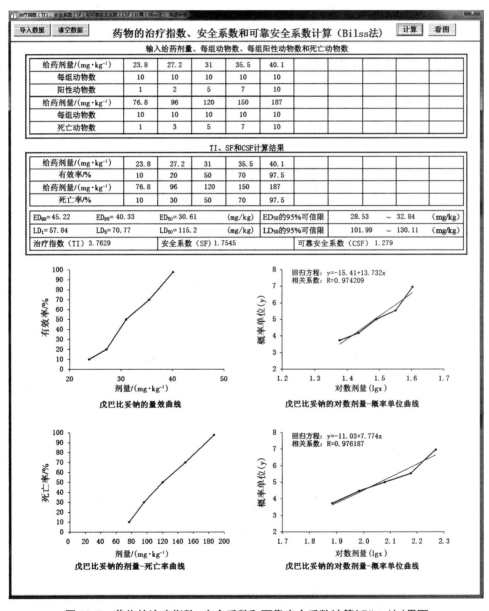

图 18-7　药物的治疗指数、安全系数和可靠安全系数计算（Bliss 法）界面

实验数据输入区（**B1~K6**）

	A	B	C	D	E	F	G	H	I	J	K
1	给药剂量/(mg·kg⁻¹)	23.8	27.2	31	35.5	40.1					
2	每组动物数	10	10	10	10	10					
3	阳性动物数	1	2	5	7	10					
4	给药剂量/(mg·kg⁻¹)	76.8	96	120	150	187					
5	每组动物数	10	10	10	10	10					
6	死亡动物数	1	3	5	7	10					

图 18-8　导入数据的 Excel 文件（TISF50data.xls）数据输入格式

第五节　激动剂的 pD_2 和拮抗剂的 pA_2 计算（直线回归法）

在软件界面数据输入区按各数据项名称输入相应的实验原始数据或导入实验数据，即刻计算呈现激动剂浓度的负对数、拮抗剂浓度的负对数及与激动剂、拮抗剂对应的效应百分率（E%）、各组激动剂的 pD_2 和拮抗剂的 pA_2，绘制出不同拮抗剂浓度下的激动剂量效曲线和拮抗剂与 $lg(x-1)$ 关系曲线（$x=A_i/A_0$，A_i 为有拮抗剂时的激动剂浓度，A_0 为无拮抗剂时的激动剂浓度）、回归方程和相关系数（图 18-9）。

1. 数据输入

（1）手工输入数据：点击"清空数据"按键，数据输入区的数据被清空，用鼠标点击数据输入单元（格子），即可输入数据，用"Tab"键切换数据输入单元，输入数据：拮抗剂、激动剂（科学记数法）、对应拮抗剂浓度和激动剂浓度作用下的实验对象效应（张力，单位为 g）。实验效应百分率以效应（张力）数据最大值为分母计算。如有拮抗剂存在情况下，激动剂作用的效应（张力）大于无拮抗剂的张力，需输入校正最大收缩张力，校正张力略大于最大张力。

（2）导入输入数据：按样例 Excel 表（pdadt\pA2data.xls）输入数据并保存（图 18-10）（提示：如图 18-10 中部分区域无实验数据，应空格，不能输入 0 等任何字符）。点击软件界面的"导入数据"按键，数据即输入完毕。

2. 计算　数据输入后，核对无误，点击"计算"按键，即刻呈现激动剂和拮抗剂的负对数及与激动剂、拮抗剂对应的效应百分率（E%）、各组激动剂的 pD_2 和拮抗剂的 pA_2，绘制出不同拮抗剂浓度下的激动剂量效曲线和拮抗剂与 $lg(x-1)$ 关系曲线、回归方程和相关系数（图 18-9）。

3. 图的测量　鼠标在图的负对数坐标曲线上移动时，会出现十字游标，并给出曲线处的 X、Y 坐标数值，Y=0 时，回归直线与 X 轴相交点即为 pA_2。

4. 图题和坐标名称　可以根据实验使用的药物修改坐标的名称、单位和图题，点击坐标名称或图题文字，删除原有信息，输入新坐标名称、单位和图题。

5. 提示　激动剂、拮抗剂须进行负对数运算，激动剂、拮抗剂浓度不能小于等于零。pA_2 计算须进行两次对数运算和两次直线回归，过程比较复杂，数据错误会给出错误结果。

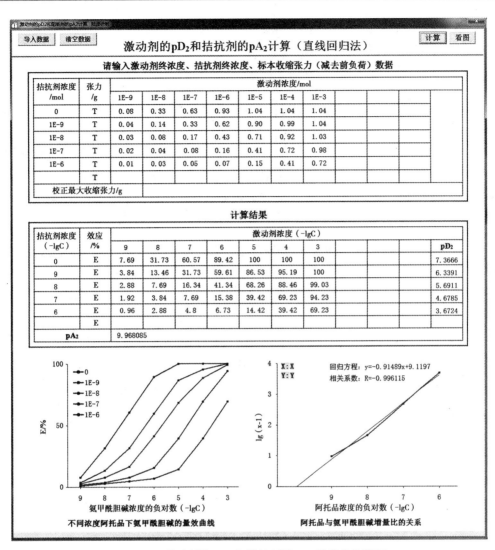

图 18-9 激动剂的 pD_2 和拮抗剂的 pA_2 计算软件界面

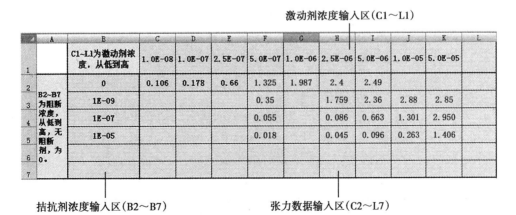

图 18-10 导入数据的 Excel 文件（pA2data.xls）数据输入格式

如在某一浓度拮抗剂存在情况下，各激动剂浓度的效应大部分大于无拮抗的情况，此时应先删除这组不合理的数据再输入数据进行计算。

第六节 K_D 和 pD_2 的计算（直线回归法）

在软件界面数据输入区按各数据项名称输入相应的实验原始数据或导入实验数据，即刻计算呈现药物终浓度的负对数、效应百分率（E%）、亲和力指数（pD_2）、药物-受体复合物的解离常数（K_D），绘制出药物的量效曲线、药物浓度负对数量效曲线、E20%～E80% 的回归直线、回归方程（图 18-11）。

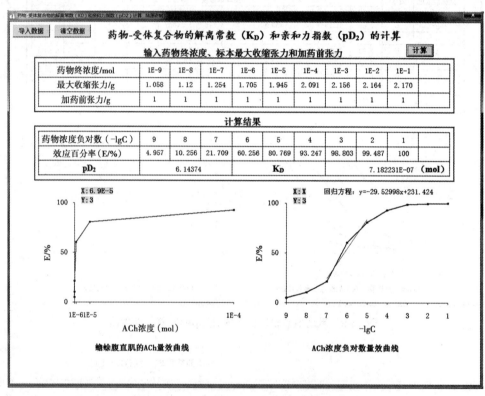

图 18-11 激动剂的 K_D 和 pD_2 计算软件界面

1. 数据输入

（1）手工输入数据：点击"清空数据"按键，数据输入区的数据被清空，用鼠标点击数据输入单元（格子），即可输入数据，用"Tab"键切换数据输入单元，输入数据：激动剂终浓度（科学记数法）、激动剂浓度作用下的实验对象效应（一般为张力，单位为 g）、加药前的张力。

（2）导入输入数据：按样例 Excel 表（pdadt\pD2data.xls）输入数据并保存（图 18-12）（提示：如图 18-12 中的 I1～K3 无实验数据，应空格，不能输入 0 等任何字符）。点击软件界面的"导入数据"按键，数据即输入完毕。

数据输入区（B1～K3）

	A	B	C	D	E	F	G	H	I	J	K
1	药物终浓度	1.0E-08	1.0E-07	2.5E-07	5.0E-07	1.0E-06	2.5E-06	5.0E-06			
2	最大收缩张力/g	1.106	1.178	1.66	2.325	2.987	3.4	3.49			
3	加药前张力/g	1	1	1	1	1	1	1			

图 18-12　导入数据的 Excel 文件(pD2data.xls)数据输入格式

2. 计算　数据输入后，核对无误，点击"计算"按键，即刻呈现药物终浓度的负对数、效应百分率(E%)、亲和力指数(pD_2)、药物 - 受体复合物的解离常数(K_D)，绘制出药物的量效曲线、药物浓度负对数量效曲线、E20%～E80% 的回归直线、回归方程（见图 18-11 ）。

3. 图的测量　鼠标在图的曲线上移动时，会出现十字游标，并给出曲线处的 X、Y 坐标数值。可在回归直线图上读出 pD_2。

4. 图题和坐标名称　可以根据实验使用的药物、药物浓度修改坐标的名称、单位和图题，点击坐标名称或图题文字，删除原有信息，输入新坐标名称、单位和图题。

5. 提示　激动剂须进行负对数运算，激动剂浓度不能小于等于零。

第七节　实验数据回归分析软件

一、软件界面

（一）软件界面介绍

1. 工具栏　软件界面顶部是工具栏，用于数据导入，图幅、坐标调整，连线图、点线图设置，X 轴、Y 轴数据变换和数据回归分析（图 18-13 ）。

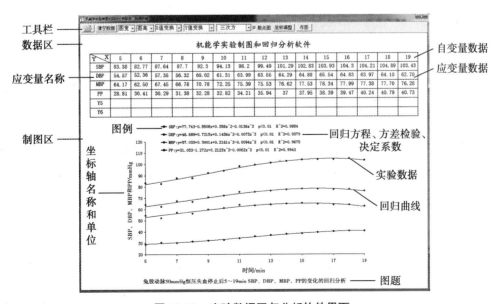

图 18-13　实验数据回归分析软件界面

2. 数据区 软件界面上部为数据区,共 7 行 16 列。第 1 列为应变量(实验效应)名称,其余列为数据区。第 1 行为自变量(处理因素,X 轴)数据区,共 15 列,最多 15 个自变量(处理水平);第 2 行至第 7 行为应变量(实验效应)数据区,每行 15 列,最多可有 6 组、每组 15 个应变量数据(见图 18-13)。

3. 制图区 软件界面中下部为制图区(见图 18-13)。默认图幅 800ppi × 400ppi,图宽和图高可按需调节。图由八个元素构成:图题、X 轴名称和单位、Y 轴名称和单位(均可按需修改,Y 坐标名称可移动),X 轴刻度和单位、Y 轴刻度和单位(均可按需调整),线图或散点图(可选),图例和回归方程、回归方程的方差检验结果和决定或相关系数(可移动)。

(二)数据输入

1. 手工输入数据 点击自变量数据、应变量数据、应变量名称的单元格,即可删除、修改、输入数据。点击"清空数据"按键,数据输入区的数据被清空,用鼠标点击数据输入单元(格子),即可输入数据,用"Tab"键切换数据输入单元。

2. 导入输入数据 按文件夹"mdadt"中的样例 Excel 表输入数据并保存(图 18-14)(提示:如图 18-14 中部分区域无实验数据,应空格,不能输入 0 等任何字符),A 列可输可不输。点击软件界面的工具栏的打开文件夹快捷键,点击需要导入的数据文件,数据即导入到数据区。

数据输入区(B1～P7)

	A	B	C	D	E	F	G	H	I	J	K	L	M	N	O	P
1	Y\X	1E+01	1E+02	1E+03	1E+04	1E+05	1E+06	1E+07	1E+08	1E+09	1E+10	1E+11	1E+12	1E+13	1E+14	1E+15
2	Y1	10.0	19.9	29.6	38.9	47.9	56.5	64.4	71.7	78.3	84.1	89.1	93.2	96.4	98.5	99.7
3	Y2	8.0	15.9	23.6	31.2	38.4	45.2	51.5	57.4	62.7	67.3	71.3	74.6	77.1	78.8	79.8
4	Y3	6.0	11.9	17.7	23.4	28.8	33.8	38.7	43.0	47.0	50.5	53.5	55.9	57.8	59.1	59.8
5	Y4			4.0	7.9	11.8	15.6	19.2	22.6	25.8	28.7	31.3	33.7	35.6	37.3	38.5
6	Y5					5.9	7.8	9.6	11.3	12.9	14.3	15.7	16.8	17.8	18.6	19.3
7	Y6								5.6	6.4	7.2	7.8	8.4	8.9	9.3	9.6

图 18-14 导入数据的 Excel 文件格式样例

3. 数据格式 采用科学记数法输入数据,小数点不限位数。

二、图幅调整

1. 图宽 默认图宽 800ppi。点击工具栏图宽项三角键,弹出图宽菜单选项:200、300、400、500、600、700、800ppi 图宽。选择一个图宽,点击"作图"按键,图宽调整到选择的图宽,图、X 轴坐标等同时调整。

2. 图高 默认图高 400ppi。点击工具栏图高项三角键,弹出图高菜单选项:200、250、300、350、400ppi 图高。选择一个图高,点击"作图"按键,图高调整到选择的图高,图、Y 轴坐标等同时调整。

三、X 值变换

点击"X 变换"项三角键,弹出菜单选项:X 原值、lgX 和 –lgX 三项,选择一项,点击"作图"按键即对 X 值进行变换。

1. X 原值选项 点击"X 原值"选项,自变量(X 值)恢复原值。对自变量进行 lgX

或 –lgX 变换后,选择该项,X 值恢复原值。

2. lgX 选项 点击"X 变换"中的"lgX"选项,再点击"作图"按键,即对 X 值进行以 10 为底的对数变换,X 的值和 X 轴刻度用对数变换后的值表示。自变量很大或很小且以指数级增减时,普通坐标难以反映全部应变量变化情况或规律时,如图 18-15,适用于该项变换。对图 18-15 数据进行 lgX 变换后(*–1),各处理水平的实验效应能展现出来,见图 18-16。有些实验情况,自变量数据(X_i)和应变量(Y_i)数据呈非线性关系,自变量数据具有指数增减特征,对自变量进行对数变换后,lgX_i 与 Y_i 呈线性关系,或某些区域呈线性关系,见图 18-16,这样就便于进行计算和分析,可以用数学表达式($Y=a+blgX$)描述 X_i 与 Y_i 的关系和变化规律。

3. –lgX 选项 点击"X 变换"中的"–lgX"选项,再点击"作图"按键,即对 X 值进行以 10 为底的负对数变换,X 的值和 X 轴刻度用负对数变换后的值表示。"–lgX" =(–1) × "lgX","–lgX" 变换主要用于一些特殊情况,如 pD_2、pA_2 计算和作图。

四、Y 值变换

点击"Y 变换"项三角键,弹出菜单选项:Y 原值、Y 值 100%、lgY 和 lnY 四项,选择一项,点击"作图"按键即对 Y 值进行变换。

1. Y 原值选项 点击"Y 变换"项三角键,弹出菜单选项,点击"Y 原值"选项,应变量(Y 值)恢复原值。对 Y 值进行其他选项变换后,选择该项,X 值恢复原值。

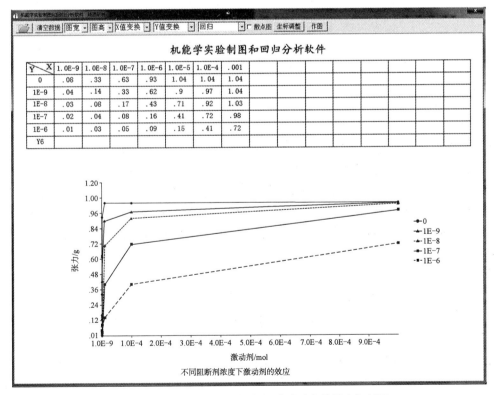

图 18-15 自变量(X 轴)指数级增减时在普通坐标制图

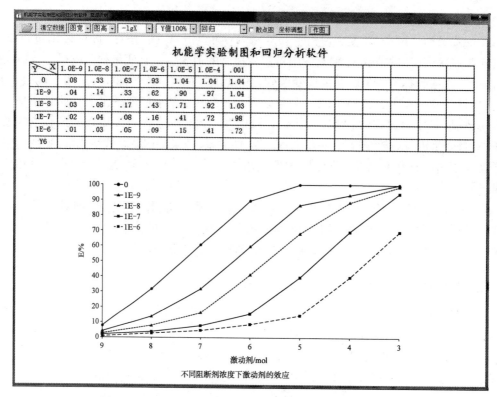

图 18-16　对图 18-15 的 X、Y 分别作 –lgX、Y 值 100% 变换

　　2. Y 值 100% 选项　点击"Y 变换"中的"Y 值 100%"选项，再点击"作图"按键，即进行以应变量各值除以应变量中最大值再乘以 100 计算。Y 值和坐标以百分率表示。如 pD_2、pA_2 计算和作图，见图 18-16。

　　3. lgY 和 lnY 选项　点击"Y 变换"中的"lgY"或"lnY"选项，再点击"作图"按键，lgY，对 Y 值进行以 10 为底的对数变换，lnY 对 Y 值进行以自然常数 e 为底的对数变换，Y 的值和 Y 轴刻度用对数变换后的值表示。自变量很大或很小且以指数级增减时，普通坐标难以反映全部应变量变换情况或规律时，适用于该项变换。有些实验情况，自变量数据（X_i）和应变量（Y_i）数据呈非线性关系，应变量数据具有指数增减特征，见图 18-17，对应变量进行对数变换后，lgY_i 或 lnY_i 与 X_i 呈线性关系，或某些区域呈线性关系，见图 18-18。这样就便于进行计算和分析，可以用数学表达式（指数方程：$Y=a10^{bx}$ 或 $Y=ae^{bx}$）描述 X_i 与 Y_i 的关系和变化规律。

五、回归

　　1. 操作　点击"回归"项三角键，弹出菜单选项：不回归、直线回归、中段 3 点、指数、对数、幂、双曲线、S 型器械、二次方、三次方共 10 个选项，见图 18-19。点击其中的任何一项，再点击"作图"，即进行相应回归分析，绘制出回归曲线、给出回归方程和相关系数。进行回归分析，可直接选择回归分析选项进行回归分析，也可先进行 X 变换或 Y 变换或同时进行 X 变换、Y 变换后再进行回归分析。

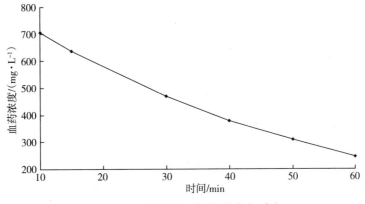

图 18-17　应变量(Y值)呈指数级减小

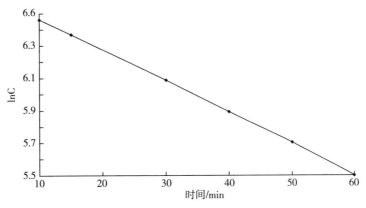

图 18-18　对图6-5的Y值作lnY变换

2. 回归选择　回归分析需根据回归原理选择回归选项进行回归分析,否则可能会出现错误结果,如"指数回归""对数回归""幂回归",回归需进行对数运算,当数据 ≤ 0 时,或对数运算中出现 ≤ 0 就会出现错误结果。数据不符合回归选项特征的,也会出现错误结果。因此,对数据进行回归分析前,需对数据进行初步分析,回归数据(X_i、Y_i)($i=1, 2, \cdots, n$),$\Delta X_i = X_{i+1} - X_i$,($\Delta X_i$、$\Delta X_{i+1}$ 应等距),$\Delta Y_i = Y_{i+1} - Y_i$($i=1, 2, \cdots, n$);(1)若 $\Delta Y_i/\Delta X_i \approx$ 定值,则可试用 $Y=a+bX$ 的直线回归;若 $\Delta \ln Y_i/\Delta \ln X_i \approx$ 定值,则可试用 $Y=aX^b$ 的幂回归;若 $\Delta \ln Y_i/\Delta X_i \approx$ 定值,则可试用 $Y=ae^{bX}$ 的指数回归。若 X_i^2 与 Y_i 基本呈线性关系,可试用 $Y=aX^2+bX+c$ 的二次方回归(多项式回归)。

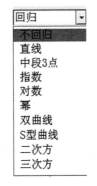

图 18-19　回归选项

3. 不回归　点击"不回归"选项,再点击"作图"按键,回归被取消,回归曲线、回归方程和相关系数均取消。

4. 直线回归　点击"直线"选项,再点击"作图"按键(建议选中工具栏中的"散点图",下同),即刻呈现回归曲线、回归方程 $Y=a+bX$、回归方程方差检验结果 P 值和相关系数 R。$P < 0.05$ 或 $P < 0.01$,表明回归方程成立,即 X、Y 之间有直线关系或拟合的回归方程具有

统计学意义（下同）。$P \geq 0.05$，表明回归方程不成立，即 X、Y 之间没有直线关系或拟合的回归方程无统计学意义（下同）。可根据 R 大小判断 X、Y 相关程度，R 越接近于 1，表示 X、Y 相关程度越高，反之亦然。R 值的正、负分别表示正相关和负相关，正相关是 Y 随 X 的增大而增大，负相关是 Y 随 X 的增大而减小。$R=1$ 或 $R=-1$，则表示 X 与 Y 完全正相关或完全负相关。图 18-20 直接对数据进行直线回归。图 18-21 先对 Y 轴数据进行 lgY 变换，再进行直线回归。图 18-22 是先对图 18-17 数据进行 lnY 变换，再进行直线回归。

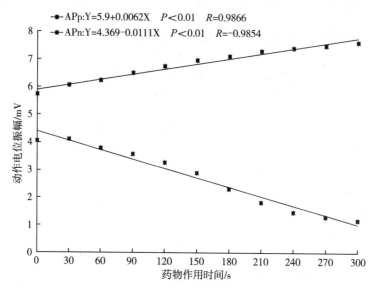

图 18-20　药物对动作电位振幅影响的直线回归曲线

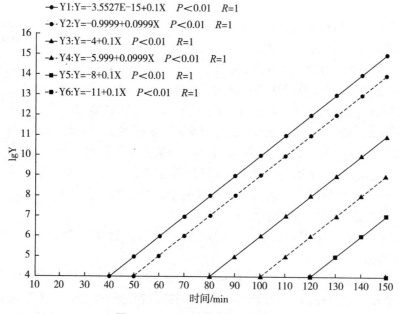

图 18-21　lgY 后的直线回归曲线

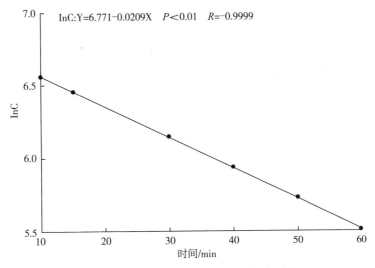

图 18-22　直线回归曲线、方程和相关系数

其余回归分析详见本章线上资源（数字资源 18-1）。

六、坐标调整

1. 坐标刻度参数调整　导入数据或首次输入数据，点击"作图"按键，软件自动生成坐标参数，如 Y 轴的最大刻度值为 6.8、最小刻度值是 0、刻度单位是 0.68，X 坐标最大刻度值是 0.95、最小刻度值是 0.25、刻度单位 0.095。自动生成的坐标最大刻度值、最小刻度值和刻度单位可能不太符合用户的习惯或需要，用户可以方便进行调整。点击工具栏的"坐标调整"按键，弹出下拉菜单，可以根据需要修改菜单的坐标参数，点击"确定"按键（必须），再点击"作图"，生成新的坐标和图。此坐标参数持续有效，在按"取消"键后，恢复自动生成坐标，在作"X 变换"和"Y 变换"时，坐标按变换后的 X、Y 值生成新的坐标和参数坐标。

2. 坐标刻度按数据制作　需要生成与数据对应的坐标刻度和刻度值时，先将"X 变换""Y 变换"设置为"X 原值""Y 原值"，点击坐标调整菜单中的取消键。点击"X 轴按数据制作"或"Y 轴按数据制作"左侧空白圆圈，空白圆圈中出现黑点（再点击，黑点消失，即取消选择），按"作图"按键，坐标将按数据生成刻度和刻度值、同时生成与之对应的图，此时仍可做回归分析。做"X 变化""Y 变换"前，取消该选项，并点击坐标调整菜单中的"取消"按键。

3. 图题、坐标名称和单位的修改　鼠标在"图题""X 坐标名称和单位"文本上，鼠标变成"I"时，单击，即可删除原文本，输入新文本。"Y 坐标名称和单位"修改：鼠标在"Y 坐标名称和单位"文本上双击，"Y 坐标名称和单位"变成横向，鼠标在文本上点击，即可删除原文本，输入新文本。修改完成，再双击文本，文本变回竖向。鼠标可拖动"Y 坐标名称和单位"调整其位置。

4. 图列、回归方程的移动　鼠标可拖动图列、回归方程图文，将它们放到任何位置。

（陆　源）

第十九章
创新性实验

科研创新能力是推动医学科学持续发展、促进人类生命质量不断提高的强有力支撑，也是评价医学创新人才的重要方面。生理科学实验课程是一门综合性的实验创新性课程，学生在掌握医学科研基本理论和技能的基础上，通过从基础性实验到综合性实验，再到自主创新性实验的"阶梯式医学科研实践训练"过程，可以有效提高自身的科研实践能力和创新能力。作为课程的高阶内容，创新性实验阶段的学习目标分几个维度：在知识维度上，学生应能运用医学科学研究基本思路、实验设计原则和实验研究方法，指导自主创新性实验的设计与实施；在能力维度上，应熟练掌握自主创新性实验的相关技能，并具备逻辑分析、科学表述的基本能力；在素质维度上，应能将创新性实验过程与人民健康需求相联系，体现尊重生命的人文精神、实事求是的科学态度和实践创新的科学精神。

创新性实验的实施以医学科学问题和研究项目为驱动，以学生自主选题、设计和实践为核心。本章将介绍创新性实验的教学内容、基本程序、各环节具体要求和评价方法，并介绍代表性的教学实例。

第一节　创新性实验的教学内容和基本程序

一、创新性实验的教学内容

主要包括实验研究基础理论的准备和自主创新性实验的开展两个方面：

1. 实验研究基础理论的准备　以课堂授课和自主学习相结合的方式（如翻转课堂形式），学习实验研究的基本原则和程序、实验设计的三大因素和基本原则、常用实验设计方法、实验数据的统计描述和统计分析、文献检索与阅读，以及实验论文的撰写方法。详细内容参考本书第二章。

2. 开展创新性实验　以"学生自主实践为主，教师引导为辅"的方式开展实验选题、设计、实施、数据分析、论文撰写和项目答辩。

二、创新性实验的基本程序

1. 实验研究基础理论　学习实验研究、实验设计、文献检索和论文撰写等方面的基本知识。

2. 创新性实验专题讲座　指导教师结合自身科研工作，对医学科学研究某一领域的背景、动态、研究前沿和热点问题进行介绍,启迪思路,引导创新。

3. 凝练问题,形成假说 学生以团队形式根据指导教师提示的研究方向或自主确定研究方向,进行充分的文献调研,凝练科学问题,形成科学研究假说。

4. 实验设计,撰写申报书 研究团队在教师指导下进行实验设计,包括具体的研究内容、研究方案(材料方法、技术路线、实验手段、关键技术等)、预期结果、时间安排、人员分工和经费预算等,并撰写实验项目申报书。

5. 开题报告、竞争立项 各研究团队在班级或年级范围内进行创新性实验开题报告。汇报内容应包括项目名称、立项依据(科学问题的研究现状、意义、创新点、可行性等)、实验设计、实验方案、预期结果、进度安排和经费预算等。采用学生投票、导师批准的方式,根据实际创新性实验申报要求和计划项目数进行竞争性立项。

6. 完善实验方案 获得立项的研究团队负责组织相关研究人员进一步修改实验设计,细化和完善研究方案。

7. 实验准备及预实验 在指导教师的指导下完成实验所需各种仪器设备、药物试剂等的准备,开展初步实验,并根据预实验结果对实验设计再次进行修改和完善。

8. 实验研究 研究团队按照预实验确定的方案进行正式实验,记录完整实验过程和原始实验数据。

9. 撰写论文 研究团队对创新性实验的结果进行整理和统计分析,得出研究结论,团队成员独立撰写创新性实验论文。

10. 论文答辩 在班级或年级范围内举行创新性实验论文答辩,以研究团队为单位进行论文报告和答辩。

11. 论文修改和提交 学生根据答辩时同学和指导教师提出的意见,对论文进行修改,然后按规定将论文提交给指导教师。

第二节 创新性实验的具体要求和评价

一、创新性实验基本要求

1. 创新性实验以学生为主体,充分调动学生的积极性,尽量做到自主选题、自主组队和自主实验。教师主要起引导作用。

2. 研究项目要遵守实验研究的基本原则,尤其注重科学性、可行性和创新性。

3. 研究人员应秉承实事求是的科学态度和开拓创新的科学精神。

4. 实验过程应严格遵守实验室的各项规章制度及研究场所的相关要求,注意安全。

二、创新性实验项目申报书的要求

申报书作为创新性实验项目立项、实施的主要依据,应全面、完整地反映项目的立项依据、实验设计、实施方案、预期结果及计划安排等。申报书的质量和水平决定着整个研究项目的成败,因此,应以科学、严谨的态度认真撰写。创新性实验申报书各部分内容的撰写要求如下:

1. 立项依据

（1）研究意义：需要阐明拟开展项目将在理论或实际应用中解决的问题，对社会生产、人民生活的贡献。

（2）研究现状：在文献调研的基础上对国内外相关领域的研究现状进行简要总结，提出目前存在的主要问题，并提出解决问题的可能方法，为确立研究目标奠定充分的基础。

（3）创新点：对项目具体将研究哪些他人未发现或未阐明的问题进行凝练。

（4）可行性分析：在符合科学性的前提下，应充分考虑是否具备完成项目所需的客观和主观条件，如实验技术、仪器设备、实验动物、试剂、经费、人员等。考虑到研究者的研究经验和技术水平，创新性实验项目宜采用目前比较成熟的实验方法和实验技术，尽量避免过于复杂或需较长时间训练的技术。同时，应保证所需的人力、物力和财力均在课程规定的范围内。

（5）预期结果：需要阐明项目可能得到的具体实验结果。

（6）工作基础：需说明项目研究团队成员或指导教师曾开展过的相关研究工作，已具备的相关实验技术、材料方法等。

（7）参考文献：应列出查阅文献中对形成研究项目理论依据有主要影响的参考文献。注意书写规范，尽量引用最近3～5年的文献，体现项目相关最新研究进展。

2. 实验设计

（1）实验对象：应写明具体实验对象，如实验动物需明确种类、品系、性别、体重和年龄。

（2）实验分组：需说明采用的具体的实验设计方法、分组、实验动物总量及每组的数量、各组的处理因素及水平、处理方法等。

（3）实验方法：应给出具体的实验方法，如动物手术、标本制备、处理过程、观察指标的检测方法等。

（4）观察指标：列出具体观察的生理、生化、形态学、行为学等指标。

（5）统计分析：应说明数据的统计描述和统计分析方法。

（6）参考文献：需列出实验设计主要参考的文献。

3. 实施方案及计划

（1）实验室要求：应具体写明项目实施过程中需要实验室提供的基本设施及实验条件，如实验场地、手术环境、供气和控温要求等，并给出使用的时间安排。

（2）仪器设备：主要仪器设备的名称、型号、数量等。

（3）实验对象、药品试剂、实验材料计划：实验动物需要有详细的种类、品系、性别、体重、年龄、饲养条件、使用安排等；药品试剂和实验材料要提供中文全名、规格、数量、价格、供应商、联系方式、使用时间等，便于采购。

（4）实验步骤及时间安排：根据实验设计列出具体的实验步骤及各项实验的具体时间安排。

（5）人员安排、数据采集与统计：统筹研究团队成员的项目分工，要保证所有成员都能积极参与项目实施，同时做到各司其职、分工明确、相互配合。要明确数据采集的具体方法和统计方法。

4. 经费预算　需对项目所需实验动物、药品试剂、消耗性实验材料做出费用预算。注意应根据创新性实验项目的费用规定进行合理安排。

三、创新性实验项目论文的要求

创新性实验论文的撰写按科学研究论文的标准要求,具体参考第二章第五节。

四、创新性实验的评价

创新性实验是一个完整的教学过程,学生应参加全部教学环节,并完成相应学习任务。在整个教学过程中,教师应注意考察学生的知识掌握程度、知识应用能力、科学实践能力、团队协作能力和创新意识等,并根据基本评价标准制定成绩评定的细则。建议的基本评价标准如下:

1. 实验选题和实验设计　主要围绕实验项目的申报书重点考察选题是否符合科学性、创新性和可行性等原则,研究目的是否明确,立项依据是否充分,实验设计和实验方案是否合理可行等。

2. 开题报告　汇报内容是否符合要求,表达是否清楚,回答是否切题等。

3. 实验过程和实验结果　综合评价实验操作是否熟练规范,观察和记录的实验结果是否客观、完整、准确可靠,实验技术的难易程度和先进程度,以及团队的协作情况等。应同时考察每个研究成员的个体情况和整个研究团队的综合情况。

4. 实验论文　评价论文的写作是否规范,条理是否清晰,数据分析是否正确,讨论是否科学,逻辑推理是否准确,做出的结论是否恰当、合理等。

5. 论文答辩　重点评价答辩现场的表现,包括汇报内容是否符合要求,表达是否清楚,对整个项目的了解程度是否深入,回答是否切题等。

6. 自评和互评　应采用合适的方式请学生对自己在创新性实验中的表现进行自我评价,如撰写总结或心得体会等。同时,应纳入同伴互评来增进学习反馈,促进学习反思,并通过一定的量化方法将团队表现依据成员个体贡献进行转换和评价。

(沈　静　陆　源)

第三节　创新性实验教学实例

本节从多年创新性实验开展的具体案例中精选了几个代表性例子,对其立论依据、设计思路、实验内容等进行简单介绍。

一、社会性嗅觉信息调节青春期社会行为和突触可塑性的机制

(一)立论依据

嗅觉对于个体和群体的辨识以及社会交往具有重要意义。以社交障碍为主要表现的孤独症等精神疾病可能与嗅觉信息加工障碍有关。青春期是行为和大脑发育的关键期,然而尚不明确社会性嗅觉信息在这一关键期如何影响行为和大脑可塑性。本项目拟探究社会性嗅觉信息对青春后期小鼠社会行为和相关脑区突触可塑性的影响及机制。

（二）设计思路

将青春期雄性小鼠分为对照组（CTL）、社会隔离组（ISO）、社会隔离合并气味垫料组（ISO+SCT）。CTL 每笼饲养 2 只小鼠，每 72h 更换鼠笼与垫料；ISO 每笼饲养 1 只小鼠，并加入 1 只仿真鼠，每 72h 更换鼠笼与垫料；ISO+SCT 每笼饲养 1 只小鼠，并加入 1 只仿真鼠，每 72h 换入 ISO 小鼠生活过的鼠笼及该鼠笼 50% 的垫料加 50% 的清洁垫料。15d 后，采用三箱社交测试、高架十字迷宫测试和 Y 迷宫测试分别评估小鼠的社交行为、焦虑水平和空间记忆能力。进而，采用免疫印迹法检测小鼠腹侧海马中突触后致密蛋白 95（PSD-95）的表达水平。

（三）实验材料

5 周龄 C57BL/6 雄性小鼠，三箱社交行为测试系统，高架十字迷宫，Y 迷宫，ANY-maze 行为学分析系统，PSD-95 抗体，常规分子生物学试剂及仪器。

（四）实验内容

1. 将实验小鼠随机分为对照组（CTL）、社会隔离组（ISO）、社会隔离合并气味垫料组（ISO+SCT），采用三箱社交测试评估其社交动机和社会识别能力，采用高架十字迷宫测试评估其焦虑样行为，采用 Y 迷宫测试评估其空间工作记忆，从而明确青春期社会性嗅觉信息对小鼠社会行为和其他相关行为的影响。

2. 采用免疫印迹法检测小鼠腹侧海马中 PSD-95 的表达水平，分析行为学表现和蛋白表达量之间的相关性，从而初步揭示青春期社会性嗅觉信息对社会行为相关脑区突触可塑性的影响。

（五）创新性

通过揭示社会性嗅觉信息影响青春期小鼠行为和大脑的机制，有望为嗅觉障碍相关精神疾病的机制研究和治疗提供新的思路。

（六）教师点评

嗅觉障碍与孤独症、阿尔茨海默病等神经和精神疾病的发生发展密切相关。嗅觉尤其是社会性嗅觉对行为的调节作用日渐得到重视。该项目结合行为学和分子生物学手段，探讨社会性嗅觉信息对青春期小鼠多种行为以及突触蛋白表达的影响，具有较好的创新性和较重要的科学意义。该实验纳入了正常嗅觉信息组（即对照组）、社会性嗅觉信息剥夺组（即社会隔离组）和社会性嗅觉信息补充组（即社会隔离合并气味垫料组），设计较严谨，方案具有可行性。后续实验应评估、排除其他因素（如非社会性嗅觉信息）对小鼠行为和突触蛋白的影响，并完善社会性嗅觉信息调节行为的神经环路和分子机制研究。

二、昼夜节律紊乱对基因组稳定性及器官功能的影响

（一）立论依据

昼夜节律对人类生理功能、代谢等具有重要影响。已有研究提示昼夜节律紊乱会引发细胞代谢通路失调和器官功能异常，但其是否会影响器官的基因组稳定性进而引发器官病变尚不清楚。本项目拟建立昼夜节律紊乱小鼠模型，探究昼夜节律紊乱对器官基因组稳定性及器官正常功能的影响，进而阐明其分子机制。

（二）设计思路

构建野生型小鼠昼夜节律紊乱模型，检测小鼠主要脏器的基因组稳定性，并观察器官

的损伤和功能变化；同样构建 DNA 损伤修复基因敲除小鼠昼夜节律紊乱模型，通过抑制 DNA 损伤修复通路来探究昼夜节律紊乱引发器官损伤的分子机制。

(三)实验材料

8 周龄 C57BL/6 雄性小鼠，光照控制系统，分子生物学、免疫组织化学试剂及相关仪器。

(四)实验内容

1. 将实验小鼠随机分组，通过改变光照时间制备不同类型的昼夜节律紊乱模型，如光照和黑暗交替模型、慢时差模型和睡眠剥夺模型，检测钟控基因（*Clock*、*Bmal1*、*Per1* 等）的 mRNA 和蛋白表达水平是否发生改变，评估造模效果。

2. 检测对照组和昼夜节律紊乱组小鼠主要脏器（如肝、肾、肺等）组织中 DNA 损伤修复相关蛋白（如 RPA，γ-H2AX，53BP1 等）的表达水平，明确昼夜节律对基因组稳定性的影响。

3. 测定小鼠主要器官的损伤标志物和功能指标的变化，评估昼夜节律紊乱后小鼠各器官功能变化，例如测定血清 ALT、AST 来评估肝功能。

4. 用四种 DNA 损伤修复基因敲除小鼠（$FANCD2^{-/-}$、$RAD50^{-/-}$、$PICH^{-/-}$、$MUS81^{-/-}$）构建昼夜节律紊乱模型，检测其主要器官的基因组稳定性和器官功能变化。

(五)创新性

探究昼夜节律紊乱导致器官基因组不稳定性进而影响器官功能改变的作用及其分子机制，为相关疾病的预防和治疗提供新的思路。

(六)教师点评

昼夜节律是机体为适应外界环境的昼夜变化而进化成的一种内在变化节律，负责协调及保障身体各个器官的正常运转。节律紊乱会影响机体代谢，并与癌症等多种疾病发生发展密切相关。然而 DNA 损伤修复是否参与其中以及其具体分子机制并不明确。该课题利用分子生物学手段和相关损伤修复缺陷动物模型，探讨基因组不稳定性在昼夜节律紊乱影响器官功能中的作用，有较好的科学价值和研究意义。在实验设计上采用了多种不同类型的昼夜节律紊乱模型，较为严谨。本项目依托浙江省呼吸疾病诊治及研究重点实验室，已具备 DNA 损伤修复基因缺失小鼠和相关实验技术，可行性较强。后续实验应对多个脏器功能进行系统性的评估并深入分子机制研究。

三、社会等级与社交缓冲的相互作用初探

(一)立论依据

社会个体通过社交互动播散并缓解负性情绪的过程，被称为"社交缓冲"。社交缓冲的具体方式存在个体差异，其造成个体差异的原因及其生物学机制尚不清楚。社会个体通常具有稳定的社会等级，而社会等级参与决定相应社交行为。这些现象提示，个体的社交缓冲方式可能与其社会等级相关，个体遭遇应激后的社交缓冲差异则可能重塑群体的社会等级秩序。

(二)设计思路

监测不同社会等级小鼠个体应激后的社交缓冲方式差异与社会等级变化及社交缓冲方式差异，结合形态学、化学遗传学及分子生物学技术，尝试解析社会等级与社交缓冲的交互作用及其神经生物学机制。

（三）实验材料

8 周龄 C57BL/6 雄性小鼠，免疫组织化学、分子生物学、化学遗传学、小鼠行为学等相关仪器设备。

（四）实验内容

1. 将实验小鼠随机分组（4 只 / 笼），共同饲养 2 周后，通过钻管实验鉴定个体的社会等级。对高社会等级、低社会等级以及对照组的相应个体进行慢性不可预期温和应激处理。

2. 记录和分析应激个体的社交缓冲过程，钻管实验监测应激及同笼个体社会等级变化。通过三箱社交、高架十字迷宫等行为学实验明确个体社交倾向变化及负性情绪社交播散情况。

3. 通过免疫荧光染色及显微成像技术对社会等级重塑相关的差异性脑区进行筛选，并分别利用腺相关病毒（AAV2/1）及狂犬病毒（RV）进行顺 / 逆行跨突触示踪，解析上下游神经环路组成。

4. 利用化学遗传学技术兴奋 / 抑制相应脑区神经元活性，检测行为学差异，并尝试通过 Western blot 检测兴奋 / 抑制性突触蛋白变化，解析相应环路的可塑性变化。

（五）创新性

本项目尝试解析社会等级与社交缓冲之间的交互作用模式及相关神经生物学基础，将为相关神经和精神疾病提供新的研究思路和诊疗靶点。

（六）教师点评

个体遭遇应激后，可能通过多种方式进行"社交缓冲"缓解自身负性情绪。然而，个体对社交缓冲方式的选择模式及其相应神经生物学基础尚不明确。该课题利用行为学手段探索社会等级与社交缓冲的相互作用，同时尝试利用多种技术手段解析相关神经环路，具有较好的创新性和科学意义。课题的实验设计方案基本可以解决所提出的科学问题，并具有一定可行性。值得注意的是，该课题所需的实验时间较长，由于涉及社交缓冲方式对社会等级的重塑问题，后续可考虑利用药理学或药理遗传学工具通过调控社交缓冲对该问题进行深入剖析。

四、预防椎板切除术后硬膜外粘连的实验研究

（一）立论依据

椎板切除术后硬膜外粘连被视为当今脊柱外科手术最棘手的问题之一。临床上常用自体脂肪垫移植填充缺损区以预防粘连，但是容易出现血肿和细胞坏死感染问题。项目组前期调研发现，温敏性水凝胶可能是较理想的植入支架材料：在体温度下，水凝胶可以从流动状态变为凝胶状态，充分填补缺损空间，在短期内阻隔成纤维细胞的长入；随着水凝胶逐渐被降解和吸收，其中负载的神经干细胞逐渐分化为脂肪组织，可以长期阻隔成纤维细胞的长入。因此，本实验探索用温敏性水凝胶支架和骨髓间充质干细胞（BMSC）构建组织工程脂肪垫，进行预防椎板切除术后硬膜外粘连的效应研究，以期为临床应用提供相关的研究依据。

（二）设计思路

体外脂肪诱导分化的 BMSC 与温敏性水凝胶混合，移植到椎板切除术后缺损区域形成凝胶，评估大鼠椎板切除术缺损区脂肪生成情况和粘连程度，阐明组织工程脂肪垫预防硬

膜外粘连的效应。

（三）实验材料

2 周龄和 8 周龄雄性 SD 大鼠，PLGA-PEG-PLGA 温敏性水凝胶，BMSC，脂肪分化转录因子相关抗体，手术器械等。

（四）实验内容

1. 体外实验部分

（1）分离培养 2 周龄雄性大鼠 BMSC，体外脂肪诱导 1 周，Western blot 检测脂肪分化转录因子 PPAR-γ 的表达。

（2）体外检测 PLGA-PEG-PLGA 水凝胶的流变学特性。

2. 体内实验部分　　8 周龄雄性大鼠戊巴比妥钠麻醉后行 L_3 椎板切除术，随机分成三组（n=10/ 组）：椎板切除术组，椎板切除术 + 水凝胶组，椎板切除术 + 水凝胶 +BMSC 组。术后无创 MRI 检测缺损区粘连情况，6 个月后进行大体标本粘连评分，HE 染色和 Masson 染色进行组织学粘连评分，检测硬脊膜的厚度，免疫组化检测波形蛋白的表达，油红染色检测脂肪垫生成情况。

（五）创新性

本项目首次采用 PLGA-PEG-PLGA 温敏性水凝胶作为组织工程脂肪垫的支架材料，评估其用于预防椎板切除术后硬膜外粘连的效应，具有潜在的临床应用价值。

（六）教师点评

本项目在综述文献的基础上，提出合理的研究假说，具有较好的理论可行性；整个实验过程依托学校干细胞和组织工程中心，在实验技术和操作上可行；并且，前期课题组成员已完成一部分基础工作，包括 BMSC 培养和三系分化鉴定、体外 BMSC 脂肪诱导分化、PPAR-γ 表达增加检测等；已经成功建立大鼠椎板切除术模型。项目整体以解决临床实际应用问题为目标导向，有较好的科学价值和研究意义，实验设计较严谨，可行性较强。后续可在理论机制探索的深度上进一步提高。

（王晓东　　应颂敏　　刘怿君　　王琳琳）

参 考 文 献

[1] 陆源,夏强. 生理科学实验教程. 2版. 杭州:浙江大学出版社,2012.

[2] 陆源,孙霞,饶芳. 机能学实验教程. 3版. 北京:科学出版社,2016.

[3] 高兴亚,戚晓红,董榕,等. 机能实验学. 3版. 北京:科学出版社,2010.

[4] 王庭槐,杨惠玲,汪雪兰. 实验生理科学. 北京:高等教育出版社,2014.

[5] 胡还忠,牟阳灵. 医学机能学实验教程. 4版. 北京:科学出版社,2016.

[6] 龚永生. 医学机能学实验. 2版. 北京:高等教育出版社,2019.

[7] 于利,王玉芳,范小芳. 人体机能学实验. 北京:人民卫生出版社,2020.

[8] 王庭槐. 生理学. 9版. 北京:人民卫生出版社,2018.

[9] 王建枝,钱睿哲. 病理生理学. 9版. 北京:人民卫生出版社,2018.

[10] 杨宝峰,陈建国. 药理学. 9版. 北京:人民卫生出版社,2018.

[11] 詹启敏,王杉. 医学科学研究导论. 2版. 北京:人民卫生出版社,2015.

[12] 秦川,魏泓. 实验动物学. 2版. 北京:人民卫生出版社,2015.

[13] 颜虹,徐勇勇. 医学统计学. 3版. 北京:人民卫生出版社,2015.

[14] 魏泓. 医学动物实验技术. 北京:人民卫生出版社,2016.

[15] 杜力军,赵玉男. 实验动物与实验动物模型. 北京:中国医药科技出版社,2012.

[16] BARRETT K E, BARMAN S M, BOITANO S, et al. Ganong's review of medical physiology. 25th ed. New York:McGraw-Hill, 2016.

[17] MCCANCE K L, HUETHER S E. Pathophysiology:The biologic basis for disease in adults and children. 8th ed. Maryland Heights:Elsevier-Mosby, 2018.

[18] BRUNTON L L, KNOLLMANN B C, HILAL-DANDAN R. Goodman and Gilman's:The pharmacological basis of therapeutics. 13th ed. New York:McGraw-Hill, 2017.

[19] WOODMAN D A, THARP G D. Experiments in physiology. 11th ed. London:Pearson, 2014.

中英文名词对照索引

F

G

K

L

M

N

P

Q

Y

Z